böhlau

Ralf Forsbach

Die Medizinische Fakultät der Universität zu Köln in der NS-Zeit

Böhlau Verlag Wien Köln

© 2023 Böhlau, Lindenstraße 14, D-50674 Köln, ein Imprint der Brill-Gruppe (Koninklijke Brill NV, Leiden, Niederlande; Brill USA Inc., Boston MA, USA; Brill Asia Pte Ltd, Singapore; Brill Deutschland GmbH, Paderborn, Deutschland; Brill Österreich GmbH, Wien, Österreich)
Koninklijke Brill NV umfasst die Imprints Brill, Brill Nijhoff, Brill Hotei, Brill Schöningh, Brill Fink, Brill mentis, Vandenhoeck & Ruprecht, Böhlau, V&R unipress.

Alle Rechte vorbehalten. Das Werk und seine Teile sind urheberrechtlich geschützt.
Jede Verwertung in anderen als den gesetzlich zugelassenen Fällen bedarf der vorherigen schriftlichen Einwilligung des Verlages.

Umschlagabbildung: Historisches Archiv der Universität zu Köln
Umschlaggestaltung: Guido Klütsch, Köln
Korrektorat: Lektorat Buckreus, Regensburg
Layout: Bettina Waringer, Wien
Druck und Bindung: UAB BALTO print, Litauen

Vandenhoeck & Ruprecht Verlage |
www.vandenhoeck-ruprecht-verlage.com

ISBN 978-3-412-52770-9

Inhalt

Geleitwort 11

Vorwort 13

Einleitung 15

Die Fakultät im NS-Staat 19

Der Beginn des Unrechtsregimes 19
   Gleichschaltung der gefährdeten Universität 20
   NS-Vertrauensmann Rudolf Hartung 21
   Die Agitationen des Hermann Haberland und der Flug des Dekans nach Berlin 22
   Tagungstätigkeit und Auslandsreisen 24
   Wilhelm Klodt – „Unfähig und überfordert" 25

Fakultät, Stadt und Ministerium 26
   Honorarprofessur 27
   Der Westdeutsche Beobachter 27
   Carl Coerper als Zentralfigur des Kölner Gesundheitswesens 27

Umstrukturierungen – Lindenburg, Bürgerspital und Augustahospital 32

Beurlaubungen und Entlassungen 34
   Max Günther – Emigration in die Sowjetunion 35
   Daniel Laszlo – Emigration in die USA 36
   Rudolf Leuchtenberger – Flucht über die Türkei 37
   Eduard Krapf – Emigration nach Argentinien 38
   Emil Meirowsky – Vater einer in Auschwitz
   ermordeten Tochter 39
   Hanns Ruffin – Wechsel nach Freiburg 1934
   und Entziehung der Lehrbefugnis 1936 40
   Christoph Wilhelm Ewig – Wechsel nach Ludwigshafen 1933 und Entziehung der Lehrbefugnis 1936 . 41
   August Held – Beurlaubung ohne politischen Hintergrund 42
   Franz Schlumm – Wechsel nach Berlin 42

Ernst Flatow – Evangelischer Krankenhauspfarrer 43
Jüdisches Pflegepersonal 43

Die Institute und Kliniken 45

Anatomisches Institut 45
Otto Veit – Deutschnational und diskriminiert 45
Hans Böker – Guter Verhandler mit Autoritätsproblemen in der Lehre 49
Franz Stadtmüller – Der Antisemit aus Göttingen 51
Der Kampf um die Leichen Hingerichteter 52
Anatomische Präparate aus kolonialen Zusammenhängen 57

Institut für Normale und Pathologische Physiologie 59
Heinrich Ewald Hering und das Ringen um seine Nachfolge 59
Hans Lullies – Nationalsozialist mit Distanz zu natürlichen Heilmethoden . . 60
Max Schneider – Beginn einer langen Ära 62
Paul Niederhoff – Befürworter der Trimesterregelung 62

Institut für Physiologische Chemie 65
Bruno Kisch – Voller Leidenschaft für Wissenschaft, Kultur und Köln 65
Ernst Klenk – Der Begründer eines eigenständigen Instituts 67

Pathologisches Institut 72
Ernst Leupold – Direktor, Dekan, Rektor 72

Institut für Gerichtliche Medizin 79

Das Anthropologische Institut 81
Walter Brandt – Nationalsozialist mit verfolgter Ehefrau 81

Pharmakologisches Institut 85
Joseph Schüller – In Distanz zum Regime 85

Hygiene-Institut 86
Reiner Müller – In Sorge um die „weiße Rasse", aber kein NSDAP-Mitglied . 86
Karl Pesch – Der „Rassenhygieniker" 87
Georg Rose – Der Sturmbannarzt 89

Institut für Erbbiologie und Rassenhygiene 91
Ferdinand Claußen – Ein scharfer Antisemit als Institutsdirektor 91
Wolf Bauermeister – Ein nationalliberaler Erbbiologe und Anthropologe . . . 92

Medizinische Klinik I 94

- Hans Eppinger – Ein schwieriger Abschied 94
- Franz Külbs – Der katholische Generalist 99
- Leo Heinrich Strauss – Von Külbs gefördert, von de Crinis kritisiert 104
- Hugo Wilhelm Knipping – Bekennender Nationalsozialist 104

Medizinische Klinik II (Poliklinik) 110

- Gerhard Wüllenweber – Das erste poliklinische Ordinariat 110
- Hans Schulten – Notversorgung im Krieg 111
- Friedrich Moritz – Ehrenbürger der Universität 112

Die Chirurgische Klinik 115

- Hans von Haberer – Der nationalsozialistische Hofrat 115
- Karl Fischer – Burschenschaftler, Nationalsozialist und SA-Mitglied 125

Röntgen- und Lichtinstitut 128

- Rudolf Grashey – Pionier der Radiologie und zur Zwangssterilisierung befugt 128

Kinderklinik 132

- Hans Kleinschmidt – Zentrum einer NS-Zelle 132
- Gerhard Joppich – Gebietsarzt der HJ 134

Augenklinik 141

- Ernst Engelking – Reformer mit demokratischen Grundsätzen 141
- Wilhelm Meisner – Der stille angepasste Wissenschaftler 144
- Wilhelm Rohrschneider, Werner Braun und Gerhard Jancke – Das Greifswalder Assistententrio 145
- Karl Velhagen – Ambitionierter Lehrstuhlvertreter im Interregnum 146
- Karl vom Hofe – Ein Konservativer mit Vorbehalten gegenüber der NSDAP 147
- Matthias Glees – Verzicht auf Parteibeitritt 150

Frauenklinik 152

- Hans Naujoks – Der Vollstrecker des Zwangssterilisationsgesetzes 152
- Friedrich-August Wahl – Zur Zwangssterilisation durch Bestrahlung berechtigt 156

Orthopädische Klinik 159

- Matthias Hackenbroch – Katholische Fundamente 159

Zahnklinik 161

- Karl Zilkens – Das schwierige Ende einer Ära 161
- Hermann Gross – Jung, Parteimitglied und Gestalter 166

Hautklinik ... 170
Friedrich Bering – Früher, aber gemäßigter Nationalsozialist ... 170
Franz Koch – Im Nationalsozialismus fest verankert ... 173
Asta von Mallinckrodt-Haupt – Unterstützer auch in der NSDAP ... 174

Psychiatrische und Nervenklinik ... 177
Gustav Aschaffenburg – Flucht über die Schweiz ... 177
Walter Jahrreiß – Das Interregnum nach Aschaffenburgs Emeritierung ... 180
Maximinian de Crinis – Die unerwünschte Berufung ... 181
Der Beringer-Bericht über den Zustand der Nervenklinik ... 185
Ernst Fünfgeld – Kontinuität der Linientreue ... 187
Alfred Busch – Beisitzer des Erbgesundheitsobergerichts ... 188

Klinik für Hals-, Nasen- und Ohrenmedizin (HNO) ... 190
Alfred Güttich – Opportunist in allen Systemen ... 190
Hermann Frenzel – Der Flugbegeisterte ... 191
Leonhard Seiferth – Der Angepasste ... 192

Geschichte der Medizin ... 195
Fritz Lejeune – Antisemitischer Multifunktionär ... 195

Die Studierenden ... 201

Beeinträchtigung des Studiums ... 208

Bevorzugung nationalsozialistischer Studierender ... 211

Jüdische Studierende ... 212

Politisch unliebsame Studierende ... 214

Exmatrikulationen wegen Homosexualität ... 215

Studentenschaft und NSD Studentenbund ... 216

„Sextanerhafter Unsinn" ... 217

Elfriede Cohnen – Rechtsanwältin und Ärztin mit Ariernachweis ... 218

Unrecht und Verbrechen 219

Zwangssterilisationen 219
Nervösenfürsorgestelle 219
Eheberatungsstelle 219
Walter Auer als Leiter der Abteilung Erb- und Rassenpflege 220
Erbgesundheitsobergericht 221
Arbeitsanstalt Brauweiler 221
Heil- und Pflegeanstalt Galkhausen 221
Zahl der Fälle 221
Chirurgische Klinik 223
Frauenklinik 224
Zwangssterilisationen mit Röntgenstrahlen 225
Sterilisationen nach 1945 228

Verweigerung und Entziehung von Doktorgraden 228

Beteiligung von Schwesternschülerinnen an der Deportation von Sinti 234

Krieg 235

Schließungen und Unabkömmlichkeiten 235

Luftschutz 237

Ausweichkrankenhäuser 238

Selektion im Krankenhaus 239

Zwangsarbeit 239

Lehrbetrieb 240

Kriegseindrücke 241

Eine zerstörte Klinik: Ernst Fünfgelds Bemühungen um ein Ausweichkrankenhaus 242

Versorgung 244

Arbeitszeitverlängerung 244

Zerstörungen 245

Schlussbemerkungen 247

Anmerkungen 253

Abkürzungsverzeichnis 301

Quellen- und Literaturverzeichnis 303

Archivalische Quellen 303

Literatur 303

Personenregister 319

Geleitwort

Als 2019 das 100-jährige Bestehen der Neuen Universität feierlich begangen wurde, offenbarte sich einmal mehr eine Wissenslücke hinsichtlich der Vergangenheit der Medizinischen Fakultät. Zwar hatten sich einzelne Autorinnen und Autoren im Laufe der Jahrzehnte mit dem Geschehen an der Medizinischen Fakultät während der NS-Zeit befasst, eine Gesamtdarstellung fehlte aber. Diesen Missstand konnten auch nicht die Beiträge von Monika Frank und Irene Franken beheben, die in der Festschrift „100 Jahre Klinik ‚auf der Lindenburg'" die Jahre von 1933 bis 1945 keineswegs vernachlässigten.

In dieser Situation reifte der Gedanke in mir, ein Forschungsprojekt zu initiieren, das sich mit der Medizinischen Fakultät in der Zeit des Nationalsozialismus beschäftigt, um so zur Vergangenheitsbewältigung einen signifikanten Beitrag zu leisten. Der Kommissarische Leiter des Instituts für Geschichte und Ethik der Medizin, Herr Professor Dr. Axel Karenberg, schlug vor, den Medizinhistoriker Privatdozent Dr. Ralf Forsbach mit diesem Projekt zu befassen und zu beauftragen, eine Monografie zu verfassen. Zum Ende des Jahres 2019 erhielt Herr Dr. Forsbach den Auftrag, mit den Forschungen zur Kölner Medizinischen Fakultät zu beginnen; kurz darauf schlossen aufgrund der Corona-Pandemie die Archive und Bibliotheken. Der Autor hat trotzdem Mittel und Wege gefunden, seine Studien rasch voranzutreiben.

Somit liegt jetzt ein Buch vor, das Aufschluss gibt über die Haltungen der Fakultät als ganzer, der einzelnen Kliniken, Institute und Fächer und der maßgeblichen Verantwortlichen. Ebenso schildert es exemplarisch das Leid von Menschen, die mit der Medizinischen Fakultät in Kontakt gelangt sind und denen Unrecht widerfahren ist.

Der Autor beansprucht nicht, ein abschließendes Panorama entworfen zu haben. Im Gegenteil gilt es, das Themenfeld weiter im Blick zu behalten und vertiefende wissenschaftliche Arbeiten zu Personen und Einrichtungen der Medizinischen Fakultät der Universität zu Köln zukünftig in Angriff zu nehmen. Dies gilt ebenso für die Zeit, die dem Untersuchungszeitraum des vorliegenden Buchs folgt. Denn so gründlich vielerorts die Nachgeschichte der NS-Zeit, in der die Fundamente einer nun bald 80-jährigen stabilen Demokratie gelegt wurden, erforscht sind: Für die Kölner Medizinische Fakultät muss das Wissen über die Jahrzehnte seit 1945 noch größtenteils aus den Archiven gehoben werden.

Wenn man Forsbachs Darstellung in ihrer emotionslosen Sachlichkeit liest, muss man immer wieder innehalten. Viele der zutage gebrachten Details erschüttern, obwohl wir von den Grausamkeiten der NS-Herrschaft längst wissen. Aber wenn uns vor Augen geführt wird, wie an uns noch heute vertrauten Orten Verbrechen geschahen, zeigt dies einmal mehr, wie unmittelbar die Diktatur auch in „unsere" Medizinische Fakultät eingriff und wie wenig die Medizinische Fakultät diesem Eingreifen entgegensetzte. Ihre Einrichtungen profitierten von Zwangsarbeit, an Patientinnen und Patienten zwangsweise durchgeführten Operationen und der Einlieferung von Leichen Hingerichteter. Dass diese aktive Beteiligung am NS-Unrecht damals ethische Debatten innerhalb der Fakultät ausgelöst hätte, spiegelt sich in den Akten nicht wider. Ein gewisses, freilich folgenloses Erschrecken lässt sich allenfalls bei der Entrechtung verfolgter Kollegen wie des Anatomen Otto Veit oder des Psychiaters Gustav Aschaffenburg erkennen. Wirksame Solidarität blieb aus, sowohl mit den wegen ihrer jüdischen Wurzeln oder Verbindungen aus ihren Ämtern Entfernten als auch mit diskriminierten Studierenden und ihrer akademischen Titel beraubter Ärztinnen und Ärzte.

Unser durch die vorliegende Studie wieder etwas präziser gewordenes Wissen vom Geschehen an unserer Kölner Medizinischen Fakultät in der NS-Zeit bestätigt die Wichtigkeit medizingeschichtlicher Forschung. In Paragraf 1 der gültigen Approbationsordnung wird die Vermittlung der „geistigen, historischen und ethischen Grundlagen ärztlichen Verhaltens auf der Basis des aktuellen Forschungsstandes" verlangt. Es ist erfreulich, dass diese Aufgaben durch das Institut für Geschichte und Ethik der Medizin nicht nur in Bezug auf die Lehre übernommen werden; auch in der Forschung werden hier immer wieder neue Akzente gesetzt. Das Buch von Ralf Forsbach ist ein gelungenes Beispiel dafür. Es führt sensible Leserinnen und Leser fast zwangsläufig zu Überlegungen bezüglich der Gegenwart. Zwar werden sich die NS-Medizinverbrechen in dieser Form hoffentlich nicht wiederholen – das Nicht-Vergessen und Nicht-Vernachlässigen ist hierfür aber eine wichtige Voraussetzung. Und man muss den Blick nicht weit schweifen lassen um zu sehen, dass möglich ist, was man eigentlich im 21. Jahrhundert für unmöglich gehalten hätte.

Das Spannungsfeld zwischen der Forschung einerseits und durch die Ethik gesetzten Grenzen andererseits, zwischen dem Grundsatz, jedem Menschen bestmöglich ärztliche Hilfe zu gewähren und den von außen gesetzten Rahmenbedingungen zwingt uns alle auch heute dazu, stets neu über die Bedingungen und Grenzen unseres ärztlichen Handelns nachzudenken. Ich hoffe, dass dieses Buch hierzu einen bedeutsamen Beitrag leisten kann.

Im Dezember 2022
Professor Dr. Gereon R. Fink
Dekan der Medizinischen Fakultät der Universität zu Köln

Vorwort

Dieses Buch entstand unter schwierigen Bedingungen während der Covid-19-Pandemie. Das für die Forschungen maßgebliche Universitätsarchiv Köln konnte von Ende 2019 bis zum Abschluss des Manuskripts drei Jahre später nie über längere Zeit regulär öffnen, war über Monate ganz geschlossen. Archivleiter Dr. Andreas Freitäger aber hat es dennoch vermocht, Wege zu finden, wenigstens die als universitätsintern geltende Forschung jenseits des Lesesaals zu ermöglichen. Hierfür und für manchen hilfreichen Rat gilt mein Dank. Nicht wesentlich einfacher war die Lage im Historischen Archiv der Stadt Köln, das aufgrund des Einsturzes von 2009 noch über einen provisorischen Lesesaal in Köln-Porz verfügte und noch längst nicht jede Akte vorlegen konnte. Hier war es Thomas Deres, der außerordentlich hilfreich war und in den Schließungszeiten während der Seuche elektronische Akten zur Verfügung stellte, so dass diese außerhalb des Stadtarchivs bearbeitet werden konnten. Manche außergewöhnliche Quellen, so vor Jahrzehnten aufgenommene Interviews mit Zeitzeugen, suchte mit großem Engagement Ibrahim Basalamah vom NS-Dokumentationszentrum der Stadt Köln (NS-DOK) und stellte sie zur Verfügung. Großer Dank gebührt ihm wie auch Professor Hans-Peter Ullmann, der schon vor Projektabschluss und Onlinestellung Zugriff auf den „Professor/innen-Katalog der Universität zu Köln" gewährte. Dies erleichterte vor allem den Nachweis von Mitgliedschaften in der NSDAP, ihren Gliederungen und ihren Organisationen.

Die Pandemie erschwerte auch den wissenschaftlichen Austausch, selbst institutsintern. Vorgesehene Kolloquien zur Fakultätsgeschichte konnten nicht stattfinden. Dennoch waren es die Kölner Kolleginnen und Kollegen am Institut für Geschichte und Ethik der Medizin, die manchen hilfreichen Hinweis gaben. Besonderer Dank gilt Professor Dr. Dr. Daniel Schäfer, Dr. Ortrun Kliche, Monika Frank, Bernhard Seidler und vor allem Professor Dr. Axel Karenberg, der als Spiritus rector das Projekt während der Entstehung mit seinen Ideen bereicherte und als erster das Manuskript begutachtete. Der Dekan der Medizinischen Fakultät, Professor Dr. Gereon R. Fink, hat das Vorhaben nicht nur angestoßen, sondern mit großem Interesse begleitet und unterstützt, ohne einen irgendwie gearteten Einfluss nehmen zu wollen.

Ein Buch, das sich einer Fakultät zuwendet, muss die deren Politik bestimmenden Ordinarien in den Blick nehmen. Nicht immer gelingt es, die vom NS-Unrecht Betroffenen der Vergessenheit zu entreißen. So war es an dieser Stelle noch nicht möglich, die Namen der in der NS-Zeit hingerichteten Menschen zu bestimmen, deren Leichen an das Anatomische Institut gelangt sind. Bei den Zwangssterilisierten, von denen viele später während den „Euthanasie"-Aktionen ermordet worden sind, scheitert ein solches Unterfangen im Rahmen dieses Projekts an der vierstelligen Anzahl der Betroffenen und an ethisch-rechtlichen Erwägungen. Anders ist es bei denjenigen, die ihre Anstellung verloren oder deren Doktorgrad nicht oder nicht mehr anerkannt wurde. Hier konnten in vielen Fällen zumindest einige biografische Lebensdaten ermittelt werden, die einen Eindruck vom Schicksal dieser Menschen geben beziehungsweise Grundlage für weitere Forschungen sein können. Wichtig aber bleibt, dass trotz der Schwerpunktsetzung auf die in großer Mehrheit das NS-Regime stabilisierenden Professoren nicht vergessen werden darf, dass die Zahl der von Unrecht Betroffenen erheblich höher liegt als die der in verantwortlichen Positionen Handelnden.

In diesem Zusammenhang wird man die Gruppe der Medizinstudierenden als ambivalent bezeichnen müssen. Einerseits waren die jungen Männer und Frauen von harten Rahmenbedingungen im Studium betroffen. Andererseits stabilisierten auch sie, obwohl vielfach in demokratischen Zeiten aufgewachsen, das totalitäre Regime, waren teilweise aktive Nationalsozialisten. Hinzu kommen die aus ideologischen Gründen vom Studium Ausgeschlossenen und die zu der archivalisch kaum fassbaren Gruppe Gehörenden, die aufgrund der politischen

Situation von Vornherein auf eine Immatrikulation verzichteten.

Damit ist deutlich, dass dieses Buch längst nicht alle Fragen abschließend beantworten kann, sehr wohl aber den Anstoß zu weiteren Detailstudien biografischer wie institutioneller Art geben möchte.

Im Dezember 2022
Ralf Forsbach

Einleitung

Mit der Wiedergründung der Kölner Universität 1919 wurde die „Akademie für praktische Medizin" zur Medizinischen Fakultät. Die enge Verflechtung von städtischen und universitären Einrichtungen bestand weiter. Kliniken und Institute verblieben „in der Verwaltung der Stadt", wurden aber „für Lehrzwecke der Universität zur Verfügung" gestellt.[1] Konkret betraf das – in damaliger Terminologie und Reihenfolge – die Lindenburg mit Chirurgischer, Medizinischer, Kinder-, Psychiatrischer, Ohren- und Nasen-, Augen- und Hautklinik, das Augustahospital an der Zülpicher Straße mit Chirurgischer, Medizinischer und Gynäkologischer Klinik, das Bürgerhospital am Neumarkt mit Orthopädischer Klinik, Röntgen-, Pathologischem und Pathologisch-Physiologischem Institut sowie das Hygienisch-Bakteriologische Museum für Volkshygiene.[2] Damals verpflichtete sich die Stadt Köln zudem, ein Institut für Pharmakologie und ein Hygienisches Institut zu „errichten".[3] Als Eigentümerin behielt die Stadt die Verwaltung der Kliniken und Institute, bestimmte damit auch über Ausgaben und Einnahmen einschließlich der Pflegesätze.[4]

Pulsierendes Herz der Medizinischen Fakultät war von Anfang an die „Lindenburg", ein 1802 säkularisiertes Klostergut, das seit 1850 unter einem ehemaligen Alexianerbruder eine private „Irrenanstalt" beherbergte. 1872 kam diese unter städtische Trägerschaft. 1895 begann die Stadt damit, das Gelände für weitere medizinische Zwecke zu nutzen. Zwei Infektionshäuser und ein Krankenhaus mit insgesamt 267 Betten entstanden. Von 1905 bis 1908 folgte der Bau einer „Krankenstadt"[5]: die Großanstalt Lindenburg mit 40 Einzelbauten und 1200 Krankenbetten. In der Weimarer Republik erfolgten Erweiterungen vor allem durch den Kauf des Alexianerklosters an der Josef-Stelzmann-Straße (1919) und des Hauses Raupach an der Gleueler Straße (1923). 1933 umfasste das Territorium der Lindenburg 16,4 Hektar und damit, wie die Kölnische Zeitung bemerkte, eine Fläche, die zehn Mal größer als der Neumarkt war.[6] Auf ihr standen zum Beginn der NS-Zeit 52 Gebäude, davon sieben Kliniken und Polikliniken mit 54 Krankenstationen und fünf Institute. Die knapp 1700 Krankenbetten der Lindenburg verteilten sich auf die Medizinische Klinik (386), die Chirurgische Klinik (255), die Hautklinik (394), die Kinderklinik (374), die HNO-Klinik (68), die Psychiatrische und Nervenklinik (145) und das Schwesternhaus (10). Die Pflege oblag den Augustinerschwestern aus dem Mutterhaus Severinstraße; nur in der Psychiatrischen und Nervenklinik sowie auf einzelnen Männerstationen kam „weltliches", nicht an einen Orden gebundenes Personal zum Einsatz. Etwa 19 000 Patientinnen und Patienten wurden pro Jahr stationär, weitere 15 000 ambulant behandelt.[7]

Zum Jubiläum 2019 hat Heidrun Edelmann beschrieben, wie energisch die Stadt hundert Jahre zuvor darauf drängte, „dass die städtischen Krankenanstalten auch als Ausbildungsstätten der Universität uneingeschränkt der medizinischen Versorgung der Stadtbevölkerung dienten, ja, das Wohl der Patienten ausdrücklich Vorrang vor den Interessen von Lehre und Forschung genoss".[8] Daran aber lag es nicht, dass ein breiter Zustrom der Studierenden in Richtung der Kölner Medizinische Fakultät ausblieb. Das Hauptmanko lag in dem fehlenden vorklinischen Studium, das nach komplizierten Planungen und Baumaßnahmen erst mit dem Wintersemester 1925/26 angeboten werden konnte.[9]

Die Medizinische Fakultät prägte in der NS-Zeit die Universität in außerordentlicher Weise.[10] Mit dem Pathologen Ernst Leupold (1933/34), dem Chirurgen Hans von Haberer (1935–1938) und dem Dermatologen Friedrich Bering (1942–1945) stellte sie drei von fünf Rektoren. Hinzu kamen die zeitweiligen Prorektoren Alfred Güttich (HNO) und Hans Kleinschmidt (Pädiatrie).[11] Auch der Dozentenschaftsleiter war in den für die Etablierung des Nationalsozialismus wichtigen Jahren von 1934 bis 1938 ein Mediziner, der Psychiater und spätere maßgeblich für die reichsweite Berufungspolitik verantwortliche Ministerialreferent Maximinian de Crinis. Danach allerdings ging der Einfluss der Medizin innerhalb der Dozentenschaftsleitung zurück, sieht man von dem

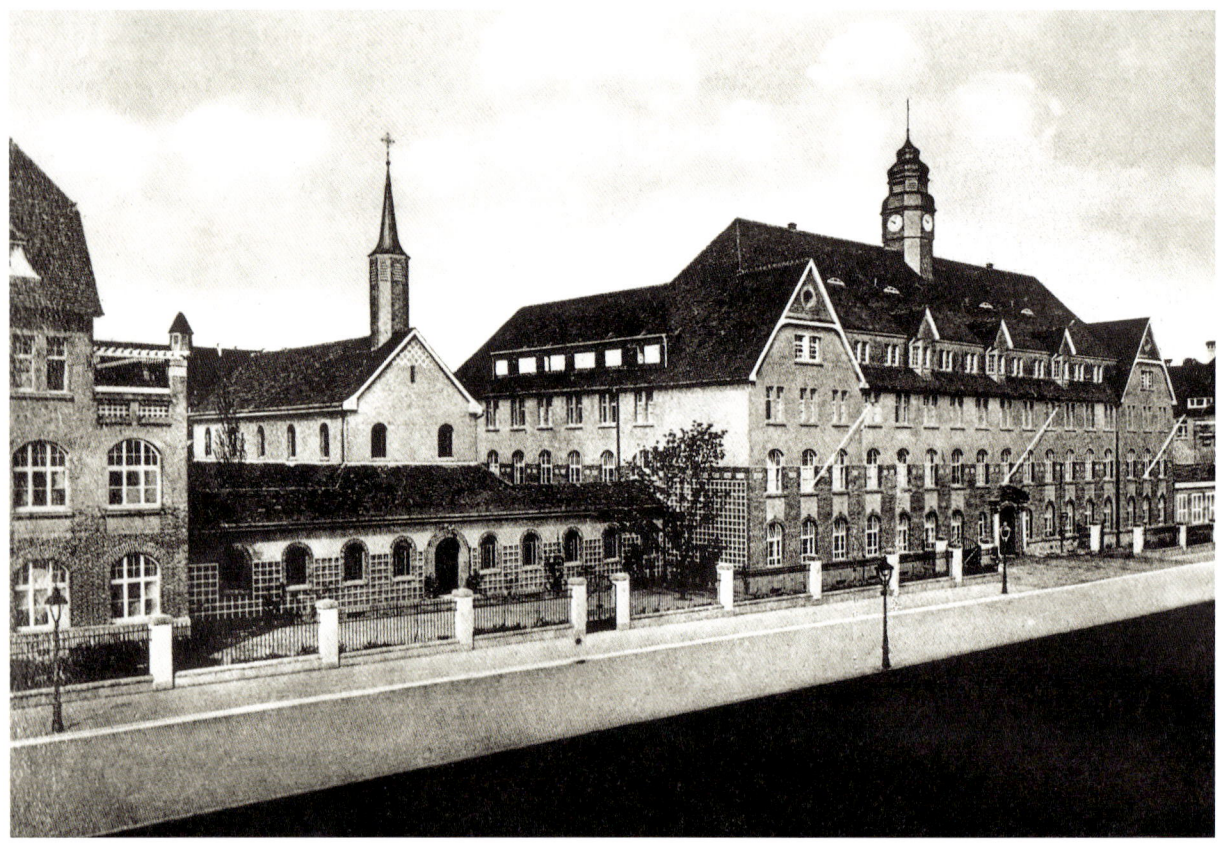

Abb. 1: Der Haupteingang der Lindenburg, o.D. (ca. 1930).
(UA Köln, 624-49)

Zahnarzt Wilhelm Gröschel ab, der 1943/44 stellvertretender Dozentenschaftsleiter war.¹²

Die Medizin als solche wurde in ihrer Bedeutung auch von den Nationalsozialisten nicht angezweifelt. Sympathien für „alternative" Heilmethoden, Mitte der Dreißigerjahre mit der „Neuen Deutsche Heilkunde" kurzzeitig propagiert, blieben ohne nachhaltige Bedeutung, da der NS-Staat an einer effektiven (Kriegs-)Medizin interessiert war. Die Kölner Medizinische Fakultät erhielt Ende 1934 die Anweisung aus Berlin, „Anträge auf Errichtung eines Lehrstuhls für Homöopathie und Naturheilkunde an der dortigen Universität sowie Anträge auf Erteilung eines Lehrauftrages für Naturheilkunde für die klinischen Semester einstweilen abzulehnen".¹³ So unterlagen denn auch Studierende der Medizin kaum einem Rechtfertigungsdruck, wie er gegen andere Segmente des klassischen Bildungsbürgertums etwa von Seiten der antiakademischen Hitlerjugend durchaus ausgeübt wurde.¹⁴

Die Medizinische Fakultät ist Teil der „Universität zu Köln". Diese Bezeichnung wird heute recht konsequent benutzt; in der NS-Zeit war das nicht der Fall, obwohl schon in der ersten Universitätssatzung aus dem Jahre 1919 von der „Universität zu Cöln" die Rede ist. Seit dem ersten Rektorat des Altphilologen Joseph Kroll war die Bezeichnung verstärkt im Gebrauch. Dieser weist „in einem Brief an den Juristen Fritz Stier-Somlo vom 11. April 1931 darauf hin [...], daß die Bezeichnung ‚Universität Köln' eine Abbreviatur darstelle": „Denn ‚Köln' ist Eigenname der Stadt und nie und nimmer kann man eine in dieser Stadt gelegene Universität mit dem Eigennamen der Stadt belegen. [...] Mit der Bezeichnung ‚Universität zu Köln' [...] habe ich nichts gewollt als mein philologisches Gewissen zu salvieren."¹⁵ Doch erst mit Krolls

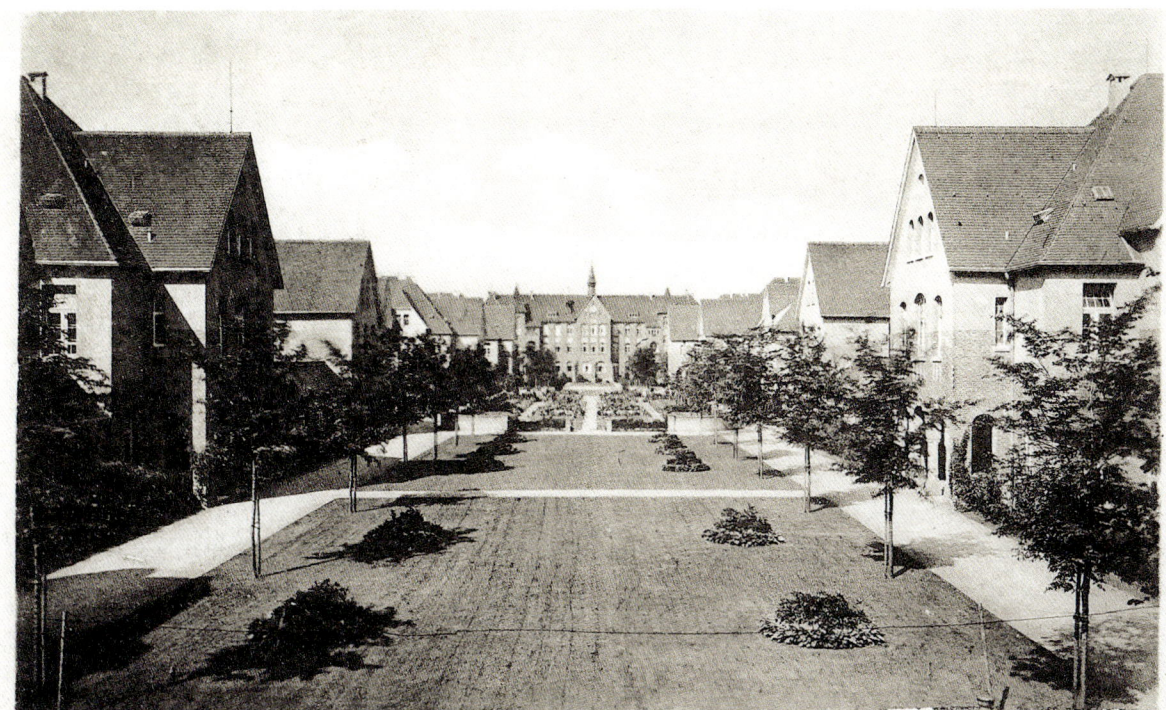

Abb. 2: Die „mittlere Gartenfläche" zwischen den Kliniken der Lindenburg, o.D. (ca. 1930). (UA Köln, 624-50)

zweiter Amtszeit von 1944 bis 1949 gelang es, „die heute übliche Bezeichnung ‚Universität zu Köln' zu institutionalisieren".[16] In der NS-Zeit erschienen die Vorlesungsverzeichnisse und die meisten amtlichen Schriftstücke noch unter dem Titel „Universität Köln".

Wenn auch eine umfassende Studie zur Kölner Medizinischen Fakultät in der NS-Zeit ausblieb, so entstanden doch immer wieder Aufsätze. Für die Kölner Medizingeschichte ein Meilenstein war die 1985 am Josef-Haubrich-Hof gezeigte Ausstellung „Heilen und Vernichten im Nationalsozialismus". Sie wurde von einem Katalog begleitet, in dem sich Peter Liebermann der Fakultät widmet.[17]

Zwei wichtige Beiträge zur NS-Zeit beinhaltet die 2008 erschienene Festschrift zum 100-jährigen Bestehen der Pavillonbauten auf der Lindenburg. Monika Frank bietet einen Überblick über die Situation bis zum Zweiten Weltkrieg, Irene Franken schildert – wie noch ausführlicher in einem zwei Jahre später publizierten Aufsatz – das NS-Unrecht an der Frauenklinik unter Hans Naujoks.[18] Orte, Art und ansatzweise auch der Umfang der Zwangssterilisationen nach dem „Gesetz zur Verhütung erbkranken Nachwuchses" sind für Köln auf der Basis der Akten des Erbgesundheitsgerichts in einer am Gerichtsmedizinischen Institut entstandenen Dissertation des 2020 verstorbenen Allgemeinmediziners Wilfent Dalicho schon 1971 erfasst worden.[19] Sonja Endres hat das Thema fast vierzig Jahre später in einer geschichtswissenschaftlichen Dissertation erneut aufgegriffen.[20] Dass in diesem Zusammenhang die in Kölner Einrichtungen vorgenommenen Zwangssterilisationen große Bedeutung auch für das Umland hatten, zeigt die 2020 erschienene Studie von Ansgar Sebastian Klein über die „NS-Medizinverbrechen an Rhein und Sieg".[21] In anderer Weise vom NS-Unrecht betroffen waren diejenigen, deren akademische Titel aus niederträchtigen Gründen aberkannt wurden. Diesem

Thema haben sich 2005 Margit Szöllesi-Janze und Andreas Freitäger gewidmet.[22]

Für die Baugeschichte der Kliniken und Institute auf der Lindenburg bleibt die 1980 von Christian Gebauer eingereichte Dissertation eine Fundgrube.[23] Einzelne Institute und Kliniken befassten sich in meist kleineren Studien mit ihrer eigenen Geschichte, sparten allerdings mit Blick auf die NS-Zeit kritische Aspekte oft aus. Zu nennen sind hier unter anderem die von Marielene Putscher aus Anlass eines internationalen Symposions der Deutschen Ophthalmologischen Gesellschaft 1976 herausgegebene Überblicksdarstellung zur Kölner Augenheilkunde[24], Rolf Ortmanns „jüngere Geschichte des Anatomischen Instituts" von 1986[25] und ein Aufsatz über die „Anfänge der Rechtsmedizin an der Universität zu Köln"[26].

Einige Akteure wurden ausführlich biografisch in den Blick genommen, darunter der für die medizinischen Universitätseinrichtungen zuständige städtische Beigeordnete Carl Coerper[27], der Medizinhistoriker Fritz Lejeune[28], der Zahnmediziner Karl Zilkens[29] sowie – bereits erwähnt – der Psychiater Maximinian de Crinis[30] und der Chirurg Hans von Haberer[31]. Die Einrichtungen der Medizinischen Fakultät waren auch immer wieder Gegenstand der Literatur zur Stadt- und Universitätsgeschichte. Exemplarisch zu nennen sind hier Horst Matzeraths Überblicksdarstellung „Köln in der Zeit des Nationalsozialismus"[32] und das Schneisen durch die Quellenlandschaft schlagende Werk „Kölner Universitätslehrer und der Nationalsozialismus" von Frank Golczewski[33].

Die Fakultät im NS-Staat

Der Beginn des Unrechtsregimes

Die Medizinische Fakultät nahm in den ersten Wochen der Regierung Hitler/Papen keine Sonderrolle an der Universität ein. Nach außen herrschte Ruhe.[1] Dass man aber an der Universitätsspitze sehr aufmerksam die Lage beobachtete, zeigte sich, als für den 14. Februar 1933 eine außerordentliche und möglichst geheim zu haltende Senatssitzung anberaumt wurde. Anlass war eine für drei Tage später angekündigte Kundgebung des Nationalsozialistischen Deutschen Studentenbundes (NSDStB). Man beschloss, an jenem Freitag die Lehrveranstaltungen im Universitätshauptgebäude nahe dem Ort des Geschehens ausfallen zu lassen – ein gänzlich ungewöhnlicher Vorgang, der so vor der Machtübernahme der Nationalsozialisten kaum vorstellbar gewesen wäre.[2] Im Vorfeld dieser Senatsentscheidung hatte der 1931 in die NSDAP aufgenommene Chirurgieprofessor Hermann Haberland zwischen den NS-Studenten und der Universitätsleitung vermittelt und offenbar erreichen können, dass der NSDStB auf eine Einladung von „Reichsjugendführer" Baldur von Schirach verzichtete. Schirach galt bei den nichtnationalsozialistischen Professoren spätestens seit dem 2. Juni 1931 als persona non grata mit hohem Eskalationspotenzial, weil er als damaliger Führer des NS-Studentenbundes auf einer vom Rektor untersagten Kundgebung von der Freitreppe des Universitätshauptgebäudes aus gegen den Rektor, den Reichskanzler und den Versailler Vertrag agitiert hatte. Schirach war als Unruhestifter verhaftet und zu einer dreimonatigen Freiheitsstrafe verurteilt worden.[3]

Am 4. März 1933, dem Vortag der Reichstagswahlen und acht Tage vor den Kommunalwahlen, erschien im „Völkischen Beobachter" der pronationalsozialistische Aufruf „Die deutsche Geisteswelt für Liste 1. Erklärung von 300 deutschen Universitäts- und Hochschullehrern". Dort fand sich nur eine Unterschrift aus der Kölner Medizinischen Fakultät, nämlich die des später aus der Universität verdrängten Haberland. Doch die scheinbare Enthaltsamkeit der Fakultät war kein Akt stillschweigender Opposition. Entgegen dem Rat von Rektor Godehard Ebers, einem Juristen, hat sich der Dekan der Medizinischen Fakultät und spätere Rektor Ernst Leupold sehr wohl dafür ausgesprochen, einen anderen Aufruf zu unterzeichnen, doch erreichten die Unterschriften die Jenaer Organisatoren der Aktion zu spät. Leupold schilderte die Vorgänge wenige Wochen später:

> Ich erhielt als Dekan den Aufruf mit der Post erst am Donnerstag, dem 2. März morgens – die Unterschriften mußten bis Freitag Mittag in den Händen des Jenenser Rektors sein. Ich setzte diesen Aufruf sofort in der Fakultät in Umlauf mit einem Schreiben, in dem ich erklärte, daß ich unterschreiben würde. Bis auf Zwei haben alle Dozenten der Medizinischen Fakultät diesen Aufruf unterschrieben, obwohl der Rektor in einem Begleitschreiben gebeten hatte, nicht zu unterschreiben. Als der Rektor dieses Ergebnis erfuhr, versuchte er zweimal telefonisch mich zu überreden, die Unterschriften nicht fortzuschicken. An den anderen Fakultäten haben zum Teil die demokratischen Dekane diesen Aufruf ihren Fakultäten überhaupt vorenthalten oder er wurde, soweit er zirkulierte, nicht unterschrieben. So war die Medizinische Fakultät die Einzige, die sich offen zu der Nationalen Regierung bekannte.[4]

Unter dem „Bekenntnis der Professoren an den deutschen Universitäten und Hochschulen zu Adolf Hitler und dem nationalsozialistischen Staat" vom 11. November 1933 zur Feier der „nationalsozialistischen Revolution" sind gar keine Unterstützer aus Köln verzeichnet.

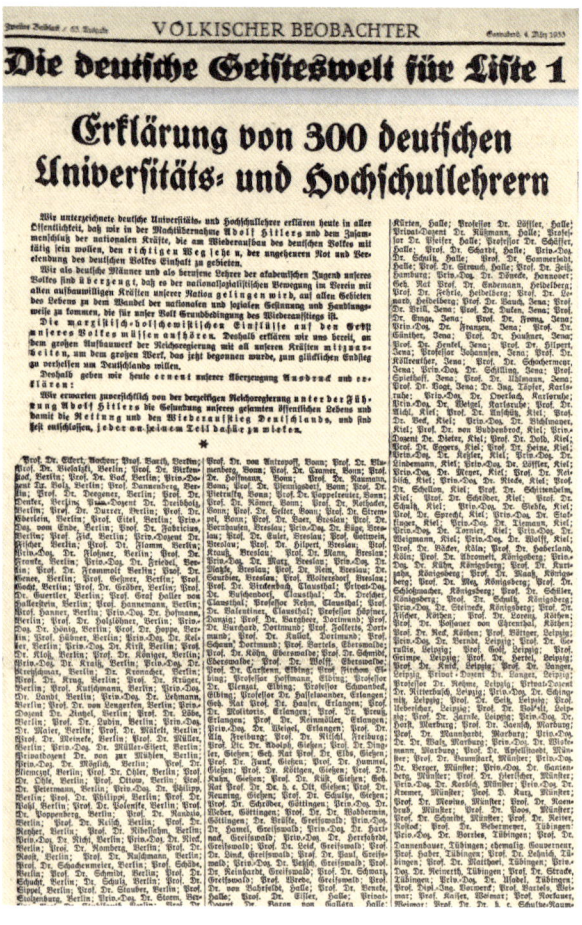

Abb. 3: In der pronationalsozialistischen Erklärung vom 4. März 1933 findet sich auf der gedruckten, nach Städten alphabetisch geordneten Liste aus Köln nur der Name des Chirurgen Hermann Haberland. (Ralf Forsbach/Hans-Georg Hofer, Die Deutsche Gesellschaft für Innere Medizin in der NS-Zeit. Ausstellung aus Anlass des 121. Kongresses der Deutschen Gesellschaft für Innere Medizin 18.–21. April 2015 in Mannheim, Wiesbaden 1915, S. 28)

Gleichschaltung der gefährdeten Universität

Bald darauf aber galt für die Nationalsozialisten die Gleichschaltung der Kölner Universität, die zuvor „im weitesten Abstand von der gegenwärtigen politischen Gesamtlinie" gestanden habe, als vorbildlich. Schon einen Tag nach der Wahl des Pathologen Ernst Leupold zum Rektor berichtete der Kölner Stadt-Anzeiger am 12. April 1933, das „Kölner Beispiel" werde „anempfohlen". Bernhard Rust, damals noch kommissarischer preußischer Kultusminister, hatte „die Kölner Gleichschaltung" als „beachtenswert" bezeichnet, weil „sie sich aus der Hochschule selbst heraus entwickelt und vollzogen habe, ohne daß es notwendig geworden sei, vom Ministerium her etwa bei der Bestellung der neuen Universitätsleitung einzugreifen".[5] Das von Rust signalisierte Wohlwollen gegenüber der Kölner Universität erwies sich als für den Erhalt der Hochschule wichtig. Deren Fortbestand stand durchaus in Frage. Über eine entscheidende Sitzung mit Rust, Gauleiter Josef Grohé, Rektor Leupold, Staatskommissar Peter Winkelnkemper und Oberbürgermeister Günter Riesen wurde am 8. November 1933 dem Senat berichtet. Demnach war der „Fortbestand der Universität Köln" vor allem Winkelnkemper „zu verdanken", da er „sich wärmstens für die Erhaltung der Universität Köln eingesetzt" hatte.[6] Der Journalist Peter Winkelnkemper hatte in unterschiedlichen Funktionen bis zu seinem Tod im Juni 1944 großen Einfluss auf universitäre Belange, zunächst als vom Preußischen Erziehungsministerium eingesetzter Staatskommissar, zeitweilig in Personalunion, dann allein als vom Oberbürgermeister bestimmter Geschäftsführender Vorsitzender des Kuratoriums und schließlich als Oberbürgermeister; er war zudem Hauptschriftleiter des Westdeutschen Beobachters, als Leiter des Gaupresseamtes Mitglied der NS-Gauleitung und Mitglied des Kölner Rats.[7]

Winkelnkemper trat nicht als Befürworter einer von Teilen des Nationalsozialismus befürworteten alternativen Medizin auf. Zuschriften, die in Richtung einer Öffnung der Medizinischen Fakultät für Heilpraktiker und alternative Heilmethoden zielten, stellte er nicht zur Debatte. Entsprechendes von der NS-„Rassenhygiene" geprägtes Material, ursprünglich an Winkelnkemper in seiner Funktion als Hauptschriftleiter des Westdeutschen Beobachters gerichtet, erreichte ihn vor allem von dem am Salierring 7 wohnenden Fabrikantensohn und sich selbst als Privatgelehrten bezeichnenden Walter Heider.[8]

Nach den Reichstags- und Kommunalwahlen erklärte NS-Gauleiter Josef Grohé am 13. März Oberbürgermeister Konrad Adenauer (Zentrum) für abgesetzt.[9] Dieser war nach Berlin gereist, um sich bei Hermann Göring, damals kommissarischer preußischer Innenminister, über die

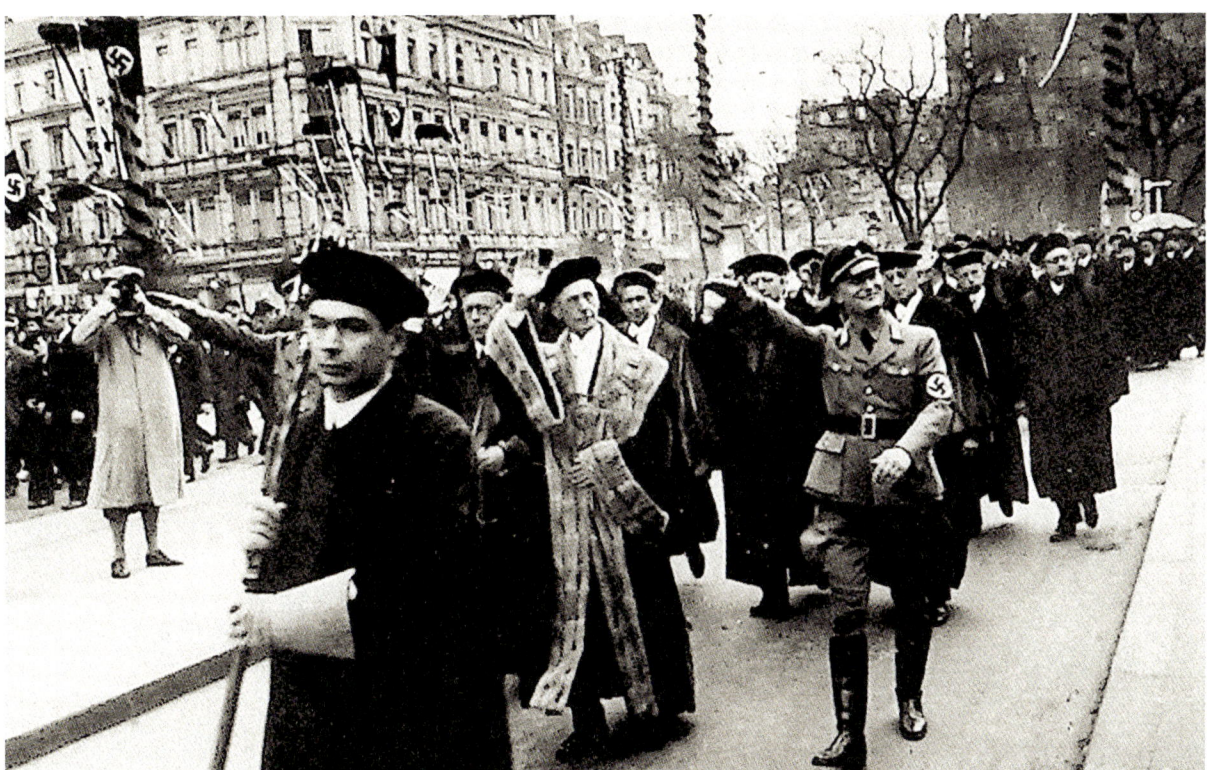

Abb. 4: Am 1. Mai 1936 ziehen auch die Professoren der Universität zu Köln durch die Straßen, angeführt von Rektor Hans von Haberer, Direktor der Chirurgischen Klinik, im Talar und dem geschäftsführenden Vorsitzenden des Kuratoriums, dem späteren Oberbürgermeister Peter Winkelnkemper in Uniform. (UA Köln, 20/299)

Vorgehensweise der Nationalsozialisten zu beschweren. Offiziell wurde Adenauer, der seit dem Sommersemester 1919 Ehrendoktor der Kölner Medizinischen Fakultät war,[10] von Regierungspräsident Hans Elfgen beurlaubt. Zugleich setzte Elfgen den promovierten Prokuristen Günter Riesen als kommissarischen Oberbürgermeister und damit als Vorsitzenden des Kuratoriums der Universität ein.[11] Von den nun folgenden Absetzungen waren zehn der zwölf Beigeordnete betroffen. Neben Eberhard Bönner blieb nur der für das Gesundheitswesen zuständige Carl Coerper im Amt.[12]

Nicht nur indirekt bestimmte Josef Grohé die Geschicke von Universität und Fakultäten mit. Der „Gauleiter des N.S.D.A.P. Gau Köln-Aachen", der Preußische Staatsrat und das Mitglied des Reichstags war seit Herbst 1934 als Nachfolger Winkelnkempers, der nun nur noch das Amt des Geschäftsführenden Vorsitzenden des Kuratoriums bekleidete, auch „Staatskommissar der Universität Köln", der nicht zuletzt über den Urlaub der Rektoren entschied.[13]

NS-Vertrauensmann Rudolf Hartung

Nationalsozialistisches Machtgerangel betraf im Januar 1934 die Medizinische Fakultät ganz unmittelbar. NS-Ärztebundführer Gerhard Wagner hatte sich unter Umgehung des Wissenschaftsministeriums direkt an die „preußischen Universitäten" mit dem Ansinnen gewandt, „einen von ihm benannten Vertrauensmann in die Medizinische Fakultät und in den Senat aufzunehmen".[14] Das Wissenschaftsministerium erklärte den Eingriff Wagners „in die Hochschulverwaltung" für „unzulässig".[15] Tatsächlich meldete sich Mitte März der spätere Gauamtsleiter Rudolf Hartung bei dem im November 1933 ins Amt gekommenen Geschäftsführenden Vorsitzenden des Kuratoriums Peter Winkelnkemper mit der Mitteilung, er sei künftig als Vertrauensmann des Reichsführers der Deutschen Ärzteschaft „zu allen Senats- und Fakultätssitzungen" hinzuziehen.[16] Dekan Bering lehnte umgehend eine Einladung an Hartung in seiner neuen Funktion zu den Fakultätssitzungen ab, doch gehörte Hartung als Dozent der Fakultät an und erhielt bei den Fakultätssitzungen einen der Dozentenschaft zustehenden Platz.[17] Gegenüber Wagner wurde Hartung ausdrücklich von der Schweigepflicht entbunden, gegenüber anderen vorgesetzten Parteidienststellen de facto und gegen den Willen Berings ebenfalls.[18] Nach außen ließ Bering verlauten, Hartung sei „als Vertrauensmann des Referenten der Reichsleitung der NSDAP für die Frage der Volksgesundheit in die Fakultät aufgenommen und verpflichtet" worden.[19] Von den Senatssitzungen, wegen derer er sich auch an den Rektor gewandt hatte, blieb Hartung ausgeschlossen.[20]

Das Thema blieb über die Jahre virulent. Hartung erzielte einen Erfolg, als ihm nach einer neuen Dienstanweisung Dekan Bering im März 1935 bestätigen musste, dass er als Vertrauensmann der NSDAP „Mitglied der Fakultät" sei.[21]

Die Agitationen des Hermann Haberland und der Flug des Dekans nach Berlin

Als am 7. April 1933 die Medizinische Fakultät zu ihrer 213. Sitzung zusammentrat, bat Dekan Leupold infolge der „Stadtverordneten Neuwahl und dem Sturze Adenauers" um nachträgliche Entlastung für sein Handeln.[22] Sorge hatte Leupold besonders das Vorgehen des Chirurgen Hermann Haberland bereitet, seit 1925 außerordentlicher Professor in der Augustaklinik. Haberland war als Querulant bekannt, der aus unterschiedlichsten Gründen immer wieder in Gerichts- und NSDAP-interne Untersuchungsverfahren verwickelt war, 1928 von Paul Frangenheim aus dem Klinikdienst entlassen wurde und dem nach Willen der Fakultät 1929 die Venia legendi entzogen werden sollte, was „aus verfassungsrechtlichen Gründen" scheiterte.[23]

Nach dem Tod von Paul Frangenheim (1930) war der chirurgische Lehrstuhl in der Lindenburg vakant und Leupold fürchtete, Haberland könnte die „Nachfolge Prof. Frangenheims erstreben".[24] Haberland war seit 1931 Parteimitglied der NSDAP und zudem SS-Arzt. Der NSDAP nahestehende Kollegen wie der Direktor der HNO-Klinik Alfred Güttich wurden von Haberland zu Personalbesprechungen in seine Wohnung eingeladen – was Leupold zu Ohren kam. Dabei war dem Dekan unklar, ob Haberland „als Vertrauensmann der N.S.D.A.P. im höheren Auftrag" handelte.[25] In Erinnerung war ihm gewiss die als Vermittlungsaktion deutbaren Gespräche zwischen Haberland, dem Rektor und dem NS-Studentenbund im Vorfeld der Kundgebung am 17. Februar 1933.[26] Zudem hatte er als einziger Kölner Universitätsprofessor – neben dem Privatdozenten für Philosophie Hermann R. Bäcker – den Wahlaufruf zugunsten der NSDAP rechtzeitig unterschrieben, so dass er am 4. März 1933 in zahlreichen Zeitungen des Reichs erschien.[27] An der Nachbaruniversität Bonn wäre Haberland nicht derart isoliert gewesen. Dort unterschrieben den Aufruf 14 Hochschullehrer, darunter sieben der Medizinischen Fakultät.[28]

Leupolds Ziel war es zu diesem Zeitpunkt, eine parallele und konkurrierende nationalsozialistische Personalplanung für die Fakultät zu verhindern. In diesem Sinne wandte er sich an Rektor und Kuratoriumsgeschäftsführer. Da diese wenig Initiative zeigten, schrieb Leupold direkt an das Wissenschaftsministerium und flog mit dem künftigen Dekan, dem Physiologen Heinrich Hering, nach Berlin, um dort mit Ministerialrat Johann Daniel Achelis zusammenzukommen. Hier erhielt Leupold zunächst beruhigende Nachrichten: Haberland handele „ohne Auftrag"; „das Vorschlagsrecht der Fakultät" solle „unangetastet sein".[29]

Haberland aber sorgte während der Berlinreise Leupolds für weitere Unruhe. Er wiegelte Studierende gegen nichtnationalsozialistische Universitätslehrer auf, darunter gegen den Dekan.[30] Erneut wurde Leupold allein aktiv und traf sich am 31. März 1933 mit Günter Riesen. Der neue Oberbürgermeister gab sich konziliant und es schien, er würde sogar die Entlassung jüdischer Mitarbeiter verhindern. Riesen erklärte „bezüglich der Beurlaubung der jüdischen Assistenten", „Einfluss nehmen zu können", „soweit es die Versorgung der Kranken u.s.w. nötig macht".[31] Freilich blieb Riesens Äußerung ohne Wirkung. Schon eine Woche nach der Unterredung vermerkt das Protokoll der Fakultätssitzung: „Etwas im Gegensatz zu der Zusicherung des Herrn kommissarischen Oberbürgermeisters sind die jüdischen Assistenten und die mit Jüdinnen verheirateten Assistenten, ohne Befragen des Herrn Dekan beurlaubt und dienstenthoben worden."[32]

Hermann Franz Oskar Haberland

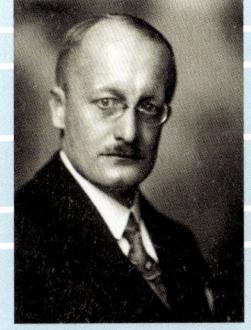

2.2.1887 Dresden – 1945
Evangelisch
Mutter: Caroline Charlotte Mette, evangelisch
Vater: Franz Gustav Haberland, Kaufmann, evangelisch

Haberland studierte in Leipzig, Kiel, München und Berlin Medizin. In Berlin wurde er 1913 mit der Dissertation „Über Muskeltransplantation und das Verhältnis des Muskels zum Nerven" promoviert. Wichtig war ihm, „Zahnerkrankungen als Ursache und Folge anderer Erkrankungen" zu erkennen.[33] Die beruflichen Stationen: Chirurgische Universitätsklinik Königsberg 1914–1916; Pathologisches Institut Breslau 1918; Chirurgische Universitätsklinik Köln (Augustahospital) 1920 (Habilitation und Privatdozent 1920; ao. Professor 1925; apl. Professor 1939); Niederlassung in privater Praxis 1928; vorübergehender Entzug der Lehrbefugnis 1934.

Mitgliedschaften und Ehrungen: NSDAP 1931; SS; Korrespondierendes Mitglied „Sociedad Argentina para el estudio de Cancer" 1937; Ehrenmitglied „Société Belge de Chirurgie" 1937; Mitglied des Studienausschusses „Cancerologie" der Internationalen Krankenhaus-Gesellschaft 1938.

Quellen und Literatur: UA Köln, 17/1888, 27/82, 67/1034; Golczewski, Universitätslehrer, S. 321 ff.

Bild: UA Köln, 20/210 b.

Haberland blieb auch in der Folgezeit renitent und bestritt die politische Zuverlässigkeit Leupolds im Sinne der Nationalsozialisten. Die NSDAP aber stand einschließlich der nationalsozialistischen Studierenden auf Seiten des Rektors. Studentenschaftsführer Hermann Müller nannte seine Behandlung und die des Rektors durch Haberland „ehrlos".[34] Vom mangelnden Rückhalt Haberlands selbst in betont nationalsozialistischen Kreisen erfuhr auch der Reichsstatthalter in Bayern und einstige Führer des nach ihm benannten, in der Anfangszeit der Weimarer Republik die Demokratie unterminierenden Freikorps, Franz Ritter von Epp. Epp sorgte dafür, dass Haberland in seiner Funktion als SS-Arzt beurlaubt wurde.[35]

In seiner Eigenschaft als Fachschaftsführer der Medizinischen Fakultät fasste der habilitierte Medizinhistoriker Fritz Lejeune im Dezember 1934 seine Eindrücke von Haberland in einem fünfseitigen Brief an Dozentschaftsleiter Maximinian de Crinis zusammen. Alle drei Personen, Lejeune, de Crinis und Haberland, waren früh der NSDAP beigetreten, so dass sich eine Art nationalsozialistisches Sittengemälde ergibt:

> Haberland ist eine ausgesprochene Querulantennatur, der mit jedermann Streit anfängt und dann hinterher behauptet, er sei das arme verfolgte Opfer. Seine übelste Eigenschaft ist sein ausgesprochenes Denunziantentum. [...] In den Jahren 1925–35, während denen ich dem Lehrkörper der Kölner Universität angehöre, war Ha. dauernd in Ehrengerichtsverfahren, Prozesse und ähnliche Dinge verwickelt, nicht nur gegen Kollegen der Universität, sondern auch gegen eine ganze Reihe von Ärzten, die der Universität nicht angehören. Vom Ehrengericht in Koblenz ist er mehrere Male verurteilt worden; voriges Jahr, schon unter der nat.-soz. Regierung wurde er noch in Berlin vom Ehrengerichtshof mit einer hohen Geldstrafe wegen standesunwürdigen Verhaltens bestraft. Ha. ist ein Mensch, dem jede Hemmung fehlt und dem jedes Mittel recht ist. Die Engländer bezeichnen diesen Zustand sehr treffend mit ‚moral insanity'. [...] Als Ha. im Februar 34 durch Ministerialerlass aus dem Lehrkörper entfernt wurde, ging ein Aufatmen der Erleichterung durch die gesamte Kollegenschaft aller vier Fakultäten. [...] Nach all dem, was vorgefallen ist, müsste Ha. meiner Überzeugung nach längst aus der Partei ausgeschlossen sein. Da ich der festen Überzeugung bin, dass ein vollkommen normaler Mensch sich einfach nicht so benehmen kann, wie Ha. es viele Jahre hindurch getan hat, so möchte ich hier einmal ganz offen aussprechen, dass es im Sinne der endgültigen Klärung liegt, Ha. [...] einmal psych-

iatrisch eingehend untersuchen und begutachten zu lassen. Es läge eine diesbezügliche Klärung nicht nur im Interesse der Universität Köln und der gesamten Ärzteschaft, sondern auch im Interesse der leidenden Volksgenossen und nicht zuletzt im Interesse der staatlichen Behörden und der Partei.[36]

Haberland fand keinen Rückhalt. Durch seine Publikationen erfuhr er im Ausland durchaus Anerkennung, blieb aber in Köln von der Lehre ausgeschlossen. 1943 wurde er nach einem Suizidversuch in die Psychiatrische Klinik München eingeliefert; 1945 starb er.

Tagungstätigkeit und Auslandsreisen

Nach einem Erlass des Wissenschaftsministeriums waren Auslandvorträge von Universitätsangehörigen nur noch nach ministerialer Genehmigung möglich.[37] Zugleich reifte in Berlin der Gedanke, eine Liste derjenigen zu erstellen, die „ihrer politischen Haltung als auch ihrer Person nach dazu besonders geeignet sind", im Ausland aufzutreten.[38] Die Medizinische Fakultät legte daraufhin eine Auflistung von 14 Personen vor, die freilich keineswegs allesamt als Nationalsozialisten zu bezeichnen sind: Aschaffenburg (Psychiatrie), Bering (Dermatologie), Brandt (Konstitutionsforschung), Güttich (Vestibularisgebiet), Kisch (Physiologische Chemie), Kleinschmidt (Pädiatrie), Lejeune („wissenschaftl. und propagand. Vorträge"), Schüller (Chemische Konstitution), Siegert (Kinder-Ernährung u.a.), Veit (Anatomie), Wüllenweber (Urologie), Hinsberg (Medizinische Chemie), Weese (Pharmakologie), Zschucke (Tropenmedizin).[39]

Auslandsaufenthalte wurden nun aufmerksam registriert. Drei Mitglieder der Medizinischen Fakultät waren während der NS-Zeit sogar an ausländischen Hochschulen tätig: Hermann Gross und Gerhard Steinhardt als Gastprofessoren für Zahnmedizin in Tokio (1935–1937 bzw. 1937–1940) und Albert Schretzenmayr als Professor für Innere Medizin an der Militärärztlichen Hochschule in Kanton (1936–1939).[40]

Grundsätzlich wurden Kontakte ins Ausland überwacht und eingeschränkt. Dazu gehörten neben der Genehmigungspflicht für Auslandsreisen auch das Verbot für Hochschullehrer, Gutachtertätigkeiten „für ausländische Firmen" zu übernehmen.[41] Seit 1938 mussten ausländische Ärzte halbjährlich von den Instituten und Kliniken über den Dekan den Behörden gemeldet werden.[42] Für Auslandskontakte wurden NS-konforme Professoren namhaft gemacht, „die zur Herstellung einer engeren Verbindung zwischen Lehrkörper und Ausländern geeignet sind".[43]

Im Juli 1938 fand ein „Internationaler Facharztkurs" statt, der „vom Reichsärzteführer nach Köln verlegt" worden war.[44] Die verantwortlichen Kölner Referenten zogen dazu auch Fachleute aus der weiteren Umgebung heran. So wurde der pädiatrische Kursabschnitt unter der Leitung des Kölner Klinikdirektors Hans Kleinschmidt nicht nur von seinen Mitarbeitern, sondern auch von den Professoren Goebel/Düsseldorf, Gundel/Gelsenkirchen, Güttich/Köln, Keller/Gießen, Knauer/Bonn und Ullrich/Essen gestaltet.[45] Im Teilabschnitt Bauchchirurgie referierten neben Klinikdirektor Hans von Haberer seine Oberärzte Straaten und Hilgenfeldt. Von Straaten hielt man in der NSDAP nicht viel. Er sei „in letzter Stunde eingetreten in die Partei", „aus Zweckmäßigkeits-Gründen".[46] Der Abschnitt Röntgen und Licht wurde vom Institutsdirektor Grashey geleitet, unter Hinzuziehung von Maximinian de Crinis, Regierungsmedizinalrat Ulrich, Chefarzt Teschendorf und Oberarzt Dahm. Ähnlich wie Kleinschmidt in der Pädiatrie zog auch der Leiter der Orthopädischen Universitätsklinik, Matthias Hackenbroch, Kollegen aus einem weiteren Umfeld hinzu. So behandelte das Thema „Erbfragen bei orthopädischen Leiden" der Privatdozent Dr. Claußen/Frankfurt am Main. Weitere Vortragende waren Kreuz/Berlin, Gickler/Köln, Pitzen/Gießen, Brandes/Dortmund, Obermedizinalrat Roeren/Süchteln, Scherb/Zürich, Wüllenweber/Köln, Martius/Göttingen, Slauck/Aachen, Campbell/Memphis, USA, Hohmann/Frankfurt.[47] Die Teilnehmer dieses Kurses machten eine „Besichtigungsfahrt zur Orthopädischen Kinderheilanstalt der Rheinprovinz in Süchteln", wenige Jahre später ein Schauplatz der „Kindereuthanasie".[48]

Wilhelm Klodt – „Unfähig und überfordert"

Einer der auffälligsten Agitatoren war seit dem 1. Juni 1934 der Arzt Wilhelm Klodt als stellvertretender Geschäftsführender Vorsitzender des Kuratoriums. Winkelnkemper hatte den Schulfreund seines Bruders Toni, des späteren Intendanten des Reichssenders Köln, in dieses Amt gehievt. Klodt, vom Kölner Gesundheitsamt für die neue Aufgabe freigestellt, war seit Mai 1933 Parteimitglied, publizierte zur Erb- und Rassenpflege und wurde Beisitzer bei Erbgesundheitsgerichtsverfahren.[49] Dekan Bering berichtete im Dezember 1934 dem Rektor von einer Mitteilung des Dozentenschaftsführers Maximinian de Crinis. Demnach hatte Klodt de Crinis aufgefordert, „dafür zu sorgen, daß das Winterhilfswerk durch die Ordinarien besser unterstützt würde".[50] Die Ordinarien gäben „vielfach nur 2 oder 5 Mark".[51] Auch würden die „Einsammler an den Eintopftagen [...] in dem Viertel, in welchem die Professoren wohnten, [...] besonders schlecht behandelt.[52] Klodt war offenbar nicht bewusst, dass sämtlichen Angehörigen der Universität, „Professoren, Dozenten, Beamte, Angestellte, Arbeiter ohne Ausnahme", „20 % des Steuerbetrages als laufende Spende zur Winterhilfe einbehalten" wurden.[53] In ihrer Haltung gegen Klodt waren sich Dozentenschaftsführer de Crinis, Dekan Bering und Rektor Geldmacher einig. Geldmacher richtete ein scharfes Schreiben an den geschäftsführenden Kuratoriumsvorsitzenden Winkelnkemper: „Ihr Vertreter im Kuratorium [...] greift in schwerster Weise allgemein die Ehre der Professorenschaft an, ohne Beweise beizubringen. [...] Dr. Klodt sollte sich schämen, solche hetzerischen Gerüchte weiterzugeben".[54] Geldmacher forderte Winkelnkemper auf, Klodt „unverzüglich die Befugnis zu entziehen, als Ihr Vertreter in dem Amt als Geschäftsführender Vorsitzender der Universität aufzutreten und zu wirken".[55] Auch der Oberbürgermeister und Kuratoriumsvorsitzende war wegen mangelnder Unterrichtung unzufrieden.[56]

Möglicherweise um jeden Zweifel an der grundsätzlichen Loyalität der Universitätsspitze gegenüber der NS-Führung zu zerstreuen, beschlossen Rektor Geldmacher und der Senat wenig später, „dass sämtliche Besucher der Universität beim Betreten des Universitätsgebäudes der im Vorraum aufgestellten Hakenkreuz-

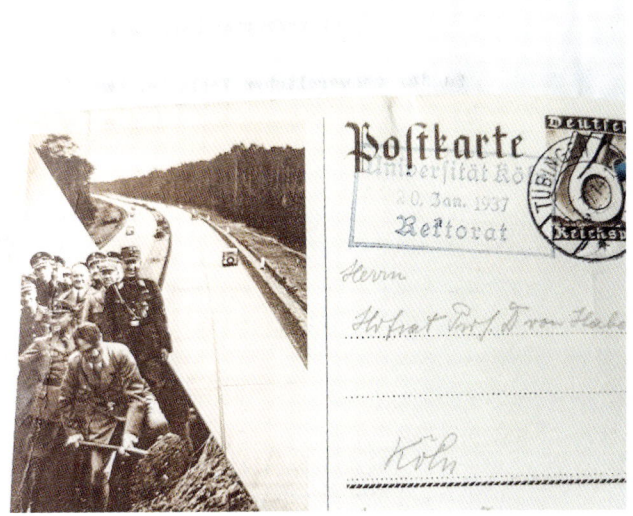

fahne ihren Gruss durch Erheben der rechten Hand zu erweisen haben".[57]

Klodts Wirken blieb Episode. „Nicht zuletzt aufgrund einer Mischung aus Unfähigkeit, Überforderung und diversen anderen persönlichen Friktionen" behielt er sein Amt nicht einmal ein Jahr und wurde zum 1. April 1935 als beamteter Assistent in der Medizinischen Klinik unter Franz Külbs angestellt.[58] Seine Habilitierung lehnte die Fakultät ab. Zunächst sollte Klodt die internistische Facharztprüfung ablegen. An das Städtische Krankenhaus Deutz versetzt, starb er am 5. November 1938 in Deutz, gerade 32 Jahre alt.[59]

Abb. 5: Eine Postkarte für den Rektor. (UA Köln, 17/III/4060)

Fakultät, Stadt und Ministerium

Für die Stadt Köln war es nicht zuletzt eine Prestigefrage, bei wichtigen die Kliniken und die Lehre betreffenden Entscheidungen neben dem Reichsministerium für Wissenschaft in Erscheinung zu treten. Geregelt war die Kooperation in Paragraf 14 des Universitätsgründungsvertrags, in dem es heißt: „Die Leitung der klinischen Anstalten und medizinischen Institute kann nur mit Zustimmung des Oberbürgermeisters übertragen werden. Dasselbe gilt vom Widerruf."[60]

Als mit dem Beginn der NS-Zeit die Stadt ihrerseits die Kliniken zu dirigieren anstrebte, forderte der Anatom Otto Veit in der Fakultät, „mündlich bei der Stadt darauf zu dringen, dass die Form gewahrt, d.h. die Entscheidungen im Namen des Herrn Ministers gefällt würden".[61] Die Fakultät folgte Veits Antrag nicht, doch zeigte sich vor allem in der Frage der Schließung des Augustahospitals bald, dass dem Wissenschaftsministerium die neue Forschheit der Stadt missfiel.[62] Es war auch die Stadt, die im Januar 1934 eine Aufstellung erbat, um „die Bedürfnisse für den Lehrbetrieb von denen des Klinikbetriebes innerhalb der einzelnen Anstalten zu trennen".[63]

Fühlte sich ihrerseits die Stadt übergangen, kam es zu Nachfragen und Protesten, meistens durch Dezernent Carl Coerper in Vertretung von Oberbürgermeister Günter Riesen. Gut dokumentiert ist die Ernennung von Maximinian de Crinis als Direktor der Psychiatrischen und Nervenklinik. Diese erfolgte durch Ministerialrat Achelis ohne Zustimmung der Stadt. Coerper rief daraufhin bei Achelis an. Dieser bat ihn gemäß einer Aktennotiz Coerpers, „aus seinem technischen Versehen keine Prestigefrage zu machen".[64] Den Prestigegedanken wies Coerper zurück. Er habe „nur die Aufgabe, den besten Arzt für die Kranken zu sichern".[65] Man einigte sich, de Crinis zunächst als kommissarischen Leiter einzusetzen.[66] Erst über einen Monat nach diesem Austausch erfolgte das offizielle Ersuchen des Ministeriums, die Stadt möge „sich mit der Übertragung der Klinikleitung an Professor de Crinis einverstanden" erklären.[67] Dieses Einverständnis gab die Stadt nach weiteren drei Wochen.[68]

Im Jahr zuvor war es das Wissenschaftsministerium gewesen, das sich befremdet über das Verhalten der Stadt geäußert hatte. Mit Achelis und Coerper waren die Akteure dieselben. Coerper hatte sich im Juli 1933 im Berliner Ministerium einfinden müssen und war dort mit zwei Vorwürfen konfrontiert worden. Achelis kennzeichnete „als ein Abweichen von dem Staatsvertrag [...] die Auflösung des Augustahospitals ohne Zustimmung des Ministers" und „die Belehnung von Prof. Külbs mit der Medizinischen Klinik Lindenburg, gleichfalls ohne Kenntnis des Ministers".[69] Coerper erwiderte auf den Vorwurf, die Stadtverwaltung habe die Zuständigkeit beim „Oberbürgermeister als Staatskommissar" und bei „Dr. Winkelmkämper [sic] als Staatskommissar für die Universität" gesehen.[70] Beide waren in die Entscheidungsfindung eingebunden gewesen. Als Achelis „vollständig offen" ließ, „ob der Minister Prof. Külbs" für das Ordinariat für Innere Medizin vorschlagen werde, drohte Coerper nach eigener Darstellung deutlich: „Ich machte darauf aufmerksam, daß der Oberbürgermeister an sich das Vetorecht dem Minister gegenüber habe".[71]

Immer wieder solidarisierten sich Fakultät und Stadt gegenüber dem Wissenschaftsministerium. So intervenierten sie gemeinsam, als 1933 die Leitung der Frauenklinik nicht wiederbesetzt wurde.[72] Als dann aber die Universität die zweite Berufungsliste Anfang 1934 ohne Rücksprache mit der Stadt nach Berlin sandte, ließ die Reaktion von Oberbürgermeister Günter Riesen nicht lange auf sich warten. Er registrierte einen Verstoß gegen Paragraf 34 der Universitätssatzung und erinnerte daran, „daß die Vorschläge zunächst einmal an das Kuratorium gehen, das sie mit einem Begleitbrief dem Minister vorlegt".[73] Gleichwohl wurde ein halbes Jahr später erneut gegen die Bestimmungen verstoßen, diesmal gegen Paragraf 14 des Staatsvertrags. Hans Naujoks war berufen worden, ohne die Stadt ordnungsgemäß miteinzubeziehen.[74] Auch unter Riesens Nachfolger, dem im Januar 1937 ins Amt gekommenen und im November 1940 unerwartet verstorbenen Karl Georg Schmidt, kam es zu ähnlichen Beschwerden der Stadt, so als 1937 der Anatom Otto Veit zunächst durch Günther Hertwig ersetzt werden sollte.[75]

Auch die Medizinische Fakultät alleine wusste gezielte Spitzen gegenüber dem Reichswissenschaftsministerium zu setzen. Als es um die Nachfolge des Psychiaters Gustav Aschaffenburg ging, bat Dekan Bering fast ein Jahr vor dessen Emeritierung, „die Vorbereitungen für die Nachfolgerschaft schon jetzt einleiten zu dürfen" – und zwar angesichts der „an der hiesigen Frauenklinik gesammelten Erfahrungen".⁷⁶

Honorarprofessur

Das ausschließliche „Recht zur Verleihung der Bezeichnung ‚Professor'" war nach § 6 der Ersten Verordnung über die Verleihung von Titeln vom 27. August 1937 dem „Führer und Reichskanzler" vorbehalten und konnte lediglich auf den Reichsminister für Wissenschaft, Erziehung und Volksbildung übertragen werden.⁷⁷ Dies galt auch für Honorarprofessuren, für deren Behandlung im Februar 1939 ein umfangreicher Erlass erging. Für die Kölner Medizinische Fakultät hatte dieser de facto keine Auswirkung. Mit dem Arzt und Suchtexperten Hubert Kahle gab es nur einen einzigen Honorarprofessor. Er hatte 1937 einen Lehrauftrag über die „Bekämpfung des Morphinismus" erhalten.⁷⁸ Da er „bereits 61 Jahre" alt war, ließ der Dekan in Übereinstimmung mit dem Rektor „die Angelegenheit ruhen" und unterzog diese Honorarprofessur nicht einer umfassenden Überprüfung.⁷⁹

Der Westdeutsche Beobachter

Der Westdeutsche Beobachter, die Regionalausgabe der NS-Zeitung Völkischer Beobachter, verfolgte das Geschehen an der Universität im Allgemeinen und in den Universitätskliniken im Besonderen aufmerksam. Die Universität ihrerseits bezog 1939 zentral 13 Exemplare des Völkischen bzw. Westdeutschen Beobachters. Von diesen wurden zwei für die Studierenden im Erfrischungsraum der Universität ausgelegt.⁸⁰ Insofern war es ernst zu nehmen, als 1935 Gauleiter Grohé im Konflikt mit Ernst Leupold einen „Pressekampf" androhte.⁸¹ Grundsätzlich aber nahm das Propagandablatt der NSDAP keine Frontstellung gegenüber der Fakultät ein, sondern suchte mit medizinischen Erfolgsmeldungen mittelbar das politische System zu stabilisieren. So sah sich Dekan Bering im März 1935 veranlasst, „die Herren Kliniks- und Institutsdirektoren" aufzufordern, ihm „eine Fotografie zuzusenden und einen kleinen Artikel beizufügen".⁸² Diese sollten dann im Rahmen einer „Artikelserie" im Westdeutschen Beobachter erscheinen.⁸³

Hubert Kahle

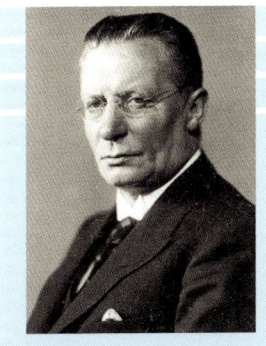

22.12.1878 Aachen – ?
Konfessionslos

Der „Suchtarzt" Hermann Görings wurde 1934 auf dessen Veranlassung Honorarprofessor für Psychiatrie und Narkomanie. Kahle hatte 1908 in Bonn das Studium von Philosophie und Medizin begonnen und war dort 1915 mit einer Dissertation „Über Psoriasis mit besonderer Berücksichtigung der von Munro und Haslund beschriebenen Mikroabszesse" promoviert worden. Bekannt wurde Kahle in den Dreißigerjahren mit dem von ihm geleiteten Sanatorium für Suchtkranke in Köln-Dellbrück. In Bonn nahm er zeitweilig einen Lehrauftrag für „Bekämpfung des Morphinismus" wahr. Entgegen seinen Aussagen im Entnazifizierungsverfahren war er Mitglied der NSDAP (Nr. 2133244, 1933), zudem der NS-Volkswohlfahrt (Nr. 158484) und des Reichsluftschutzbunds (Nr. 80157).

Quellen und Literatur: Landesarchiv NRW, Duisburg, NW 1049-1063; UA Köln, 17/2636, 67/1052, 571/749; Professor/innen-Katalog Universität Köln; Forsbach, Fakultät, S. 688.

Bild: UA Köln, 20/238.

Carl Coerper als Zentralfigur des Kölner Gesundheitswesens

Carl Coerper war 1926 als Nachfolger des verstorbenen Pioniers der Sozialhygiene Peter Krautwig vom Stadtrat zum Beigeordneten für das Gesundheitswesen gewählt worden.⁸⁴ Der Pfarrerssohn aus Elberfeld hatte 1924 sein Kreisarztexamen abgelegt, als er im Landkreis Düsseldorf tätig war. 1928 bemühte er sich darum, an der Kölner Medizinischen Fakultät „Sozialhygiene" lesen und „sozialhygienische Uebungen" abhalten zu dürfen.⁸⁵ Coerpers Anliegen war nicht rein persönlicher Natur. Die Zielsetzungen von Caritas und Gewerkschaften aufgreifend, hoffte er, Köln im Verbund mit der staatswissenschaftlichen Fakultät zu einem wichtigen Standort für sozialhygienische Lehre zu machen.[86] Er hegte die „nicht ganz unberechtigte Hoffnung", die – 1933 dann von den Nationalsozialisten geschlossene – Düsseldorfer „sozialhygienische Akademie hier nach Köln zu bekommen".[87] Coerper verwies darauf, bereits „das Caritasinstitut für Gesundheitsfragen" nach Köln geholt zu haben.[88]

Carl Arthur Johannes Coerper

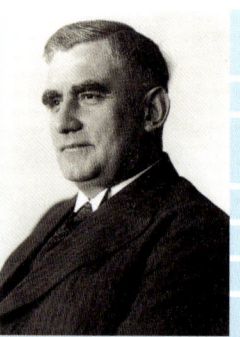

24.9.1886 (Wuppertal-)Elberfeld – 4.1.1960 Wuppertal
Evangelisch
Vater: Pfarrer in (Wuppertal-)Barmen
Verheiratet seit 1914
Vier Kinder

Nach dem Abitur in Barmen 1906 studierte Coerper in Tübingen, Kiel, Bonn und zuletzt Heidelberg Medizin. Dort legte er 1911 das Staatsexamen ab und dort wurde er 1912 promoviert („Über zuckerspaltende Fermente in der Faeces des gesunden und kranken Säuglings"). Als Medizinalpraktikant war er in der Kinderklinik Heidelberg (Januar bis Juni 1912) und am Deutschen Hospital London (Juli bis Dezember 1912) tätig. Dann kehrte er in seine Heimatstadt zurück, als Volontär im Säuglingsheim Barmen, bei der städtischen Kinderfürsorge und als Sekundärarzt im Säuglingsheim Barmen. Im Ersten Weltkrieg war er Arzt bei der Marine. Im April 1920 wurde er Kreiskommunalarzt des Landkreises Düsseldorf und 1923 Dozent an der Sozialhygienischen Akademie Düsseldorf. 1924 legte er in Berlin seine Kreisarztprüfung ab und übernahm die Leitung des Kölner Gesundheitsamts; am 1.10.1926 wurde er als Stadtobermedizinalrat Beigeordneter für das Gesundheits- und Wohlfahrtswesen der Stadt Köln. Seine weiteren Stationen: Mitbegründer der Deutschen Gesellschaft für Soziale Hygiene 1928; Habilitation „Die Sozialhygiene in ihrem Verhältnis zu Sozialbiologie, Soziologie und Sozialphilosophie" 1932; Privatdozent für Sozialhygiene 1932; nb. ao. Professor für Soziale Hygiene und Volksgesundheitspflege 1938; apl. Professor für Sozialhygiene, Rassenhygiene und Volksgesundheit 1940; Mitverantwortung für die Räumung der Anstalten Waldbröl und Zülpich-Hoven, deren Insassen zum Teil während der „Euthanasie" ermordet wurden, u.a. für Kölner „Ausgebombte"; Entlassung 1945; leitender Mitarbeiter des privaten „Evangelischen Hilfswerks Westfalen" 1946; Geschäftsführer der Arbeitsgemeinschaft für Gesundheitswesen am Institut zur Förderung öffentlicher Angelegenheiten, Frankfurt, 1950; Wiederaufnahme sozialhygienischer Lehrveranstaltungen an der Universität zu Köln, 1952; Stellvertretender Vorsitzender des Bundesausschusses für gesundheitliche Volksbelehrung 1954.

Mitgliedschaften: NSDAP 1933 (Nr. 2096207), Kampfbund für Deutsche Kultur 1933, NSV 1934 (Gauunterabteilungsleiter), NSDÄB 1934, NSLB.

Quellen und Literatur: UA Köln, 17/845, 67/95, 67/108, 67/111, 67/114, 67/159, 67/160, 67/1002, 571/371; BA Berlin, R 4901/13260; Horst Schütz, Gesundheitsfürsorge zwischen humanitärem Anspruch und eugenischer Verpflichtung. Entwicklung und Kontinuität sozialhygienischer Anschauungen zwischen 1920 und 1960 am Beispiel von Prof. Dr. Carl Coerper, Husum 2004 (= Abhandlungen zur Geschichte der Medizin und der Naturwissenschaften 98).

Bild: UA Köln 20/175.

Die Bitte Coerpers um Lehraufträge aber lehnte die Medizinische Fakultät ab, da „es nicht wünschenswert" sei, „den Beigeordneten des Krankenhauswesens in den Lehr-Körper der medizinischen Fakultät aufzunehmen".[89] Coerpers Stern schien zu sinken, zumal er Ende 1929 das Vertrauen von Oberbürgermeister Adenauer verlor. Gegen den Willen des Oberbürgermeisters hatte sich Coerper in Berlin für Franz Külbs als Nachfolger von Friedrich Moritz an der Spitze der Medizinischen Klinik auf der Lindenburg eingesetzt. Dabei war Coerper von Adenauer zunächst maßgeblich unterstützt worden, weil mit ihm die bislang unterrepräsentierten evangelischen Christen in der Gesundheitsverwaltung einen „Sprecher" erhalten sollten.[90]

Doch spätestens mit dem Machtwechsel von 1933 stabilisierte sich die Position Coerpers, der als Vertreter der Stadt den Sitzungen des Kuratoriums der Universität beiwohnte, sofern es um „Angelegenheiten der Medizinischen Kliniken" ging.[91] Er war wie der Beigeordnete für Personalangelegenheiten, bis 1937 Julius Ludwig, als Vertreter des Oberbürgermeisters in sämtliche Personalangelegenheiten an den Universitätskliniken und -instituten einbezogen.[92] Zudem war es Coerper 1932 doch noch gelungen, Lehraufträge zu erhalten. Nachdem er sich an der Kölner Medizinischen Fakultät habilitiert hatte, lehrte er dort fortan „Soziale Hygiene" beziehungsweise „Volksgesundheitspflege".[93]

Wer in Köln sein Medizinstudium aufnahm, begegnete Coerper seit Ende der Dreißigerjahre in der Vorlesung „Einführung in das ärztliche Studium", später „Einführung in die Medizin und ihre Probleme".[94] Während Coerper die Vorlesung „Erbbiologie und Rassenhygiene" Ferdinand Claußen überließ, bot er selbst die Kollegs „Sozialversicherung und Begutachtung" für Studierende des 10. Semesters[95] sowie „Vorweisungen aus der Familiengesundheitspflege mit Besichtigungen"[96] an. In der Kinderheilkunde trat Coerper gemeinsam mit dem Pädiater Hans Kleinschmidt auf. Beide führten insgesamt viermal pro Semester die Veranstaltung „Praxis der Kinderfürsorge (Säuglings-, Kleinkinder-, Schul- und Kinderfürsorge)" durch.[97] Auch an der für Hörerinnen und Hörer aller Fakultäten geöffneten Ringvorlesung „Wehrmedizin: Über die Untersuchung der Gesunden als Grundlage der Förderung der Wehrertüchtigung und Leistungsfähigkeit des deutschen Volkes" nahm er teil und bot die „Einführung" an.[98]

Weitere Titel seiner Lehrveranstaltungen, die er teilweise auch im Gesundheitsamt am Neumarkt abhielt, waren: „Familiengesundheitspflege mit Demonstrationen"[99], „Volksgesundheitspflege mit Demonstrationen"[100] und „Bekämpfung der Volksseuchen, der Geschlechtskrankheiten und der Tuberkulose"[101].

Coerper gehörte zu den Vertretern der Sozialhygiene, die sich an Leistungsmedizin und Konstitutionenlehre orientierten und bei ihr früh „rassenhygienische" Ansatzpunkte fanden.[102] So näherte sich Coerper lange vor 1933 nationalsozialistischem Gedankengut an. Am 1. Mai 1933 wurde er in die NSDAP aufgenommen.[103] Bald überrnahm er eine Reihe von Parteiämtern, unter anderem das des Gauhauptstellenleiters der NS-Volkswohlfahrt.[104] Zudem fungierte er als Oberstführer des Deutschen Roten Kreuzes, war Mitglied im Reichsverteidigungsausschuss des Gaues Köln-Aachen und Kreiswart im Reichsbund Deutsche Familie. Zudem gehörte er dem NSD-Ärztebund, dem Reichsbund der deutschen Beamten, der Reichsdozentenschaft, dem Reichskolonialbund und dem Reichsluftschutzbund an.[105]

1931 legte Coerper die Schrift „Die Grenzen der Fürsorge" vor, in der er Humanität und Eugenik gegenüberstellt, ohne klar Position zu beziehen. Es sei die „eugenische Pflicht des Arztes", „das Gesunde" zu „fördern" und „das Kranke" zu „beschränken". Zugleich aber müsse er „das Kranke pflegen".[106] Ähnlich äußerte sich Coerper in seiner Kölner Antrittsvorlesung, die 1932 in der Deutschen Medizinischen Wochenschrift publiziert wurde.[107]

Als dann die Nationalsozialisten an die Macht gelangt waren, legte er in einem Brief an den später von den Nationalsozialisten verfolgten Sozialhygieniker Alfons Fischer dar: „Die heutige Zeit wird ganz neue Aufgaben für die Sozialhygiene bringen, vor allen Dingen die richtige Eingliederung der Rassenhygiene und der Eugenik."[108] In diesem Sinne bot er eine eigene „kurze Darlegung über die Aufgaben der Sozialhygiene in der heutigen Zeit, bezw. Sozialhygiene und Rassenhygiene" an. Die Zeit dränge „ja doch dazu, diese Dinge in der Öffentlichkeit abzuhandeln".[109] Mit Genugtuung stellte er fest, dass Kollegen wie der Greifswalder Hygieniker Ernst Gerhard Dresel sich „allmählich umzustellen veranlasst sehen".[110]

In Fragen der Zahnheilkunde wandte er sich 1933 – rein sachlich – gegen den Direktor der Bonner Universitätszahnklinik, Sozialdemokraten und Juden Alfred Kantorowicz. Dieser hatte vorgeschlagen, das Studium der Zahnmedizin auf Spezialakademien zu verlagern. Coerper wollte es an den Medizinischen Fakultäten halten, auch um die allgemeine Sozialhygiene besser in das Studium einbinden zu können.[111]

Coerper war Profiteur der nationalsozialistischen Veränderungen im Kölner Gesundheitsamt. Stadtarzt Helmut Braubach (SPD) wurde entlassen, der zentrumsnahe Leitende Stadtarzt Franz Vonessen von seiner Leitungsfunktion entbunden und als Stadtarzt weiterbeschäftigt.[112] Vonessen wurde zu einem der wenigen Kölner Ärzte, die als Gegner einer pointiert nationalsozialistischen Medizin erhebliche persönliche Nachteile in Kauf nahmen. Er verweigerte die Mitarbeit bei der Durchführung des Zwangssterilisationsgesetzes und wurde – erst im fünften Lebensjahrzehnt stehend – pensioniert.[113] Hedwig Rohling verlor ihre leitende Stellung als Stadtärztin eines Stadtarztbezirks, blieb aber beamtete Ärztin im Gesundheitsamt.[114] Die Stadtärztinnen Krause und Storck sowie der Stadtarzt Landwehr wurden in den Ruhestand versetzt.[115]

An die Stelle der aus dem Amt entfernten Ärztinnen und Ärzte traten in der Regel junge Ärzte mit Parteibuch. Namentlich sind zu nennen Wilhelm Klodt, Rassenhygieniker, stellvertretender geschäftsführender Vorsitzender des Universitätskuratoriums und Beisitzer beim Erbgesundheitsgericht, sowie Friedrich Kortenhaus, 1934/35 Fürsorgearzt, später Leiter der Bremischen Gesundheitsbehörde und ab 1940 Referent in der Gesundheitsabteilung des Reichsinnenministeriums in Berlin.[116]

Die Verdrängung und Verhinderung von Frauen in den ärztlichen Führungspositionen wurde durch die Umsetzung des „Gesetzes zur Vereinheitlichung des Gesundheitswesens" vom 1. April 1935 erleichtert. Aus neun Stadtarztbezirken wurden sieben. Diesen standen ausschließlich Männer vor. Ärztinnen übernahmen in den größeren Bezirken nachgeordnete Positionen.[117]

Carl Coerper gewann über den Bereich der Stadt hinaus an Einfluss. 1934 wurde er Leiter der Abteilung Volksgesundheit beim Gauamt für Volksgesundheit des Gaues Köln-Aachen.[118] Zuvor hatte er am 17. November 1933 eine programmatische Rede aus Anlass des 25-jährigen Jubiläums der Universitätskliniken Lindenburg gehalten, in der er sich anders als zwei Jahre zuvor eindeutig im Sinne des Nationalsozialismus positionierte.[119] In ihr verlangte er die „Erfüllung der Aufgaben der Krankenhäuser mit nationalsozialistischem Geist", was für ihn unter anderem bedeutete, „der blutsmäßigen Verknüpfung der Patienten im Volke" Beachtung zu schenken.[120] Von diesen Gedanken war es zur zwangsweise sterilisierenden und „ausmerzenden" „Rassenhygiene" nicht mehr weit; ausgesprochen aber wurde dies noch nicht.[121] Die Krankenhäuser sollten sich nach Coerpers Worten „überflüssig machen", zumal sich die „Nation" aufmache, „in erster Linie das Gesunde zu stärken, zu erhalten, zu pflegen und hervorzubringen".[122] Wo keine Aussicht auf Heilung bestehe, seien die Betroffenen „gleich in Pflegeheimen […] unterzubringen".[123]

1937 kam es zu einem offenen Konflikt zwischen Carl Coerper und der Medizinischen Fakultät. Coerper hatte den „Entwurf" einer 59-seitigen Denkschrift vorgelegt, in der er die Ausbildung und die „Tätigkeit des Volksarztes" beschreibt.[124] Dies tat er in der Überzeugung, dass „die Aufgabe des Arztes […] eine staatspolitische" und „die Grundlage aller nationalpolitischen Aufbauarbeit" sei.[125] „Der vorbildliche Typ des Volksarztes" sei „der Landarzt".[126] Coerper kritisierte, dass „die nationalsozialistische Weltanschauung […] heute dem Studenten nur in geringem Maße durch die Universität unmittelbar nahegebracht" werde.[127] Hier sah er eine Aufgabe für NSD-Studentenschaft und Fachschaft.[128] Er plädierte für eine Kürzung des Studiums.[129] Die Professoren drängte Coerper zu mehr Kontakt zu den Studierenden wie zum „Volk": „Nur solche Professoren dürfen lehren, die in irgend einer Beziehung volksärztlich tätig sind."[130] „Das Vorlesen" müsse aufhören und „das Dozieren auf das Notwendige beschränkt" werden; „Gestalten" und „praktische Unterweisung" hätten „in starken Wettbewerb zu allen theoretischen Vorträgen" zu treten.[131] In Coerpers idealem Studienplan finden sich unter anderem folgende Lehrveranstaltungen, die Raum für ideologische Infiltration geben: „Zoologie (einschli[eßli]ch allgemeine Erblichkeitslehre)", „Germanische Urgeschichte", „Deutsche Volkskunde", „Deutsche politische Geschichte", „Deutsche Geistesgeschichte", „Deutsche Rechtsgeschichte", „Deutsche Wirtschaftsgeschichte", „Deutsche Kunstgeschichte", „Erb- und Rassenpflege (einschließlich spezieller menschlicher Erblehre)", „Bevölkerungspolitik", „Entwicklungsgeschichte", „Rassenhygiene", „Konstitutions- und Erbklinik", „Volksgesundheitslehre".[132]

Gegen Ende seines Papiers geht Coerper auf die spezielle Situation in Köln ein. Es handle sich um „eine vorzügliche deutsche medizinische Fakultät".[133] „Eine neue Professur" werde „nur für Konstitutionsklinik und Erbpflege notwendig (zunächst an Stelle der anthropologischen Professur)".[134] Für „eine weitere Ausgestaltung der medizinischen Fakultät" sei „Unterstützung" durch den preußischen Staat für die „Stadt Köln als Träger der Universität" notwendig. Diese käme aber nur dann, „wenn Köln etwas Besonderes leistet".[135] Coerper konnte sich offenbar vorstellen, dass die Kölner Medizinische Fakultät als Pilotfakultät seine Reformpläne umsetzen würde.

Konkret schlug Coerper für die Ausgestaltung des Kölner Pilotprojekts vor, die Zulassung zum Staatsexamen nach zehn statt elf Semestern zu erteilen, wenn sie zuvor mindestens drei Semester „zusammenhängend" in Köln eingeschrieben waren und „wenn sie die Tentamina in den nationalsozialistischen Grundwissenschaften sowie in Erb- und Rassenpflege und Bevölkerungspolitik bestanden haben".136

Die schärfste Reaktion auf Coerpers Konzept kam vom Direktor des Anatomischen Instituts, Otto Veit, der es offenbar ohne jede Sorge vor dem politischen Gegner auf elf Seiten inhaltlich zerpflückt und unmissverständlich kommentiert:

> Von den sehr zahlreichen Veröffentlichungen über eine Reform des Medicinstudiums, die ich in den letzten 30 Jahren [...] gelesen habe, habe ich wohl keine mit einer derartigen Enttäuschung bei Seite gelegt als die von Herrn Dr. Coerper. [...] Wenn [...] nach den Ideen [...] von Herrn Coerper verfahren würde, würde ein Zerrbild eines akademischen Unterrichtes entstehen, wie ich es mir schlimmer gar nicht denken könnte. [...] Die Zeche aber müsste das deutsche Volk tragen durch eine noch weitere Verflachung der Ausbildung der Ärzteschaft.137

Unverhohlen wirft Veit Coerper vor, seine Argumentation der NS-Zeit angepasst zu haben:

> Früher begründete Herr Coerper seine ‚neuen' Ideen mit Socialhygiene und Constitution, jetzt mit ‚Staatspolitik' und dem neuen Schlagwort ‚Volksarzt'. Man gewinnt dabei durchaus den Eindruck, dass Herr Coerper eine wirkliche Kenntnis der Tätigkeit des Arztes gar nicht hat, sondern vom Schreibtisch [...] aus urteilt. In den meisten Punkten seiner Begründung stehen Gemeinplätze und Selbstverständlichkeiten; offene Türen werden mit viel Pathos eingerannt. Ich bedaure, dass ein solches Geschreibsel, was doch nur einem Ignoranten imponieren kann, von einem Herrn verfasst worden ist, der bei uns Docent ist.138

Veit verteidigt „das Vorlesen": „Was wir in den Hauptvorlesungen bringen[,] ist für die Masse der Studierenden bestimmt, nichts kann davon entbehrt werden, wenn wir denkende Ärzte und nicht Medicinschuster ausbilden wollen."139 Zwischenprüfungen lehnt Veit ab: „Wenn wir die Hochschule immer mehr zu einer Klippschule degradieren wollen, sind die Tentamina ein wesentlicher Schritt dazu."140 Seine Reaktion schließt Veit mit der Bemerkung, „das Erschüttern[d]ste in dem ganzen ‚Entwurf Mai 1937'" sei, „dass er so durchaus unakademischen Geist atmet": „Wir lebenden Professoren müssen nach unserem besten Wissen und Können uns für Unterricht und Forschung wie bisher einsetzen."141

Auch auf der Basis von Veits scharfer Gegenschrift verfasste der frühere Dekan und Rektor Ernst Leupold mit seiner großen Autorität ein „kritisches Referat" zu Coerpers Papier. Leupold trug es auf der Fakultätssitzung vom 24. Juni 1937 vor. Es ist im Ton etwas konzilianter („manche beachtenswerte Anregungen"), in der Sache aber nicht weniger eindeutig („alle Reformvorschläge [...] vom grünen Tisch [...] müssen abgelehnt werden").142 Leupold vermisst „eine prägnante Definition des Begriffes Volksarzt", tritt für die Trennung von Politik und Medizin in Lehre und Therapie ein, verteidigt die Form der bestehenden Vorlesungsverzeichnisse und erinnert an die von Coerper völlig vernachlässigte „wissenschaftliche Betätigung der Hochschullehrer".143 Coerper hatte sich darum bemüht, an der Fakultätssitzung teilnehmen zu dürfen, idealerweise in Begleitung von „Fachschaftsführer" Walter Janocha.144 Diese Bitte hatten Dekan und Fakultät abschlägig beschieden, wohl um die Stimmung wissend.145 Denn die „Diskussion" nach Leupolds Referat verlief „recht scharf und ablehnend gegen Herrn Coerper".146

Am Morgen des 25. Juni 1937 eröffnete Dekan Naujoks dem Beigeordneten zunächst telefonisch, „dass die Fakultät sich nicht hinter seine Vorschläge stellen könne".147 Coerper reagierte „erschüttert", „ausserordentlich aufgeregt und gekränkt", erhielt auch eine schriftliche Antwort in einer „leidlich milden" Form.148 Er suchte zahlreiche Fakultätsmitglieder, den Dekan und den Rektor zu Einzelgesprächen auf, musste aber wohl letztlich einsehen, dass es ihm nicht gelang, einen Keil zwischen die Fakultätsmitglieder zu treiben.149 Beide Seiten gingen daran, ihre Papiere – die Denkschrift Coerpers und das Referat Leupolds – zu überarbeiten, ohne dass sich der Konflikt entschärfte. Im Gegenteil verteidigte Coerper die Weiterverbreitung seiner Ideen, die auch Rektor Hans von

Haberer ausdrücklich kritisiert hatte.¹⁵⁰ Am 16. Juli 1937 schrieb er dem Rektor, neben Leupold, den Dekanen Kleinschmidt und Naujoks habe er seine Schrift auch der Studentenschaft zugeleitet. Er sei zuversichtlich, „daß die Kölner Fakultät gelegentlich des 550jährigen Jubiläums im Juli 1938 mit einer Neuordnung des Studiums begonnen haben wird, die sie als Vorbild aller deutschen medizinischen Fakultäten erscheinen läßt".¹⁵¹

Im Oktober 1938 legte Coerper eine überarbeitete Fassung seiner Denkschrift vor. Vor allem Coerpers Ansinnen, die Kölner Medizinische Fakultät zu einem groß angelegten nationalsozialistischen Experiment zu nutzen, stieß auf Ablehnung: „Die Fakultät hält es aber nicht für aussichtsvoll und auch nicht für unbedenklich, für Köln eine Sonderlösung zu erstreben und zu erreichen. Es wurde bei den Besprechungen besonders auf die Schwierigkeiten hingewiesen, die sich durch eine Änderung der Prüfungen ergeben würden, da die Prüfungsordnung doch für das ganze Reiche festgelegt ist."¹⁵² Zur Hilfe kam der Fakultät eine Ministerialverfügung, nach der keine Reformvorschläge erwünscht waren.¹⁵³ Coerper arbeitete weiter an seinem Reformprojekt, stieß aber in der Fakultät offenbar zunehmend auf Schweigen. Zu skurril erschienen seine Ideen, etwa die der „Rektoratsvorlesungen", die „durch Lautsprecher [...] auf eine Riesenzahl von Menschen" zu übertragen seien: „Es muß [...] auch unser aufgewachtes Volk teilhaben können".¹⁵⁴

Umstrukturierungen – Lindenburg, Bürgerspital und Augustahospital

Das in den 1890er Jahren an der Zülpicher Straße errichtete Augustahospital war in der Weimarer Republik Lehrkrankenhaus der Universität und Sitz des zweiten medizinischen Ordinariats. Die Nationalsozialisten brachen mit der Tradition. Am 31. März 1933 unterrichtete Oberbürgermeister Riesen Dekan Leupold von der „beschlossenen Augustahospitalauflösung".¹⁵⁵ Dem Wissenschaftsminister teilte der Oberbürgermeister zwei Wochen später mit: „Zur Erzielung von Ersparnissen im Krankenhauswesen wird das hiesige Augustahospital für den freiwilligen Arbeitsdienst bereitgestellt. Infolgedessen werden die medizinische und die chirurgische Klinik des genannten Hospitals aus der Reihe der Anstalten, die die Stadt Köln der Universität für Lehrzwecke zur Verfügung gestellt hat, ausscheiden müssen."¹⁵⁶ Die Gebäude des Augustahospitals gelangten somit unter direkten nationalsozialistischen Einfluss, war der 1931 gegründete Freiwillige Arbeitsdienst (FAD) doch als Vorläufer des 1935 errichteten Reichsarbeitsdienstes (RAD) ein politisches Projekt der Rechten, um sozial Benachteiligte an ihre politischen Ziele heranzuführen.¹⁵⁷ Mehr als 200 junge Frauen des Arbeitsdienstes wurden dort noch 1933 einquartiert. Vorläufig erhalten blieben 161 von zuletzt 441 Betten für Patientinnen und Patienten.¹⁵⁸

Erforderlich war nun, den Vertrag zwischen Stadt und preußischem Staat über das Augustahospital zu ändern. Die Fakultät unter Dekan Bering schlug vor, das zweite bislang im Augustahospital von Külbs besetzte Ordinariat für Innere Medizin in ein poliklinisches, am Bürgerhospital angesiedeltes Ordinariat umzuwandeln.¹⁵⁹ Das Konstrukt würde aber kompliziert bleiben. Carl Coerper wies das Universitätskuratorium darauf hin, dass im Augustahospital eine „verkleinerte innere Abteilung verblieben" sei, „mit der auch die innere Abteilung im Bürger-Hospital als medizinische Poliklinik verbunden ist".¹⁶⁰ Der Umwandlung des Ordinariats aber stimmte auch Coerper zu: „Der Polikliniker würde dann zugleich dirigierender Arzt der Inneren Abteilung im Bürgerhospital."¹⁶¹

Die Stärkung des Bürgerhospitals als Universitätskrankenhaus auch gegenüber den Krankenanstalten Lindenburg wurde seitens der Fakultät *nolens volens* begrüßt. Man musste einsehen, dass das zentral gelegene und traditionsreiche Bürgerhospital in der Bevölkerung beliebter war als die Lindenburg. Dekan Bering fasste die Situation im Oktober 1933 folgendermaßen zusammen:

> Die Polikliniken in den Krankenanstalten Lindenburg lassen mit ihrem Besuch die nötige Frequenz vermissen. Von sämtlichen Klinikern wird Klage darüber geführt, daß gerade die Polikliniken nicht das hinreichende Material für die Vorlesungen liefern. Hieran ist einmal das Verhalten der Ärzteschaft der Stadt Köln den Polikliniken gegenüber schuld, zum anderen aber, und das in erster Linie, die periphere Lage der Anstalten Lindenburg. Diese sind nur unter Benutzung der elektrischen Bahnen zu erreichen. Alle Versuche[,] die poliklinischen Kranken zu den Anstalten Lindenburg hinauszuziehen, sind fehlgeschlagen. Das Bürgerhospital liegt im Zentrum der Stadt und ist seit altersher bei Ärzten und auch Kranken sehr beliebt.[162]

Im März des folgenden Jahres reichte Dekan Bering bei Coerper eine Liste mit acht Punkten ein, die seiner Meinung nach „die Ursachen der schlechten Belegung der Lindenburg" darlegten:
1. Schlechte Anbindung mit Bus und Bahn.
2. Schlechtes Essen.
3. Misstrauen der Krankenkassen.
4. Krankensaalarchitektur (Säle mit über 20 Betten).
5. Kaum Radios; die wenigen vorhandenen sind kostenpflichtig.
6. Höhere Pflegesätze in der I. und II. Klasse.
7. IIb-Klasse mit unentgeltlicher Behandlung, obwohl Patienten zahlungsfähig.
8. Stadtverwaltung übernimmt Kosten in anderen Krankenhäusern, selten in der Lindenburg.

Daraus ergaben sich für Dekan Bering die folgenden Forderungen:
1. Schaffung besserer „Fahrgelegenheiten".
2. Besseres Essen, Anschaffung guten Essgeschirrs.
3. Aussprache Klinikdirektoren/Krankenkassen.
4. Renovierungen und „Durchteilung der großen Krankensäle".
5. Abschaffung der IIb-Klasse und Liquidationsrecht für Selbstzahler III. Klasse.
6. Senkung der Pflegesätze in I., II. und III. Klasse.
7. Radios in allen Krankenzimmern.
8. „Bekanntgabe der herabgesetzten Pflegesätze an die Krankenkassen".
9. „Sämtliche Wohlfahrtpatienten werden in die Lindenburg gelegt", nicht „in die konfessionellen Krankenhäuser".[163]

Im Bürgerhospital waren zu diesem Zeitpunkt neben der Chirurgischen und Medizinischen Klinik und Poliklinik folgende universitäre Einrichtungen untergebracht: die zentrale Röntgenabteilung, das Zahnärztliche Institut, die Orthopädische Klinik und Poliklinik und die HNO-Poliklinik. Die Fakultät unter Dekan Bering strebte an, dort mit „der poliklinischen Professur für Innere Medizin weiterhin die Polikliniken für Augenkrankheiten, Haut- und Geschlechtskrankheiten, Kinder, Psychiatrie und Neurologie" einzurichten.[164]

Da sich die Situation nicht kurzfristig verbesserte, wandte sich Bering im November 1934 an das Wissenschaftsministerium und beklagte konkret das aus Köln, aber auch aus Würzburg und Breslau bekannte Verbot für niedergelassene Ärzte, Kranke in Polikliniken zu überweisen. Dies gefährde die „Ausbildung der heranwachsenden Ärzte".[165]

Gelegentlich aber entstand bei der Stadt umgekehrt der Eindruck, die Klinikdirektoren würden die Kölner Krankenhäuser abseits der Lindenburg vernachlässigen. So bat Carl Coerper den Direktor der Chirurgischen Klinik Hans von Haberer im März 1934, „doch im Bürgerhospital möglichst reichlich von der fachärztlichen Beratung der Hals-, Nasen-, Ohren- und Augenärzte, besonders bei Verletzungen, Gebrauch zu machen".[166] Haberer versprach, „seine Herren entsprechend anzuweisen" und nutzte die Gelegenheit zu einer grundsätzlichen Bemerkung. Die Poliklinik des Bürgerhospitals sei für ihn „der Schöpfbrunnen für seinen Unterricht". „Unter keinen Umständen" sei es möglich, „die Lindenburg unmittelbar zur einzigen Zentrale" zu machen.[167]

Nachdem „mit dem 1.5.33 [...] ein Teil des Augustahospitals dem FAD überlassen" und „der Krankenhausbetrieb erheblich eingeschränkt worden war", standen

Überlegungen zu weiteren Veränderungen im Raum.[168] Bei einer Besprechung im Wissenschaftsministerium am 21. Juli 1933 brachte Carl Coerper „die Schließung der Frauenklinik", die „Verlegung der Frauenklinik ins Augustahospital", die „Fertigstellung des Bürgerhospitals" und eine „Neuverteilung der Betten" zur Sprache, so dass im Bürgerhospital „eine innere Poliklinik mit 80–100 Betten entstehen würde".[169] Während Ministerialrat Achelis kühl erwiderte, er erwarte „den Vorschlag der Fakultät", bestätigte sein Kollege, Ministerialrat Emil Breuer, immerhin, „daß die poliklinische Stelle des Bürgerhospitals mit 80–100 Betten eine durchaus wertvolle Stelle für Lehre und Unterricht sei".[170]

Auch mit Blick auf die Chirurgie gab es Reformgedanken. Für das Bürgerhospital wurde ein zweites chirurgisches Ordinariat in Aussicht genommen, weil „auf die Dauer [...] die Zusammenfassung von 2 Krankenhäusern mit stationären Betten unter nur einer Leitung (Prof. Dr. von Haberer) nicht tragbar" sei.[171]

Die intensiven Beratungen in den ersten Monaten der NS-Herrschaft führten nicht zu einer Art Masterplan. Erkennbar war Ende 1933 nur, dass die Bedeutung des Augustahospitals sank, sich das Bürgerhospital aufgrund seiner Beliebtheit bei der Bevölkerung behaupten konnte und die Lindenburg als Zentrum der universitären Medizin weiter ausgebaut werden sollte.

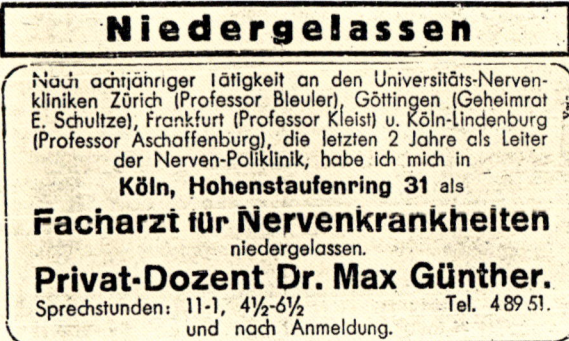

Abb. 6: Nach seiner Entlassung 1933 ließ sich Max Günther mit eigener Praxis nieder. Er schaltete entsprechende Zeitungsanzeigen. (NS-Dokumentationszentrum der Stadt Köln)

Beurlaubungen und Entlassungen

Mit dem Beginn der NS-Zeit begann die „Säuberung" der Medizinischen Fakultät von Mitarbeitern, die als „nichtarisch", vor allem „jüdisch" angesehen wurden. Befristet angestellte wissenschaftliche Mitarbeiter wie Assistenten, Volontäre und Medizinalpraktikanten wurden zum 31. März 1933 in größerer Zahl entlassen, Ärzte beurlaubt. Dekan und Fakultät reagierten „schwach und wirkungslos".[172] Im Protokoll der Fakultätssitzung vom 7. April wird die Beurlaubung und Dienstenthebung von jüdischen und mit Jüdinnen verheirateten Assistenten mit unterschwelligem Bedauern festgehalten.[173] Deutlich wird dort freilich, dass Dekan Leupold, der zuvor von Oberbürgermeister Günter Riesen andere Signale empfangen zu haben glaubte, von den Maßnahmen im Vorfeld nicht unterrichtet wurde.[174] Offenbar bestand eine leise Hoffnung, dass sich die für das NS-Unrecht Verantwortlichen nicht der Konsequenzen ihres Handels bewusst waren. Aus der Medizinischen Fakultät ging im Kuratorium ein Schreiben ein, in dem auf die Folgen der Beurlaubung von Medizinalpraktikanten hingewiesen wurde: „Da die Medizinalpraktikanten sich noch in ihrer Ausbildung befinden, die Ableistung des praktischen Jahres vom Ministerium vorgeschrieben ist, besteht für sie, wenn ihre Beurlaubung aufrecht erhalten wird, nicht die Möglichkeit, die Approbation als Arzt zu erhalten."[175] Gefragt wird, „in welcher Weise die Regelung dieser Angelegenheit gedacht ist."[176]

Zu den Betroffenen zählten der Arzt Calomon am Röntgeninstitut des Bürgerhospitals, Hans Oster in der Frauenklinik, Erna Loewy in der Hautklinik und der Chemiker Rudolf Aschaffenburg in der Kinderklinik.[177]

Am 3. Juli 1933 erstellte das Universitätssekretariat eine Liste mit 13 Namen beurlaubter Professoren und Privatdozenten. Zwei Namen lassen sich der Medizinischen Fakultät zuordnen: Max Günther (Psychiatrie) und Daniel Laszlo (Innere Medizin).[178] Am 22. November 1935 meldete die Universität sechs Beurlaubungen an der Medizinischen Fakultät: Mark und Schlumm aus nicht mit dem Nationalsozialismus in Verbindung stehenden Gründen, Günther, Leuchtenberger, Krapf und Held.[179] Es kam zu weiteren Beurlaubungen und De-facto-Entlassungen von früher an der Kölner Universität tätigen Ärzten.[180]

aber bald darauf an ihrer neuen Arbeitsstätte entlassen. Eine Ausnahme ist der Fall von Hermann Haberland, der entlassen wurde, obwohl er sich nationalsozialistisch betätigte.[182]

Max Günther – Emigration in die Sowjetunion

Max Günther wurde am 22. Juli 1901 als Sohn des Kaufmanns Benno Günther und seiner Frau Paula geborene Klein in Wesel geboren. 1920 bestand er dort das Abitur und studierte anschließend in Göttingen und Freiburg Medizin. In den Semesterferien vor dem zehnten Semester war er bei Eugen Bleuler an der Psychiatrischen Klinik der Universität Zürich als Unterassistent tätig. 1925 wurde er in Freiburg promoviert, wo er anschließend als Medizinalpraktikant an der Psychiatrischen Klinik tätig wurde. Als er jedoch die Gelegenheit bekam, erneut für einige Monate zu Bleuler nach Zürich zu gehen, tat er dies. Nach einer kurzen Phase in der Inneren Abteilung des Weseler Krankenhauses und der Approbation 1926 wurde er zunächst an der Psychiatrischen und Nervenklinik Göttingen, dann an der gleichen Einrichtung in Frankfurt tätig.[183] Am 1. Oktober 1929 wechselte er an die Psychiatrische und Nervenklinik der Universität zu Köln, wo sein Chef Gustav Aschaffenburg 1931 sein Habilitationsgesuch unterstützte.[184] Schon im Sommer 1931 war das Habilitationsverfahren erfolgreich abgeschlossen.[185]

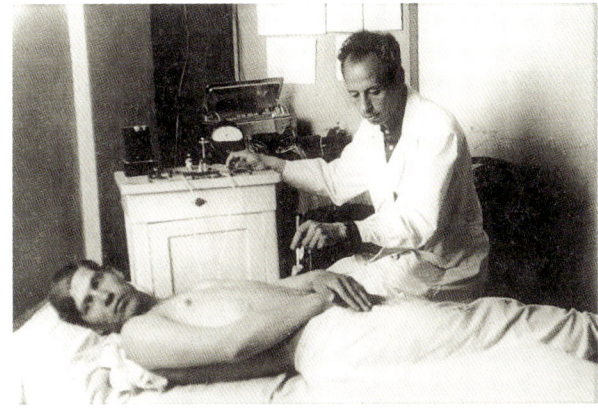

Folgende Einzelfälle sind bekannt: Aus dem Röntgeninstitut des Bürgerhospitals die Ärzte Calomon, Emil Kleinhaus und Hermann Simchowitz; aus der Nervenklinik Gustav Aschaffenburg und Eduard Krapf; aus der Medizinischen Klinik Rudolf Leuchtenberger, Walter Brandt und Daniel Laszlo; aus der Nervenklinik Max Günther und Walther Jahrreiß; aus dem Physiologischen Institut Bruno Kisch; aus der Hautklinik Erna Loewy, Anneliese Schloss und Emil Meirowsky; aus der Zahnklinik Edgar Meyerheim; aus der Kinderklinik Rudolf Aschaffenburg und Helmut Seckel; aus der Frauenklinik Hans Oster; aus dem Anatomischen Institut Otto Veit; aus dem Städtischen Krankenhaus in Mülheim, offenbar mit Verpflichtungen in der HNO-Klinik, Joseph Cohen.[181]

Mehr als 20 Ärztinnen und Ärzte haben aus unterschiedlichen, meist ideologischen Gründen ihre Anstellung an den Kölner Universitätseinrichtungen verloren. Weitere hatten Köln zwar inzwischen verlassen, wurden

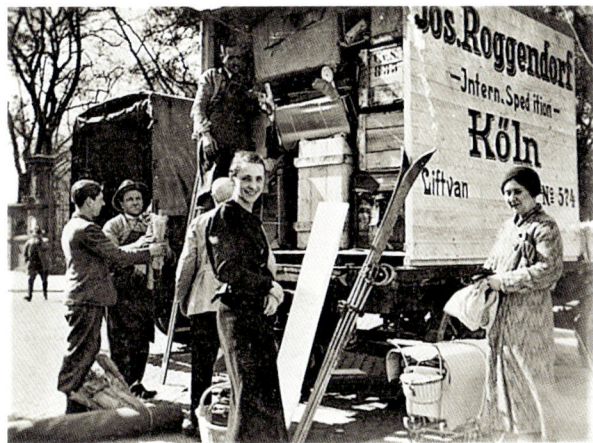

Günther wurde von Hans von Haberer „außerordentlich hoch geschätzt", so dass für ihn im Bürgerhospital „eine kleine neurologische Abteilung" eingerichtet werden sollte.[186] In diese Phase fiel die Machtübertragung an die Nationalsozialisten. Als Jude wurde Günther beurlaubt. Am 18. April 1933 wandte sich der seit Februar 1929 mit

Abb. 7: Max Günther bei der Behandlung eines Patienten nach der Emigration in die Sowjetunion. (NS-Dokumentationszentrum der Stadt Köln)

Abb. 8: Mit der Kölner Spedition Roggendorf emigrierte Dr. Ilse Günther-Horstmann (Mitte) gemeinsam mit ihrem Mann und der Tochter in die Sowjetunion, wahrscheinlich Anfang 1936. (NS-Dokumentationszentrum der Stadt Köln)

der Ärztin Ilse Horstmann verheiratete Günther hilfesuchend an den Dekan:

> Seit meiner wegen meines Judentums erfolgten Beurlaubung als Assistenzarzt der Psychiatrischen und Nervenklinik der Universität Köln habe ich keinerlei Nachricht erhalten, mit welcher endgültigen Regelung ich rechnen kann. Nach Zeitungsmeldungen falle ich nicht ohne weiteres unter diejenigen jüdischen Beamten, die in ihrer Stellung verbleiben müssen: Ich bin 1901 geboren und war somit bis zum Kriegsende noch nicht so alt, dass ich Kriegsdienst machen durfte. Nach meinem Abitur am 15. März 1920 habe ich mich sofort, wie es der Tradition meiner seit Jahrhunderten in Deutschland ansässigen Familie entspricht, als Zeitfreiwilliger zur Verfügung gestellt und an der Abwehr der kommunistischen Unruhen im Ruhrgebiet teilgenommen. Ich habe während dieser Zeit an vorderster Linie an Feuergefechten teilgenommen und im beschossenen Gelände Patrouillengänge [sic] ausgeführt. Dass ich bei dieser Gelegenheit mich mit der Waffe meiner Heimat zur Verfügung stellte, ist mir eine Selbstverständlichkeit gewesen. Ich führe es lediglich an, um nach aussen einen Beleg dafür zu geben, dass ich von Jugend auf national erzogen und gesinnt bin und bei gegebener Gelegenheit mich wie jeder Deutsche in den Dienst des Vaterlandes stelle. Dass meine berufliche Arbeit ebenso wie mein persönliches Tun von dem Willen erfüllt war, der Allgemeinheit zu dienen, ist Euer Spektabilität aus meiner beratenden Tätigkeit an den Kliniken wie aus der Art meiner wissenschaftlichen Arbeit bekannt. Eine endgültige Entlassung aus der Klinik würde nicht nur die Auswertung meiner bisherigen ärztlichen und wissenschaftlichen Tätigkeit behindern, sondern bei den für mich gleichzeitig bestehenden Schwierigkeiten der Niederlassung die Existenz meiner Familie gefährden, sodass ich sie in jeder Weise als unverdiente Härte empfinden müsste.[187]

Dekan Bering stellte sich ohne Verzug in einem Schreiben an Carl Coerper klar auf die Seite Günthers und vermutete, der in Urlaub befindliche Hans von Haberer sähe die Sachlage nicht anders.[188] Coerper bat daraufhin um eine Unterredung mit Bering.[189] Ende April 1933 wurde Günther durch das Kuratorium der Universität „empfohlen", seine „venia legendi nicht auszuüben".[190] Nachdem ihm gleichzeitig seitens der Stadt gekündigt worden war, ließ sich Günther mit eigener Praxis am Hohenstaufenring 31 nieder.[191] Dekan Bering versuchte, ihm wenigstens durch ein Empfehlungsschreiben zu helfen. Er würdigte seine Leistungen. „Ihm eine selbständige Abteilung zu übergeben", sei die Absicht gewesen. Bemerkenswert ist der unmissverständliche Abschlusssatz: „Herr Günther scheidet aus lediglich wegen seiner nichtarischen Abstammung auf Grund der Bestimmungen des Gesetzes zur Durchführung der Wi[e]derherstellung des Berufsbeamtentums."[192] Eine vorsichtige Anfrage des Dekans zugunsten Günthers blieb erfolglos. Mit Schreiben vom 10. Januar 1936 wurde ihm die Lehrbefugnis entzogen.[193] Als auch seine Tätigkeiten in Privatpraxis und Jüdischem Krankenhaus immer weiter erschwert wurden, emigrierte er mit seiner Frau Ilse und der 1930 geborenen Tochter Ruth in die Sowjetunion. Ilse Günther starb dort nach wenigen Jahren, er selbst konnte dort seiner ärztlichen Tätigkeit nachgehen. Am Kölner Hohenstaufenring 31 erinnert ein Stolperstein an die Familie, im NS-Dokumentationszentrum der Stadt Köln eine Audio-Station an Max Günther.

Daniel Laszlo – Emigration in die USA

Daniel Laszlo wurde am 27. August 1902 in Kaschau/Košice (Slowakei) geboren. Nach seinen „Mittelschulstudien" studierte Laszlo von 1920 an in Wien Medizin und wurde dort am 12. Juni 1926 zum „Doktor der gesamten Heilkunde" promoviert.[194] Zeitweilig arbeitete er an der I. Medizinischen Klinik als Hospitant (1923/24), am Medizinisch-Chemischen Institut und am Physiologisch-Chemischen Institut. Die Approbation für das Deutsche Reich erhielt er am 28. November 1930. Schon 1927 war er von der I. Medizinischen Klinik Wien, wo er seit Juli 1926 wieder tätig gewesen war, zu Hans Eppinger an die Medizinische Klinik Freiburg im Breisgau gewechselt. Mit Eppinger ging er 1930 nach Köln. Unter Eppingers Begutachtung habilitierte er sich 1931 in Köln („Stoffwechsel bei gestörtem Kreislaufe"). Zu diesem Zeitpunkt gab er als Konfession israelitisch und als Staatsangehörigkeit

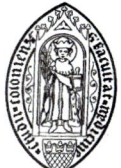

österreichisch an.¹⁹⁵ Seine Antrittsvorlesung hielt er am 19. Februar 1932 „Zur Aetiologie und Behandlung der akuten Nierenentzündung". Keine zwei Jahre später, am 2. September 1933, wurde Laszlo die Venia Legendi aufgrund von § 3 des „Gesetzes zur Wiederherstellung des Berufsbeamtentums" entzogen. Friedrich Bering bemühte sich, Laszlo nach Österreich zu vermitteln. Von dem antisemitisch eingestellten Dollfuß-Vertrauten Leopold Arzt, dem Direktor der Wiener Universitätsklinik für Dermatologie und Syphilidologie, erhielt Bering eine scharfe Antwort: „Ich glaube nun nicht, dass es unsere Aufgabe ist, Leute, welchen in Deutschland die Lehrbefugnis aberkannt wurde, in Oesterreich unterzubringen."¹⁹⁶ Ob Arzt die Lage in Deutschland falsch einschätzte oder ob er bewusst Juden keine Hilfe zukommen lassen wollte, ist unklar. Bering wurde in seiner Antwort jedenfalls deutlich: „Herrn Dr. Laszlo wurde die Lehrbefugnis entzogen wegen seines Judentums. Andere Gründen haben bei ihm ganz sicher nicht vorgelegen. […] Er war übrigens hier von den Studenten sehr geschätzt, weil er sich in Kursen und Vorträgen um die Ausbildung derselben recht bemühte."¹⁹⁷

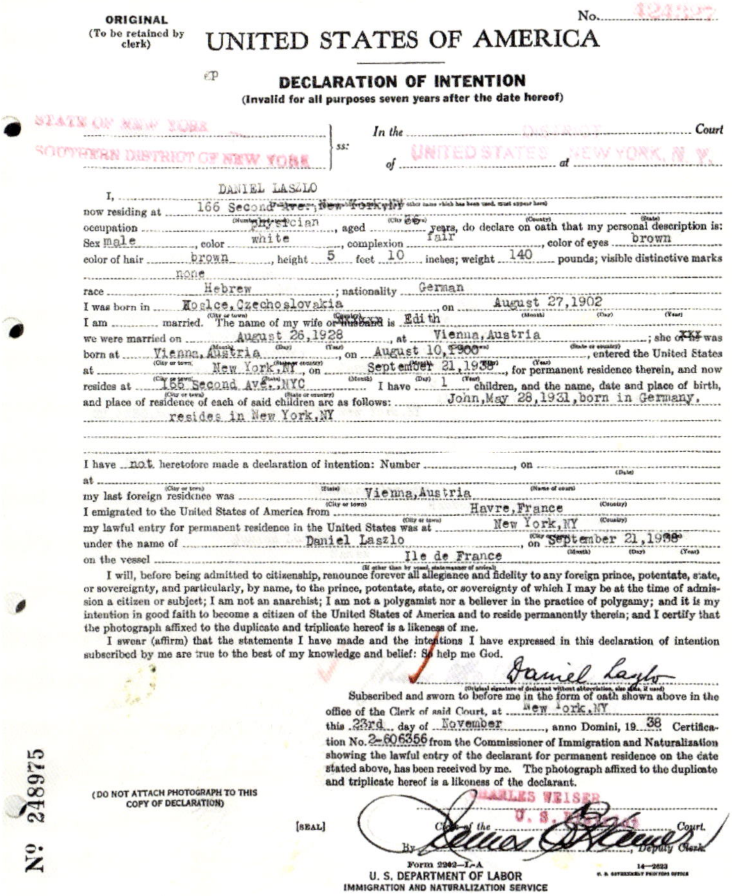

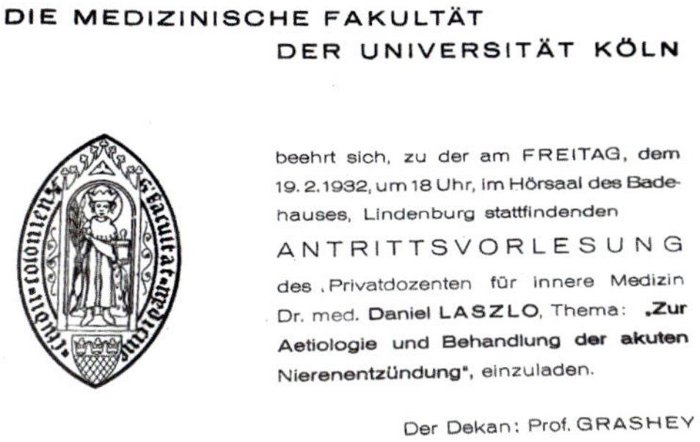

Zuvor im Lindenthaler Haus Gleueler Straße 188 wohnend, kehrte Laszlo 1933 nach Österreich zurück, von wo er nach dem „Anschluss" mit seiner 1928 geheirateten Frau Edith und dem 1931 geborenen Sohn John emigrierte. Am 21. September 1938 brach er von Le Havre aus mit der „Ile de France" in die USA auf. Er starb 1958 in New York.

Rudolf Leuchtenberger – Flucht über die Türkei

Der am 23. November 1895 in Berlin geborene Internist Rudolf Leuchtenberger wurde im Dezember 1933 aus städtischen Diensten als Arzt entlassen. Gut zwei Jahre später, am 16. Januar 1936, folgte mit „sofortiger Wirkung" der Entzug der Lehrbefugnis.¹⁹⁸ Er hatte sie wenige Monate vor dem Machtwechsel, im Oktober 1932, erhalten

Abb. 9: 1932 konnte Daniel Laszlo noch seine Antrittsvorlesung halten. Im Jahr darauf kehrte er nach Österreich zurück, bevor er 1938 auch von dort fliehen musste. (UK Köln, 67/1070)

Abb. 10: Aus den Einwanderungspapieren von David Laszlo. (National Archives and Records Administration via Ancestry)

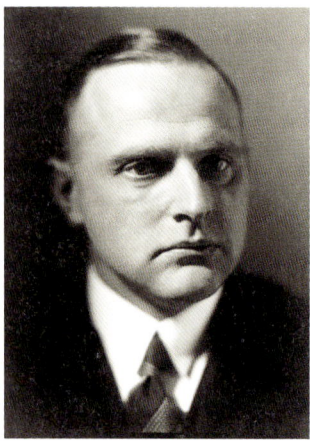

Abb. 11: Rudolf Leuchtenberger. (UA Köln, 20/23)

und am 15. November 1932 seine Antrittsvorlesung zum Thema „Serumkrankheit" gehalten.¹⁹⁹ Seine im selben Jahr in der Zeitschrift für klinische Medizin publizierte Habilitationsschrift trägt den Titel „Shock (Kollaps) und natürliche Immunität".²⁰⁰

Leuchtenberger studierte in München, Heidelberg und Hamburg, wo er 1922 promoviert wurde. Von 1922 bis 1926 war er am Pathologisch-Anatomischen Institut der Universität Hamburg beschäftigt, zuletzt als Oberarzt, anschließend an der Medizinischen Universitätsklinik Leipzig. 1929 kam er nach Köln und war fortan als Arzt in der Lindenburg, im Augustahospital und im Deutzer Krankenhaus tätig.

Leuchtenberger war evangelisch und hatte mit der wissenschaftlichen Mitarbeiterin Cäcilie Nussenow eine nach NS-Definition jüdische Frau geheiratet.²⁰¹ Nach seiner Entlassung fand Leuchtenberger in Badenweiler Anstellung als Assistenzarzt, seine Frau als Röntgenassistentin. Von dort organisierten sie die Flucht über die Türkei, wo er 1935/36 bei Rudolf Niessen konsultierender Arzt für Innere Medizin an der I. Chirurgischen Klinik der Universität Istanbul war, in die USA.²⁰² Dort wurde er als Pathologe tätig, zunächst 1939/40 am Mount Sinai Hospital in New York, dann in Cleveland/Ohio.²⁰³ Daneben arbeitete er seit 1958 für die Children's Cancer Research Foundation in Boston und seit 1963 für das Schweizerische Institut für Experimentelle Krebsforschung in Epalinges.²⁰⁴

Leuchtenberger selbst erklärte in einem langwierigen „Entschädigungsverfahren" wohl 1958 aus Cleveland: „Als ich gezwungen war, wegen meiner nichtarischen Frau Deutschland zu verlassen und in die Staaten 1936 einwanderte, kamen wir hier fast mittellos an. Da ich auf einem humanistischen Gymnasium ausgebildet war, waren meine englischen Sprachkenntnisse fast Null."²⁰⁵ Klinikdirektor Hugo Wilhelm Knipping setzte sich 1958 klar für Leuchtenberger ein und fasste seine gutachterliche Stellungnahme folgendermaßen zusammen: „Insgesamt ist festzustellen, dass Dr. L. und seine Frau Cäcilie Leuchtenberger nach Verlust ihres Arbeitsgebietes in Europa in den Vereinigten Staaten unter Überwindung erheblicher Schwierigkeiten sich ein neues Arbeitsgebiet erschlossen haben. […] Ich persönlich bin […] überzeugt, dass Herr Leuchtenberger ohne die Erschwerung seiner Arbeit durch die Emigration ordinariatsreif geworden wäre."²⁰⁶ Der nordrhein-westfälische Kultusminister entschied schließlich, dass Leuchtenberger berechtigt sei, ein „Ruhegehalt" zu beziehen und die „Amtsbezeichnung ‚außerplanmäßiger Professor' zu führen".²⁰⁷

Eduard Krapf – Emigration nach Argentinien

Dem am 4. Juli 1901 in Nürnberg geborenen Psychiater und Neurologen Heinrich Eduard Krapf wurde am 16. Januar 1936 „mit sofortiger Wirkung die Lehrbefugnis entzogen".²⁰⁸ Er hatte sein Studium, das ihn auch nach Dresden, München und Rostock führte, 1923 mit Ärztlicher Prüfung und Promotion in Leipzig abgeschlossen.²⁰⁹

Nach Praktikanten- und Assistentenzeit am Deutschen Hospital in Buenos Aires, wo er seine Ehefrau Margarita Hirsch kennenlernte, wechselte Krapf 1926 nach München. Dort begann er bei Oswald Bumke an der Psychiatrischen und Nervenklinik seine Fachausbildung, die er für einen einjährigen Aufenthalt an der Salpêtrière in Paris unterbrach. Am 1. Oktober 1932 übernahm Krapf in Köln an der Psychiatrischen und Nervenklinik eine Assistentenstelle. Damit war Krapf von dem mit den Nationalsozialisten später durchaus sympathisierenden Bumke zu dem bald als Juden verfolgten Aschaffenburg gewechselt.[210] In Köln erhielt er wenige Monate später, zum 1. März 1933, die Venia Legendi für Psychiatrie und Neurologie.[211] Die Antrittsvorlesung „Über Wahnbildung" hielt er auf derselben Veranstaltung wie Hanns Ruffin; beide hatten sich zeitgleich habilitiert.[212] Seine bereits 1932 abgeschlossene, 1936 noch in Deutschland erschienene und seinem „väterlichen Freund" Gustav Aschaffenburg gewidmete Habilitationsschrift befasst sich mit „Seelenstörungen bei Blutdruckkranken".[213]

Die politische Lage in Deutschland klar erkennend, emigrierte Krapf im September 1933 nach Argentinien, das Heimatland seiner jüdischen Ehefrau. An der Universität galt er zunächst als beurlaubt.[214] Nach dem Ende der NS-Zeit schilderte Krapf seine Situation folgendermaßen:

> Der wahre Grund für die Unterbrechung meiner Lehrtätigkeit in Köln war jedoch der Umstand, daß ich mich aus Gewissensgründen außerstande sah, die geforderte äußere und innere Gleichschaltung vorzunehmen, und daß meine Gattin jüdischer Abstammung ist und ich weder die Absicht hatte, mich scheiden zu lassen, noch sie den Unbilden der Naziherrschaft auszusetzen."[215] An anderer Stelle schrieb Krapf, Vater dreier Kinder[216]: „Im September 1933 ließ ich mich von Klinik und Fakultät beurlauben, da ich im Hinblick auf meine christlich-demokratischen Überzeugungen und die jüdische Herkunft meiner Frau für mich und meine Familie weder menschlich, noch beruflich, noch wissenschaftlich würdige Lebensmöglichkeiten in Deutschland voraussah. Ich kehrte daher in die Heimat meiner Frau, die Argentinische Republik, zurück, schrieb mich dort als Student ein und absolvierte die medizinische Laufbahn nach etwas über zwei Jahren, im Jahre 1936.[217]

Nach dem neuerlichen Medizinstudium wurde Krapf zunächst Assistenzarzt, 1939 dann Abteilungsdirektor in einer Psychiatrischen Anstalt in Buenos Aires. Schon seit 1937 nahm er als argentinischer Delegierter an internationalen Kongressen teil. Im selben Jahr wurde er Fellow der Medizinischen Fakultät Glasgow. Seit 1941 lehrte er an der Universität Buenos Aires. Derart polyglott war er prädestiniert für die WHO: 1949 wurde er dort Mitglied des Sachverständigenkollegiums „Mental Health", 1956 übernahm er die Leitung der Mental Health Section der WHO in Genf.

An der Universität Köln blieb Krapf in Erinnerung. Am 1. März 1948 wurde er dort zum außerplanmäßigen Professor ernannt.[218] Man ging davon aus, dass er unter demokratischen Verhältnissen am 1. April 1940 zum beamteten außerplanmäßigen Professor ernannt worden wäre.[219] Als Rektor Gotthold Bohne Krapf 1951 brieflich zum 50. Geburtstag gratulierte, reagierte Krapf überaus dankbar, von seiner „alten Universität diesen erneuten Beweis" seiner „Zugehörigkeit zu erhalten".[220] Mit zahlreichen akademische Ehrungen versehen, starb Krapf am 9. Dezember 1963 in Genf.[221]

Emil Meirowsky – Vater einer in Auschwitz ermordeten Tochter

Emil Meirowsky, der privat in der Fürst-Pückler-Straße 42 wohnte, wo heute ein „Stolperstein" an ihn erinnert, war seit 1921 außerordentlicher Professor an der Hautklinik.[222]

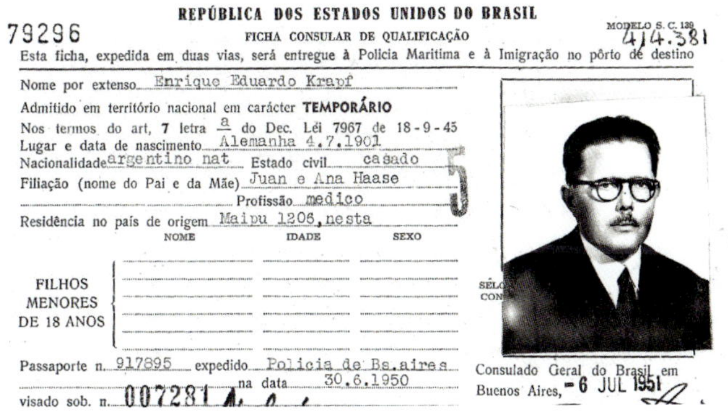
REPÚBLICA DOS ESTADOS UNIDOS DO BRASIL
79296 FICHA CONSULAR DE QUALIFICAÇÃO MODELO S. C. 139 414.381
Esta ficha, expedida em duas vias, será entregue à Policia Maritima e à Imigração no pôrto de destino
Nome por extenso Enrique Eduardo Krapf
Admitido em território nacional em carácter TEMPORÁRIO
Nos termos do art, 7 letra a do Dec. Lei 7967 de 18-9-45
Lugar e data de nascimento Alemanha 4.7.1901
Nacionalidade argentino nat Estado civil casado
Filiação (nome do Pai e da Mãe) Juan e Ana Haase
Profissão medico
Residência no país de origem Maipu 1206, nesta

FILHOS MENORES DE 18 ANOS	NOME	IDADE	SEXO

Passaporte n. 917895 expedido Policia de Bs.aires
na data 30.6.1950
visado sob. n. 007281
Consulado Geral do Brasil em Buenos Aires, 6 JUL 1951

Abb. 12: Eduard (Eduardo Enrique) Krapf (1901–1963) in einem Ausweispapier von 1950. (National Archives and Records Administration via Ancestry)

Der am 9. März 1876 im ostpreußischen Guttstadt geborene Meirowsky hatte in Berlin und Königsberg studiert, war 1902 in Königberg promoviert worden und hatte sich nach Anstellungen unter anderem bei Albert Neisser in Breslau, in Paris und Berlin 1920 in Köln habilitiert. Er schloss sich der liberalen DDP an und war in der Weimarer Republik zeitweise Vorsitzender des Kölner Ärztevereins.

Mit Schreiben vom 24. November 1934 wurde Meirowsky die Lehrbefugnis entzogen.[223] Er hatte sich schon zuvor zurückgezogen, erhielt jedenfalls ein am 21. Dezember 1933 abgefasstes Dankschreiben des Dekans.[224] 1936 folgte die Aberkennung des Doktorgrads, 1938 die erzwungene Schließung seiner Praxis. Im Jahr darauf emigrierte er gemeinsam mit seiner Frau Clara Wedel und dem am 7. April 1910 in Köln geborenen Sohn Arnold zunächst nach England, dann in die USA. Die am 17. September 1904 in Graudenz geborene, zum Katholizismus konvertierte Tochter Lisamaria, die in Theologie und Medizin promoviert worden war, hatte bereits im Sommer 1938 Deutschland verlassen, um in den Niederlanden Flüchtlingen aus Deutschland zu helfen. Sie verbarg sich nach dem Einmarsch der Wehrmacht in dem Brabanter Trappistinnenkloster Berkel-Enschot, wurde dort aber von der Gestapo verhaftet und am 9. August 1942 gemeinsam mit Edith Stein in Auschwitz vergast.[225]

Emil Meirowsky wurde 1942 am Royal Surrey Hospital im englischen Guilford, 1947 an der Indiana University Medical School in den USA tätig. 1953 zog er, im achten Lebensjahrzehnt stehend, nach Memphis/Tennessee und legte von dort aus noch mehrere Forschungsarbeiten vor.[226] Er starb am 22. Januar 1960 in Nashville.

Beeindruckend ist ein Schreiben, mit dem Meirowsky im Mai 1946 auf ein Angebot, als Professor nach Köln zurückzukehren, reagierte. Er lehnte ab und erinnerte daran, dass es in Köln keinerlei „Protest gegen die Entfernung" von „Kollegen jüdischer Abstammung" gegeben habe.[227]

Hanns Ruffin – Wechsel nach Freiburg 1934 und Entziehung der Lehrbefugnis 1936

Hanns Ruffin, am 27. Februar 1902 in Mainz geboren, war bereits als Gymnasiast katholisch engagiert und trat dem Mainzer Bund Juventus bei, dessen er noch im Alter dankbar gedachte.[228] Im Orchester der Juvenen spielte er Schlagzeug.[229] In Ruffins Zeit leitete der junge Romano Guardini den Bund, von 1915 bis 1920.[230] Die Juventus kooperierte eng mit dem Bund Quickborn. Entsprechend geprägt, begann Ruffin 1922 sein Medizinstudium in Bonn, das er in Breslau, Frankfurt am Main, Köln und Heidelberg fortsetzte. Am 30. Juni 1927 legte er in Heidelberg das Staatsexamen ab und war 1928 Medizinalpraktikant und Assistenzarzt am Bürgerhospital Saarbrücken. Im selben Jahr schloss er seine bei Viktor von Weizsäcker in Heidelberg eingereichte Dissertation „Über die Gewinnung von Erlebnisinhalten des epileptischen Anfalls- und Ausnahmezustandes mit Hilfe von Wachsuggestion und Hypnose" ab.[231]

Am 1. April 1932 kam Ruffin als Assistenzarzt an die Nervenklinik der Universität Köln. Bei Gustav Aschaffenburg habilitierte er sich am 1. März 1933 und wurde gemeinsam mit Eduard Krapf „zur Lehrtätigkeit für das Fach der Psychiatrie und Neurologie" zugelassen.[232] Seine Antrittsvorlesung trug die Überschrift „Leistungsstörung und Persönlichkeitsveränderung bei chronischer epidemischer Enzephalitis".[233] Das für den engagierten Katholiken belastende Klima und die bevorstehende Emeritierung Aschaffenburgs ließen Ruffin 1934 als Oberarzt nach Freiburg zu Kurt Beringer wechseln, der ihn bereits aus Heidelberg kannte und schätzte.[234] Ruffin widmete Beringer nach dessen frühem Tod 1949 einen warmen Nachruf.[235]

Derweil entzog ihm das Reichswissenschaftsministerium am 16. Januar 1936 auf Basis der Reichshabilitationsordnung (RHO) vom 13. Dezember 1934 „mit sofortiger Wirkung die Lehrbefugnis".[236] Paragraf 18 RHO sah vor, Hochschullehrern die Lehrbefugnis zu entziehen oder einzuschränken, „wenn es im Universitätsinteresse geboten ist".[237] Es handelte sich um eine Klausel, die de facto jeden politisch Missliebigen treffen konnte.[238] Auch in Freiburg behielten die NS-Behörden Ruffin im Auge. Im Herbst 1938 wurde dort seine Wohnung durchsucht, weil er „der kathol. Jugendbewegung angehört hatte".[239]

Als Nachfolger des von den Nationalsozialisten als Juden angesehenen und 1934 regulär emeritierten Gustav Aschaffenburg sowie des zum nationalsozialistischen Spitzenbeamten reüssierten Maximinian de Crinis kam

Hanns Ruffin im November 1938 doch wieder nach Köln, wo er die kommissarische Leitung der Psychiatrischen und Nervenklinik übernahm und im Juni 1939 unter Berufung in das Beamtenverhältnis zum außerplanmäßigen Professor ernannt wurde.[240] Bereits im Juli 1939 wechselte er nach Abschluss des Sommersemesters wiederum nach Freiburg.[241]

An Ruffins katholischer und NS-kritischer Haltung gibt es keine Zweifel. Auch der erst in der NS-Zeit gegründeten und 1939 zwangsaufgelösten, in der Tradition von Juventus und Quickborn stehenden „Vereinigung der Freunde von Burg Rothenfels" trat er bei.[242] Er half Zwangsarbeitern, jüdischen Patienten und Regimegegnern. Die Gestapo durchsuchte seine Wohnung.[243]

Gleichwohl war er zu Kompromissen bereit. Von November 1933 bis Juli 1939 gehörte er der SA an, rückwirkend zum 1. Mai 1937 wurde er Mitglied der NSDAP (Nr. 4584463).[244] Die Zeitgenossen sahen diese Mitgliedschaften als Deckmantel, unter dem Ruffin Verfolgten helfen konnte. Der Rat der Stadt Magdeburg nahm ihn nach 1945 offiziell in den Kreis der „Antifaschisten" auf.[245]

Ruffin konnte nach seinem endgültigen Abschied von Köln die Position des Direktors an der Städtischen Nervenklinik Magdeburg übernehmen.[246] Dort scheint er im „Retterwiderstand" tätig geworden zu sein: „Während des Krieges hatte ich vor allem mit Hilfe der geschlossenen Abteilung meiner Klinik die Möglichkeit, recht viele politische Häftlinge u. Ausländer zu schützen, was mir jetzt [1946] eine Rehabilitierung eingetragen hat".[247]

Zeitweilig arbeitete er auch an der Seite von Wilhelm Tönnis in einem Berliner Sonderlazarett der Luftwaffe für Hirnverletzte.[248]

Im März 1946 brachte er sich in Köln durch einen handschriftlichen Brief an den Dekan in Erinnerung.[249] Doch nicht Köln, sondern Mainz wurde seine neue akademische Heimat. Im November 1946 wechselte er nach Mainz, wo er ordentlicher Professor, Klinikdirektor und Dekan wurde. 1951 kehrte er nach Freiburg zurück; hier übernahm er als einer „der großen Dominanten der Nachkriegszeit" 1961/62 das Amt des Rektors.[250] Als Gutachter trat er in den Fünfzigerjahren entschieden gegen eine gesellschaftliche Gleichberechtigung Homosexueller ein.[251] 1968 wurde er emeritiert, am 6. Januar 1979 starb er.[252]

Die Mitverantwortung der Ärzte für die Verbrechen der NS-Zeit verschwieg Ruffin nach 1945 nicht. Auf der 70. Wanderversammlung Südwestdeutscher Neurologen und Psychiater 1954 in Baden-Baden hielt er den geschichtlichen Festvortrag, in dem er auf durch ihr Handeln in der NS-Zeit belastete Akteure wie Ernst Kretschmer und Heinrich Pette mit ihren durchaus neuen Impulsen zu sprechen kam. Seine Kritik bezog sich freilich nicht auf einzelne dieser Persönlichkeiten, sondern blieb unter Bezug auf den gerade habilitierten Züricher Psychiater Gaetano Benedetti allgemeiner:

Daß sich bei solchem Beginnen auch beunruhigende – um nicht zu sagen, bestürzende – Erkenntnisse oder Versuchungen einstellen können, in einen Biologismus oder in einen wissenschaftlich und therapeutisch nicht mehr genügend kontrollierbaren Umgang mit unseren Kranken zu verfallen (Benedetti), das wollen wir zur Kenntnis nehmen. Es soll uns auch veranlassen, die eigenen Methoden und Anschauungen zu überprüfen und zu reinigen.[253]

In Erinnerung blieb Ruffin als Psychiater, der mit Hans Göppert die Freiburger Klinik für die Psychotherapie öffnete.[254] Ruffin stand ganz in der Heidelberger Tradition von Ludolf Krehl und Viktor von Weizsäcker und ergänzte seine frühen neurophysiologischen Interessen um psychophysische, befasste sich etwa mit Hypochondrie und Melancholie, auch der „Psychopathologie des Alterns".[255] Schon im Januar 1946, noch in der sowjetischen Besatzungszone wohnend, trat er der CDU bei.[256] Von 1959 bis 1969 war er Präsident der Allgemeinen Ärztlichen Gesellschaft für Psychotherapie.[257]

Christoph Wilhelm Ewig – Wechsel nach Ludwigshafen 1933 und Entziehung der Lehrbefugnis 1936

Dem am 24. August 1893 in Uslar geborenen und 1920 approbierten Internisten, Arbeitsphysiologen und Kreislaufforscher Christoph Wilhelm Ewig wurde am 16. Januar 1936 „mit sofortiger Wirkung die Lehrbefugnis entzogen".[258] Dies aber hatte keine politischen Gründe, sondern lag an der Überschreitung der für einen Privatdozenten zulässigen Beurlaubungsfrist.²⁵⁹ Im Januar 1931 hatte sich Ewig, 1926 in Königsberg habilitiert und seit 1929 Privatdozent der Medizinischen Klinik Freiburg, nach Köln umhabilitiert.²⁶⁰ Seine Kölner Antrittsvorlesung „Ueber Bergkrankheit" hielt er am 24. Januar 1931 in der Lindenburg.²⁶¹ Im Jahr darauf wurde Ewig zum nichtbeamteten außerordentlichen Professor ernannt.²⁶² Zum 1. Oktober 1933 verließ Ewig Köln und wurde Chefarzt an der Medizinischen Abteilung des Städtischen Krankenhauses Ludwigshafen.²⁶³ Vorausgegangen war die Enttäuschung, dass nach dem Wechsel von Hans Eppinger nach Wien ihn dessen Nachfolger Franz Külbs nicht weiterbeschäftigen wollte und dies nur nach einer Intervention von Dekan Bering geschah.²⁶⁴ Der Versuch einer Umhabilitierung nach Heidelberg scheiterte.²⁶⁵

Von Ludwigshafen aus machte Ewig als Nationalsozialist Karriere, erhielt einen Professorentitel und stieg während des Zweiten Weltkriegs zum ersten „Gaugesundheitsführer" der Westmark auf. Er war Leibarzt von Joseph Bürckel, dem Organisator der Deportation von Jüdinnen und Juden in Wien, Baden und der Saarpfalz, und von 1940 bis 1944 Reichsstatthalter der Westmark.²⁶⁶ Nach 1945 wurde Ewig Chefarzt des Evangelischen Krankenhauses Göttingen.²⁶⁷ In Göttingen starb er am. 16. April 1962.

August Held – Beurlaubung ohne politischen Hintergrund

August Held, seit 1933 Mitglied von NSDAP und SA, wurde am 19. Januar 1935 vom Dekan der Medizinischen Fakultät beurlaubt. Diese Beurlaubung aber hatte keine politischen Gründe, sondern beruhte auf der Übernahme der Chefarztstelle am Städtischen Krankenhaus Hamm/Westfalen. Zum 1. Oktober 1936 schied Held endgültig aus der Fakultät aus.

Der am 7. Juli 1898 im heute zu Extertal gehörenden Almena/Lippe geborene Held war 1923 in Kiel mit einer Dissertation „Ueber die Möglichkeit, durch Lokalinjektion in Verbindung mit Kataphorese im Unterkiefer in der Gegend vom foramen [sic] mandibulare bis foramen [sic] mentale Anaesthesie zu erzeugen" promoviert worden und 1932 als Assistenzarzt an das Kölner Augustahospital gelangt. 1933 habilitierte er sich (Probevorlesung „Hämatogene Tbc. und ihre immunbiologische Stellung"), gab seine Privatdozentur aber 1936 auf, weil er dauerhaft in Hamm verbleiben wollte.²⁶⁸

Franz Schlumm – Wechsel nach Berlin

Der am 18. Mai 1901 in Köln-Bickendorf geborene Franz Schlumm wurde nach Abschluss seines Studiums in Bonn, München und Köln 1924 in Köln mit „Beobachtungen bei Anwendungen der Allgemeindiathermie" promoviert.²⁶⁹ Seinen Kommilitonen wurde er durch den von ihm verfassten „Führer durch die medizinische Fakultät" für den Kölner Universitätskalender 1924/25 bekannt; er warb dort für die „Kölner Klinikerschaft", die „Vereinigung der Medizinstudierenden".²⁷⁰ Seine Praktikanten- und Assistentenzeit verbrachte er an der Kölner Medizinischen Klinik, im Städtischen Krankenhaus Neuss und an der Chemischen Abteilung des Berliner Pathologischen Instituts. 1929 wurde er an der Medizinischen Klinik in Würzburg Volontär- und Stationsarzt. Noch im selben Jahr, am 1. Oktober, übernahm er eine planmäßige Assistentenstelle im zur Kölner Universitätsklinik gehörenden Augustahospital.²⁷¹ Seinem Antrag auf Habilitation wurde entsprochen, so dass er am 17. Januar 1933 seine Antrittsvorlesung „Zur Differentialdiagnose atypischer Anaemien" im Hörsaal des Badehauses hielt.²⁷² Als Arzt und Privatdozent wurde er im Februar Köln 1934 freigestellt, nachdem er zum Chefarzt des Krankenhauses Berlin-Wilmersdorf ernannt worden war.²⁷³ Eine solche Freistellung aber war nach den Ausführungsbestimmungen der Reichshabilitationsordnung nicht länger als zwei Semester möglich.²⁷⁴ Deshalb wurde ihm nach Paragraf 18 am 16. Januar 1936 „mit sofortiger Wirkung die Lehrbefugnis entzogen".²⁷⁵ Einem Antrag Schlumms auf „Neuhabilitierung" entsprach die Fakultät nicht, da „in Anbetracht der weiten Entfernung zwischen Berlin und Köln eine wirklich positive Mitarbeit in der Fakultät bzw. eine ausreichende Vorlesungstätigkeit nicht gewährleistet" sei.²⁷⁶ Mit diskriminierender NS-Gesetzgebung hatte der Entzug der Venia Legendi nichts zu tun.

Ernst Flatow – Evangelischer Krankenhauspfarrer

Neben den von den Nationalsozialisten aus ideologischen Gründen entlassenen Ärztinnen und Ärzten gab es zahlreiche Personen im nichtärztlichen Personal und im engeren Umfeld der Kliniken, die von ihren Positionen entfernt wurden.

Dazu zählte der vom Judentum konvertierte evangelische Krankenhauspfarrer Ernst Flatow, der „aus seiner Wohnung auf dem Klinikgelände vertrieben" wurde.[277] Die Stadt als Arbeitgeber entließ ihn, die evangelische Kirche sah keine Möglichkeit zur Vermittlung einer anderen Stelle. Der am 26. Juni 1886 in Berlin geborene Flatow hatte 1927 in Ehrenfeld die Positionen eines Lehrvikars und Hilfspredigers inne, bevor er im Dezember 1928 im Betsaal der Lindenburg ordiniert wurde. Er war nun Seelsorger in allen linksrheinischen Krankenhäusern Kölns. Da an der Lindenburg bereits seine Ehefrau Elisabeth Worms eine Anstellung gefunden hatte, richtete sich das Paar in der Südstadt, Trajanstraße 11, ein. Mit der 1933 einsetzenden Verfolgung geriet Flatow in Not, ohne Unterstützung von Seiten der Stadt, der Medizinischen Fakultät oder der Kirche zu erhalten. Nach der Scheidung von seiner Frau zog er in der Moltkestraße 49 nahe des Aachener Weihers. Obwohl ihm über die „Bekennende Kirche" die Möglichkeit eröffnet wurde, ins Ausland zu fliehen, konnte sich Flatow nicht zu diesem Schritt durchringen. Kurz vor der Grenze verließ er im Sommer 1939 in Aachen den Zug. Die kommenden Jahre verbrachte er bei Bekannten unter anderem in Wuppertal-Wichlinghausen und im brandenburgischen Hohen Neuendorf, dann in Lobetal bei Pfarrer Paul Gerhard Braune, der sich im offenen Widerstand gegen die nationalsozialistische „Rassenpolitik" befand. Von dort aber wurde er am 13. April 1942 ins Warschauer Ghetto deportiert, wo er, zum Bau der Ghettomauer eingeteilt, an körperlicher Überforderung starb.[278]

Jüdisches Pflegepersonal

Als 1938 das Krankenpflegegesetz verbindlich vorschrieb, das Jüdinnen und Juden pflegerisch nur noch „an Juden oder in jüdischen Anstalten" tätig werden durften, wa-

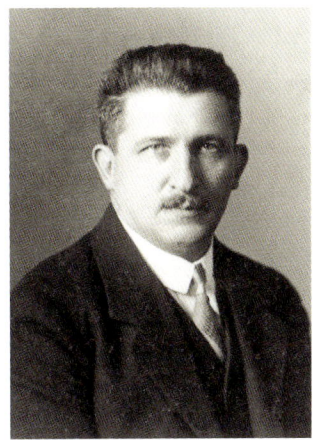

ren Entlassungen offenbar nicht mehr erforderlich. „Die schrittweise ‚Entjudung' des kommunalen Krankenhauswesens in Köln" war zu diesem Zeitpunkt bereits „abgeschlossen".[279] Die vielfältigen Diskriminierungen seit 1933 hatten die Betroffenen de facto bereits zur Aufgabe ihres Berufs gezwungen.

Abb. 13: Der seit 1928 in den Universitätskliniken tätige evangelische Krankenhauspfarrer Ernst Flatow (1886–1942), der vom Judentum zum Protestantismus konvertiert war, wurde 1933 aus seinem Amt entfernt und im Warschauer Ghetto durch Zwangsarbeit ermordet. In Köln erinnern heute an ihn die Ehrenfelder Ernst-Flatow-Straße, ein Stolperstein am Hildeboldplatz 23 im Gereonsviertel und das 2011 errichtete Ernst-Flatow-Haus an der Vogelsanger Straße 153 als Gemeindezentrum der Evangelischen Gemeinde Köln-Ehrenfeld. (Archiv der Evangelischen Kirche im Rheinland, Düsseldorf)

Die Institute und Kliniken

Anatomisches Institut

Otto Veit – Deutschnational und diskriminiert

Ein jüngerer Mann für ein Institut im Dachgeschoss: Die Berufung von Otto Veit

Das Kölner Anatomische Institut war in den 1920er Jahren aus dem Institut für Allgemeine Pathologie und Pathologische Anatomie in der Amtszeit von Albrecht Dietrich entstanden. Die geregelte Einführung der vorklinischen Lehre hatte diese Entwicklung beschleunigt.[1] Nach dem Wechsel von Prosektor Ernst Otto Oertel nach Tübingen verzichtete die Fakultät auf die Neuausschreibung der Stelle eines Abteilungsvorstehers für topografische Anatomie und sorgte für die Berufung eines ordentlichen Professors für Anatomie.[2] Die Anatomie galt fortan zwar „als klassisches Ausbildungsfach des vorklinischen Studiums", blieb jedoch zunächst gleichsam Untermieter des Pathologischen Instituts, das sie in einem Teil des Dachgeschosses beherbergte.[3] Aufgrund dieser Umstände suchte die Fakultät während des Berufungsverfahrens 1924/25 einen „jüngeren" Fachvertreter, der für die „schwere Aufgabe [...] mit einfachen und geringen Mitteln viel zu leisten" geeignet war.[4] Auf der Berufungsliste stand dementsprechend neben dem 40-jährigen Otto Veit, dem Ältesten, Ernst Otto Oertel, mit 33 Jahren der Jüngste, und der in Gießen lehrende Hans Petersen, 39 Jahre alt.[5] Der Ruf erging an Otto Veit. Er galt für den Aufbau der Kölner Anatomie als bestens geeignet, weil er unter Emil Gasser in „der mustergültigen Marburger anatomischen Anstalt [...] eine glänzende Ausbildung" erhalten hatte.[6] Veit setzte sich damit gegen Oertel durch, der in einer Bemerkung des Kuratoriums hervorgehoben worden war: Oertel habe „mit unermüdlichem Fleiss und grossem technischen Geschick das Kölner anatomische Institut vorbereitet" und erscheine „daher zu dessen Aufbau besonders geeignet".[7]

Zehn Jahre später aber wusste die Fakultät die Aufbauleistung Veits zu schätzen:

> Als Prof. Veit im Mai 1925 nach Köln berufen wurde, [...] fand der eine kleine Sammlung topographisch-anatomischer Präparate, viele leere Mansarden und ein leeres Erdgeschoß im pathologischen Institut ohne jedes Inventar, ohne Unterrichtsmittel und irgendwelchen Notbehelf vor. Er brachte sich das notwendige Unterrichtsmaterial mit und ging mit großer Tatkraft an den Unterricht. In kürzester Zeit baute er ein Institut auf, welches einen erfolgreichen Unterricht ermöglichte, sodaß die Zahl der Studenten von 16 Hörern in den ersten Semestern sehr schnell auf 500 anstieg. Die Sammlung an makro- und mikroskopischen Präparaten, an Wandkarten und Modellen [...] ist inzwischen [...] den Sammlungen anderer alter Institute ebenbürtig oder gar überlegen.[8]

Dies lag an Veits Forschungsschwerpunkt, der Vergleichenden Entwicklungsgeschichte der Wirbeltiere. Mit ihr befassten sich vor allem seine frühen Publikationen, die sich aber auch konservatorischen und didaktischen Fragen zuwandten.[9] Zwischen 1922 und 1927 erhielt Veit fünfmal Unterstützung durch die DFG.[10]

Wie sehr in Veits Bemühungen um eine Verbesserung der Institutssituation deutschnationale Töne und die in der NS-Zeit hochproblematische Forderung nach einer Erhöhung der Leichenzahlen einflossen, zeigt sein einen Monat nach Hitlers Ernennung zum Reichskanzler verfasstes Schreiben an das Universitätskuratorium:

> Die Kurssääle [sic] besitzen 156 Arbeitsplätze, von denen aber nur 135 eingerichtet werden können [...], zu rechnen ist mit etwa 200 Studierenden. Unter den

eingetragenen Studierenden befinden sich bisher 7 Ausländer, deren Eintragung ich nur unter Vorbehalt zugelassen habe. Ich habe das Universitätssekretariat gebeten[,] mir nach den dort vorliegenden Unterlagen mitzuteilen, welche Ausländer deutschstämmig sind. Die nichtdeutschstämmigen Ausländer werde ich wegen Platzmangel von den Übungen ausschliessen. Nach meinem Dafürhalten sollte eine grundsätzliche Regelung in der Form getroffen werden, dass die Zahl der Zugänge an ersten Semestern auf 150 im Jahr beschränkt wird. Ehe nicht die Zahl der zum Unterricht zur Verfügung gestellten Leichen wesentlich grösser wird als bisher und ehe nicht eine ausreichende Zahl von Assistenten oder mindestens Hilfsassistenten im Semester zur Verfügung stehen, kann eine grössere Zahl von Studierenden an den Praeparierübungen nicht mit wirklichem Erfolg teilnehmen.[11]

Otto Siegfried Karl Johann Veit

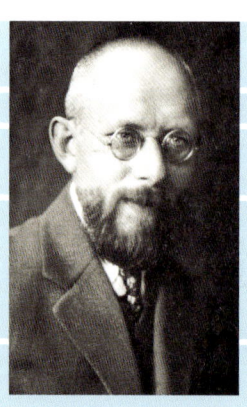

17.10.1884 Berlin – 17.10.1972 Köln
Evangelisch
Mutter: Marie Keller (1856 Glatz – 1924 Marburg)
Vater: Johann Friedrich Otto Siegfried Veit (1852 Berlin – 1917 Brockenhaus), Professor für Geburtshilfe
Ehefrau: Frieda Meinshausen (18.5.1886–30.7.1945)
Kinder: Marie Friederike Veit (18.8.1921 Marburg/Lahn – 14.2.2004 Köln), Theologin, Religionslehrerin Hildegardis-Lyzeum/Hildegard-von-Bingen-Gymnasium Köln 1947, Professorin für Religionsdidaktik an der Justus-Liebig-Universität Gießen 1972–1989, Mitherausgeberin Blätter für deutsche und internationale Politik 1986–2004; Gertrud Johanna Friederike (geb. 13.7.1923); Johann Friedrich Otto (5.9.1926–1945, im Krieg vermisst); Klaus Karl Otto (geb. 11.11.1928)
Kölner Adressen: Lindenthal, Bachemer Straße 26; Lindenthal, Theresienstraße 33; Lindenthal, Kappelmannstraße 21

Veit wuchs in Berlin und Leiden auf. Nach der Vorschule besuchte er das Berliner Wilhelmsgymnasium von 1890 bis 1896, dann bis 1902 das Gymnasium Leiden. Anschließend studierte er Zoologie und Medizin in Marburg, Erlangen, Freiburg und Halle bis 1907. Dort legte er 1907 das Staatsexamen ab. Promoviert wurde er in Freiburg am 5.6.1908. Die weiteren Stationen: Medizinalpraktikant Anatomisches Institut Freiburg und Medizinische Klinik Marburg 1907–1909; Approbation 1909; planm. Assistent Anatomisches Institut Marburg 1909–1911; Zweiter Prosektor Anatomisches Institut Marburg 1909–1914; Habilitation Marburg 1911; Privatdozent für Anatomie Marburg 1911–1916; Kriegsdienst und anschließende französische Kriegsgefangenschaft 1914–1920; Erster Prosektor und Abteilungsvorsteher Anatomisches Institut Marburg 1914–1925; Prädikatsprofessor für Anatomie Marburg 1916; o. Professor für Anatomie und Direktor Anatomisches Institut Köln 1925–1937 (Dekan 1927/28); Entzug der Prüfungserlaubnis 1934; Zwangsemeritierung Köln 1937; Wiedereinstellung o. Professor für Anatomie und Direktor Anatomisches Institut Köln 1945–1957 (Prorektor 1945–1949); Emeritierung Köln 1955.

Mitgliedschaften und Auszeichnungen: DNVP (1920–1933); Einwohnerwehr Halle-Saale; EK II 1914; Großes Bundesverdienstkreuz 1964.

Der Anatom Otto Veit ist nicht zu verwechseln mit dem namensgleichen Nationalökonomen (1898–1984), der sich ebenfalls mit religionspolitischen Fragen, etwa zur „christlich-jüdischen Koexistenz" befasste.[12]

Quellen und Literatur: UA Köln, 303/23 17/III/4060, 192/181, 61, 571/197; BA Berlin, R 4901/13279; R.[olf] Ortmann, Prof. Dr. Otto Veit. Ein Nachruf und ein Stück Geschichte der Kölner Anatomie, in: Acta anatomica 94 (1976), S. 162–168; Professor/innen-Katalog der Universität zu Köln.

Bild: UA Köln, 20/270.

Veit beklagte in den Folgejahren immer wieder die räumliche Situation seines Instituts als „völlig unzureichend", nannte ausdrücklich Laboratorien, Sammlungsräume, Leichenschauhausräume und den Leichenkeller.[13] Die in der Präparatesammlung installierte Gasheizung mit offener Flamme, in deren Nähe „öfter" mit Alkohol gefüllte Gläser platzten und an der sich der Mantel einer Studentin entzündete, sah er als Gefahr.[14] Tatsächlich wurde bald eine Warmwasser-Heizungsanlage genehmigt.¹⁵ 1937 regte Veit „zur Entlastung des anatomischen Institutes in seiner Raumnot" an, dass „der Zwischenraum zwischen Kursraum und Leichenraum überdacht und mit Betonboden versehen werde, sodass er als Möbelabstellraum Verwendung finden kann".¹⁶ Als mit der „Beurlaubung" von Walter Brandt das Anthropologische Institut schloss, mühte sie Veit vergeblich, dessen Räume zu übernehmen.¹⁷

Veit setzte sich in besonderer Weise für sein Personal ein. Auf eigene Kosten stellte er eine zweite technische Assistentin namens Erika Hirschfeldt ein. Als Veit die monatlichen 200 Mark nicht mehr aufbringen konnte, bat er im Herbst 1933 erfolgreich um die offizielle Anstellung Hirschfeldts durch die Universität.¹⁸ Der promovierte Arzt Wissberg begann im Sommersemester 1933 auf Wunsch Veits und mit ausdrücklicher Genehmigung der Fakultät, noch als Unhabilitierter die Vorlesungen „Histologie" und „Anatomie der Sinnesorgane" zu halten.¹⁹ Er entlastete damit Veit und den Privatdozenten Theo Kempermann, der anders als Veit NSDAP- und SA-Mitglied war; Kempermann fiel 1939 in Ungnade und verlor die Venia Legendi. Für den Präparator Viktor Hubert und den Institutsgehilfen Jakob Bungartz bemühte er sich um Lohnerhöhungen und Dienstwohnungen.²⁰

Veits „Beurlaubung"

Otto Veit war nach NS-Diktion ein „Vierteljude". Sein Großvater väterlicherseits, der Arzt Otto Siegfried Veit (1822–1883), war mit seinen Eltern am 21. Juli 1831 vom Juden- zum Christentum übergetreten und evangelisch getauft worden.²¹ Am 13. September 1934 wurde in Veits Personalakte vermerkt, dass er als „Nichtarier" anzusehen sei.²² Veit durfte infolgedessen nicht mehr in den Prüfungsausschüssen mitarbeiten. Bemerkenswert ist, dass sich daraufhin Dekan Bering „im Einverständnis mit sämtlichen Fakultätsmitgliedern" in einem vierseitigen Schreiben an Wissenschaftsminister Rust mit der Bitte wandte, bei Veit „eine Ausnahme machen zu wollen".²³ Seine Leistungen für die Kölner Anatomie wurden ebenso hervorgehoben wie sein Einsatz im Ersten Weltkrieg und „seine nationale Einstellung". Bering schreibt:

„In den Tagen der nationalen Erhebung habe ich oft Gelegenheit gehabt, mit ihm über den Anbruch der neuen Zeit zu sprechen. Er hat diesen Tag lange herbeigesehnt und mit wirklicher Begeisterung und Freude begrüßt."²⁴

Die Bitte Berings und der Fakultät wurde in Berlin abgewiesen: Veit durfte keine Prüfungen mehr abnehmen.²⁵ Sein Ordinariat aber verlor er erst 1937, durfte am 12. November 1934 auch den Eid auf den „Führer" leisten.²⁶

Für die Lehre scheinen diese ersten Diskriminierungen zunächst keine Folgen gehabt zu haben. 1945 erinnerte sich Veit, der eine klare Subordination unter den Lehrer erwartete:

Der Schüler, ganz gleich ob es sich um Volksschule oder Universität handelt, muß an jedem Wort merken, daß es dem Lehrer heiliger Ernst, daß er in innerer Wahrhaftigkeit seinen Unterricht erteilt. Ich habe auch nach 1933 nie Schwierigkeiten mit meinen Studenten gehabt, trotzdem ich Nichtarier bin und überwacht wurde. Ich bin der Jugend nie nachgelaufen, sondern habe auf sie gewartet, habe sie anlaufen lassen. In der Regel hatte ich die jungen Studenten [...] nach einem Semester fest in der Hand, trotzdem sie auf Grund der Propaganda zu uns kamen in Einstellung gegen die alten Kalkbergwerke von Professoren, welche die neue Zeit nicht mehr verständen.²⁷

Furchtlos vertrat Veit seine Überzeugungen zum universitären Medizinstudium. 1937 widersprach er in großer Schärfe einer Denkschrift des Beigeordneten Carl Coerper und verteidigte insbesondere die Reformfähigkeit seines Fachs:

Ich habe die grosse Wandlung des Unterrichtes von der trockenen Systematik zur lebendigen funktionel[l] und genetisch eingestellten Anatomie in allen Phasen miterlebt. [...] Wenn wir auch jahraus jahrein an den Verbesserungen unseres Unterrichtes arbeiten, so wage ich es zu behaupten, [...] dass unser Unterricht in Anatomie hier in Köln gut ist, dass eine grundsätzliche Änderung nicht nötig ist, nur ein steter Ausbau nötig ist.²⁸

Nachdem auch die Intervention von Oberbürgermeister Schmidt im Wissenschaftsministerium nicht den erhofften Erfolg bewirkt hatte, unternahm Rektor von Haberer am 30. November 1937 einen letzten Versuch zugunsten Veits und wandte sich an Rudolf Heß, den „Stellvertreter des Führers".²⁹ Von Haberer verwies darauf, dass Gauleiter Grohé eine „Weiterbeschäftigung" Veits für „vertretbar" erachte und Veits Kinder „nach Gesuch die Möglichkeit einer Aufnahme in die Hitler-Jugend" hätten".³⁰ Die Reaktion von Heß war kompliziert. Über das Wissenschaftsministerium wurde dem Universitätskuratorium mitgeteilt, der „Stellvertreter des Führers" würde „an sich keine Bedenken gegen eine Aufhebung der Ruhestandsversetzung erheben"; er verlangte aber, dass „das dienstliche Interesse eine solche Entscheidung unbedingt notwendig machen sollte".³¹ Dieses „dienstliche Interesse" bestätigten Rektor von Haberer in einem dreiseitigen Schreiben und Kuratoriumsgeschäftsführer Erwin Faßl, HNO-Arzt und seit Oktober 1937 Nachfolger von Peter Winkelnkemper, in einer unterstützenden Begleitnote.³² Doch es blieb bei „vergebliche[n] Bemühungen".³³ Staatssekretär Zschintzsch teilte am 5. Mai 1938 mit, dass Veits Versetzung in den Ruhestand nicht rückgängig gemacht werde.³⁴ Rektor von Haberer gab sich noch immer nicht geschlagen und fasste in acht Punkten auf drei Seiten seine Argumente zusammen, die von Faßl unterstützt wurden.³⁵ Die Antwort war eindeutig: Veit könne nicht „in irgendeiner Form als Lehrkraft der dortigen Universität" erhalten werden.³⁶

Die Bemühungen Faßls sind durchaus bemerkenswert, trat er doch bei anderen Gelegenheiten als scharfer Antisemit auf. So wandte er sich wiederholt nach Berlin, weil er die „ungerechtfertigten" Bezüge von beurlaubten oder entlassenen „Volljuden" nicht mehr auszahlen wollte.³⁷

Otto Veit blieb dem Institut verbunden. Aktenkundig wurde das nach dem Luftangriff vom 26. Februar 1943, als er sich anbot, neun beschädigte oder zerstörte Modelle wiederherzustellen oder neu anzufertigen. Hierzu beantragte er bei der Reichskulturkammer Ölfarben, Terpentin, Wachs, Papier und Sperrholz. Der entsprechende Brief wurde offenbar schon im Kuratorium bearbeitet und nicht weitergeleitet. Vorläufig könnten grundsätzlich „keine Materialien" dieser Art „ausgehändigt werden".³⁸

Gesellschaftskritiker bis in die 1960er Jahre

Krieg und Nachkriegszeit suchten Veit und seine sechsköpfige Familie in ihrer ganzen Brutalität heim. Die Wohnung wurde ausgebombt, ein Sohn blieb als Soldat vermisst, die Ehefrau starb an Typhus.³⁹

Veit wurde zu einem häufig angefragten Leumundszeugen, wenn es um Entlastungserklärungen für die NS-Zeit ging. Dabei entsprach er keineswegs allen Wünschen, insbesondere dann, wenn er „nur allgemeine Redensarten machen" konnte, weil er die Betroffenen kaum kannte.⁴⁰ In anderen Fällen, beispielsweise dem des Physiologen Max Schneider, setzte er sich vehement für eine Entlastung ein.⁴¹ Zudem wurde er Mitglied von Verfassungs- und Personalkommissionen der Universität, auch des Unterausschusses Nr. 103 des Denazisierungsausschusses des Bezirks Köln.⁴² Zugleich bemühte er sich, internationale Beziehungen wieder aufzubauen, fuhr in das ihm seit seiner Jugend vertraute Leiden, wo er, nun als Kölner Prorektor, im Juli 1948 fast drei Wochen verbrachte.⁴³

Rückwirkend zum 1. Mai 1945 wurde Veit „erst im Jahre 1946 [...] wieder mit seinen früheren Amtsgeschäfte" betraut.⁴⁴ 1952 konnte Dekan Werner Scheid feststellen, dass Veit den „Verlust an Lehrmitteln verschiedenster Art [...] dank intensiver Bemühungen weitgehend ausgeglichen" hatte.⁴⁵ Im selben Jahr hatte auch Kultusministerin Christine Teusch Otto Veits Sonderstellung als „Wiedergutmachungsfall" berücksichtigt, als sie sich bereit erklärte, für ihn nach seiner Emeritierung „eine Dienstzeitverlängerung herbeizuführen"⁴⁶. Auch nach dem 31. März 1955, als er im 71. Lebensjahr tatsächlich emeritiert wurde, blieb Veit noch zwei Jahre als sein eigener Stellvertreter im Dienst.⁴⁷

Veit war es auch, der mit dem einst um die Leichen Hingerichteter rivalisierenden Philipp Stöhr aus Bonn, der freilich gleichwohl als vergleichsweise wenig belastet galt, die Anatomische Fachgesellschaft nach 1945 wiederaufbaute.⁴⁸

Veit kommentierte bis zu seinem Tod das kulturelle und wissenschaftliche Leben mit illiberalen, konservativen und pessimistischen Zwischenrufen. Intensiv begleitete er die Gestaltung der Hochschulgesetzgebung. 1970 glaubte er einen Niedergang der deutschen Universitäten, die „einst Weltgeltung" gehabt hätten, zu erkennen – und ließ dies im Landtagswahlkampf Heinrich Köppler wissen, den damaligen Kandidaten der CDU für das Amt des nordrhein-westfälischen Ministerpräsidenten.[49] Als die Kölnische Rundschau durchaus kritisch von dem Braunschweiger „Schweinerei-Happening" mit Otto Muehl und Hermann Nitsch berichtete, schrieb Veit der Redaktion, sie solle sich „in Grund und Boden schämen": „Ein solcher Artikel gehört nicht in eine Zeitung, die etwas auf sich hält".[50] Als die Rundschau anlässlich der Universitätsfeier von 1969 mehr über die Reden der „Studentenvertreter" als über die des Rektors berichtete, ließ sich Veit neuerlich zu einem zornigen Leserbrief hinreißen: „Wir leben in einem asozialen sozialistischen Zeitalter mit einem stark emotionellem, oft femininem Einschlag. Was unreif ist, was minderwertig ist, wird breitgetreten in der Innen- und leider auch in der Außenpolitik mit allen ihren schädlichen Folgen. [...] Die Zukunft Deutschlands macht mir große Sorge".[51] Grund für diese Sorge war auch „das fehlende Familienleben": „Die Mutter muß mitverdienen[,] um das Fernsehgerät oder das Große [sic] Auto abzustottern oder eine Sommerreise bis nach Innerafrika zu ermöglichen. Die Kinder haben kein Zuhause, wenn sie aus der Schule kommen.[52]

Hans Böker – Guter Verhandler mit Autoritätsproblemen in der Lehre

Nach Veits Versetzung in den Ruhestand übernahmen die Dozenten Starck und – in deutlich geringerem Umfang – Weissberg die Lehre des bisherigen Institutsdirektors.[53] Für Auswärtige hatte „das sogenannte Anatomische Institut" trotz Veits Engagement kaum an Attraktivität gewonnen; der Rektor sah es weiterhin „nicht in guter Verfassung".[54] Der Präpariersaal und der Mikroskopiersaal waren in „Holzbaracken" untergebracht.[55] Die Sammlungen hatte Veit „aus eigenen Mitteln" aufgebaut, waren also weitgehend sein „persönliches Eigentum".[56]

Eine am 6. Oktober 1937 erfolgte Bestellung des Rostocker Anatomen Günther Hertwig zur Lehrstuhlvertretung widerrief das Wissenschaftsministerium bereits nach drei Wochen.[57] Dabei spielte eine maßgebliche Rolle, dass man in Köln in dem gerade habilitierten Privatdozenten Dietrich Starck einen geeigneten Vertreter sah.[58] Zum Wintersemester 1938/39 wurde der aus Jena berufene Otto Böker neuer Lehrstuhlinhaber. Er konnte schon im Vorfeld bei der räumlichen Neugestaltung mitwirken, war doch durch die fast parallel zu Veits Zwangspensionierung vorgenommene Entlassung des Anthropologen Walter Brandt die Verfügungsmasse unverhofft groß geworden. Böker nahm seine Tätigkeit in Köln „Mitte Oktober" auf.[59] Er erhielt die zwischenzeitlich von der Fachschaft genutzten Zimmer des aufgelösten Anthropologischen Instituts im alten „Aerztehaus".[60] Zuvor hatte Böker seine Forderungen in einem dreiseitigen Schreiben dargelegt, einhergehend mit einer Lageanalyse: „Von einem anatomischen ‚Institut' kann in Köln nicht gesprochen werden; es ist nur ein ganz notdürftiges Provisorium vorhanden, in dem zwar der Unterricht einigermaßen durchgeführt, in dem aber in erspriesslicher Weise nicht wissenschaftlich gearbeitet werden kann."[61] Böker konnte erreichen, dass ihm in dem von Ordensschwestern genutzten benachbarten Theresienhaus das Erdgeschoss für Bibliothek und Präparate zur Verfügung gestellt wurde. Für Dietrich Starck forderte Böker die Prosektor- als Oberassistentenstelle; diese war seit dem Ausscheiden von Walter Brandt unbesetzt.[62] Auch für das nichtwissenschaftliche Personal bat er eindringlich um Verbesserungen.[63]

Böker glaubte aus einer starken Position heraus, seine Forderungen aufstellen zu können.[64] Die Erfüllung seiner „Wünsche" seien „eine Notwendigkeit", ohne die er „gar nicht nach Köln kommen könnte".[65] Sie könnten aber nicht einen „allen neuzeitlichen Forderungen gerecht" werdenden „Neubau" ersetzen.[66]

Gegenüber den Studierenden hatte Böker freilich Autoritätsprobleme, jedenfalls stellte er seinen Hörsaal, die Aula, nicht mehr für Fachschaftssitzungen zur Verfügung, nachdem es im Vorfeld einer solchen Sitzung zur Störung seiner Vorlesung gekommen war.[67]

Böker war als Sohn eines Exportkaufmanns in Mexiko geboren worden, wuchs aber in Remscheid auf. Politisch stand er dem Nationalsozialismus offen gegenüber, wurde Mitglied der NSDAP und zahlreicher NS-Gliederungen und -Verbände. Gleichwohl folgte er fachlich nicht den sozialdarwinistischen und rassistischen Ansichten der Partei. Seine „Vergleichende Biologische Anatomie" führte ihn zu der Annahme, dass „ein Organismus durch mittelbare Umwelteinwirkung ‚Umkonstruktionen' erfährt, sich also an neue Lebensbedingungen anpassen kann.[68]

Hans Heinrich Böker

14.11.1886 Ciudad de México/Mexiko – 23.4.1939 Köln
Evangelisch
Mutter: Luise von der Nahmer
Vater: Heinrich Böker, Exportkaufmann
Erste Ehefrau (Heirat 1913): Gerda Hasenclever, Fabrikantentochter, bei der Geburt der Tochter 1915 gestorben.
Zweite Ehefrau (Heirat 1917): Maria Juliane vom Berg, Fabrikantentochter
Kinder: Eine Tochter aus erster Ehe; eine Tochter und drei Söhne aus zweiter Ehe

Böker entstammte einer Familie aus Remscheid-Vieringhausen. Er studierte Medizin in Freiburg im Breisgau, Kiel und Berlin (1906–1911) und legte das Staatsexamen in Freiburg 1911 ab. Die weiteren Stationen: Approbation 1913; Promotion Freiburg 1913 („Der Schädel von Salmo salar. Ein Beitrag zur Entwickelung des Teleostierschädels", Wiesbaden 1913); Forschungsreisen (u.a. Korsika 1912; Kanaren 1925; Brasilien 1928; Sahara 1930; Westindien 1937); Kriegseinsatz an der Westfront 1914–1918; Habilitation Freiburg 1917 („Die Entwicklung der Trachea bei Lacerta agilis", Leipzig 1918); Assistent und Erster Prosektor am Anatomischen Institut Freiburg 1912–1932 (Privatdozent 1917, apl. ao. Professor 1921); ao. Professor Jena 1922/23; planm. ao. Professor Freiburg 1923–1932; o. Professor Jena 1932–1938; o. Professor Köln 1938/39.

Mitgliedschaften und Ehrungen: Corps Hasso-Borussia 1906; NSDAP Juli 1934; Förderndes Mitglied der SS (Nr. 1011207, 2.5.1934); NSDAP-Kreisleitung Jena (Nr. 157, 1.6.1934), SA. SA (Nr. 2112104, 1.7.1934); NSV 1934; Reichsbund der Kinderreichen 1934; Reichsluftschutzbund 1935; Opferring der NSDAP; Leopoldina 1938; Ehrenmitglied der Sociedad de Biología in Habana und der Sociedad de Historia Natural in Habana.

Quellen und Literatur: UA Köln, 28/110; 67/992; 194/I/163, 27/49; Professor/innen-Katalog der Universität zu Köln; Ortmann, Geschichte.

Anfang 1939 erkrankte Böker. Seine Vorlesungen übernahmen seine Mitarbeiter Dietrich Starck (Anatomie I und II) und Rolf Ortmann („Anatomie für Zahnmedizin").[69] Am 23. April 1939 starb Böker an einer postoperativen Embolie nach einer Blinddarmentzündung.[70] Die Feuerbestattung Bökers auf dem Kölner Westfriedhof hatte ein kurioses Nachspiel. Es verschwand der vor der Einäscherung auf den Sarg gelegte Talar, der wohl versehentlich mitverbrannt wurde. Es entstand ein Briefwechsel, an dem unter anderem Dekan, Oberbürgermeister und das Beerdigungsinstitut Leo Kuckelkorn beteiligt waren.[71]

Die verbleibenden Wissenschaftler im Anatomischen Institut mussten jetzt befürchten, dass die für den Beginn des Sommersemesters 1939 zugesagte Errichtung einer „Ergänzungsbaracke" mit „Demonstrationsraum", „Studierlokal", „Aufenthaltsraum" und einer „Entlastung der überfüllten Sammlungsräume" nun doch nicht realisiert werden würde.[72] Engagiert versuchte dies der zunächst noch inoffiziell mit der Vertretung des Lehrstuhls beauftragte Dietrich Starck zu verhindern; er hatte schon früher die Lehrsituation schriftlich beklagt.[73] In einem Brief an den Dekan schilderte er, dass bei der histologischen Demonstration nach einer Stunde fast 60 Studenten „noch nicht an das erste Mikroskop herangekommen waren".[74] Dekan Lullies bekräftigte Starcks Anliegen auch angesichts der „Zunahme der Studentenzahl" und der „Abkürzung der vorklinischen Studienzeit von 5 auf 4 Semester".[75]

Starck, der aus ethischen Gründen ein Angebot ablehnte, als Abteilungsleiter an das von Otmar von Verschuer geleitete Kaiser-Wilhelm-Institut für Anthropologie, menschliche Erblehre und Eugenik nach Berlin zu wechseln und Otto Veit freien Zugang zum Institut gewährte, bildete das Rückgrat des Instituts in der wechselvollen Zeit nach der Entlassung Veits.[76] Hier legte er die Grundlagen für seine wissenschaftliche Laufbahn, die ihn noch vor Kriegsende nach Frankfurt führte. Dort konnte er sich über drei Jahrzehnte der Evolutionsbiologie widmen, was zu einer über 10.000 Exemplare umfassenden Wirbeltiersammlung führte, die sich heute in Jena befindet.[77]

Franz Stadtmüller – Der Antisemit aus Göttingen

Nach Bökers unerwartetem Tod begann im Mai die Suche nach einem Nachfolger, die zur Berufung von Franz Stadtmüller aus Göttingen führte.[78] Auf seiner Amtszeit lagen die Schatten des Krieges. Die Hoffnungen auf eine nachhaltige Verbesserung der baulichen Situation schwanden. In einem Bericht für das Kuratorium heißt es im April 1940:

> Die als Provisorium in der Lindenburg als Präparier- und Kurssäle eingerichteten Baracken stehen jetzt nahezu 15 Jahre und erreichen das Ende ihrer Lebensdauer, abgesehen von den sonstigen Schwierigkeiten, die die Verteilung des Anatomischen Instituts auf vier Gebäude, die bis zu 500 m auseinanderliegen, mit sich bringt. Diese Fragen werden erst nach dem Kriege, dann aber mit größter Intensität angegriffen [sic] werden müssen.[79]

Franz Georg Andreas Stadtmüller

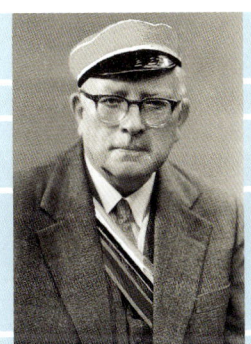

20.1.1889 Kassel – 25.03.1981 Hof/Saale
Evangelisch-reformiert
Ehefrau (Heirat 1917): Elisabeth Israel
Kinder: Zwei Söhne, eine Tochter. Einer der Söhne kam im Zweiten Weltkrieg ums Leben.

Nach dem Abitur in Kassel 1909 studierte Stadtmüller in Göttingen und zuletzt Freiburg Medizin, wo er 1914 das Staatsexamen ablegte und bei Robert Wiedersheim promoviert wurde („Ein Beitrag zur Kenntnis des Vorkommens und der Bedeutung hyalinknorpeliger Elemente in der Sclera der Urodelen"). Im selben Jahr wurde er approbiert. Seine weiteren Stationen: Volontärassistent Anatomisches Institut Königsberg bei Ernst Gaupp 1914; Sanitätsoffizier, zuletzt Oberarzt im Ersten Weltkrieg; planm. Assistent Anatomisches Institut Göttingen 1918; Habilitation Göttingen 1919 („Historische Darstellung zur Deutung des Wesens der Silbermethode an nichtfixierten Objekten und experimentelle Studien bezüglich der Behandlung nicht-fixierter Epithelien und markhaltiger Nervenfasern mit Argentum nitricum"); Privatdozent für Anatomie und Entwicklungsgeschichte Göttingen 1919; Zweiter Prosektor Anatomisches Institut Göttingen 1921; nb. ao. Professor für Anatomie und Entwicklungsgeschichte Göttingen 1926; Oberassistent Anatomisches Institut Göttingen 1927; Prosektor Anatomisches Institut Göttingen; apl. Professor für Anatomie Göttingen 1939; o. Professor für Anatomie und Direktor Anatomisches Institut Köln 1940; Suspendierung durch Militärregierung 1945; Emeritierung 1958; seit dem Ende der NS-Zeit widmete er sich in zahlreichen Veröffentlichungen der Geschichte von Studentenverbindungen.

Mitgliedschaften und Ehrungen: Corps Hildeso-Guestphalia Göttingen 1909 (AHSC 1916); EK II 1915; Rote-Kreuz-Medaille III 1918, Ehrenkreuz für Frontkämpfer 1934; NSDAP 1933; Förderndes Mitglied SS 1933; NSDÄB 1935; NSLB 1934; NSDoB; NSAHB; Reichsdozentenschaft; Deutsche Jägerschaft; DRK; RLB; Deutscher Luftsportverband; Unterzeichner der Kundgebung Göttinger Dozenten im Göttinger Tageblatt 24.4.1933; Unterzeichner des Bekenntnisses der Professoren an den deutschen Universitäten und Hochschulen zu Adolf Hitler 11.11.1933; Entnazifizierungsverfahren 1947: Kategorie IV.

Quellen und Literatur: UA Köln, 17/5600, 317/II/1783, 571/189; BA Berlin, R 4901/13277; LA NRW Duisburg, NW 1048-33/540; Ortmann, Geschichte.

Bild: UA Köln.

Stadtmüller allerdings gab nicht ganz auf und versuchte im April 1941, im November 1942 und im Frühjahr 1943 wenn keinen Neubau wie in Münster, so doch wenigstens bauliche Erweiterungen zu erreichen.[80] Dies geschah zuletzt vor dem Hintergrund der Zerstörungen durch einen Luftangriff in der Nacht zum 27. Februar 1943. „Der größte Teil des Institutes" war „vollständig zerstört".[81] Man zog ins „Weiße Haus" des Pharmakologischen Instituts um, „als äusserster Notbehelf".[82] An die Stelle „von 31 wirklich ständig benutzten Räumen" waren „12 viel kleinere und unzweckmäßige getreten".[83]

Die bald nach Kriegsbeginn eingeführte Trimesterregelung und die damit verbundenen Veränderungen in der Lehre ermöglichten es Stadtmüller, für die Präparierkurse erfolgreich Hilfskräfte, teilweise approbierte Ärzte und zunehmend Ärztinnen wie die aus Frechen stammende Sybilla Wolf-Geusgen, anzustellen.⁸⁴ 1944 freilich klagte Stadtmüller, er sei nun die einzige im Institut verbliebene „ärztliche Kraft"; er erhielt die Erlaubnis, die 1920 in Andernach geborene Jungärztin Anneleise [sic] Esper zu seiner Unterstützung in ein Beschäftigungsverhältnis zu übernehmen.⁸⁵ Das Personal schwand derweil auf allen Ebenen. Sogar der Institutszeichner Walter Strauß, „höchstgradig schwerhörig", war zuletzt als „arbeitsverwendungsfähig ohne Uniform" gemustert worden, so dass Stadtmüller dessen Uk-Stellung beantragte.⁸⁶

Franz Stadtmüller war ein rühriger Institutsdirektor, der sich engagiert Detailproblemen wie auch Fragen von übergeordnetem Interesse widmete. Für das Institut erreichte er früh eine Brandschutzimprägnierung.⁸⁷ Wegen Diebstählen während der Lehrveranstaltungen sorgte er für eine Garderobenaufsicht.⁸⁸

Freilich war das Klima unter den Mitarbeiterinnen und Mitarbeitern getrübt.⁸⁹ Stadtmüller selbst sprach von der „Wahrnehmung einer mißgünstigen Gesinnung innerhalb des Personals, die das Aufkommen des Gefühles einer kameradschaftlichen Verbundenheit immer wieder" störe.⁹⁰ So wurde Stadtmüllers Sekretärin Bergmann beschuldigt, sie nehme zu viel Urlaub.⁹¹ Solcherlei Probleme sprach er bei Kuratorium, Dekan und Rektor ebenso offen an wie eine Verfügung zur Erhöhung der wöchentlichen Regelarbeitszeit auf 53 beziehungsweise 56 Stunden, die er für unsinnig hielt.⁹²

Gegen Ende des Kriegs verließ Stadtmüller nach der Zerstörung seiner Wohnung Köln. Am 7. November 1944 wandte er sich aus Göttingen an das Kuratorium der Universität Köln, „durch" das zuständige Rektorat. Er erkundigte sich nach dem „Schicksal" seiner Mitarbeiterinnen und Mitarbeiter, darunter Sekretärin Bergmann, Präparator Hubert, der technischen Assistentin Rocholl sowie der Gehilfen Bungartz, Herzogenrath und Pellenda [?].⁹³ In Göttingen erhielt Stadtmüller am dortigen Anatomischen Institut die Möglichkeit zur Mitarbeit. Ohne einen eigenen Raum zur Verfügung zu haben, gründete er eine „Ausweichstelle des Anatomischen Institutes der Univ. Köln" am Nikolausberger Weg 27/29.⁹⁴

Nach dem Ende des NS-Regimes erreichte Stadtmüller keine Rehabilitierung. Im Entnazifizierungsverfahren wurde er in die Kategorie IV eingestuft. Zur Last gelegt wurde ihm unter anderem sein antisemitisches Verhalten in der Anfangsphase des „Dritten Reichs" in Göttingen. Er gehörte zu den 42 Hochschullehrern, die als Antwort auf den Protest des Experimentalphysikers James Franck gegen die Entlassung jüdischer Staatsbediensteter öffentlich forderten, „daß die Regierung die notwendigen Reinigungsmaßnahmen […] beschleunigt durchführen" solle.⁹⁵ Im selben Jahr 1933 unterzeichnete Stadtmüller das Professoren-Bekenntnis zu Adolf Hitler".⁹⁶

Der Kampf um die Leichen Hingerichteter

Viele Anatomen waren im „Dritten Reich" „Mitglieder der SS und hatten dadurch gute Beziehungen zu den Konzentrationslagern, um ihre Leichenlieferungen für den Präpariersaal sicherzustellen und schon lebende Opfer für ihre Sammlungen an Ort und Stelle zu fixieren".⁹⁷ So weit sind weder Otto Veit in Köln noch Johannes Sobotta und Philipp Stöhr in Bonn gegangen. Diese beiden benachbarten Institute sind hier zu nennen, weil sich zwischen ihnen zu Beginn der NS-Zeit ein makabrer Streit um Leichen entwickelte.⁹⁸ Das Kölner wie das Bonner Institut wurden zu Profiteuren der nationalsozialistischen Verbrechen. In großer Zahl gelangten hierher die Leichen von Exekutionsopfern.⁹⁹

Das NS-Regime ließ auch bei Otto Veit die makabre Hoffnung steigen, für das Institut die Leichen junger gesunder Menschen zu erhalten, die exekutiert worden waren.¹⁰⁰ Am 12. Juni 1933 schrieb er dem Kuratorium, „da mit der Möglichkeit weiterer Hinrichtungen in Köln zu rechnen" sei, möge man einen früheren Antrag auf Zuteilung der Leichen wiederholen.¹⁰¹ Veit hegte den vom Kuratorium bewilligten Plan, in 70 neu zu beschaffenden „Praeparatengläsern" der am Hahnentor liegenden Firma Everhards & Mattes „die neugewonnenen Sammlungspraeparate von Leichen Hingerichteter (Gefrierschnitte des ganzen Körpers) aufzustellen".¹⁰²

Wenige Monate später regelte der Preußische Minister für Wissenschaft, Kunst und Volksbildung in einem Erlass eindeutig, dass „die Leichen der im Gebiete des Preußischen Staates hingerichteten Personen […] künftig wieder dem Anatomischen Institut der jeweils nächstgelegenen preußischen Universität zum Zwecke der wissenschaftlichen Forschung und des Unterrichts überlassen" würden.¹⁰³ Hatte es zuvor durchaus Unstimmigkeiten über die Zuteilung von Leichen gegeben,¹⁰⁴ so wurde nun festgesetzt, „daß die Leichen Hingerichteter – soweit sie nicht von den Angehörigen in Anspruch genommen werden – [...] aus den Landgerichtsbezirken Cleve, Düsseldorf, Duisburg-Hamborn, Gladbach, Krefeld-Uerdingen a/Rh., Wuppertal und Köln [...] dem Anatomischen Institut der Universität Köln zufallen".¹⁰⁵ Dem Bonner Institut wurden die Landgerichtsbezirke Aachen, Bonn, Koblenz und Trier zugesprochen.¹⁰⁶ Dessen Direktor Johannes Sobotta war mit dieser Regelung keineswegs einverstanden, sah er doch „die Universität Bonn gegenüber allen anderen Universitäten Preussens[,] besonders aber gegenüber der Universität Köln in einer Weise benachteiligt, die nicht nur im allerhöchsten Masse ungerecht ist, sondern zu einer schweren Benachteiligung der Universität Bonn und zu einer grenzenlosen Schädigung des anatomischen Unterrichtes führen muss"¹⁰⁷. Sobotta forderte, zugunsten von Bonn dem Anatomischen Institut der Universität Köln die Landgerichtsbezirke Düsseldorf und Wuppertal abzuerkennen. Schließlich gebe es in Bonn doppelt so viele Medizinstudenten wie in Köln, besitze Bonn nach Berlin und München das drittgrößte Anatomische Institut, habe aber Landgerichtsbezirke zugewiesen erhalten, in denen „kein einziges Todesurteil gefällt worden" sei, während im Kölner Bereich „z. Z. bis heute rund 20 noch nicht vollstreckte Todesurteile gefällt" worden seien.¹⁰⁸ Sobotta schließt sein Schreiben an den Geschäftsführenden Vorsitzenden des Kuratoriums mit den folgenden Sätzen:

> Ich bitte daher [...] dringlichst, im Interesse der Universität Bonn, der eine garnicht [sic] wieder gutzumachende Schädigung droht, gegen die Verteilung der Leichen Hingerichteter, wie sie die oben ausgeführte Ministerialverfügung vornimmt, ganz energisch unter den von mir angegebenen Gründen Protest einzulegen. Gleichzeitig bitte ich, da volle drei Wochen verflossen sind, ehe die genannte Verfügung hier bekannt wurde, dieses mit möglichste[r] Beschleunigung tun zu wollen, da bereits in den allernächsten Wochen (zum Teil sogar Tagen) nahezu 290 Todesurteile in der Rheinprovinz (nördl. Teil) vollstreckt werden.¹⁰⁹

Wie rigoros das Vollstreckungssystem des NS-Staats auch in den Bonn zugeordneten Gebieten vorgehen würde, scheint Sobotta nicht geahnt zu haben. Das Wissenschaftsministerium gab ihm eine Antwort, die ihn fortan schweigen ließ: „Die Neuordnung wird im Zusammenhang mit der jetzt eingetretenen Verschärfung des Strafvollzugs hinsichtlich der Vol[l]streckung von Todesurteilen auch für das Anatomische Institut der dortigen Universität einen stärkeren Leichenanfall als bisher zur Folge haben."¹¹⁰

Doch im von den Bonner Kollegen um die vielen Leichen beneideten Kölner Anatomischen Institut war man zur Jahreswende 1933/34 keineswegs mit der Situation zufrieden. Otto Veit bezifferte den Bedarf „für einen wirklichen guten Unterricht" auf 200 Leichen, zur Verfügung stand mit 43 im Jahr 1933 nicht einmal ein Viertel.¹¹¹ Veit sah das Problem nicht in einem konkurrierenden Anatomischen Institut, sondern im Agieren der Stadt Köln. Er beschwerte sich im Wissenschaftsministerium, die Stadt Köln habe dem Institut nicht einmal die Leichen derjenigen zur Verfügung gestellt, deren Angehörige unbekannt waren.¹¹² Grundsätzlich war für diese Fälle geregelt, dass Leichen von Personen ohne Angehörige aus dem „Stadtbezirk Köln" der Universität Köln, die aus der „Provinz" der Universität Bonn zugewiesen werden sollten.¹¹³

Noch weiter ging der Veit unterstützende Rektor Leupold, als er dem Wissenschaftsminister „eine Anregung" gab und den Angehörigen ihre Rechte an den Leichen entziehen wollte: „Es läßt sich vielleicht durch den Herrn Justizminister erreichen, daß alle wegen politischer Verbrechen hingerichteten Kommunisten ausnahmslos den Anatomischen Instituten verfallen. Zur Zeit wird noch den Angehörigen der Hingerichteten die Beerdigung freigestellt."¹¹⁴

Für Veit aber blieb das Vorgehen der Stadt das Hauptärgernis. In seinem Sinne klagte der Dekan über die unzureichende Zuweisung durch städtische Behörden neuerlich im Juni 1935.¹¹⁵ Veit selbst machte Ende April 1936 deutlich, dass trotz der Unterredungen mit den städtischen Stellen „die Belieferung des anatomischen Institutes mit Leichen nach wie vor völlig unzureichend" sei; für die ersten Monate des Jahres 1936 nannte er die Zahl von 18 Leichen.¹¹⁶ Er forderte eine klare Regelung auf Provinzebene. Vorbild könne die gemäß dem Ministerialerlass vom 6. Oktober 1933 praktizierte Aufteilung der Leichen Hingerichteter zwischen Köln und Bonn sein.[117] Als im November 1936 die Zahl der an die Anatomie gelangten Leichen auf 57 gestiegen war, sprach Veit zwar von einer „Besserung" der Lage, betonte aber, dass noch immer „nicht genug Leichen zur Verfügung" stünden.[118]

Mit der Entlassung Veits verlor der Streit mit der Stadt an Bedeutung. Denn die seitens der Stadt eingelieferten Leichen in der Regel alter und kranker Menschen waren seinem Nachfolger Hans Böker nicht mehr wichtig. Er konzentrierte sich im Einklang mit Dekan Lullies und Kuratoriumsgeschäftsführer Faßl ganz auf die Leichen junger Menschen, die im Kölner Gefängnis Klingelpütz hingerichtet wurden.[119] In einem offenbar mit Lullies und Böker abgestimmten Brief griff Faßl den Gedanken der Entrechtung der Angehörigen wieder auf. Das Dokument zeugt davon, wie bedenkenlos universitäre Einrichtungen die verbrecherische Brutalität des Regimes für sich nutzen wollten:

> Im Verfolg des […] vertraulichen Erlasses, nach welchem die Strafanstalt Köln zum Vollzug der Todesstrafe für den rheinisch-westfälischen Bezirk und Randteile desselben bestimmt ist, habe ich mich um möglichst vollkommene Erfassung der Leichen Hingerichteter für die Universitäten Köln, Bonn und Münster bemüht. Die Vollstreckung wird in Köln in einem eigens hierfür errichteten Gebäude durchgeführt, dem auch ein Sektions- usw.raum [sic] für die ärztliche Forschung angegliedert ist. Es besteht so die Möglichkeit die Richtstätte zu einer Forschungsstätte auszubauen und hierbei Wege zu beschreiten, welche unter ähnlichen günstigen Bedingungen bisher noch nicht begangen werden konnten. Ich denke hierbei nicht nur an Möglichkeiten für die Anatomen, sondern auch für die Physiologen. Auch dürfte es durchaus dem gesunden Volksempfinden entsprechen, wenn der Gerichtete auch noch nach seinem Tode mit seinem Körper den Interessen der Volksgemeinschaft dient, gegen welche er sich auf schwerste vergangen hat. Eine empfindliche Lücke für die Forschung an den Leichen frisch Dekapitierter ist insofern vorhanden, als die Angehörigen auf Anforderung die Leichen zur Verfügung gestellt erhalten, ja es ist in einem solchen Falle nicht einmal die Entnahme auch nur des kleinsten Organes möglich. Damit wird natürlich das für die Forschung bereitstehende Material ganz erheblich eingeschränkt.[120]

Konkret forderte Faßl, „eine Obduktion Hingerichteter nach den üblichen Regeln grundsätzlich" zu gestatten und die „Vorschrift der Auslieferung des Leichnams an die Angehörigen aus einer Mussvorschrift in eine Kannvorschrift" zu verändern.[121]

Tatsächlich aber blieb der Anteil der Leichen Hingerichteter an der Gesamtzahl der in die Anatomie gelangten hinter den Erwartungen zurück. Stephanie Kaiser und Dominik Groß haben ermittelt, dass in der NS-Zeit 810 Leichen an das Kölner Anatomische Institut gelangten. Davon waren 139 „NS victims", von diesen wiederum 120 „executed persons".[122] Die lückenhaft überlieferten Einzelstatistiken erlauben einen Vergleich zwischen dem Vorkriegsjahr 1938 und dem ersten vollen Kriegsjahr 1940.

In den zwei Jahren stieg die Gesamtzahl der eingelieferten Leichen nur geringfügig von 97 auf 99. Dabei verdoppelte sich die Zahl der Leichen Hingerichteter (10 auf 21). Auffällig ist 1940 zudem die Nennung von sieben Leichen russischer Kriegsgefangener. Auf dem Berichtsbogen findet sich der Zusatz, der „Bedarf des Instituts" sei „noch befriedigend gedeckt".[123]

Unterdessen waren im Februar 1939 die Einzugsbereiche der Anatomischen Institute neu zugeschnitten worden. In einem neuen Erlass, der ausdrücklich an die Stelle des Erlasses vom 6. Oktober 1933 trat, heißt es, „die Leichen Hingerichteter" seien, sofern sie „von den Angehörigen" nicht „in Anspruch genommen" würden, „von der Strafanstalt Köln den Anatomischen Instituten der Universitäten Bonn, Münster und Köln" zur Verfügung zu stellen. Damit wurde der Tatsache Rechnung getragen, dass Hinrichtungen von auf dem Gerichtswege zum Tode Verurteilten nur noch in ausgewählten Strafanstalten stattfinden sollten, nämlich in Berlin-Plötzensee, Breslau, Dresden, Frankfurt am Main, Hamburg, Königsberg, München-Stadelheim, Stuttgart, Weimar, Wolfenbüttel, Wien und Köln.[124] Im Mai 1944 änderte sich das Verfahren erneut. Hatte bis zu diesem Zeitpunkt das Reichsjustizministerium in seinem jeweiligen „Vollstreckungsauftrag" bestimmt, welchem Anatomischen Institut die Leiche zu überlassen war, übernahmen nun die Generalstaatsanwälte diese Aufgabe.¹²⁵ Die Liste der „Vollstreckungsorte" wurde auf 20 Städte erweitert. Unter den neuen Orten war die Untersuchungshaftanstalt Dortmund, deren Zuständigkeitsbereich das Oberlandgericht Hamm sowie die Landgerichte Aurich, Detmold und Osnabrück umfasste. Der „Vollstreckungsort Köln" war weiterhin nicht nur für das Oberlandgericht Köln, sondern auch für das Oberlandgericht Düsseldorf zuständig. Zudem saß in Köln ein Scharfrichter, der von der Oberstaatsanwaltschaft Köln angefordert wurde und für die Vollstreckungsorte Dortmund, Frankfurt am Main und Köln zuständig war. Deshalb wurden den Anatomischen Instituten in Köln und Bonn nun auch Leichen von einzelnen in Dortmund hingerichteten Opfern angeboten. Dagegen ist kein Fall aus dem Bereich des Vollstreckungsortes Strafgefängnis Frankfurt-Preungesheim, zuständig für die Oberlandgerichte Darmstadt, Frankfurt und Kassel, überliefert. Dies verwundert nicht, da dieser Bezirk über eigene Universitäten verfügte. Festzuhalten ist: Köln war Vollstreckungsort mit Oberlandgericht und Scharfrichter.¹²⁶

In der Folge flammte der Streit zwischen dem Bonner und dem Kölner Institut über die Leichenzuteilung erneut auf. Nachdem der Kölner Generalstaatsanwalt erklärt hatte, beide Institute „in gleichem Umfang zu berücksichtigen"¹²⁷, wies der Bonner Institutsdirektor Philipp Stöhr wie einst Sobotta auf die höhere Studentenzahl in Bonn hin: „Das Anatomische Institut der Universität Bonn wird z.Zt. von 750 Studierenden besucht. Der Leichenbedarf zu den anatomischen Präparierübungen wird somit ein gewaltiger sein." Stöhr verhehlte nicht, dass er auch ein persönliches Interesse hegte. Er betonte, „dringlichst" benötige er „das Material ausser für den Unterricht, [sic] vornehmlich zur Ausführung von [...] persönlich geführten wissenschaftlichen Forschungsergebnissen", die er „sobald als möglich zum Abschluss bringen" möchte.¹²⁸ Doch Stöhr drang mit seinem Wunsch, die „Verteilung der Leichen von Hingerichteten an die Anatomischen Institute Köln und Bonn" nach einem Modus vorzunehmen, der „aus der Verha[e]ltniszahl der vorklinischen Mediziner zu ermitteln wäre", nicht durch.¹²⁹ Die Generalstaatsanwaltschaft bezog sich auf eine Mitteilung des Kölner Anatomischen Instituts, als sie wenige Tage später von einem Einverständnis Stöhrs zu der ursprünglich ins Auge gefassten Regelung sprach. Stöhr hatte sich offenbar davon überzeugen lassen, „dass angesichts der besonderen Verhältnisse in Köln das anatomische Institut der Universität in Köln in gleichem Umfange" zu berücksichtigen sei wie das Bonner Institut.¹³⁰ Die konkrete Entscheidung im Einzelfall delegierte der Generalstaatsanwalt an den Oberstaatsanwalt.¹³¹

Der neue Kölner Institutsdirektor Franz Stadtmüller verfocht trotz der dramatischen Kriegssituation derweil „die Erweiterung des Leichenkellers" als wichtiges Bauprojekt: „Der außerordentlich große Bedarf an Leichen bei dem sehr umfangreichen Unterricht (z. Zt. ca. 370 Studierende bei den Präparierübungen an der Leiche), die gute Möglichkeit, daß für einen wirklich gediegenen Unterricht einer so großen Studentenzahl notwendige Leichenmaterial auch zu erhalten, sowie die arbeitsbehindernde Enge und hygienischen Unzulänglichkeit der Räume [...] begründen die Dringlichkeit einer solchen Erweiterung".¹³²

Insgesamt scheint der behauptete Mangel an Leichen nicht typisch für alle Anatomischen Institute zu sein. Andernorts „entspannte" sich aus Sicht der Anatomen mit dem „Umschwung des Jahres 1933" die Lage.¹³³ Veits Marburger Kollege Ernst Göppert schrieb beispielsweise an Veit, „die Zahl der uns abgelieferten Leichen" sei so stark angewachsen, dass „ein ernsthafter Mangel an Material nicht mehr zu befürchten ist".¹³⁴ Dass Veit und seine Kölner Nachfolger in der NS-Zeit Unterlagen gefälscht hätten, kann nicht belegt werden.

Tabelle 1: Einlieferungsstellen von Leichen im Anatomischen Institut für die Jahre 1933, 1939, 1941 und 1942[135]

	1933	1939	1941	1942
Zahl der Leichen Hingerichteter	-	10 (9 m/1 w)	21	50
Zahl der Leichen nicht Hingerichteter, eingeliefert u.a. von:	43	87 (69 m/18 w)	78 (65 m/13 w)	44 (u.a. 28 m/9 w)
Lindenburg	10	40 (= 46,0 %)	12 (= 15,4 %)	14 (= 37,8 %)
Schauhaus	17	26 (= 29,9 %)	26 (= 33,3 %)	9 (= 24,3 %)
Augustahospital	6	-	-	-
Bürgerhospital	-	6 (= 6,9 %)	5 (= 6,4 %)	-
Arbeitsanstalt Brauweiler	-	3 (= 3,4 %)	2 (= 2,6 %)	4 (= 10,8 %)
St.-Anna-Krankenhaus Nippes	-	1 (= 1,1 %)	-	-
Hospital Deutz	2	1 (= 1,1 %)	-	-
Polizei Kerpen	-	1 (= 1,1 %)	-	-
Gerichtsgefängnis	-	1 (= 1,1 %)	-	-
Krankenhaus Mülheim	-	1 (= 1,1 %)	3 (= 3,8 %)	1 (= 2,7 %)
Dreikönigshospital Mülheim	-	1 (= 1,1 %)	-	1 (= 2,7 %)
Severinskloster	-	1 (= 1,1 %)	-	-
St. Agathe Niehl	-	1 (= 1,1 %)	-	-
St. Agathe Hückeswagen	-	1 (= 1,1 %)	-	-
Ev. Krankenhaus Weyertal	-	1 (= 1,1 %)	-	-
Polizei Oberstein	-	1 (= 1,1 %)	-	-
St. Anna Dhünn	-	1 (= 1,1 %)	-	-
Riehler Heimstätten	-	-	10 (= 12,8 %)	1 (= 2,7 %)
Vinzenzhaus	-	-	2 (= 2,6 %)	-
Kolpinghaus	-	-	1 (= 1,3 %)	-
Hilfskrankenhaus Vingst	-	-	2 (= 2,6 %)	-
Hilfskrankenhaus Dellbrück	-	-	1 (= 1,3 %)	4 (= 10,8 %)
Hilfskrankenhaus Schulstraße	-	-	1 (= 1,3 %)	-

	1933	1939	1941	1942
Russische Kriegsgefangene	-	-	7 (= 9,0 %)	-
Standesamt Köln I	-	-	1 (= 1,3 %)	-
Gefängnis Köln	-	-	2 (= 2,6 %)	-
Krankenhaus Vingst	-	-	-	1 (= 2,7 %)
SS-Konzentrationslager	-	-	-	2 (= 5,4 %)
Frauenklinik	-	-	-	1 (= 2,7 %)
Alexianerhaus	-	-	-	1 (= 2,7 %)
Wohlfahrtsamt Riehl	-	-	-	4 (= 10,8 %)
Wohlfahrtsamt Fischenich	-	-	-	1 (= 2,7 %)

Anatomische Präparate aus kolonialen Zusammenhängen

Die anatomische Sammlung des Instituts ist höchstwahrscheinlich bei Luftangriffen 1943 zerstört worden; auch die sie betreffenden Institutsdokumente wurden höchstwahrscheinlich vernichtet.[136] Otto Veit bemühte sich nach dem Krieg, eine neue Sammlung zu schaffen. So erwarb er von dem in Meine bei Gifhorn wohnenden Naturalien-Händler Kurt Reichert 1954/55 zahlreiche Präparate von Tieren und Menschen. Sieben menschliche Präparate verzeichnet eine Rechnung Reicherts vom 10. Januar 1955: Ein „Friesenschädel", zwei „Australier-Schädel", ein „Chinesenschädel", ein „prähistorischer Schädel" aus Thüringen, ein „Inka-Mumienschädel" und ein „übermodellierter Papua-Häuptlingsschädel".[137] Diese von Veit erworbenen menschlichen Überreste wurden 65 Jahre später Gegenstand intensiver Forschung, auch mit dem Ziel, sie angemessen bestatten zu können.[138]

Harry Wilhelm Weissberg

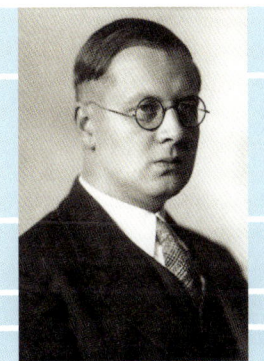

25.2.1900 Riga/Lettland – 1.5.1963 Köln-Lindenthal

Ehefrau: Anna Maria Johanna Riebeling, Hausfrau, geb. 17.5.1905 in Marburg/Lahn, Heirat 21.9.1929

Kölner Adresse: Mommsenstr. 45

Nach der Promotion in Königsberg 1927 („Beiträge zur Kenntnis der Pankreasentwicklung bei der Ente") war Weissberg Assistent in Köln 1929–1938. Seine weiteren Stationen: Habilitation 1934; Privatdozent für Anatomie 1935–1938; Volontärarzt Städt. Krankenhaus Köln-Merheim (ab 1938).

Mitgliedschaften und Auszeichnungen: NSDAP, Nr. 2047242 (1933).

Quellen und Literatur: UA Köln, 17/6179, 27/67, 67/1168; Professor/innen-Katalog der Universität zu Köln.

Bild (Oktober 1938): UA Köln, 20/44.

Dietrich Otto Julius Starck

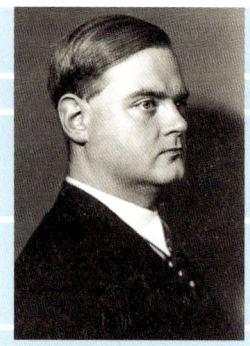

29.9.1908 Stettin – 14.10.2001 Frankfurt am Main
Evangelisch
Mutter: Else Lange (1885–1970), Tochter eines Reedereileiters in Stettin
Vater: Julius Starck (1873–1922), Chirurg und Gynäkologe in Stettin
Erste Ehefrau (Heirat 1937): Irma Wassmuth
Zweite Ehefrau (Heirat 1956): Maria-Pia Gräfin Schirndinger von Schirnding (geb. 1930)
Kinder: Michaela (geb. 1957), Neurologin in Berg/Starnberger See; J. Matthias (geb. 1958), Professor für Biologie, München

Abitur am Marienstiftsgymnasium Stettin 1926; Studium der Medizin in Jena, Wien (Jan Versluys und Wilhelm Marinelli) und Frankfurt 1926–1932; Staatsexamen Frankfurt 1931; Hilfsassistent Dr. Senckenbergische Anatomie Frankfurt; Promotion bei Hans Bluntschli und Hans Schreiber (Frankfurt 1932) mit Dissertation „Die Kaumuskulatur der Platyrrhinen", in: Morphologisches Jahrbuch 72 (1931), S. 212–285; Approbation 1932; Assistent Anatomisches Institut Köln 1932–1944; Habilitation Köln 1936 („Über einige Entwicklungsvorgänge am Kopf der Urodelen, in: Morphologisches Jahrbuch 76 (1936), S. 358–435); Prosektor Anatomisches Institut ab 1939; apl. Professor für Anatomie Köln 1943–1945; ao. Professor für Anatomie Frankfurt 1945–1949; o. Professor und Direktor der Dr. Senckenbergischen Anatomie Frankfurt 1949–1976; Ablehnung Ruf Köln 1955; Ablehnung Ruf Graz 1959; Kooptierung als o. Professor für Zoologie Frankfurt 1964; Vorstandsmitglied der Anatomischen Gesellschaft 1949–1953; Vorsitzender der Deutschen Gesellschaft für Säugetierkunde 1957–1961 und 1967–1971 sowie der Internationalen Primatological Society 1966–1970.

Mitgliedschaften und Ehrungen: Leopoldina 1958; Ehrendoktor der Philosophischen Fakultät der Universität Wien 1974; Cretzschmar-Medaille der Senckenbergischen Naturforschenden Gesellschaft 1977; Vorsitzender der Ludwig Edinger-Stiftung Frankfurt 1979–2001; Gregor-Mendel-Medaille der Leopoldina 1983; Ehrenmitgliedschaft der Deutschen Gesellschaft für Säugetierkunde, der Anatomischen Gesellschaft, der Deutschen Zoologischen Gesellschaft, der American Society of Zoologists, der Anatomical Society of South Africa und der Internationalen Primatological Society.

Quellen und Literatur: Uwe Hoßfeld, Starck, Dietrich, in: Neue Deutsche Biographie 25 (2013), S. 63–64 (https://www.deutsche-biographie.de/sfz125527.html#ndbcontent); Professor/innen-Katalog der Universität zu Köln; UA Köln, 67/666, 67/16, 9/75, 9/93, 9/104, 9/106, 9/239, 9/351; BA Berlin, R 4901/13277.

Bild: UA Köln, 20/243.

Carl Theo(dor) Kempermann

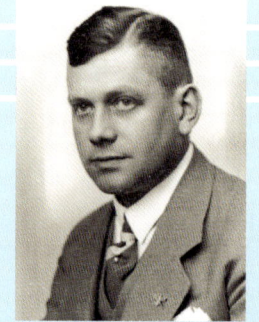

25.7.1899 Witten/Ruhr –
Katholisch

Kempermann studierte, vom Kriegseinsatz unterbrochen, Medizin in Münster, Würzburg, München, Tübingen, Heidelberg und Rostock 1918–1924. Das Studium schloss er 1924 mit Staatsexamen und Promotion („Über die parentale Milchinjektion in der Augenheilkunde mit besonderer Berücksichtigung der Gonoblennorrhoe") in Rostock ab. Seine weiteren Stationen: Approbation 1926; Marienhospital Witten 1924–1925; Städt. Krankenanstalt Essen 1925–1926; Assistent Pathologisches Institut Köln 1926–1927; Assistent Anatomisches Institut Köln ab 1927; Habilitation Köln 1930; Privatdozent für Anatomie, Vergleichende Anatomie und Entwicklungsgeschichte Köln 1930–1936; Beurlaubung 1935; Aufhebung der Lehrbefugnis 1939.

Mitgliedschaften und Auszeichnungen: NSDAP Nr. 2116089 (1.5.1933); Stahlhelm (1933–1934); SA (ab 1934); NSLB; NS-Kulturgemeinschaft; NSV.

Quellen und Literatur: UA Köln, 27/67; Professor/innen-Katalog der Universität zu Köln.

Bild: UA Köln, 20/13.

Institut für Normale und Pathologische Physiologie

Heinrich Ewald Hering und das Ringen um seine Nachfolge

Das Physiologische Institut wurde über Jahrzehnte von Heinrich Ewald Hering geprägt. Er war 1913 mit seinem damals 23 Jahre alten Assistenten Bruno Kisch von Prag nach Köln gekommen. Kurz vor seiner Emeritierung 1934 organisierte Heinrich Ewald Hering für seinen Vater Ewald Hering (1834–1918), ebenfalls ein herausragender Physiologe, aus Anlass von dessen 100. Geburtstag eine Gedenkveranstaltung. Der Westdeutsche Beobachter verband die Würdigung des älteren Hering mit dem „nationalen Gedanken": Ihm sei es „zu verdanken, daß die alte Prager Universität als deutsche Hochschule bis auf die heutige Zeit erhalten blieb und nicht im Tschechentum aufging".[139] Zum 30. September 1934 schied der jüngere Hering offiziell aus, vertrat sich aber noch bis März 1935 selbst.[140]

Heinrich Ewald Hering

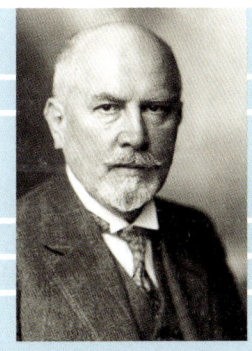

3.5.1866 Wien – 16.12.1948 Papenhusen
Evangelisch
Vater: Ewald Hering, 5.8.1834 Alt-Gersdorf/Lausitz – 26.1.1918 Leipzig, Physiologe
Verheiratet

Sein Studium in Kiel und Prag beendete Hering 1892 mit seiner Prager im Archiv für die gesamte Physiologie des Menschen und der Tiere erschienenen Dissertation „Ueber die nach Durchschneidung der hinteren Wurzeln auftretende Bewegungslosigkeit des Rückenmarkfrosches". Er wurde Assistent am Institut für allgemeine und experimentelle Pathologie bei Philipp Knoll in Prag, wo er sich 1895 habilitierte („Ueber die Beziehung der extracardialen Herznerven zur Steigerung der Herzschlagzahl bei Muskelthätigkeit"). 1900 wurde er zum ao. Professor, 1902 zum ordentlichen Professor ernannt (Dekan 1907/08, Rektor 1913). 1913 wechselte er an die Akademie für praktische Medizin Köln, wo er mit Gründung der Universität Ordinarius und Direktor des Instituts für Physiologie Köln wurde. In dieser Zeit entdeckte er mit Eberhard Koch den Karotissinusreflex zur Stabilisierung des Blutdrucks. 1935 wurde er emeritiert.

Mitgliedschaften und Auszeichnungen: Goldbergerpreis der Gesellschaft der Ärzte Wien 1900, Korrespondierendes Mitglied der Gesellschaft der Ärzte in Wien und Prag 1904, Korrespondierendes Mitglied der Pariser Société de Biologie 1932, Leopoldina 1932, NSLB 1934, Reichsdozentenschaft 1934, NSV, Ehrenmitglied der Deutschen Gesellschaft für Kreislaufforschung 1938, Goethe-Medaille 1940, Ehrendoktor Prag 1942, Entnazifizierung Kat. V 1947.

Quellen und Literatur: UA Köln, 17/2182, 67/1041, 571/225; LA NRW Duisburg, NW 1049/16807; Anand N. Bosmia/Emanuela Binello/Christopher J. Griessenauer/R. Shane Tubbs/Mohammadali M. Shoja, Karl Ewald Konstantin Hering (1834–1918), Heinrich Ewald Hering (1866–1948), and the namesake for the Hering-Breuer reflex, in: Child's Nervous System 32 (2016), S. 1561–1565; Professor/innen-Katalog der Universität zu Köln.
Bild: UA Köln, 20/215.

Vom Wissenschaftsministerium wurde zunächst der 1897 geborene Gustav Schubert als Nachfolger Herings ins Gespräch gebracht. Schubert war Schüler und Assistent von Armin Tschermak in Prag. Tschermak war wiederum ein Schüler des älteren Hering. Carl Coerper schaltete zur Begutachtung den Heidelberger Kollegen Johann Daniel Achelis ein. Dieser empfahl Schubert in nüchternen Worten als bewährten, wenn auch wenig originellen Forscher.[141] Lobend erwähnte er, dass er sich „mit der Physiologie des Menschen" beschäftige und nicht „auf irgend ein Problem der Frosch- oder Kaninchenphysiologie" festgelegt sei.[142] Auch mit Blick auf seine Lehre und seine politische Einstellung hatte Achelis keine Bedenken.[143] Doch Coerpers Bemühungen um ein fundiertes Urteil über Schubert blieben ohne Folgen, weil schon mit Eingang von Achelis' Gutachten Dekan Bering erfuhr, „eine Kandidatur Schubert für Köln" käme „nicht mehr in Frage".[144] Grund hierfür war, dass Schubert nach

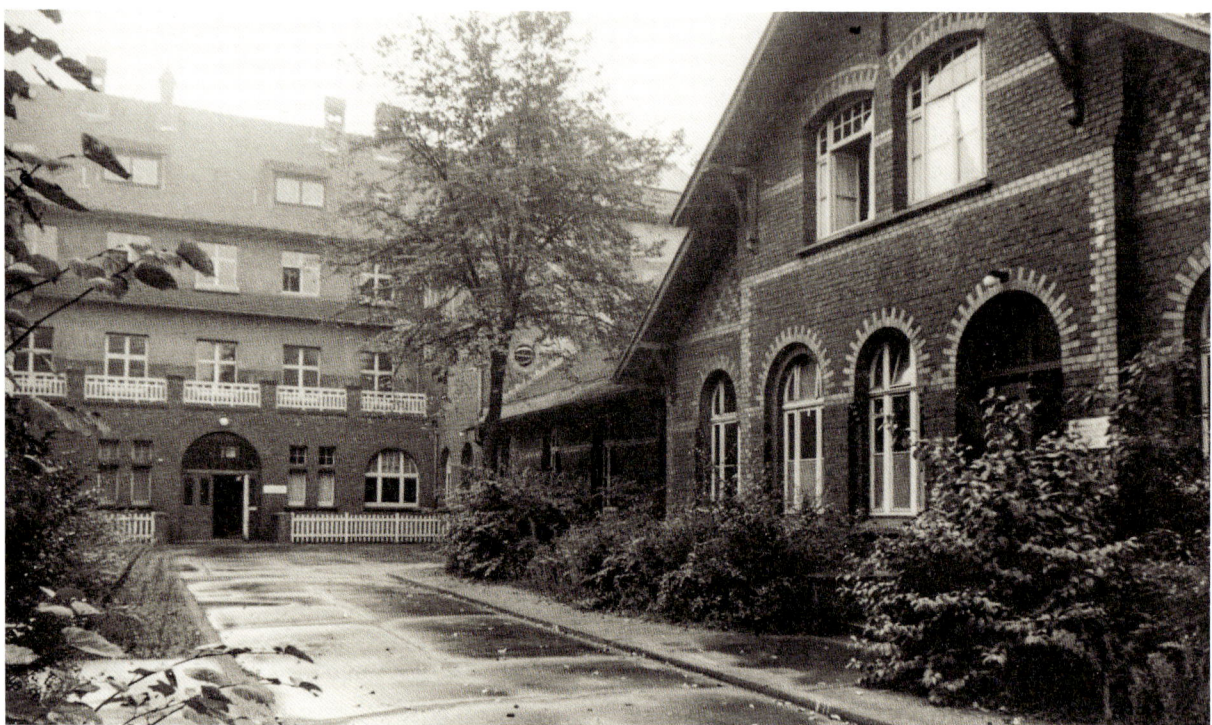

von Haberer und de Crinis der dritte Österreicher an der Kölner Medizinischen Fakultät gewesen wäre. Coerper glaubte verlangen zu können, „dass die nach Deutschland zu übernehmenden Österreicher etwas verteilt werden"[145]. Skepsis erregte bei einigen Nationalsozialisten auch, dass Schubert im Mai 1933 einer Freimaurerloge beigetreten war.[146] Nach einer persönlichen Begegnung in Prag hatte Coerper freilich „einen sehr guten Eindruck" von Schubert und glaubte, dieser könne „aus den mehr einer Akademie entsprechenden Einrichtungen" in Köln „Universitätseinrichtungen [...] schaffen".[147]

Als die Medizinische Fakultät ihre Berufungsliste aufstellte, fand sich dort der Name Schubert nicht. Für den Lehrstuhl Physiologie wurden die Ordinarien Paul Hoffmann (Freiburg), Hermann Rein (Göttingen) und Richard Wagner (Breslau) sowie die Extraordinarien Hans Lullies (Königsberg) und Erich Schütz (Berlin) ins Auge gefasst. In den kurzen Biogrammen hob die Fakultät Rein, Wagner und Schütz hervor, Coerper für die Stadt in einem separaten Schreiben allein Schütz.[148]

Hans Lullies – Nationalsozialist mit Distanz zu natürlichen Heilmethoden

Keinen der Kölner Favoriten berief das Wissenschaftsministerium. Die Entscheidung fiel auf Hans Lullies, zuletzt außerordentlicher Professor in Königsberg und kein strammer Nationalsozialist. 1933 war er SA-Sturmbannarzt, 1937 wurde er in die NASDAP aufgenommen.

Dreieinhalb Jahre nach der Aufnahme seiner Tätigkeit in Köln übernahm Lullies 1938 das Amt des Dekans.[149] Bisweilen ließ er durchaus seine Vorbehalte gegenüber der nationalsozialistischen Wissenschaftspolitik erkennen. Dies wurde ihm im September 1940 beinahe zum Verhängnis, als er eine umstrittene Berufung in der Wirtschafts- und Sozialwissenschaftlichen Fakultät im Senat kommentierte: „Ich könnte mir vorstellen, daß in einer

Abb. 14: Das Physiologische Institut zur NS-Zeit mit dem Augustahospital im Hintergrund. (UA Köln, 28/18)

medizinischen Fakultät bei der Berufung eines Vertreters für das Gebiet der natürlichen Heilmethoden sich ähnliche Schwierigkeiten ergeben, wie hier beim Fache der Sozialpolitik. In beiden Fällen ist anscheinend manches Auffassungssache und in beiden Fällen kann offenbar die streng wissenschaftliche Seite oder nur die praktische Seite des Faches in der Vordergrund gestellt werden."[150] So jedenfalls stellte Lullies seine wahrscheinlich weniger elaboriert und vorsichtig vorgetragene Äußerung schriftlich dar, nachdem er von Rektor Kuhn „um umgehende Einsendung einer Niederschrift Ihrer Äußerungen" aufgefordert worden war.[151]

Die Übergangsphase von Hering zu Lullies verlief nicht ganz glatt. Im Juni 1936 wurde Lullies offiziell mit der Vertretung des in den Ruhestand getretenen Hering beauftragt, gemeinsam mit Herings Assistenten Karl Schuwirth.[152] Im Wintersemester 1936/37 erhielt er dann als Direktor des Physiologischen Instituts das planmäßige Ordinariat.[153] Seine Antrittsvorlesung hatte er schon im November 1935 zum Thema „Elektrizität und lebender Organismus" gehalten.[154] Nachdem er zuvor mehrere Rufe abgelehnt hatte, wechselte Lullies 1941 an die Reichsuniversität Straßburg und wurde dort Dekan der Medizinischen Fakultät. Zwar muss ein Ruf nach Straßburg als Indiz für eine nationalsozialistische Gesinnung angesehen werden, doch wird Lullies zu den ganz wenigen „politisch unauffälligen Straßburger Medizinprofessoren gezählt".[155] Aus nationalsozialistischer Sicht musste die im Ministerium und darüber hinaus umstrittene Berufung deshalb als hochproblematisch gelten. Denn mit dem von Maximinian de Crinis vorgeschlagenen Kieler SS-Sturmbannführer Ernst Holzlöhner, dem früheren Tiroler Gauleiter Friedrich Platthaus und dem NS-Wissenschaftsstrategen Daniel Achelis waren deutlich fanatischere Nationalsozialisten für das Ordinariat im Gespräch gewesen, scheiterten jedoch im Widerstreit unterschiedlichster Interessen von NS-Funktionären.[156] Mit Lullies von Köln nach Straßburg wechselte sein aus dem Elsass stammender Assistent Gerhard Rudolph, der ihm später auch nach Saarbrücken/Homburg und Kiel folgen sollte.[157] Denn Lullies reüssierte nach 1945 zum Gründungsdekan, später Ehrendekan der Medizinischen Fakultät der Universität des Saarlandes; 1953 folgte er einem Ruf nach Kiel, wo er erneut Dekan wurde.

Hans Friedrich Selmar Lullies

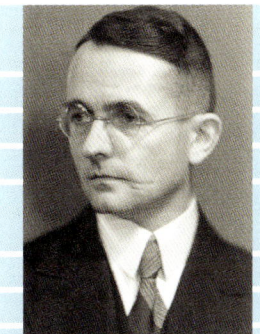

31.8.1898 Königsberg –
5.8.1982 Berlin
Evangelisch
Mutter: Helene Lullies
Vater: Hans Lullies, Lehrer
Ehefrau: Susanne Lullies
(31.7.1904-23.2.1969)
Fünf Kinder

Nach Notabitur 1915 und Kriegsdienst bis zu einer Verwundung 1917 studierte Lullies Medizin in Königsberg, Berlin, Greifswald und München. Das Staatsexamen legte er 1921 in Berlin ab. Approbation und Promotion („Die Zirkulation in den Venen des Auges") folgten ein Jahr später. Die weiteren Stationen: Assistent, dann Oberassistent im Physiologischen Institut Königsberg bei Otto Weiß 1922–1932; Gastdozent für Physiologie Kiel 1923; Habilitation und Privatdozent für Physiologie Königsberg 1925–1932; Gastdozent für Physiologie Neapel 1925–1932 und Leipzig 1927; nb. ao. Professor für Physiologie Königsberg 1932–1935; o. Professor und Direktor des Instituts für Normale und Pathologische Physiologie Köln 1935–1941 (Dekan 1938–1941; Ablehnung von Rufen nach Münster, Gießen, Leipzig und Königsberg); o. Professor und Direktor des Physiologischen Instituts Straßburg 1941–1944; Kriegsdienst 1944/45 und Kriegsgefangenschaft; o. Professor für Physiologie Marburg 1946–1948; Tätigkeit für die Firma Boehringer ab 1946; o. Professor für Physiologie Saarbrücken 1948–1953 (Dekan 1948–1951); Tagungspräsident der XX. Tagung der Deutschen Physiologischen Gesellschaft in Homburg 1953; o. Professor Kiel 1953–1966 (Nachfolge Rudolf Höber; Dekan 1957–1959; Emeritierung 1966).

Mitgliedschaften und Ehrungen: „Einwohnerwehr" 1918/19; SA 1933 (Sturmbannarzt); NSDAP 1937; NS-Lehrerbund; Leopoldina 1957; Ehrenmitglied der Association française pour l'étude de la Phonation 1953; Ehrendekanat der Universität des Saarlandes 1955.

Quellen und Literatur: UA Köln, 67/1080, 571/131; unkritisch Klaus Bürger, Lullies, Hans, in: Kulturstiftung der deutschen Vertriebenen (https://kulturstiftung.org/biographien/lullies-hans-2, einges. 1.10.2022).

Bild: UA Köln, 20/52.

Max Schneider – Beginn einer langen Ära

Mit Lullies' Nachfolger begann die bis 1971 währende Ära Max Schneider. Als Assistent Hermann Reins in Göttingen hatte sich der Habilitand angeblich „für das Institut geopfert", indem er der SS beitrat und dort zum Führer einer Sanitätsoberstaffel aufstieg. Rein erklärte im Entnazifizierungsverfahren nach einem Bericht Otto Veits: „Es sollte damit erreicht werden und ist damit erreicht worden, daß das Physiologische Institut der Universität Göttingen, das als antinationalsozialistische Hochburg galt, ungestört weiterarbeiten konnte."[158] In Köln konnte Schneider während der NS-Zeit nur noch die letzten beiden Kriegsjahre verwalten. Seine eigenen Akzente setzte er später.

Max Schneider

21.10.1904 Radelfingen – 13.08.1979 Losone/Schweiz
Evangelisch-reformiert

Nach dem Studium der Medizin in München, Bern und Freiburg wurde Schneider 1929 promoviert. Seine weiteren Stationen: Medizinalpraktikant Kinderklinik und Physiologisches Institut Freiburg 1928; planm. Assistent Physiologisches Institut Freiburg 1929; planm. Assistent Kinderklinik Freiburg 1931; Assistent, dann Oberassistent Physiologisches Institut Göttingen 1932; Habilitation 1934; Professor Physiologisches Institut der Medizinischen Akademie Danzig 1939; o. Professor für Physiologie und Direktor des Instituts für Normale und Pathologische Physiologie Köln 1943 (Dekan 1963/64); Emeritierung 1971.

Mitgliedschaften und Ehrungen: SS 1933 (Nr. 90 112; Oberscharführer; Führer Sanitäts-Oberstaffel 51), Reichsdozentenschaft 1934, NSDÄB 1935, NSDAP 1935 (Nr. 5074728), Leopoldina Halle 1957.

Quellen und Literatur: Professor/innen-Katalog der Universität zu Köln; UA Köln 9/2611, 27/151, 192/132, 317/III/1944; LA NRW Duisburg, NW 1048-34/226; BA Berlin, R 4901/13276.

Paul Niederhoff – Befürworter der Trimesterregelung

Der auf politischer Ebene agilste Institutsangehörige hinter den Direktoren war Paul Niederhoff, seit 1935 außerordentlicher Professor für Pathologische Physiologie, SA-Oberscharführer und seit 1936 Arzt im Kölner Gesundheitsamt. 1938 legte er Rektor von Haberer einen sechsseitigen Schriftsatz vor, in dem er sich für die Einführung einer von der NS-Presse damals noch abgelehnten Trimester-Regelung aussprach. Dabei bevorzugte er die deutschen Bezeichnungen „Herbst-", „Winter-" und „Frühjahrs-Lehrgang". Er glaubte, so das Medizinstudium „um beinahe 2 Jahre" verkürzen zu können.[159] Rektor von Haberer, der die Denkschrift auch von Pressestelle, Kuratorium und Kurator Faßl persönlich prüfen ließ, bat Niederhoff, „von einer Veröffentlichung abzusehen".[160]

Paul Niederhoff

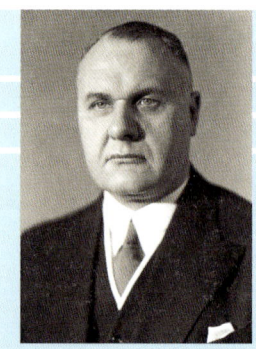

30.5.1890 Mülheim/Ruhr –
3.10.1954 Köln
Evangelisch

Nach dem Studium der Medizin in Freiburg, Tübingen, München und Berlin wurde Niederhoff 1914 in Berlin mit einer Dissertation „Über den Desinfektionswert der Haut vor Bauchschnitten" promoviert. Seine weiteren Stationen: Assistent Staatliches Institut für experimentelle Therapie Frankfurt 1919 (kommissarischer Leiter Serologische Abteilung 1921); Assistent Physiologisches Institut Berlin 1922; Habilitation 1928; Sekundärarzt Physiologisches Institut Köln 1930; Umhabilitation nach Köln 1931; Medizinalrat Gesundheitsamt der Stadt Köln 1936; beamteter Stadtarzt 1938; ao. Professor für Physiologie Köln 1935; apl. Professor 1939; apl. ao. Professor 1949; apl. Professor 1952.

Mitgliedschaften und Ehrungen: EK I, EK II, SA (Oberscharführer), NSLB, NSDÄB, NSV.

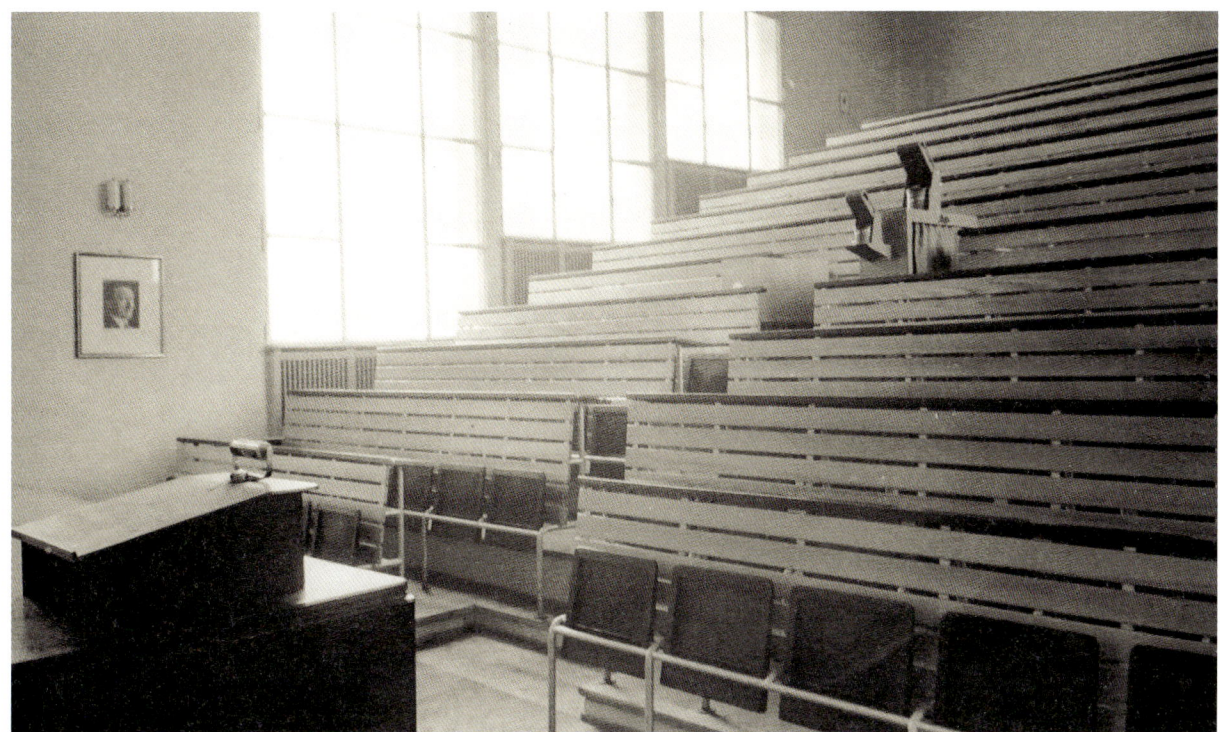

Quellen und Literatur: UA Köln 9/2611, 17/4072, 67/1098, 571/988; BA Berlin, R 4901/13272.

Bild (März 1937): UA Köln, 20/234.

Robert Emil Mark

27.9.1898 Wien-Hütteldorf – 12.5.1981 Münster
Evangelisch

Nach Kriegsmatura 1916 und Kriegsdienst studierte Mark in Wien Medizin. 1922 promovierte er. Seine weiteren Stationen: 1922 Hilfsarztstelle Wien; Forschungsaufenthalt Morristown USA 1923/24; Assistenzarzt Wien 1924; Assistenzarzt Halle 1926 bei Franz Volhard; Wechsel nach Würzburg 1927, nach Wien 1930 (bis 1933); Habilitation und Privatdozent Köln 1931; Assistent Breslau bei Wilhelm Stepp nach Stipendium der Notgemeinschaft der deutschen Wissenschaft 1934; zeitweilige Entfernung von der Universität wegen jüdischer Vorfahren 1936; Praxisvertretungen in Glogau und Weimar; nb. ao. Professor in Münster bei Victor Schilling 1937; apl. Professor 1940; Leitender Arzt und Beratender Internist bei der Wehrmacht im Zweiten Weltkrieg; Kriegsgefangenschaft; Leiter Medizinische Poliklinik Münster 1946; persönlicher Ordinarius und Direktor der Universitätspoliklinik Rostock 1948; Lehrstuhlinhaber 1950; Degradierung nach Verweigerung einer Trauerfeier für Stalin 1953; o. Professor Halle 1957; vorzeitige Emeritierung und Übersiedlung nach Recklinghausen 1962.

Mitgliedschaften und Ehrungen: Preis der Österreichischen Akademie der Wissenschaften 1930; Stahlhelm 1933, SA (Sanitätsscharführer) 1934, NSV 1936.

Quellen und Literatur: UA Köln 27/67, 67/1084; Professor/innen-Katalog der Universität zu Köln; Henrik Eberle, Robert Mark, in: Catalogus Professorum Halensis (https://www.catalogus-professorum-halensis.de/markrobert.html, einges. 19.10.2022).

Abb. 15: Der Hörsaal des Physiologischen Instituts in der NS-Zeit. (UA Köln, 28/19)

Heinz Mies

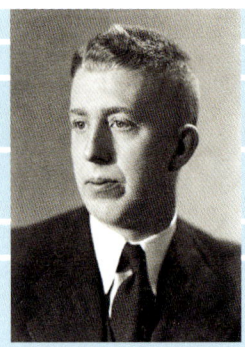

6.8.1902 Köln – 5.2.1976 Köln
Katholisch
Ehefrau: Trudel Laun
5.10.1904–7.3.1999
Kölner Adresse: Kermeterstr. 3a

Nach dem 1920 aufgenommenen Studium der Medizin in Bonn und Köln wurde Mies „Ueber die Wirkung des Strychnins bei Kröten und ihre Beeinflussung durch Urethan" 1925 in Köln promoviert. Seine weiteren Stationen: Assistent Physiologisches Institut Köln 1925; Assistenzarzt Medizinische Poliklinik Düsseldorf 1930; Habilitation („Über den Tonus des Skelettmuskels") und Privatdozent für Normale und Pathologische Physiologie Köln 1931; Assistent Physiologisches Institut Köln 1931; nb. ao. Professor 1938; plm. ao. Professor 1940 (Leiter Abteilung Angewandte Physiologie 1951); im Zweiten Weltkrieg zeitweise Marinestabsarzt; parallel Lehrveranstaltungen und Leitungsfunktionen an der Sporthochschule Köln ab 1947; o. Professor (persönlicher Ordinarius) 1961; o. Professor für Normale und Pathologische Physiologie 1968; Emeritierung 1970.

Mitgliedschaften und Ehrungen: KVK II mit Schwertern; NSV 1934; NSDAP 1937 (Nr. 5615673); Reichsdozentenschaft 1938; NSDDB 1938.

Quellen und Literatur: UA Köln, 9/2611, 192/170, 317/II/1200, 571/138; Professor/innen-Katalog der Universität zu Köln.

Bild: UA Köln, 20/177.

Institut für Physiologische Chemie

Bruno Kisch – Voller Leidenschaft für Wissenschaft, Kultur und Köln

Bevor die Physiologische Chemie 1936 ihr eigenes Institut erhielt, bildete sie eine Abteilung im Institut für Normale und Pathologische Physiologie. Sie lag im zweiten Stock des Badehauses in der Lindenburg.[161] Abteilungsleiter unter Heinrich Ewald Hering war seit 1925 Bruno Kisch, der in der Kölner Öffentlichkeit auch nach 1945 zu einem der wenigen bekannten jüdischen Mediziner zählte.[162] Dabei war das Verhältnis zwischen Hering und Kisch dauerhaft angespannt.[163]

Wie schon nach dem Ersten Weltkrieg kehrte Kisch auch nach einem Studienaufenthalt in Frankfurt (1923/24) nicht zuletzt durch die Fürsprache des Internisten Friedrich Moritz nach Köln zurück und wurde zum ordentlichen Professor für Physiologie, Biochemie und pathologische Physiologie ernannt.[164] Er war nun ein breit aufgestellter Lehrer mit Veranstaltungen in Biologie, Physiologie und auch Pharmakologie. Immer wieder hielt er sich in der Forschungsstation Neapel auf. Sein Forschungsschwerpunkt verlagerte sich von der Befassung mit Bakterien, Hefen und Gewebepräparaten zur Physiologie des Herzens. Die von ihm 1927 mitbegründete Deutsche Gesellschaft für Kreislaufforschung wurde ihm zu einem lebenslang wichtigen Projekt.[165]

Unter der NS-Herrschaft fiel Kisch dem Rektorat aus politischen Gründen immer wieder auf, so als er am zweiten Jahrestag der von den Nationalsozialisten gefeierten „Machtergreifung" der Überreichung des ihm „vom Führer und Reichskanzler" verliehenen Ehrenkreuzes „für Frontkämpfer" durch den Rektor fernblieb.[166] Er gehörte damit zu sechs von 46 Universitätsangehörigen, die zur „Uebergabe des Ehrenkreuzes" nicht erschienen waren und sich nun gegenüber dem Rektor zu erklären hatten.[167] Kisch entschuldigte sich mit „Grippe" und verwies darauf, im Rektorat Bescheid gegeben zu haben.[168] Ab dem 13. September 1934 betrachtete ihn das Kuratorium offiziell als „Nichtarier".[169] In einer parteiinternen Akte vom Februar 1934 heißt es: „Kisch ist gänzlich abzulehnen. Leider sind instinktlose Hörer u. Kollegen sein Schutz."[170] Kisch wird dort mehrfach diffamiert; biografische Angaben („Bruder des berüchtigten Kommunisten Erwin Kisch") sind falsch.[171] Im Dezember 1935 wurde Kisch gezwungen, offiziell „in den Ruhestand" zu treten.[172]

Immerhin hat sich Dekan Hans Kleinschmidt zum Jahreswechsel 1934/35 darum bemüht, Kisch das Ordinariat für Physiologie in Bern zu sichern.[173] Die Fakultät der Schweizer Bundeshauptstadt aber wollte einen entsprechenden Ruf nur dann erwägen, wenn dies ausdrücklich von Berliner Stellen gutgeheißen würde. Kleinschmidt schrieb daraufhin an das Wissenschaftsministerium: „Ich habe auch in Erfahrung gebracht, daß die Berner Fakultät großen Wert darauf legt, in keiner Weise parteiisch zu erscheinen. Bern wird deshalb einen pensionierten Herrn aus Deutschland nicht berufen. Eine Berufung von Professor Kisch könnte und würde deshalb nur im Einverständnis mit Ihnen erfolgen".[174] Kleinschmidt schlug sogar vor, in Aussicht zu stellen, bei nächster Gelegenheit „einen qualifizierten Berner Dozenten" nach Deutschland zu berufen.[175] Kischs Berufung nach Bern zerschlug sich ebenso wie Kisch Angebote ablehnte, nach Istanbul oder Ankara zu wechseln.[176] Auch eine gerne angenommene Einladung zur Internationalen Sommer-Universität nach Santander 1935 nutzte er zwar zu Lehre und ausgiebigen Reisen mit seiner Frau, nicht aber zur Vorbereitung der Flucht.[177] Nicht mit dem Schlimmsten rechnend, eröffnete er bald nach seiner Rückkehr in seinem Haus in der Kaesenstraße 16 mit Unterstützung von Friedrich Moritz, der ihm günstig einen Kathodenstrahl-Elektrokardiografen verkaufte, eine kardiologische Praxis.[178] Bei seiner Entfernung von der Universität am Ende des Jahres konnte Kisch die Praxis gewinnbringend führen.[179]

Kisch hat in seinen Erinnerungen „Wanderungen und Wandlungen" detailliert beschrieben, wie er just am 9. November 1938 nach Stuttgart zum amerikanischen Konsulat reiste, um die Visa für die Ausreise in die USA zu beantragen und wenig später bei einer neuerlichen, noch dramatischeren Reise nach Stuttgart zu erhalten. Er erhielt diese, weil ihm auf Fürsprache seines 1935 emigrierten Bruders, des Rechtshistorikers Guido Kisch, und des 1933 emigrierten Frankfurter Kardiologen Franz Groedel der „große Finanzier und Menschenfreund Bernhard Baruch" ein Forschungsstipendium in Höhe von 6000 Dollar zugesprochen hatte.[180]

Bruno Zacharias Kisch

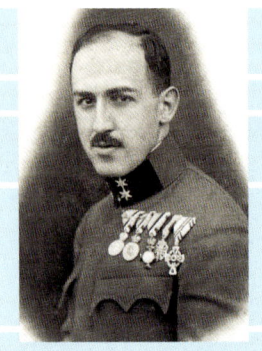

28.8.1890 Prag – 12.8.1966 Bad Nauheim
Jüdisch
Mutter: Charlotte Pollatschek (1863–1924)
Vater: Alexander Kisch (1848–1917), Dr. phil., Rabbiner und Gymnasialprofessor in Prag
Ehefrau (Heirat 1928): Ruth Arndt (10.7.1898–1975), Sängerin (Alt) und Professorin der Musik
Kinder: Zwei Töchter; Sohn Arnold I. Kisch, Professor für Sozialmedizin (geb. 23.9.1933)
Kölner Adresse: Kaesenstraße 16

Nach der Gymnasialzeit am Prager Altstädter Gymnasium und am dortigen Graben-Gymnasium studierte Kisch Medizin an der Deutschen Universität Prag 1908–1913, u.a. bei dem Botaniker Hans Molisch und dem Physiologen Franz Bruno Hofmann. Seine weiteren Stationen: Hilfsassistent Physiologisches Institut Prag 1912/13; Promotion Prag 1913; Erster Assistent am Institut für Normale und Pathologische Physiologie (Experimentelle Pathologie) Köln bei Heinrich Ewald Hering 1913–1923; k.u.k. Infanterietruppenarzt im Ersten Weltkrieg; Studienaufenthalte an Zoologischen Forschungsstationen Triest und Neapel; Habilitation („Fachausdrücke der physikalischen Chemie") und Privatdozent für Allgemeine und Pathologische Physiologie Köln 1918/19; Approbation 1920; ao. Professor Köln 1922–1925, zugleich Tätigkeit am Physiologisch-Chemischen Institut der Universität Frankfurt am Main 1923–1925; o. Professor für Physiologische Chemie, Physiologie und Physikalische Chemie Köln 1925–1935; Gastprofessur Santander 1934; Zwangsbeurlaubung Köln 1935; Kardiologische Praxis Köln 1935–1937 (Zwangsschließung); Medical Director Yeshiva University New York 1938–1962; Professor of Philosophy and History of Science Yeshiva University New York ab 1940; zugleich zeitweilig Professor of Biology Yeshiva University New York, Leiter des Electron Microscopic Research Institute am City Hospital Elmhurst New York ab 1952 und Kurator der „Edward Clark Streeter Collection of Weights and Measures" an der Yale University New Haven ab 1957.

Ehrungen, Mitgliedschaften, Herausgeberschaften: Korrespondierendes Mitglied der Academia Nacional de Medicina de México; Ehrenmitglied des Kölner Vereins für Natur- und Heimatkunde (1925), der American Society of European Chemists and Pharmacists New York (1940) und der Deutschen Gesellschaft für Herz- und Kreislaufforschung (1945); Mitbegründer der Deutschen Gesellschaft für Herz- und Kreislaufforschung (1927); Mitherausgeber der „Ergebnisse der Kreislaufforschung" und der „Deutschen Zeitschrift für Kreislaufforschung" (1926–1935); Mitbegründer der „Kölner Vorschule" (1934); Gründer der Zeitschrift „Cardiologia" in Basel 1937; Ehrenpräsident der Carl Neuberg Society for International Scientific Relations; Redakteur von „The Jewish Way" (ab 1942); Mitbegründer und Herausgeber des „Journal of Experimental Medicine and Surgery" (ab 1943); Mitbegründer des American College of Cardiology (1949); Präsident des American College of Cardiology (1951–1953); Herausgeber von „Transactions of the College" (1950–1953); Vergabe der Bruno-Kisch-Medaille der Deutschen Gesellschaft für Kardiologie; Benennung des Bruno-Kisch-Weges in Köln-Lindenthal (2016); Verlegung von Stolpersteinen für die Familie Kisch in der Kölner Kaesenstraße (2020).

Quellen und Literatur: UA Köln, 67/1057, 27/64, 317/II/0853, 517/108; Bruno Kisch, Wanderungen und Wandlungen, Die Geschichte eines Arztes im 20. Jahrhundert, Köln 1966; Frank Golczewski, Kölner Universitätslehrer und der Nationalsozialismus, Köln 1988; Heinz Walter, Kisch, Bruno, in: Neue Deutsche Biographie 11 (1977), S. 680–682 (https://www.deutsche-biographie.de/pnd116193828X.html#ndbcontent); Lüderitz, 75 Jahre.

Bild (1918): Kisch, Wanderungen, vor S. 193.

Am 17. Dezember 1938 verließ die fünfköpfige Familie Köln, die 80-jährige Schwiegermutter Bruno Kischs schweren Herzens zurücklassend. Die von Kisch in der zweiten Hälfte der Zwanzigerjahre zu großen Teilen aus privaten Mitteln beschaffte Abteilungsausstattung blieb in Köln. Die in „17 Kisten" verpackte Sonderdrucksammlung vermachte er der Bibliothek des Physiologischen Instituts.[181] Am Tag darauf reiste die Familie mit der „Aquitania" von Cherbourg aus nach New York, wo sie am 23. Dezember 1938 eintraf.[182] Kisch nahm die bereits vor der Emigration zugesicherte Stellung als Professor der Biologie an der Yeshiva University New York an; dort wurde er bald Medical Director.[183] Er festigte seinen Ruf als

Kardiologe. Elektrokardiografie und Elektronenmikroskopie nutzte er nun intensiv zur weiteren Erforschung des Herzens. Schon 1937 hatte er in Basel die schnell viel beachtete Zeitschrift „Cardiologia" begründet.[184] In den USA gehörte er zu den Mitbegründern des American College of Cardiology.[185]

Trotz des Erlittenen blieb Kisch Deutschland eng verbunden. Sein Haus in der Kölner Kaesenstraße war erhalten geblieben; er kurte in Bad Nauheim und besuchte die Kongresse der Deutschen Gesellschaft für Kreislaufforschung.[186] Der 25. Jahrestag ihrer Gründung war 1952 ein Anlass für Kisch, erstmals nach der NS-Zeit wieder deutschen Boden zu betreten und auf dem Kongress der Fachgesellschaft die Festansprache zu halten.[187] Seit „etwa 1925" hatte sich der historisch interessierte Kisch dem Sammeln unter anderem von Münzen, Gewichten und Judaica gewidmet.[188] So verwundert es nicht, dass er 1957 an der Yale University in New Haven Kurator der „Edward Clark Streeter Collection of Weights and Measures" und Berater der Smithsonian Institution wurde. 1963 unterstützte er die Kölner Ausstellung „Monumenta Judaica/Judaica in Nummis" und hielt eine der Eröffnungsreden.[189] Seit 2016 erinnert der Bruno-Kisch-Weg in Köln an den Kardiologen.

Ernst Klenk – Der Begründer eines eigenständigen Instituts

Schnelles Berufungsverfahren

Nach der Absetzung Kischs war es der Fakultät wichtig, die Professur möglichst rasch wiederzubesetzen. Dem Ministerium wurde deshalb die Berufungsliste unterbreitet, noch bevor die Stellungnahmen von Rektor, Dozentenschafts- und Studentenschaftsleiter eingegangen waren.[190] Auf der aus sechs Namen bestehenden Berufungsliste befand sich der Tübinger Professor für Physiologische Chemie Ernst Klenk auf Platz 3 hinter Bonifaz Flaschenträger (Zürich) und Hans Jost (Frankfurt) sowie vor Wilhelm Dirscherl (Heidelberg), Heinrich Kraut (Münster) und Karl Lohmann (Heidelberg).[191] Tatsächlich verlief das Berufungsverfahren zügig, ohne dass von irgendeiner Seite Bedenken erhoben worden wären. Zum

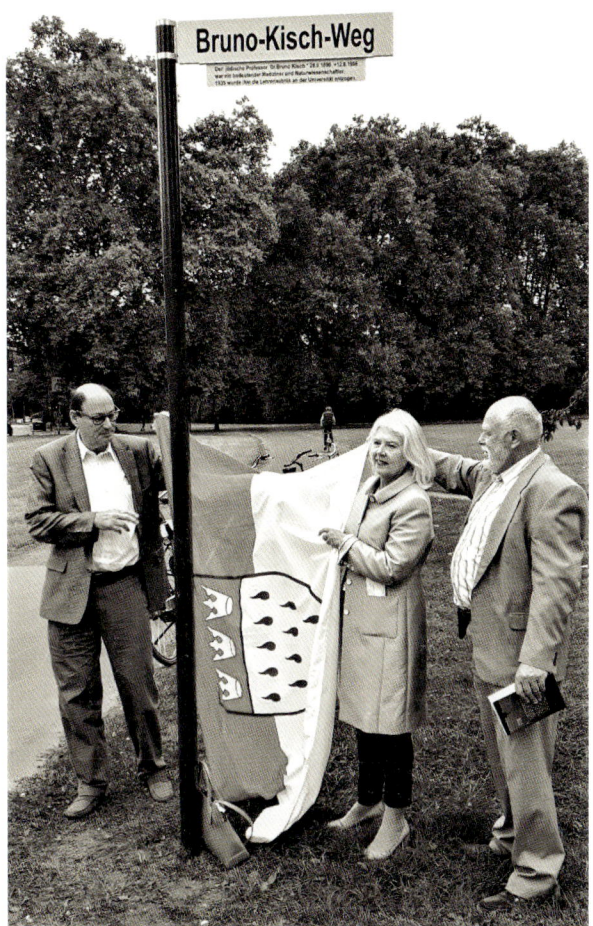

1. Oktober 1936 wurde Ernst Klenk planmäßiger „Professor in der Medizinischen Fakultät mit der Verpflichtung, die Physiologische Chemie in Vorlesungen und Übungen zu vertreten".[192]

Abb. 16: Am 28. September 2016 wurde in Köln ein Weg nach Bruno Kisch benannt. Trotz seiner Vertreibung durch die Nationalsozialisten blieb Kisch Köln nach 1945 sehr verbunden, half mit seinen Erinnerungen auch bei der Erforschung der Anfänge der Deutschen Gesellschaft für Kreislaufforschung. An der Enthüllung des Wegschilds in der Nähe der Universität nahmen u.a. Bezirksbürgermeisterin Helga Blömer-Frerker, der Historiker Prof. Dr. Horst Matzerath (rechts) und Dr. Michael Rado von der Kölner Synagogen-Gemeinde (links) teil. (Ralf Forsbach)

Schüler Hans Thierfelders

Klenk war ein Schüler Hans Thierfelders, dem er 1931 in „Hoppe-Seylers Zeitschrift für Physiologische Chemie" einen warmen Nachruf widmete.[193] Als sein Hauptarbeitsgebiet hatte sich der Bereich der „Fettstoffe" in lebenden Organismen, insbesondere in Gehirn und Nerven entwickelt. Für seine Kölner Antrittsvorlesung wählte er einen Überblicksvortrag: „Der heutige Stand unseres Wissens über die Chemie der Lebensvorgänge."[194]

Klenk, der als Nachfolger Kischs von der antijüdischen Entlassungspolitik der Nationalsozialisten profitierte, war im Mai 1933 der NSDAP und im April 1934 der SA beigetreten und galt dem Tübinger Dozentenschaftsleiter Erich Schönhardt als „durchaus zuverlässiger, einsatzbereiter Nationalsozialist", wenn ihn auch früher die „Politik wenig bekümmert" habe.[195] In der Dozentenschaft habe Klenk „seit ihrer Gründung als Zellobmann" mitgewirkt.[196] Es überwog freilich der Eindruck eines „öffentlich wenig in die Erscheinung" tretenden Wissenschaftlers.[197] Am 16. Dezember 1936 legte Klenk in Köln den Eid auf Hitler ab.[198]

Ernst Klenk

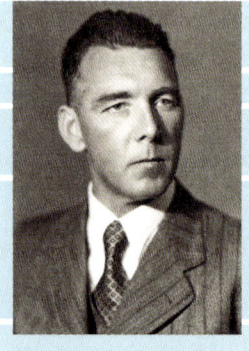

14.10.1896 Pfalzgrafenweiler/Schwarzwald – 29.12.1971 Köln
Evangelisch
Mutter: Katharina Großmann, 5.10.1867 Pfalzgrafenweiler –
Vater: Johannes Klenk, Bauer und Bierbrauer, 12.10.1862 Pfalzgrafenweiler – 13.2.1935 Pfalzgrafenweiler, evangelisch
Ehefrau (Heirat Juli 1937): Else Margarete Aldinger
Kinder: Hans Dieter 28.7.1938–1.6.2021, Virologe; Friedrich Ernst 17.1.1941; Wolfgang Helmut 29.5.1943, Nervenarzt
Kölner Anschriften: Franzstr. 16; Pfarriusstr. 8 (ab 1937); Goebenstr. 3; Kermeterstr. 18

Nach der Volksschule Pfalzgrafenweiler 1903–1905, der Realschule Schwenningen 1905–1911 und der Oberrealschule Tübingen 1911–1914, wo er das Abitur bestand, zog Klenk in den Krieg. Als Freiwilliger der Gebirgsartillerie war er unter anderem in Südtirol und Serbien im Einsatz. 1919 nahm er ein Studium der Chemie in Tübingen auf. Seine weiteren Stationen: Promotion zum Dr. rer. nat., Tübingen (Hans Thierfelder) 1.6.1923; Habilitation in Physiologische Chemie Tübingen 1926; Lehrauftrag für Kolloidchemie Tübingen 1928–31; nb. ao. Prof. Tübingen 2.1.1931; Ablehnung eines Rufs nach Bangalore/Indien; ao. Prof. für Physiologische Chemie Köln (persönlicher Ordinarius) 15.9.1936, (Berufungsliste vom 16.3.1936: 1. Flaschenträger/Zürich, 2. Jost/Frankfurt, 3. Klenk/Tübingen, 4. Dirscherl/Heidelberg, 5. Kraut/Münster, 6. Lohmann/Heidelberg; Direktor des neu gegründeten Physiologisch-Chemischen Instituts Köln (zuvor Abteilungsleiter) 15.2.1937; Kölner Antrittsvorlesung „Der heutige Stand unseres Wissens über die Chemie der Lebensvorgänge" 19.1.1938; Kriegseinsatz schwere Artillerie 1939/40; planmäßiger Ordinarius 1.6.1942; Dekan 1947/48; Ruf Tübingen (Nachfolge Butenandt) 1956; Rektor Köln 1961/62; Emeritierung 1.4.1965.

Mitgliedschaften und Auszeichnungen: EK II, Verwundetenabzeichen; VDA 1933–1936; NSDAP 1.5.1933; SA 1.4.1934; NSDDB 1934; Reichsdozentenschaft 1934; NSV 1935; NSDÄB 1934; NS-Reichskriegerbund 1940; Mitglied im Gründungsausschuss der Ruhr-Universität Bochum; Dr. med. h.c. Köln 1948; Leopoldina 1958; Norman-Medaille der Gesellschaft für Fettforschung 1962, Heinrich-Wieland-Preis 1962, American Oil Chemists' Society Award 1965, Ehrenmitglied der American Society of Biological Chemistry 1965, Ehrenmitglied der Gesellschaft für Physiologische Chemie 1965, Stouffer-Preis der American Heart Association 1966, Otto-Warburg-Medaille 1971, Ehrenmitglied Ungarische Gesellschaft für Neurologie 1971; Jährliches „Ernst Klenk Symposium in Molecular Medicine" in Köln; Ehrenmitgliedschaft Gesellschaft für Biologische Chemie; Universitätsplakette Universität Köln.

Quellen: UA Köln, 28/110; Professor/innen-Katalog der Universität zu Köln; Gespräch mit Hans Dieter Klenk Februar 2021.
Bild (April 1937): UA Köln 20/208.

Lösung vom Physiologischen Institut

Bald nach seinem Amtsantritt verständigte sich Klenk mit dem Direktor des Instituts für Normale und Pathologische Physiologie, Hans Lullies, die bisherige „chemische Abteilung als selbständiges Institut finanziell und verwaltungsmässig vom physiologischen Institut abzugrenzen".[199] Dekan Kleinschmidt vertrat das Vorhaben gegenüber dem Ministerium mit der „Wichtigkeit" des Fachs, das an „zahlreichen anderen Universitäten" bereits eigenständig sei.[200] Er wollte vermeiden, dass Klenk „der einzige ordentliche Professor in der Medizinischen Fakultät" sei, „der nicht über ein eigenes Institut" verfüge, „sondern lediglich Abteilungsleiter wäre".[201] Kleinschmidt versicherte, „Mehrkosten für die Universität" würden nicht entstehen und er werde diesen gegebenenfalls „entgegenzuwirken" wissen.[202] Auch der städtische Beigeordnete Carl Coerper stimmte zu.[203] Am 15. Februar 1937 wurde Klenk zum „Direktor des Physiologisch-Chemischen Instituts der Universität Köln" ernannt.[204]

Der nachfolgende Sommer führte zu einer längeren Abwesenheit Klenks. Im Juli heiratete er und trat zudem nach einer Erkrankung eine längere Kur in Garmisch an. Von dort stand er mit Dekan Naujoks in schriftlichem Kontakt, um die genehmigten Renovierungen im neu gegründeten Institut nicht zu verzögern. Coerper hatte ihm mitgeteilt, dass vom „Oberbürgermeister 180 000 Mk für das physiologische Institut (das physiologisch-chemische Institut ist damit wohl sicher mitinbegriffen) nun endgültig bereit gestellt sind".[205] Gleichwohl mussten Klenk und Lullies aktiv bleiben. Am 3. Dezember 1937 sandten sie als Direktoren des Physiologisch-Chemischen und Physiologischen Instituts einen gemeinsamen Antrag auf „Fertigstellung des Umbaus im ehemaligen Augusta-Hospital" und auf „Ausgestaltung des neugeschaffenen Instituts für physiologische Chemie". Für Klenks Institut wurden konkret zwei Assistentenstellen und eine Laborantenstelle sowie 6500 Reichsmark als „Jahreskredit für Sachausgaben" erbeten.[206]

Bald verfügte die formal neue Einrichtung über internationales Renommée, zumal Klenk bereits einen Ruf nach Bangalore abgelehnt hatte.[207] Für anderthalb Jahre kam 1937 der japanische Wissenschaftler Ryozi Sakai, Professor für Lebensmittelchemie an der Hochschule in Kumamoto, im Auftrag der Regierung in Tokio zu Studienzwecken an das Institut.[208] Zur positiven Entwicklung trugen auch die räumlichen Veränderungen bei. Wie das Physiologische zog auch das Physiologisch-Chemische Institut 1940 aus dem „Badehaus" der Lindenburg in das ehemalige „Operationshaus" des Augustahospital und anschließende Gartenhäuser.[209]

Klenk beabsichtigte, die für die Forschungen erforderlichen Toxinlösungen von den Behringwerken beziehungsweise dem Institut für experimentelle Therapie „Emil von Behring" Marburg zu beziehen. Eine entsprechende Zusage des Marburger Hygienikers Hans Schmidt lag ihm vor. Klenk erhoffte sich von der Heeressanitätsinspektion, dass sie ihm „zwei geeignete, besonders vorgebildete wissenschaftliche Mitarbeiter", 10.000 Reichsmark, Apparate und Gelder für technische Hilfskräfte zur Verfügung stellte.[210]

Nachdem Ernst Leupold, der Direktor des Pathologischen Instituts, auf Anfrage von Rektor Bering das Forschungsvorhaben Klenks als „sehr aussichtsreich" befürwortet hatte, sandte Bering den Antrag in die Berliner Bendlerstraße.[211]

Heeres-Sanitätsinspekteur Siegfried Handloser kam den Vorschlägen Klenks nur bedingt entgegen. Zwar erklärte er, die „Durchführung von Untersuchungen über Gasoedem […] auf das wärmste" zu unterstützen, wollte aber nicht mit Geld und Personal die Forschungen an der Universität unterstützen. Vielmehr bot er eine Einberufung Klenks an, „um ihm die Möglichkeit zu geben, durch ein Kommando an die Militärärztliche Akademie seine Versuche durchzuführen".[212] Klenk antwortete geschickt. Er werde dem „Kommando an die militärärztliche Akademie" folgen können, wenn dies „keine wesentlichen Einschränkungen" seiner „Lehrtätigkeit an der Universität" und des „Forschungsbetriebs" zur Folge habe.[213] Genau dies aber fürchtete der Rektor, der mit Hinweis auf Klenks Unabkömmlichkeitsstellung aufgrund seiner Lehrverpflichtungen und seiner Institutsleitung Handlosers Angebot freundlich ablehnte.[214]

Seit 2019 steht der Verdacht im Raum, dass Klenks Forschungen zur Tay-Sachs-Krankheit teilweise auf Gehirnpräparaten von Opfern der NS-„Euthanasie" beruhten. So erhielt Klenk das Gehirn eines sechsjährigen jüdischen Jungen, der im Mai 1940 in der Bayerischen Anstalt

Eglfing-Haar verstorben war, vermutlich aufgrund von gezielter Vernachlässigung im Rahmen der „dezentralen Euthanasie".[215] Klenk erhielt weitere Präparate von Julius Hallervorden aus dem Kaiser-Wilhelm-Institut für Hirnforschung in Berlin-Buch, der bekanntermaßen eine große Zahl von Präparaten von Opfern der NS-„Euthanasie" für seine Forschungen sammelte.[216]

Die Forschungsmöglichkeiten im Institut an der Zülpicher Straße 47 waren seit 1942 beeinträchtigt. Ende Juli 1942 hoffte Klenk, „in wenigen Wochen wieder" von einem „voll arbeitsfähigen Institut" sprechen zu können.[217] Tatsächlich aber wurde die Lage immer schwieriger. Schließlich wurde das Physiologisch-Chemische Institut nach Amöneburg bei Marburg/Lahn evakuiert. Vor allem für Forschung und Lehre nötige „Apparaturen, Glassachen und Chemikalien" gelangten nach Amöneburg.[218]

Gegen Ende des Kriegs verlegte Klenk seinen Wohnsitz nach Marburg.[219] Von dort zog er in seine Heimat, in das Pfalzgrafenweiler benachbarte Dornstetten. 1946 war bei der Universität die Anschrift Kirchstraße 271 in Pfalzgrafenweiler hinterlegt.[220] Im Schwarzwald blieb seine Familie auch, als er in Köln wieder tätig wurde. Klenk selbst nutzte die Kontakte in seine Heimat, um dort „Baumaterial (Fenster u. Türen)" zum Wiederaufbau des Instituts zu besorgen, Dinge, die damals „in Köln nicht zu erhalten" waren.[221]

Entnazifizierung und Aufstieg zum Rektor

Trotz seiner bedenklichen Forschung im Grenzbereich zur „Euthanasie" und seiner Mitgliedschaft in NSDAP und SA konnte Klenk nach 1945 bis zum Rektor der Universität zu Köln aufsteigen. Im Entnazifizierungsverfahren stufte ihn der Hauptausschuss im November 1947 in die Kategorie IV der Mitläufer ein. Auf eine in diesem Fall mögliche Sperre von Eigentum oder Beschäftigungseinschränkungen wurde verzichtet.[222] Ende 1948 erhielt er ein Entlastungszeugnis.[223] Bereits unter dem Datum vom 28. März 1947 war dem Rektor von der Militärregierung die Einstufung „May be employed" mitgeteilt worden.[224]

Gegen die Kategorisierung des Hauptausschusses vom November 1947 erhob Klenk gleichwohl Einspruch. Ein Jahr später änderte die „Deutsche Überprüfungsstelle/ Berufungsausschuss des Stadtkreises Köln" den alten Beschluss. Klenk wurde in die Kategorie V eingestuft. Seine auf das berufliche Fortkommen ausgerichteten Argumente wurden für stichhaltig angesehen: „Es wurde damals von jedem Assistenten verlangt, dass, wenn er weiterkommen wolle, er mindestens der SA beitreten müsse. Wie der Appellant glaubhaft vorgetragen hat, war ihm der Dienst in der SA sehr unsympathisch. Um den Wünschen der Partei in etwa entgegenzukommen, trat er der Partei bei."[225] Man glaubte ihm, dass er trotz SA- und NSDAP-Mitgliedschaft „innerlich ein Gegner der Partei" war.[226] Als Beleg wurde angesehen, dass Klenk gegen den Willen der Partei über „Erbkrankheiten" geforscht habe, „die vorzugsweise in jüdischen Familien" aufträten.[227] Klenk wusste zu berichten, eine seiner Abhandlungen zu diesem Thema habe in einer Zeitschrift zu einer „ernste[n] Verwarnung" des Herausgebers geführt.[228] Namentlich genannte Fürsprecher Klenks waren die in Opposition zum Nationalsozialismus stehenden Zahnmediziner Karl Zilkens und Rudolf Meingast. Der „von der Gestapo wegen Heimtücke" verhaftete Meingast sei von Klenk bei einer Zeugenvernehmung gedeckt worden, obwohl ihm die „nazifeindliche Einstellung" Meingasts bekannt gewesen sei.[229]

Klenks Verhalten fand an der Fakultät große Anerkennung. Er wurde Dekan. Noch in dieser Funktion erhielt er am 14. Oktober 1948 von der Medizinischen Fakultät die medizinische Ehrendoktorwürde zugesprochen. Er habe seit 1936 in Köln „für die Ausbildung der Medizinstudenten in der physiologischen Chemie Hervorragendes geleistet" und unter anderem durch die Entdeckung unbekannter Stoffe und „die Erfindung neuer Methoden [...] die medizinische Wissenschaft in erheblichem Maße gefördert".[230] Er galt bald als eine der Koryphäen seines Fachs, reiste bereits 1951 zum internationalen Physiologenkongress nach New York. 1956 lehnte er einen Ruf nach Tübingen in der Nachfolge von Adolf Butenandt ab. Bereits 1950 hatte er eine Voranfrage der Freien Universität Berlin, die nur grundsätzlich wechselbereite Kandidaten auf eine offizielle Liste setzen wollte, „im ablehnenden Sinne" beantwortet. 1961 wurde er für zwei Semester Rektor der Universität zu Köln, am 1. April 1965 emeritiert.

Während der Akademischen Gedenkfeier nach seinem Tod am 29. Dezember 1971, die nach über einem Jahr am

23. Januar 1973 im neuen Physiologisch-Chemischen Institut an der Joseph-Stelzmann-Straße 52 stattfand, hielt Adolf Butenandt die Gedenkrede.[231] Eine der warmherzigsten Kondolenzen, die das Institut nach Klenks Tod ereilte, stammt von Elizabeth Roboz Einstein, Professorin für Neurochemie und Schwiegertochter Albert Einsteins. Sie zitiert Klenk mit einem ihr gegenüber geäußerten Satz: „The man I most admired in this world was your father-in-law Albert Einstein".[232]

1976 wurde in Köln eine Ernst-Klenk-Stiftung ins Leben gerufen, die sich zur Aufgabe machte, „Forschungsstipendien zu Förderung begabter junger Wissenschaftler auf dem Gebiet der Lipid-Grundlagenforschung" zu vergeben.[233] Seit den 1980er Jahren findet in Köln jährlich ein „Ernst Klenk Symposium in Molecular Medicine" statt, zuletzt unter dem Namen „Center for Molecular Medicine/CMMC Symposium".

Pathologisches Institut

Ernst Leupold – Direktor, Dekan, Rektor

Ernst Leupold war eine über drei Jahrzehnte die Medizinische Fakultät und die gesamte Universität prägende Person, der es gelang, zum Nationalsozialismus eine gewisse Distanz zu halten. Im Alter von 42 Jahren kam er 1926 von Greifswald nach Köln. Auf der Berufungsliste hatte er hinter Robert Rössle (Basel) aequo loco mit Wilhelm Ceelen (Bonn) und Max Verse (Marburg) sowie vor Hermann Groll (München) und Herbert Siegmund (Köln) gestanden.[234]

Ernst Albin Leupold

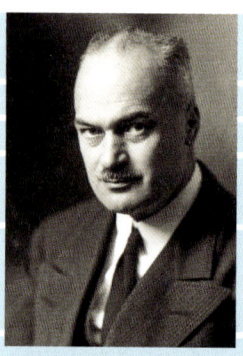

15.6.1884 Plauen/Vogtland – 5.5.1961 Köln
Evangelisch-lutherisch
Mutter: Hedwig Schiebler
Vater: Albin Rigard Leupold, Kaufmann und Fabrikbesitzer
Kölner Anschriften: Bachemer Str. 93; Lindenburger Allee 32; Amselstraße 7
Ehefrau (Heirat 4.1.1912): Elisabeth Klara Luise Münzing (4.7.1889–18.11.1971), Kaufmannstochter, evangelisch
Kinder: Erika, verh. Bellwinkel, 30.10.1912; Ernestine 13.10.1914; Friedrich Herbert 8./9.6.1918 (zeitweilig Assistent bei Ernst Klenk/Physiologisch-Chemisches Institut Köln; später Chefarzt der Inneren Abteilung des Johanniter-Krankenhauses (Duisburg-)Rheinhausen); Wolfgang Klaus (als Soldat im Zweiten Weltkrieg ums Leben gekommen)

Nach dem Abitur am Humanistisches Gymnasium Plauen 1903 ging Leupold zum Militär und wurde Fahnenjunker im Karabiner-Regiment (1903) und Leutnant (1904) im II. sächsischen schweren Reiterregiment. 1904 nahm er das Studium der Medizin auf, das er nach Semestern in Freiburg und Kiel in München 1910 mit der Promotion abschloss („Ein Fall von Polyneuritis alcoholica im Lichte der Edinger'schen Funktions- und Aufbruchstheorie"). Seine weiteren Stationen: Medizinalpraktikant Stadtkrankenhaus Plauen 1911; Assistent Pathologisches Institut München 1912/13; Assistent bzw. Prosektor Pathologisches Institut Würzburg bei Martin Benno Schmidt 1913–26; Reichswehr (Batterie-Kolonne im Felde) 1914–1.4.1917; Habilitation Würzburg 1917 („Untersuchungen über die Mikrochemie und Genese des Amyloids", Jena 1918); ao. Prof. Pathologie 1921; Wechsel nach Greifswald 1926; o. Prof. für Allgemeine Pathologie und pathologische Anatomie Köln und Direktor des Instituts für Pathologie 1.4./1.5.1930; Dekan 1932/33 (Wahl 6.7.1932); Rektor 1933/34; Beratender Pathologe im Wehrkreis VI 1939–31.5.1943 (Uk-Stellung; Nachfolger: Guillery), Oberstabsarzt 1.4.1941, Oberfeldarzt der Reserve; Entlassung 1945; Wiederzulassung durch die Militärregierung 14.5.1946; Emeritierung 31.8.1952; Vertretung des Lehrstuhls bis 1.10.1957.

Mitgliedschaften und Ehrungen: EK I, EK II, Ehrenkreuz für Frontkämpfer 31.1.1935; Freikorps Epp; Stahlhelm 1931; NSDAP 1923/24, 1925/26, ab 1936; Treuedienstehrenzeichen 26.9.1938; Verdienstkreuz der Bundesrepublik Deutschland 1. Klasse 1955.

Quellen und Literatur: UA Köln 9/2611; BA Berlin, R 4901/13270; LA NRW Duisburg, NW 1049/34342; Ursula Krohn, Ernst Leupold, Rektor 1933–1934, in: https://rektorenportraits.uni-koeln.de/rektoren/ernst_leupold/, einges. 1.6.2020.

Bild (1934): UA Köln, 20/298.

Leupold hatte es zur „conditio sine qua non" für die Annahme des Rufs nach Köln gemacht, „dass das pathologische Institut von dem anatomischen ganz geräumt wird und die freigewordenen Laboratorien nach seinen Angaben eingerichtet werden".[235] Dies bedeutete für Otto Veit, den Direktor des Anatomischen Instituts, dass er ab dem 1. Mai 1930 im Pathologischen Institut keine Lehrveranstaltungen mehr abhalten dufte. Bis zum 1. Juli 1930 musste Veit unter anderem seine Sammlungen an anderen ihm zur Verfügung gestellten Orten unterbringen.[236]

Leupold ordnete das von Albrecht Dietrich übernommene Pathologische Institut neu, indem er eine chemische, eine chemisch-physikalische und eine tierexperimentelle Abteilung einrichtete. Seine persönlichen Arbeitsschwerpunkte lagen zunächst in den Bereichen deskriptive Morphologie, Blutpigment und Mikrochemie des Amyloids.[237] Später wandte er sich der Nebenniere, den Keimdrüsen und dem Cholesterinstoffwechsel zu.[238] In seiner Kölner Zeit entstanden Arbeiten zu den Beziehungen zwischen Stoffwechsel und Gewebsreaktionen, aus denen ein besonderes Interesse für die Geschwulstforschung erwuchs.[239] Schon seine Kölner Antrittsvorlesung widmete er dem „Krebsproblem als Wachstumsproblem".[240] Dreizehn Jahre später, zu seinem 60. Geburtstag, ließ die Universität erklären, Leupold sei „der Nachweis" gelungen, „daß durch chemische Einwirkungen Geschwulste entstehen".[241] Als Leupolds Name 1948 mehrfach unter Sensationelles ankündigenden Überschriften wie „Ist Krebskrankheit heilbar?" erschien, sorgte offenbar er selbst für Relativierungen in der Presse:[242]

> Gerade bei der diffizilen Geschwulstforschung aber ist dieser ‚Reifungsprozeß' sehr langwierig und jede unreife, sozusagen entwendete Frucht des Forschens eine unselige Gabe an die leidende Menschheit, ganz abgesehen davon, daß es für einen Forscher wie Prof. Leupold, der allem Marktschreierischen abhold und sich seiner Verantwortung voll bewußt ist, ein quälendes […] Erlebnis ist, wenn er wider Willen und zur Unzeit in ein Licht gerät, das seine ehrlichen Bemühungen in falscher Beleuchtung zeigen muß.[243]

Flaggenstreit

Ernst Leupold war 1932 noch unter demokratischen Rahmenbedingungen zum Dekan gewählt worden. Nach dem 30. Januar 1933 sah er es in dieser Funktion als seine Aufgabe an, die durch den Machtwechsel ausgelöste Unruhe von der Universität fernzuhalten.

Als nach den Reichstagswahlen am 5. März 1933 der bald als Jude verfolgte Direktor der Psychiatrischen und Nerven-Klinik, Gustav Aschaffenburg, angegriffen wurde, weil er an diesem Tage nicht „geflaggt" hatte, wandte dieser sich an Dekan Leupold.[244] Bei ihm fand er volle Unterstützung: „Grundsätzlich stehe ich auf dem Standpunkt, dass es nicht im Ermessen des einzelnen Institut- und Klinikdirektors liegt, ob er die Flagge aufzieht oder nicht, sondern dass eine von der Behörde ausgehende allgemeine Regelung erfolgen muss." Dass Walter Brandt, Direktor des 1933 aus der Anthropologischen Abteilung des Anatomischen Instituts hervorgegangenen Anthropologischen Instituts, nach Beobachtung von Aschaffenburg offenbar als Einziger die Fahne hissen ließ, war nicht im Sinne Leupolds: „Ich habe diesen Standpunkt auch Herrn Brandt gegenüber vertreten und Herrn Brandt sehr nahe gelegt, nicht zu flaggen. Er hat dies trotzdem getan."[245]

Dekan Leupold sicherte Aschaffenburg zu, seine Haltung auch gegenüber „der N.S.D.A.P. bzw. der Behörde gegenüber zu vertreten", falls Aschaffenburg „irgend welche Schwierigkeiten bekommen" sollte.[246] Freilich sah Leupold es nicht nur als seine Aufgabe, sondern auch als die von „Herrn Eppinger als Krankenhausdirektor" an, „Stellung dazu zu nehmen."[247] An Leupolds Bereitschaft, „die Verantwortung in dieser Frage für alle Herren der Lindenburg zu übernehmen", änderte dies nichts.[248]

Als seitens der neuen NS-geführten Regierung „ein Schutzdienst in der Universität und in der Lindenburg eingerichtet" wurde, der auch anderen Instituten „zur Verfügung" stand, unterstützte Leupold das Anliegen.[249] Es ist nicht ganz klar, inwieweit dieser Schutzdienst konkrete nationalsozialistische Zielsetzungen verfolgte. Er wurde von „Studenten" übernommen, die an einer schmalen weißen Binde mit Universitätsstempel am linken Arm zu erkennen waren: „Sie werden die Eingänge, Korridore usw. kontrollieren und auch in den ersten Stunden an den gefährdeten Vorlesungen und Uebungen teilnehmen. Sie haben den Auftrag, Unruhestifter hinauszubefördern."[250]

Wahl zum Rektor

Am 11. April 1933 wurde an der Kölner Universität das vollzogen, was der Westdeutsche Beobachter am folgenden Tag in großen Lettern als „geistige Revolutionierung der Kölner Universität" feierte.[251] Rektor, Senat und Dekane traten zurück, noch am selben Tag wurden die Nachfolger im Einvernehmen mit Wissenschaftsminister Rust gewählt. Dieser Vorgang wurde in den Akten ausdrücklich als „Gleichschaltung" bezeichnet.[252] Neuer Dekan der Medizinischen Fakultät wurde der Dermatologe Friedrich Bering. Leupold stieg zum Rektor auf. Der Westdeutsche Beobachter präsentierte ihn auf der ersten Seite mit Foto unter der Überschrift „Er kämpfte schon im Freikorps

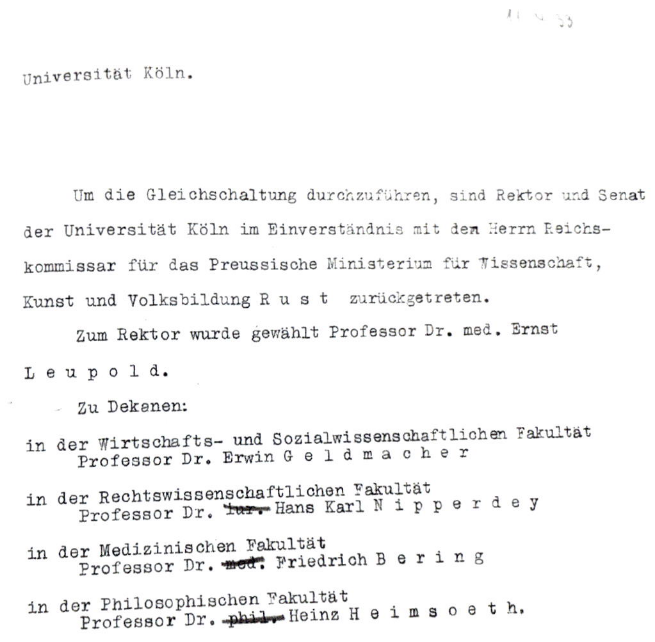

Universität Köln.

Um die Gleichschaltung durchzuführen, sind Rektor und Senat der Universität Köln im Einverständnis mit dem Herrn Reichskommissar für das Preussische Ministerium für Wissenschaft, Kunst und Volksbildung R u s t zurückgetreten.

Zum Rektor wurde gewählt Professor Dr. med. Ernst L e u p o l d.

Zu Dekanen:

in der Wirtschafts- und Sozialwissenschaftlichen Fakultät
Professor Dr. Erwin G e l d m a c h e r

in der Rechtswissenschaftlichen Fakultät
Professor Dr. ~~jur.~~ Hans Karl N i p p e r d e y

in der Medizinischen Fakultät
Professor Dr. ~~med.~~ Friedrich B e r i n g

in der Philosophischen Fakultät
Professor Dr. ~~phil.~~ Heinz H e i m s o e t h.

Abb. 17: Aktennotiz: Als Teil der universitären Maßnahmen zur „Gleichschaltung" werden Ernst Leupold Rektor und Friedrich Bering Dekan. (UA Köln 571/9)

Epp!" und ergänzte, Leupold sei ein „besonderer Vertrauensträger der nationalen Regierung".[253]

Als im November 1933 gemäß der neuen an NS-Vorschriften angepassten Universitätsverfassung die Rektorenernennung durch den Wissenschaftsminister bevorstand, war Leupold der Favorit des Senats.[254] Er wurde geheim mit elf von 13 Stimmen gewählt. In einem zweiten Wahlgang wurden die auf Platz 2 und 3 der Vorschlagsliste zu setzenden Professoren gewählt: der Betriebswirtschaftler Erwin Geldmacher (neun Stimmen) und der Direktor des Philosophischen Seminars, Heinz Heimsoeth (acht Stimmen).[255] Während Geldmacher und Heimsoeth erst 1933 der NSDAP beigetreten waren, konnte Leupold als alter Parteigenosse gelten. Er war in der Tat als Mitglied des antidemokratischen Freikorps Epp an der Niederschlagung der Münchener Räterepublik beteiligt gewesen und 1923 in Würzburg erstmals der NSDAP beigetreten. In der Zeit des Verbots der NSDAP 1923/24 wurde Leupold Mitglied einer Ersatzorganisation mit dem „Decknamen ‚Deutscher Bund'".[256] Mit seiner Übersiedlung nach Greifswald schied er im Oktober 1926 einstweilen aus der NSDAP aus.[257]

Rücktritt nach Auseinandersetzung mit Josef Grohé

Die gegen bildungsbürgerliche und universitäre Gelehrsamkeit gerichteten Dünkel der NSDAP stießen bei Gauleiter Josef Grohé seit jeher auf fruchtbaren Boden. Von ihm beeinflusste Medien und er selbst attackierten Leupold fortan so heftig, dass dieser am 10. Februar 1934 eine Pressenotiz der Gaupressestelle der NSDAP zum Anlass nahm, den Wissenschaftsminister zu unterrichten und neun Tage später denselben zu bitten, ihn „von der Verpflichtung, das Rektorat weiter zu führen, entbinden zu wollen".[258]

Grohé trat Leupold nach dessen Bekunden „tief verletzend" gegenüber, in einer Art, die „für die Stellung eines Rektors gänzlich untragbar" sei.[259] Unmittelbarer Anlass für Leupolds Rücktrittsgesuch war nun jedoch das Verhalten des Gauobmanns des Nationalsozialistischen Deutschen Juristenbunds (NSDJB, später „Rechtswahrerbund"), der unter Umgehung Leupolds den Betriebswirtschaftler Erwin Geldmacher mit der Begrüßung des Reichsjuristenführers und einer Gautagung des NSDJB beauftragt hatte.[260] Dies war auch Inhalt der unter der Überschrift „Der Rektor der Kölner Universität spricht nicht" gedruckten Pressenotiz gewesen: „Wie wir von der Nationalsozialistischen Gaupressestelle erfahren, ist im Zusammenhang mit der Tagung des NSJuristenbundes [sic] Köln irrtümlicherweise der Name des Rektors der Kölner Universität Prof. Leupold als Redner genannt worden. Demgegenüber stellen wir ausdrücklich fest, daß Professor Leupold als Redner für nationalsozialistische Veranstaltungen nicht in Frage kommt."[261]

Leupold erklärte daraufhin: „Ich fühle mich dafür verantwortlich, daß der Universität und ihrem Rektor wenigstens ein Mindestmaß von Achtung entgegengebracht wird. In der betonten Mißachtung meiner Person erblicke ich die bewußte Absicht der Kölner Gauleitung der

N.S.D.A.P., jede Mitarbeit mir mir abzulehnen."²⁶² Die Auseinandersetzung mit Grohé mündete in einem Brief an Hitler, in dem Leupold darum bat, Gauleiter Grohé zu einem Pistolenduell fordern zu dürfen.²⁶³ Wahrscheinlich wurde dieses Ansinnen abschlägig beschieden.

An der Universität fand Leupold Rückhalt. Der stellvertretende Dozentenschaftsleiter, der Pädiater Gerhard Paul Joppich, schrieb nach Berlin, Leupold habe seine „nationale Einstellung niemals verleugnet" und „durch seine Beteiligung im Freikorps Epp" auch bewiesen.²⁶⁴ Minister Rust aber nahm Leupolds Rücktrittsgesuch an. Nachfolger wurde Erwin Geldmacher.²⁶⁵ Schon ein Jahr später stand freilich die erneute Ernennung Leupolds zur Debatte. Nachdem entsprechende Gerüchte kursierten, ließ Grohé die Dekane und Dozentenschaftsführer de Crinis über Kuratoriumsgeschäftsführer Winkelnkemper wissen, dass im Falle einer zweiten Amtszeit Leupolds „der schwerste Kampf gegen die Universität und Prof. Leupold eröffnet werden würde: 1. Gesellschaftlicher Boykott, 2. energischer Pressekampf, 3. Verbot an alle nationalsozialistischen Studenten, die Vorlesungen und Veranstaltungen der Universität zu besuchen, 4. Zurückziehung der städtischen Mittel für die Universität, 5. Rücktritt des Staatskommissars und des Kurators."²⁶⁶

Die Dekane reagierten devot, nahmen Leupold jedoch durchaus in Schutz: „Sämtliche Herren heben den Nutzen und die Förderung dankbar hervor, welche die Universität durch die Partei und den Gauleiter gehabt habe, und betonen den ausdrücklichen Wunsch, jeden Konflikt zu vermeiden. [...] Professor Leupold steht bei der Gesamtheit des Lehrkörpers in großem Ansehen. Deshalb wurde der Gedanke einer weiteren Amtszeit im allgemeinen mit Genugtuung und teilweise mit Begeisterung aufgenommen."²⁶⁷ Leupold selbst erklärte gegenüber Dekan Bering, er habe „niemals auch nur das Geringste nach der Richtung, Rektor zu werden, unternommen".²⁶⁸

Dass die Abneigung Grohés gegenüber Leupold aber keine Konsequenzen auf übergeordneter Ebene hatte, zeigt nicht zuletzt Leupolds Beauftragung zur Leitung eines Lehrgangs der Dozentenakademie in Göttingen durch das Wissenschaftsministerium.²⁶⁹ Andererseits war Leupolds Wirken in Ämtern von Universität und Fakultät auch in den Folgejahren nicht spannungsfrei. Als Leupold im Mai erst im Nachhinein von einer Be-

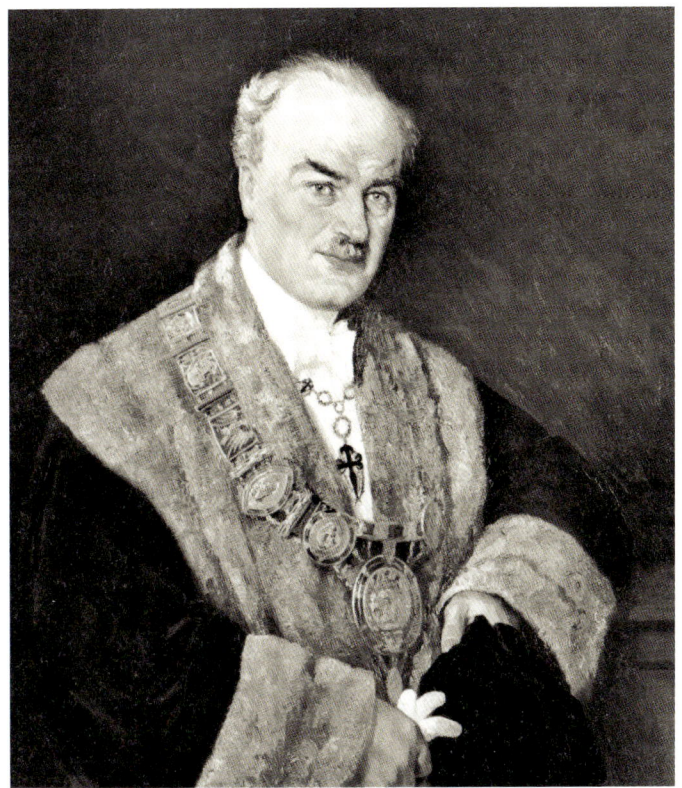

Abb. 18: Ernst Leupold nach einem Gemälde von Luitpold Adam. (UA Köln, 198)
„Wie der Kontakt zu dem Maler Luitpold Adam d. Ä. zustande kam ist nicht überliefert. Es ist lediglich ein Brief des damals amtierenden Rektors von Haberer vom 4.6.1935 erhalten, in dem er seine Amtskollegen Leupold und Geldmacher bittet, ihr Bildnis mit den Maßen 88 × 86,5 cm anfertigen zu lassen. Der systemkonforme Künstler hatte sich im ersten Weltkrieg als Schlachtenmaler profiliert, ein Schwerpunkt seiner Arbeit lag aber auch auf dem Gebiet des Porträts, das er noch ganz im Sinne der Münchner Malerschule ausführte. Der Talar mit breitem Pelzbesatz, die große Rektorkette und das Barett, die weißen Handschuhe erstrahlen in einem sanften Streiflicht. Trotz der Attribute des Rektoramtes und der Hinweise auf die Lehr- und Forschungstätigkeit des Pathologen durch Pult und Buch steht nicht die Repräsentation der Universität im Vordergrund. Adam zielte auf eine genaue Naturbeschreibung seines Gegenübers und schuf ein intimes Bildnis des freundlich und zugleich nachdenklich dreinschauenden Rektors". (Ursula Krohn, Rektor 1933–1934, in: https://rektorenportraits.uni-koeln.de/rektoren/ernst_leupold, einges. 12.6.2022)

sichtigung durch Kuratoriumsgeschäftsführer Faßl und dem Beigeordneten Coerper im Anatomischen und im Anthropologischen Institut erfuhr, legte er zunächst verärgert seine Funktion als stellvertretender Direktor beider Institute nieder, ließ sich aber wohl von Rektor und Kurator zumindest zeitweilig besänftigen.[270]

Insgesamt aber hat Ernst Leupold als Institutsdirektor, Dekan und Rektor durchaus einen pronationalsozialistischen Kurs eingeschlagen. Er stand maßgeblich hinter dem Versuch, die Unterschriften aller Mitglieder der Medizinischen Fakultät unter eine Pro-Hitler-Erklärung zu platzieren.[271] Im Juli 1933 empfahl er den Mitgliedern des Lehrkörpers, „beim Absingen des Deutschlandliedes, des Horst-Wessel-Liedes, beim Hoch auf das Vaterland, auf den Herrn Reichspräsidenten und den Herrn Reichskanzler gelegentlich einer Feier die rechte Hand zum Gruss zu erheben".[272] Bei der Feierlichen Immatrikulation am 3. November 1933 forderte Leupold die neu an die Universität gekommenen Studierenden zur „Mitarbeit an der Schöpfung eines neuen Staates" und „geistige[n] Durchdringung der nationalsozialistischen Weltanschauung" auf. „Der Führer" sei ein „leuchtendes Vorbild"; er lebe „in edler Gesinnung und Aufopferung, aber auch in harter Arbeit und Selbstzucht nur dem Wohle seines Volkes".[273] Leupold folgte kritiklos nationalistischer und nationalsozialistischer Propaganda und äußerte sich verächtlich über die Weimarer Republik, in der freilich die Wissenschaft stark geblieben sei: Das „hohe Ansehen der Deutschen Wissenschaft hat selbst die marxistisch-demokratische Zeit, die hinter uns liegt, nicht zerschlagen können. Alles ist in Trümmer gegangen, unsere Wirtschaft, unser stolzes Heer, unser Ansehen, unsere Ehre; die deutsche wissenschaftliche Weltgeltung jedoch ist erhalten geblieben."[274]

Im November 1933 rief er die „Dozentenschaft" zu Erwerb und Vertrieb einer „Chronik des Dritten Reiches" auf, deren Erlös erwerbslosen „S.A. Kameraden" zugute kommen sollte. Dem „Heroismus der S.A. in ihrem Kampfe gegen die Widersacher des deutschen Volkes" sei es zu verdanken, dass „Deutschland vor dem Bolschewismus bewahrt" worden sei.[275] 1935 besuchte er einen „Führerlehrgang" der Dozentenakademie in Kiel-Kitzeberg.[276]

Als 1945 mit langer Verzögerung sein Buch „Der Zell- und Gewebsstoffwechsel als innere Krankheitsbedingung"

erschien, las man dort ein „im September 1943" verfasstes Vorwort, in dem er die Veröffentlichung begründete: „Ich hätte [...] jetzt noch nicht die Arbeit abgeschlossen, wenn nicht die besonderen Verhältnisse des Krieges, denen wir im Westen seit Jahren ausgesetzt sind, mich dazu zwingen würden. Ganz besonders ist die Sorge gewesen, daß meine Versuchsprotokolle, [...] Photogramme und Präparate der Vernichtung durch den Luftterror anheimfallen könnten".[277] Überschwänglich dankte Leupold in diesem Vorwort dem mittlerweile verstorbenen, zuletzt zum Oberbürgermeister aufgestiegenen NS-Multifunktionär Peter Winkelnkemper, der ihm mit Blick auf das Buch „alle finanziellen Sorgen genommen" habe.[278]

Offenbar hat Leupold während seiner Vorlesungen politische Äußerungen vermieden, nach einer Aussage im Entnazifizierungsverfahren auch wie selbstverständlich jüdische Mediziner der Vergangenheit in Schutz genommen: „Bei einem Kolleg wollte es der Zufall, daß mehrere Namen jüdischer Wissenschaftler an der Tafel standen. Einzelne Studenten scharrten Mißbilligung. [...] Als Leupold feststellte, warum gescharrt wurde, erklärte er mit Autorität: ‚Wem dies nicht passt, soll sofort den Hörsaal verlassen. Es fordert der historische Anstand, daß wir diese Namen nie vergessen dürfen.' Einige Studenten verließen den Hörsaal."[279] Man mag diese Aussagen im Entnazifizierungsverfahren als wertlos ansehen, doch blieben sie in der Nachkriegszeit nicht ohne Wirkung.

Nach dem Ende der NS-Herrschaft wurde Leupold von der britischen Militärregierung nicht sofort entlastet und konnte nach seiner Wiederzulassung im Mai 1946 erneut seinen Lehrstuhl übernehmen.[280] Nach seiner Emeritierung 1952 vertrat er sich noch fünf Jahre selbst.[281] Aus Anlass seines siebzigsten Geburtstags gab die Fakultät für ihren „hochverehrten Kollegen" ein Abendessen im Kölner Hof.[282] So blieb er einflussreich, obwohl sein Kollege Otto Veit im September 1945 ein vernichtendes Urteil über Leupold abgab. Er betonte Leupolds „Geltungsbedürfnis", seine „Geldinteressen". Weiter heißt es in der Stellungnahme: „Ich bin über seinen Character und seine Wissenschaft entsetzt. In einem langen Gespräch zu mir, in dem ich nur Zuhörer war, setzte er mir seine nationalsocialistische Unschuld auseinander, liess an seinen Duzfreunden Güttich und de Crinis kein gutes Haar [...] Ganz besonders peinlich hat mich aber die Forschungsarbeit der letzten 18 Jahre berührt, die Leupold für grundlegend, ich für völlig monomanisch abwegig halte".²⁸³ Der amtierende Dekan Werner Scheid rückte 1952 Leupolds Auseinandersetzung mit Gauleiter Grohé in den Vordergrund: „Die Fakultät entsinnt sich auch mit Dankbarkeit der mutigen und aufrechten Haltung, die Herr Professor Leupold während seines Rektorats alsbald nach der Machtergreifung durch den Nationalsozialismus an den Tag legte und die ihn seinerzeit in ernste und gefährliche Konflikte mit dem Gauleiter brachte."²⁸⁴ Eine ähnliche Formulierung fand sich 1961 in der offiziellen Todesanzeige der Universität: „Als Rektor der Universität zu Köln in den Jahren 1933/34 hat er sich damals durch seine aufrechte Haltung gegenüber den Ansprüchen der nationalsozialistischen Machthaber die Zuneigung und Anerkennung der Universitätsangehörigen erworben."²⁸⁵ Die Gedenkrede auf der Akademischen Gedenkfeier hielt der mit Leupold enger verbundene Tübinger Kollege Erich Letterer.²⁸⁶

Institutsmitarbeiter

Zweiter Mann am Institut war Hermann Guillery, der zunächst als Privatdozent, dann seit September 1934 zunächst als außerordentlicher, dann als außerplanmäßiger Professor angestellt war.²⁸⁷ Er gehörte in der Weimarer Zeit der DNVP an, scheint aber nie der NSDAP beigetreten zu sein.²⁸⁸ Nach dem Ende des NS-Regimes trat er im Gegensatz zur Mehrheit seiner Kollegen für die Aufhebung des Gesetzes zur Verhütung erbkranken Nachwuchses ein.²⁸⁹

Ein weiterer Institutsangehöriger war der Arzt Herbert Kolb, dessen Bewertung durch die NS-Dozentenschaft eindeutig war: „Antisemit, nationalsoz. Gesinnung [...], SS".²⁹⁰

Heinrich Heinlein

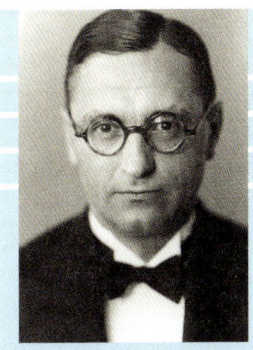

16.10.1897 Markt Erlbach/Mittelfranken – 20.12.1961 Köln
Evangelisch
Verheiratet

Nach dem durch Fronteinsatz im Ersten Weltkrieg unterbrochenen Studium der Medizin in Würzburg und zuletzt Erlangen (Staatsexamen 1921, Approbation 1922, Promotion 1923) studierte Heinlein in Wien Chemie (Promotion 1930). Seine weiteren Stationen: Volontärassistent Würzburg, u.a. Physiologisches Institut 1922; Assistent Schering AG Berlin 1924; Assistent Medizinische Klinik Würzburg 1926; Assistent Pathologisches Institut Greifswald 1928; Assistent Pathologisches Institut Köln 1931 (Habilitation 1933); Oberarzt Pathologisches Institut Bonn 1938; apl. Professor für Pathologie Bonn 1939; Wehrmacht 1939; o. Professor für Pathologie Jena 1943, Kooperation mit KZ Buchenwald; Gasttätigkeit Behringwerke Marburg 1946/47; eigenes Pathologisches Institut Koblenz 1950; o. Professor für Allgemeine Pathologie und Pathologische Anatomie und Institutsdirektor Köln 1957; Emeritierung 1961.

Mitgliedschaften und Auszeichnungen: EK II, Frontkämpferkreuz; Schwarze Reichswehr, Studentenbataillon Erlangen, Bayerische Einwohnerwehr/Organisation Escherich 1921; NSDAP Mai 1933 (Nr. 3179630); SA 1933, Rottenführer.

Quellen und Literatur: UA Köln, 67/971, 27/67, 192/155, 317/II/0632, 571/76, 2/2610, 28/109; BA Berlin R 4901/13265; Forsbach, Fakultät, S. 96; Professor/innen-Katalog der Universität zu Köln.

Bild: UA Köln, 20/14.

Hermann Guillery

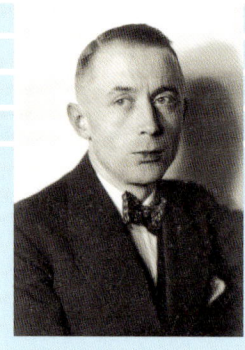

28.11.1898 Köln – 6.11.1961 Köln
Evangelisch
Verheiratet

Nach der Teilnahme am Ersten Weltkrieg als Heeressanitäter und Artillerist und dem Studium der Medizin in Köln, Bonn und Münster wurde Guillery 1922 in Köln promoviert („Entwicklungsgeschichtliche Untersuchungen als Beitrag zur Frage der Encephalitis interstitialis neonatorum"). Seine weiteren Stationen: (Ober-)Assistentenstellen in Köln, Berlin bei Otto Lubarsch, und Greifswald; stellvertretender Prosektor Charité Berlin 1928; Habilitation Greifswald 1928; Lehrstuhlvertreter Greifswald 1928; Rückkehr nach Köln mit Umhabilitation 1931; Oberarzt 1931; Wehrkreisarzt im Zweiten Weltkrieg; nb. ao. Professor 1934; apl. Professor 1940 (Lehrstuhlvertretung Münster 1940–1942); Entnazifizierung Kategorie V; apl. ao. Professor 1947; apl. Professor 1954; Leiter des Instituts für Pathologie am Krankenhaus Köln-Merheim 1948–1961.

Mitgliedschaften und Auszeichnungen: EK II, Frontkämpferkreuz; DNVP 1919; NSV 1935.
Quellen und Literatur: UA Köln, 17/1854, 67/1032, 9/2610, BA Berlin, R 4901/13264; LA NRW Duisburg 1048-33/144; Professor/innen-Katalog der Universität zu Köln.

Foto: UA Köln, 20/236.

Institut für Gerichtliche Medizin

Das „gerichtsärztliche Institut", in einem Teil des Augustahospitals an der Zülpicher Straße 47 gelegen, „war ein rein städtisches" und unmittelbar mit dem ebenfalls städtischen Leichenschauhaus verbunden.[291] Die Lehre übernahmen die Pathologen, zuletzt Prosektor Anton Frank, unterstützt vom Oberarzt der Pathologie Hermann Guillery und auch vom städtischen Gerichtsarzt Friedrich Plempel.[292] Die Situation entwickelte sich unter anderem aufgrund der Schwierigkeit, praktisch an Leichen zu lehren, derart unbefriedigend, dass Frank 1934 auf seinen Lehrauftrag verzichtete.[293] Kurzzeitig dachte man in der Fakultät nun daran, ein reguläres Ordinariat für gerichtliche Medizin einzurichten. Doch schnell offenbarte sich eine nicht gerade hohe Wertschätzung für das Fach. Zwar schlug die Fakultät Eduard Schütt (Wuppertal) und Ferdinand Wiethold (Berlin) für „die Besetzung des Lehrstuhles" vor, doch hielt sie zugleich „die Errichtung eines Ordinariates nicht für notwendig".[294] Ein Extraordinariat reiche aus. Dekan Bering fügte sogar noch die Bemerkung hinzu: „Es genügt auch ein Lehrauftrag".[295] Begründet wurde dieses Vorgehen mit „der Ansicht, dass der Gerichtsarzt nur im Nebenamt seinen Auftrag als gerichtlicher Mediziner ausübt".[296] Man erwartete also, beide Funktionen würden in Köln in Personalunion verbunden bleiben. Der Vorschlag Berings wurde von der Stadt mit Genugtuung unter Betonung der Finanzlage aufgegriffen.[297] Das Ministerium berief dann aber nicht einen der Vorgeschlagenen, sondern bemühte sich wiederum um Anton Frank.[298] Der 1933 in die NSDAP eingetretene Frank erfüllte seine Aufgabe nach Ansicht des Ministeriums so gut, dass man in Berlin keine Eile hatte, die Angelegenheit langfristig zu regeln.[299] Frank aber blieb bei seiner grundsätzlichen Haltung. Im Wintersemester 1935/36 wurde der Gerichtsarzt Medizinalrat Max Schwellnuss beauftragt, bis auf Weiteres „die gerichtliche Medizin in Vorlesungen und Übungen zu vertreten".[300] Die Fakultät sah sich aber nicht in der Lage, „für einen Antrag um [sic] Verleihung e. Prof.-Titels" an ihn „einzutreten".[301] Tatsächlich fehlten dafür die nach akademischen Gepflogenheiten nötigen Voraussetzungen.[302] Immerhin aber erreichte Schwellnuss, Leichen für den Unterricht nutzen zu können.[303]

Anton Frank

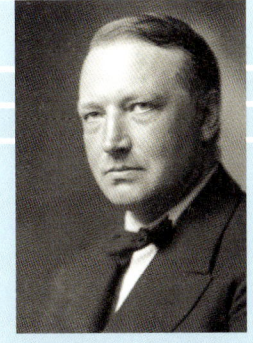

2.5.1883 Andernach – 24.9.1948 Köln

Katholisch

Nach dem Abitur in Soest 1903 und dem Studium der Medizin in Bonn, Gießen und München wurde Frank 1908 in Rostock approbiert („Lehre von den Schädelsarkomen") und promoviert. Seine weiteren Stationen: Assistent am Pathologischen Institut Rostock 1909, am Pathologischen Institut Berlin-Charlottenburg 1910 und am Pathologischen Institut Göttingen 1911; Prosektor am Pathologischen Institut/Augusta-Hospital Köln 1913; Armeepathologe im Ersten Weltkrieg; Habilitation Köln 1919 („Die Genese des Amyloids"), Lehrvertretung für Gerichtliche Medizin und Pathologische Anatomie Köln 1919–1935; Prosektor Städtische Krankenanstalten Köln Merheim 1934–1948; Direktor Pathologisches Institut Krankenhaus Köln-Mülheim 1934–1944; Direktor Pathologisches Institut der Städtischen Krankenanstalt Merheim 1947/48.

Mitgliedschaften und Auszeichnungen: NSDAP 1933 (Nr. 2084220).

Quellen und Literatur: UA Köln, 67/1022, 17/1452, 571/532; Arifa Hesso/Markus A. Rothschild, Über die Anfänge der Rechtsmedizin an der Universität zu Köln. Zur Entstehungsgeschichte des Instituts für Rechtsmedizin am Kölner Melatengürtel, in: Rechtsmedizin 31 (2021), S. 520–525; Professor/innen-Katalog der Universität zu Köln.

Bild: UA Köln, 20/192.

Die außerhalb der Lehre liegenden Aufgaben, für die die Medizinischen Fakultät formal keine Verantwortung trug, erfüllte Schwellnuss ganz im Sinne des Nationalsozialismus. Er war nicht nur Beisitzer beim Erbgesundheitsgericht, im Institut wurden auch Menschen „nach erbbiologischen und rassischen Kriterien begutachtet".[304] Die Übergänge zu den üblichen Aufgaben eines gerichtsmedizinischen Instituts waren dabei fließend. Im Verwaltungsbericht 1933/36 sind folgende Zahlen festgehalten: 147 Personen wurden „auf ihren Geisteszustand in Strafprozessen und in der freiwilligen Gerichtsbarkeit, 98 Personen auf Termin- und Haftfähigkeit […], 37 verletzte Personen in Bezug auf die Art ihrer Verletzungen und 23 Kinder zur Klärung von Sittlichkeitsverbrechen" untersucht.[305] Die Zahl der Leichenöffnungen stieg von 72 im Berichtsjahr 1936/37 auf 156 im Berichtsjahr 1940/41.[306]

Es gelang Schwellnuss, die Institutionalisierung der Gerichtsmedizin voranzutreiben. 1940 erhielt es wie im Reich üblich die Bezeichnung „Institut für gerichtliche Medizin und Kriminalistik".[307] Im Vorlesungsverzeichnis blieb die für Studierende des 10. Semesters vorgesehene Lehrveranstaltung „Gerichtliche Medizin" mit der „Versicherungsmedizin", die vorwiegend Carl Coerper lehrte, verbunden. Unter der Überschrift „Gerichtliche Medizin und Versicherungsmedizin" wurden neben Schwellnuss' dreistündiger Vorlesung nur noch zwei versicherungsmedizinische Veranstaltungen angeboten.[308]

1944 wurde das Institut durch einen Fliegerangriff völlig zerstört, nachdem es schon 1941 Beschädigungen gegeben hatte. Schwellnuss führte die Arbeiten aus unbeschädigt gebliebenen Räumlichkeiten des Augustahospitals weiter, wurde entnazifiziert und von den Besatzungsbehörden im September 1945 in seinem Amt bestätigt.[309]

Max Schwellnus

16.12.1889 Gallingen/Ostpreußen
Verheiratet

Schwellnuss war 1914 approbiert und 1915 in Königsberg promoviert worden. Zunächst blieb er in Ostpreußen, wurde 1918 Assistenzarzt im Institut für Gerichtliche Medizin in Königsberg, 1918 dort Stadtarzt und 1922 Kreisarzt in Darkehmen (heute Oskorsk). 1931 zog er nach (Hamburg-)Altona und wurde dort Gerichtsarzt. 1935 wechselte er nach Köln und leitete dort fortan die gerichtsärztliche Abteilung des Gesundheitsamtes. Ohne habilitiert zu werden, übernahm er zugleich bis 1957 Lehraufträge für Gerichtliche Medizin. Er war Beisitzer des Erbgesundheitsgerichts.

Quellen und Literatur: UA Köln, 17/5582, 67/863, 67/733; Professor/innen-Katalog der Universität zu Köln; Arifa Hesso/Markus A. Rothschild, Über die Anfänge der Rechtsmedizin an der Universität zu Köln. Zur Entstehungsgeschichte des Instituts für Rechtsmedizin am Kölner Melatengürtel, in: Rechtsmedizin 31 (2021), S. 520–525.

Das Anthropologische Institut

Walter Brandt – Nationalsozialist mit verfolgter Ehefrau

Das Anthropologische Institut schied am 1. April 1933 „aus dem Verbande des Anatomischen Instituts aus".[310] Vereinbart wurde dies bereits am 28. November des Vorjahrs mit einem Papier, das von Otto Veit als Direktor des Anatomischen Instituts, Walter Brandt als dessen bisherigem Mitarbeiter und künftigem Direktor des Anthropologischen Instituts, dem Geschäftsführenden Kuratoriumsvorsitzenden Christian Eckert und Dekan Leupold unterzeichnet wurde.[311]

Das nur von 1933 bis 1941 als Teil der Medizinischen Fakultät bestehende, in früheren Räumlichkeiten der Verwaltung gelegene Anthropologische Institut wurde von seiner Gründung bis 1936 von Walter Brandt geleitet.[312] Brandt war 1926 an das Anatomische Institut gekommen und hatte, nunmehr Professor für Anatomie, am 12. Juli 1930 die Rede zur „Befreiungs- und Verfassungsfeier der Universität" gehalten.[313] Dieses Rede stand ganz im Zeichen des Endes der Rheinlandbesetzung zwei Wochen zuvor und schwankte zwischen nationalem Pathos, Bezügen auf die Reichsverfassung, aber auch völkischen Gedanken und Führerglaube. Sie endete mit Worten, die man auch in der NS-Zeit hätte hören können:

„Wir [...] hoffen, daß aus dieser Jugend unserem Volk Führer erstehen. [...] Wir geloben Hilfsbereitschaft und Rat zur Gesundung des Volkskörpers, der nach heldenhaftem, zähem Kampfe gegen die ganze Welt aus tausend Wunden blutet, treu dem Volke, aus dem wir selbst entsprossen, treu der Erde, aus der wir gewachsen, unserer geheiligten, deutschen Erde."[314] Im „naturwissenschaftlich, biologisch geschulten Arzt" sah Brandt den „Schlüssel zu einer Eugenik, zu einer Aufzuchtmöglichkeit eines ganzen Volkes in Förderung der wertvollen und rechtzeitigen Zurückdämmung der schädlichen und minderwertigen körperlichen, seelischen und geistigen Eigenschaften."[315]

Brandts politische Gesinnung kam überdeutlich zum Ausdruck, als er am 5. März 1933 am Tag der Reichstagswahl als einziger Instituts- oder Klinikdirektor der Medizinischen Fakultät die Hakenkreuzflagge hissen ließ.[316] Er tat dies gegen den ausdrücklichen Willen von Dekan Leupold.[317] Später stellte Brandt die Fahne „vielfach der Verwaltung der Lindenburg zur Verfügung [...], wenn in Versammlungen der Angestellten die Aula dekoriert werden sollte".[318] Ihm ging es freilich nicht nur um Symbole. Im April 1933 beantragte er in der Fakultätssitzung, „dass Rassenkunde u. menschliche Erblehre Pflichtvorlesung wird".[319] Der Hygieniker Reiner Müller lehnte wie die Fakultätsmehrheit den Antrag ab und erklärte, „die Grundlagen der Eugenik (Vermeidung kranker Nachkommenschaft)" gehöre „in den Rahmen der Hygiene-Vorlesung".[320]

Walter Brandt zeigte sich von Anfang an sehr rührig, bemühte sich um Medizinalpraktikantenstellen und begann 1934 in Absprache mit Dezernent Carl Coerper und Stadtschulrat Schu, „laufende Untersuchungen anthropologischer Art in den Schulen Kölns anzustellen".[321] Damit gedachte Brandt, „die Verbundenheit zwischen Wissenschaft und Volk her[zu]stellen".[322] Im selben Jahr sorgte Brandt, nun mit Unterstützung von Dekan Bering, dafür, dass Ananthanishna Tyer, „ein in der anthropologischen Wissenschaft weltbekannter Mann", während einer Deutschlandreise auch in Köln über „Die Eroberung Südindiens durch die Arier" sprach.[323] Brandt selbst wirkte im Dezember 1934 an einem NS-Fortbildungskurs mit und sprach vor über 1000 Personen in Duisburg über „Erb- und Rassenkunde".[324] Vor den Studierenden der Juristischen Fakultät hielt Brandt im Wintersemester 1933/34 eine Vorlesung „Anthropologie für Juristen".[325]

Brandts systemkonformes Verhalten nutzte ihm nichts, als seine „jüdische Versippung" offenkundig wurde. 1932 hatte Brandt die von dem Professor für Alte Geschichte Johannes Hasebroek geschiedene Frau Hildegard Hasebroek geb. Meyer geheiratet. Diese gesellschaftlich problematische Heirat führte zu einem Senatsbeschluss, nach dem Brandt „zunächst" zu Universitätsveranstaltungen mit Rücksicht auf Hasebroek nicht eingeladen werden sollte.[326] Brandt wehrte sich schriftlich beim Rektor, zumal er seine Frau zum Zeitpunkt ihrer Scheidung noch nicht gekannt und er erfolgreich den Kontakt zu Johannes Hasebroek gesucht habe.[327] Tatsächlich beruhte der Senatsbeschluss nicht auf Hasebroeks Bitte, sondern auf dem Ersuchen „von verschiedenen Herren".[328]

(Karl Johannes Otto) Walter Brandt

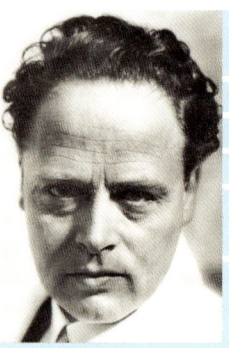

26.1.1889 Berlin – 16.7.1971 Camberg/Taunus
Evangelisch
Mutter: Elisabeth Klawitter
Vater: Otto Brandt, Kaufmann
Erste Ehefrau (Scheidung 1931): Ingeborg Schetelig
Zweite Ehefrau (Heirat 14.1.1932): Hildegard Meyer, gesch. Hasebrock, Nichte des Berliner Pathologen und Gynäkologen Robert Meyer und geschiedene Ehefrau des Kölner Althistorikers Johannes Hasebroek.
Kinder: Zwei

Nach dem Abitur am Prinz-Heinrich-Gymnasium Berlin 1908 und dem Studium der Medizin in Berlin, München und Würzburg 1908–1914 wurde Brandt 1914 approbiert und 1919 in Würzburg promoviert. Im Ersten Weltkrieg war er als Feldarzt, zuletzt als Stabsarzt im Einsatz, nach eigenen Angaben 15 Monate in Verdun und 13 Monate in einem Seuchenlazarett. In Freiburg habilitierte er sich 1923 („Über experimentelle Gliedmaßen-Transplantationen bei Amphibien-Embryonen"). Nach seiner Zeit als Assistent 1920–1923 und Prosektor 1923–1926 in Freiburg kam Brandt 1926 nach Köln, wurde dort ordentlicher Professor für Anatomie (persönliches Ordinariat, 16.8.1926) sowie Abteilungsvorsteher und Prosektor im Anatomischen Institut (Antrittsvorlesung „Die biologischen Grundlagen der Konstitution des Menschen", 13.7.1927). Er befand sich vor Franz Stadtmüller/Göttingen und Hermann Höpke/Heidelberg an erster Stelle der Kölner Berufungsliste vom 17.3.1926. 1933 wurde Brandt ordentlicher Professor für Anthropologie und Anatomie (persönliches Ordinariat) und Direktor des neu gegründeten Kölner Anthropologischen Instituts. Die weiteren Stationen: Versetzung in den Ruhestand nach § 6 des „Gesetzes zur Wiederherstellung des Berufsbeamtentums" 1936; Research Associate am Embryologischen Institut des University College London bei J. P. Jill 1936/37; Lecturer of Anatomy am Department of Anatomy der Medical School Birmingham 1937–1954. Mitgliedschaften und Ehrungen: SPD (1931 für die Dauer von vier Monaten), NSDAP (14.3.1933–6.1.1934); Verleihung des Titels Ph.D. für außerordentliche Lehr- und Forschungstätigkeit (Birmingham 1947)

Quellen und Literatur: UA Köln, 67/993, 27/25; BA Berlin, R 4901/13259; Professor/innen-Katalog der Universität zu Köln; Frank Golczewski, Kölner Universitätslehrer und der Nationalsozialismus, Köln 1988, S. 132 ff. und S. 449; Gerhard Wolf-Heidegger, Walter Brandt. Zum 75. Geburtstag, in: Acta anatomica 57 (1964), S. 1–4.
Bild: UA Köln, 67/F1.

Die Klärung des gesellschaftlichen Umgangs mit dem Ehepaar Brandt schien bevorzustehen, als der neue Rektor Leupold Brandt wegen seiner Ehefrau beim NS-Staatskommissar und Kuratoriumsgeschäftsführer Winkelnkemper meldete: „Seine Frau ist sicher Halbjüdin. Ich habe den Verdacht, daß sogar noch mehr jüdisches Blut in ihr steckt."[329] Leupold merkte auch an, dass Brandt „eingeschriebenes Mitglied der S.P.D." gewesen sei.[330]

Brandt hatte sich schon 1933 mehrfach erklären müssen, im November in einem längeren Schreiben an Dekan Bering:

> Meine Frau heiratete ich im Januar 1931. Vom wissenschaftlichen Gesichtspunkt aus als Fachanthropologe muss ich bei meiner Frau einen nordischen Einschlag von einem blauäugigen, blonden Vater und einen jüdischen Einschlag von der Mutter feststellen. Grossgewachsen in den Anschauungen des Kaiserreiches fand ich durchaus keinen Anlass zu Bedenken, eine Ehe mit meiner jetzigen Frau einzugehen, zumal ich in erster Ehe mit einer rein arischen, nordrassischen Friesin verheiratet war und zwei Kinder des Blutes dem Staate schenkte, das nach Günther im Vordergrund der notwendigen rassischen Aufnordung Deutschlands steht.[331]

In demselben Schreiben verwies Brandt auf seine Kriegserfahrung („war 15 Monate an der Front in der Schlacht bei Verdun") und bat um Auskunft, ob er noch berufen werden könne und ob seine Frau pensionsberechtigt sei.[332]

Bei den Nationalsozialisten fiel Brandt zunächst nicht in Ungnade. Im Gegenteil berichtete der Westdeutsche Beobachter noch im Februar 1935 anerkennend über einen Vortrag Brandts vor der Kölner Anthropologischen Gesellschaft, in dem er unter anderem aus der Zwillingsforschung und von der fruchtschädigenden Wirkung von

Röntgenstrahlen berichtete.³³³ Kurz darauf aber veranlasste Wissenschaftsminister Rust, Brandts „Vorlesungen auf solche Themen zu beschränken, die nichts mit Rassenproblemen zu tun haben".³³⁴ Rudolf Hartung, der beauftragte Vertrauensmann der Medizinischen Fakultät, wurde gegenüber Kuratoriumsgeschäftsführer Winkelnkemper deutlich: „Da er eine Jüdin zur Frau hat, so ist es vollkommen untragbar, daß Brandt deutsche Rassenkunde liest [...]. Es ist mir schleierhaft, wie Brandt vor deutschen Studenten bei der Inkonsequenz seines rassischen Verhaltens konsequent belehren will."³³⁵

Seitdem bemühte sich Brandt, durchaus mit Unterstützung des Wissenschaftsministeriums, um einen Ruf ins Ausland. Professuren in Shanghai, Teheran (Anatomie) und Lima (Anthropologie) waren im Gespräch.³³⁶ Zugleich aber wuchsen seine Schwierigkeiten weiter. Im April 1936 begannen auf Veranlassung des Ministeriums Untersuchungen, wieso Brandt 1931 kurzzeitig der SPD und 1933/34 kaum länger der NSDAP angehört hatte.³³⁷ Dozentenschaftsleiter de Crinis verfertigte aus NS-Sicht ein vernichtendes Urteil.³³⁸

Brandts Parteimitgliedschaften beruhten offenbar nicht auf großer Leidenschaft. Er selbst erklärte, er sei in die SPD eingetreten, weil „diese Partei [...] auf Grund der Weimarer Verfassung auch vorgesetzte Dienstbehörde der Universität war".³³⁹ Nach de Crinis' Erkundungen wurde Brandt aus der SPD wieder ausgeschlossen, er selbst sagte unter dem Druck des NS-Regimes, „eine aktive Betätigung" sei in der SPD „nur im Sinne der Förderung des mir verhassten Klassenkampfes möglich" gewesen; deshalb habe er sich „zum Wiederaustritt" entschlossen.³⁴⁰ Seinen Austritt aus der NSDAP begründete er mit seiner Ansicht, „für Jüngere Platz" machen zu sollen, weil „die Zahl der Parteigenossen beschränkt" sei.³⁴¹ Auf einer NS-Versammlung in Lindenthal sei versichert worden, man könne auch außerhalb der Partei „ein guter Deutscher bleiben".³⁴² Später fasste er seine Begründung wie folgt zusammen: „Somit bin ich aus der NSDAP nicht aus politischen Gründen ausgetreten, sondern aus der Erkenntnis heraus, daß ich durch meine Ehe mit einer nicht-arischen Frau als Pg. der Partei gegenüber in eine ganz schiefe Stellung geraten könnte."³⁴³

Rektor Leupold schloss sich im Wesentlichen dem negativen Urteil de Crinis' an und schrieb nach Ber-

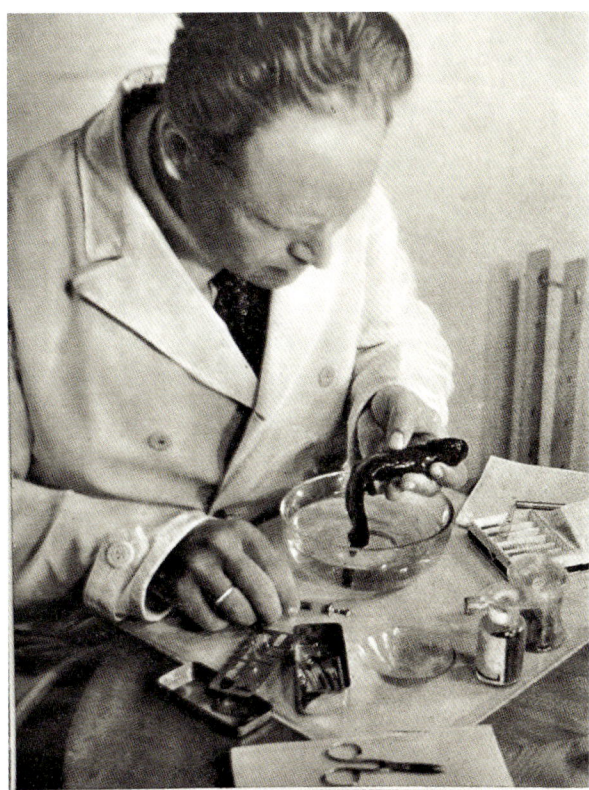

lin: „Es ist für die Jugend ein trauriges Beispiel, einem solchen Manne als Lehrer und Prüfer gegenüberzustehen. Ich halte Herrn Professor Brandt auch politisch für durchaus unzuverlässig."³⁴⁴ Während die Öffentlichkeit im Mai 1936 noch einen illustrierten Bildbericht über die Forschungen Brandts zur Kenntnis nehmen konnte, entschied man sich in Berlin für seine Suspendierung. Er hatte sich „einstweilen der weiteren Amtsausübung zu enthalten".³⁴⁵ Brandt verfasste eine vierseitige Verteidigungsschrift, die seine Nähe zum Nationalsozialismus belegen sollte. Dort heißt es unter anderem:

Abb. 19: Die Kölnische Illustrierte berichtete am 7. Mai 1936 auf einer reich bebilderten Doppelseite über die Forschungen von Walter Brandt. (Ausschnitt aus: Anonymus, Wunder der Hormone. Tierexperimente, die Professor Brandt im Anthropologischen Institut der Kölner Universität durchführt, in: Kölnische Illustrierte, 7.5.1936, S. 612–613)

> Ich habe vom ersten Tage der Machtübernahme, dann als Pg. und weiter bis auf den heutigen Tag mich aktiv nationalsozialistisch betätigt [...] aus der Selbstverständlichkeit meines Faches, der Anthropologie, heraus in der klaren Erkenntnis, daß der Nationalsozialismus die für unser deutsches Volk so ungemein wichtige erbbiologische und eugenische Volksaufartung zum ersten Mal praktisch in die Hand genommen hatte [...]. Zahlreiche vom vaterländischen Geiste durchdrungene Vorträge über menschliche Erblehre und Erbbiologie habe ich im Radio des Westdeutschen Rundfunks gehalten. Ich war der erste an der Universität Köln, der eine besondere Vorlesung über menschliche Erblehre einschließlich sämtlicher Erbkrankheiten hielt.[346]

Brandt verwies auf seinen Lehrer Eugen Fischer, seine soldatische Erfahrung bei Verdun, die Ausstattung seines Instituts mit privaten Mitteln und auch seine Unterstützung für nationalsozialistische Studenten.[347]

Brandts Argumentation verfing nicht. Seine Ehe mit einer Jüdin blieb für die Nationalsozialisten ausschlaggebend und führte zu Brandts Versetzung in den Ruhestand am 8. September 1936.[348] Brandt gelang es, 1937 Anstellungen zunächst in London und ab Oktober in Birmingham zu finden. Seiner Bitte, ihm aus Köln von ihm erforschte Präparate (Föten) nachzusenden, wurde nicht entsprochen.[349] Als es 1953 um die politische Beurteilung Brandts ging, stellte Otto Veit kühl fest: „Jedenfalls ist mir nie etwas davon bekannt geworden, daß Herr Prof. Brandt nach 1933 activ den Nationalsozialismus bekämpft hat."[350]

Nach Brandts Versetzung in den Ruhestand war die Zukunft des Instituts unklar. Die Gauleitung fragte an, ob „ein Wiener Dozent namens Geiger berufen werden" solle – was verneint wurde.[351]

Pharmakologisches Institut

Joseph Schüller – In Distanz zum Regime

Joseph Schüller stand fast vier Jahrzehnte, von 1922 bis 1959, dem Pharmakologischen Institut vor. Er war einer derjenigen Kölner Professoren, die sich vom Nationalsozialismus fernzuhalten verstanden, auch als Mitherausgeber von „Heffter's Handbuch der experimentellen Pharmakologie" seit 1934. Hier arbeitete er mit seinem Berliner Kollegen Wolfgang Heubner zusammen, der es wie Schüller verstand, Distanz zum Nationalsozialismus zu wahren.[352] Im Handbuch selbst enthielt sich Schüller jeder politisch interpretierbaren Äußerung.[353] 1945 bildete er mit Reiner Müller und Otto Veit die Entnazisierungskommission der Medizinischen Fakultät und wurde der erste Nachkriegsdekan.[354] Schon in der Weimarer Republik und später wieder in der Bundesrepublik ist er zum Dekan gewählt worden.

Schüller lehnte in der Zeit von 1927 bis 1932 drei Rufe an andere Universitäten, nach Tübingen, Göttingen und Heidelberg, ab. Er tat dies nach eigener Aussage, weil ihm „in Köln ein neues Pharmakologisches In[s]titut zugesagt" und dies „1932 fertiggestellt" worden sei.[355] In Köln aber begann 1934 der Versuch, Schüllers Autorität zu untergraben. Universitätsrat Zirkel wandte sich an Dekan Bering mit der Mitteilung, es sei „zur Sprache gebracht worden", „die Eignung" Schüllers sei „durchaus unzureichend".[356] Bering wiegelte das Unterfangen ab, indem er eine „genaue Fragestellung" verlangte und die Herkunft der Behauptungen benannt haben wollte.[357]

Joseph Schüller

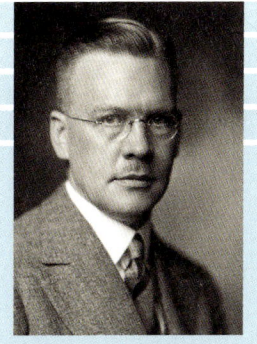

21.2.1888 Köln – 13.9.1968 Köln
Katholisch
Verheiratet

Nach dem Abitur am Kölner Kaiser-Wilhelm-Gymnasium 1907 studierte Schüller von 1907 bis 1914 Medizin und Chemie in Greifswald, Bonn und München. Das chemische Verbandsexamen legte er 1910 in Bonn ab. Es folgte dort 1912 unter Betreuung von Richard Anschütz und Hans Meerwein mit der Dissertation „Über Abspaltung von Kohlesäureester bei kernsynthetischen, der Acetessigesterbildung analogen Reaktionen" seine erste Promotion. In München schloss das medizinische Staatsexamen 1913 und wiederum in Bonn 1914 die medizinische Promotion mit der Dissertation „Ein Hypophysisadenom mit Dystrophia adiposo-genitalis" an. Seine weiteren Stationen: Habilitation und Privatdozent für Pharmakologie und Toxikologie Leipzig 1921; Umhabilitierung nach Freiburg 1921; o. Professor für Pharmakologie und Toxikologie und Direktor Pharmakologisches Institut Köln 1922 (Dekan 1925/26, 1945/46, 1950/51); Ablehnung eines Rufs nach Heidelberg 1932; Entnazifizierung Kategorie V 1947; Vorsitzender der Prüfungskommission für das ärztliche Staatsexamen 1942/43; Emeritierung 1956.

Mitgliedschaften und Ehrungen: EK II, Verwundetenabzeichen, Bayerisches Militärverdienstkreuz mit Schwertern; Deutsche Pharmakologische Gesellschaft 1920; Leitung 10. Kongress der Pharmakologischen Gesellschaft 1930; Deutsche Akademie der Naturforscher Leopoldina 1940.

Quellen und Literatur: UA Köln, 9/2611, 28/102; Professor/innen-Katalog der Universität zu Köln.

Bild: UA Köln, 20/211.

Hygiene-Institut

Reiner Müller – In Sorge um die „weiße Rasse", aber kein NSDAP-Mitglied

Das Kölner Hygienische Institut wurde fast vier Jahrzehnte lang, von 1913 bis 1951, von Reiner Müller geleitet, einem der führenden Hygieniker in Deutschland. Der 1879 geborene Müller war durch das Kaiserreich geprägt, trat dem Kolonial- und dem Kriegerverein, in der NS-Zeit dem Lehrerbund, der Volkswohlfahrt und dem Reichsbund deutscher Beamter bei. Der NSDAP gehörte er nicht an. Auf Anordnung des Reichswissenschaftsministers besuchte Müller Ende September 1934 einen „Kursus in technischer Hygiene in Berlin".358 1945 galt er als so unbelastet, dass er mit Joseph Schüller und Otto Veit die Entnazisierungskommission der Medizinischen Fakultät bildete.359

Knapp zwei Wochen vor der Machtübertragung hielt Reiner Müller zur Reichsgründungsfeier am 18. Januar 1933 die Festrede an der Universität. Sie widmete sich „Deutschlands Abwehr chemischer und bakteriologischer Angriffe" und spielte unterschiedliche Szenarien durch, etwa den Abwurf von Pest- und Cholerabakterien über Städten. Dabei nutzte er eine an nationalistische und rassistische Stereotype anknüpfende Sprache. Einige Beispiele seien zitiert: „Wie kommen wir Deutsche durch den langen Winter der Unterdrückung und des wirtschaftlichen Tiefstandes? Jeder von uns muß hoffen, daß wieder ein Volksfrühling aufblühen wird [...]! Entartete und Kümmerlinge sind wert, daß ihr Geschlecht zugrunde geht. [...] Die weiße Rasse muß damit rechnen, daß in wenigen Jahrzehnten ein gewaltiges, noch größeres Reich aufblühen kann, dessen Bevölkerungszunahme nicht mehr, wie früher, durch Seuchen gehemmt wird. Möge den europäischen Völkern eine Erleuchtung aus dem Osten kommen."360 Die Folgen eines Luftkriegs skizzierte er prophetisch: „In jedem zukünftigen Krieg wird die ganze Bevölkerung zur Etappe gehören. Nicht nur die Regierungssitze, sondern auch die Fabriken, Bahnhöfe, Brücken, Pässe und die dichten Stadtviertel werden Angriffsziele sein. Und das wird der Angreifer auch noch als humanere Kriegführung bezeichnen, weil so der Krieg schneller beendet werden kann. Noch ist die führende Stellung der vorwiegend germanischen Völker zu retten."361

Auch in wissenschaftlichen Publikationen sorgte sich Müller um die „weiße Rasse", in Abgrenzung zum „Indianer" und vor allem zum „Neger". Er referierte zustimmend die Rassentrennung in den USA und in Südafrika, benutzte rassistisch-propagandistische Narrationen: „Als ein alter Bur gefragt wurde, wie die Buren bei der Überzahl der Schwarzen ihr Volk erhalten wollten, antwortete er: ‚Löwen haben 1 Junges und Schakale 6; aber die Löwen werden so lange durchhalten, wie sie Löwen bleiben.'"362

Reiner Müller

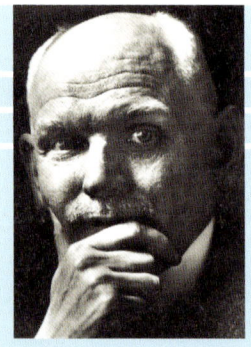

20.5.1879 (Linnich-)Tetz (Kreis Jülich) – 5.7.1953 Köln
Katholisch

Das Studium der Medizin in Bonn, Würzburg, München und Berlin schloss Müller 1903 mit der Promotion in Kiel ab („Ueber subnormale Körpertemperaturen, ihr Vorkommen und ihre Behandlung"). Im selben Jahr wurde er Assistent am Kieler Hygienischen Institut und habilitierte sich dort 1908. 1912 erhielt er den Titel Professor und wechselte ein Jahr später als ordentlicher Professor für Bakteriologie und Hygiene an die Akademie für praktische Medizin nach Köln. Nach Gründung der Universität 1919 blieb er dort und leitete nun das Universitätsinstitut für Hygiene. 1921/22 und 1928/29 war er Dekan, in der NS-Zeit Beisitzer am Erbgesundheitsgericht Bonn und am Erbgesundheitsobergericht Köln. Nach dem Ende der NS-Zeit galt er als so unbelastet, dass er an Entnazifizierungsverfahren beteiligt war und zum Mitglied des Landesgesundheitsrats von Nordrhein-Westfalen berufen wurde. 1953 wurde er emeritiert.

Mitgliedschaften und Auszeichnungen: Kolonialverein, Kriegerverein, NSLB, RDB, NSV.

Quellen und Literatur: UA Köln 67/1095, 17/3949, 571/139; Professor/innen-Katalog der Universität zu Köln.

Bild: UA Köln, F 5.

Dabei betrachtete Müller den Begriff der „Rasse" durchaus distanziert: „Rasse und Varietät sind unscharfe Begriffe, ihre Scheidung von Art (species) ist oft willkürlich. Auch die Abgrenzung der Menschenrassen ist umstritten und durch Mischlinge verwischt".[363] Er widersprach der Ansicht, „Neger" seien malariaresistent, betonte ebenso, dass scheinbare Resistenzen von „Mittelamerikanern" gegen Gelbfieber und „Südseeinsulaner[n]" gegen Syphilis nicht auf die Zugehörigkeit zu einer bestimmten „Rasse" zurückzuführen seien.[364] Zugleich erklärte er einzelne Resistenzunterschiede aufgrund von ethnischen Zugehörigkeiten, etwa bei Scharlach und Diphtherie.[365]

„2 Mio Minderwertige" zu sterilisieren

Müller benutzte kriegerische Analogien („So wie die Wehrmacht eines Landes nicht erst dann ins Leben gerufen werden darf, wenn der Feind die Grenzen schon überschritten hat, so hat auch die Seuchenabwehr schon ‚im Frieden' vorzusorgen.")[366] und unterstützte die nationalsozialistische Politik der „positive[n] Auslese": „Die Bevölkerungspolitik hat zur Sicherung der Volkszahl und -güte besonders die vollwertigen und die Auslesefamilien zu betreuen. Die Beseitigung der Kinderarmut in voll- und hochwertigen Familien ist am dringendsten."[367] Er befürwortete die höhere Besteuerung von Ledigen, Kinderlosen und Ehepaaren mit nur einem Kind und empfahl eine höhere Erbschaftssteuer für „kinderarme Familien".[368]

In seiner 1942 erschienen „Allgemeinen Hygiene" widmete sich Müller auch dem „Unfruchtbarmachen" als „der sicherste durchführbare Schutz gegen erbkranken Nachwuchs". Müller erläuterte: „Man kann 2 Mio Minderwertige in Großdeutschland nicht internieren oder durch Eid und Handschlag wirksam verpflichten, keine Kinder zu zeugen."[369] In der 1949 erschienenen vierten Auflage des Buchs, in der im Untertitel das Wort „Rassenhygiene" durch „Eugenik" ersetzt wurde, änderte Müller die Passage zum „Unfruchtbarmachen" und referierte die neue Lage kommentarlos: „Das Erbkrankengesetz ist nicht, wie manche anderen nationalsozialistischen Gesetze, durch das vom Alliierten Kontrollrat am 30.1.46 erlassene Gesetz beseitigt worden; jedoch unwirksam, weil Erbgesundheitsgerichte nicht mehr bestehen."[370]

Als Beisitzer am Erbgesundheitsgericht Bonn trug er in einem Fall dazu bei, dass ein heiratswilliger, an „Schizophrenie" Erkrankter nicht zwangssterilisiert wurde.[371] In einem anderen Fall am Erbgesundheitsobergericht Köln bestätigte er eine in der Vorinstanz gefällte Entscheidung für eine Zwangssterilisation.[372]

Karl Pesch – Der „Rassenhygieniker"

In der Öffentlichkeit bekannter als Müller war der dem Institut als „Oberarzt am Hygienischen Institut" zugeordnete Karl Ludwig Pesch. Er hatte 1932 die Nachfolge des in den Ruhestand getretenen Eugen Czaplewski als Leiter des Museums für Volkshygiene und der Desinfektionsanstalten der Stadt Köln übernommen.[373] Pesch, der sich später als „Rassenhygieniker" hervortat, wurde am 30. April 1889 in Köln geboren. 1922 habilitierte er sich an der Kölner Medizinischen Fakultät mit einem „Beitrag zur Biologie und Systematik der Dipht[h]erie-Bakterien".[374] Der bis dahin als Privatdozent für Hygiene und Bakteriologie Lehrende wurde 1930 zum nichtbeamteten außerordentlichen Professor ernannt.[375] Unverheiratet und kinderlos wohnte er bei seiner Mutter am Kaiser-Wilhelm-Ring 15.[376]

Mit der Machtübernahme der Nationalsozialisten verstärkte Pesch sein Wirken in der Öffentlichkeit. Im Mai 1933 präsentierte er im Haus Baums am Dom eine „Ausstellung zur Volksaufklärung" unter der Überschrift „Arzt und Ernährung". Nach einem Pressebericht war die Ausstellung geeignet, den „Hausfrauen der Großstadt" Informationen zur „richtigsten, billigsten und praktischsten Ernährungsweise" nahezubringen.[377]

Mit dessen Einrichtung 1934 wurde Pesch „Mitglied des Erbgesundheitsgerichtes Köln".[378] Spätestens 1935 war er der am stärksten beachtete Kölner Repräsentant der nationalsozialistischen „Rassenhygiene". Ernst Rüdin, der „Reichsleiter der Deutschen Gesellschaft für Rassenhygiene", ernannte ihn zum „Führer der Ortsgruppe Köln" jener Gesellschaft. Diese Ortsgruppe musste freilich „in engster Fühlungnahme mit dem Beauftragten für Bevölkerungs- und Rassenpolitik im Gau Köln-Aachen, Gauinspektor C. H. Jentgens", zunächst noch gegründet werden.[379] Pesch trat in Köln mit Vorträgen zur „Vererbungslehre" auf. Dabei bezeichnete er nach einem Pressebericht „kosmetische Operationen, die eine äußerlich sichtbare Erbkrankheit, wie z.B. Hasenscharte oder Gaumenspalte beseitigen", als „gefährlich, weil dadurch die Heiratsmöglichkeit solcher Menschen stark gesteigert wird, während ihre Kinder doch wieder die Erbkrankheit haben werden".[380]

Es passt ins Bild, dass Pesch 1935 die Lehre für „Rassenhygiene und Vererbungslehre" an der Medizinischen Fakultät übernahm.[381] Hier agierte er ganz im Sinne des Zwangssterilisationsgesetzes. Er bot eine „Sprechstunde in Vererbungs- und Erbgesundheitsfragen" an, die, so Johannes Vossen, „zu einer Begutachtungsstelle für besonders schwierige Fälle" mutierte.[382]

Dabei bekam Pesch kurzzeitig einen unerwarteten Mitbewerber. Um einen Lehrauftrag für Rassenhygiene hatte sich nach Rücksprache mit dem im Juni 1935 zum Chef des Amtes für Bevölkerungspolitik und Erbgesundheitslehre im Stab des Reichsführers SS ernannten Arthur Gütt und dem Leiter des Rassenpolitischen Amtes der NSDAP, Walter Groß, der Assistent der Chirurgischen Klinik Lindenburg, E. Wittler, beworben. Er war zu einem erbbiologischen Jahreskurs am Berliner Kaiser-Wilhelm-Institut für Anthropologie, Erblehre und Eugenik abgeordnet worden und berichtete nun, dort von Eugen Fischer, Fritz Lenz und Otmar von Verschuer eine „wissenschaftliche Ausbildung" und „unter Leitung des Reichsausschusses für Volksgesundheitsdienst und des Rassenpolitischen Amtes der NSDAP" eine „rassenpolitische Schulung" erfahren zu haben.[383] Es war wohl Hans von Haberer, der seinen Assistenten von der Idee einer Bewerbung abbrachte, indem er ihm mitteilte, für einen derartigen Lehrauftrag sei eine Habilitation Voraussetzung.[384]

Karl Ludwig Pesch

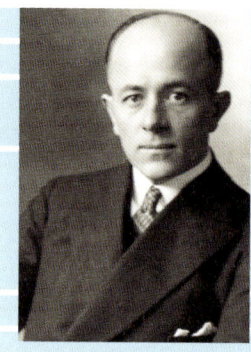

30.4.1889 Köln – 16.5.1941 Prag
Katholisch
Mutter: Christine Pesch, geb. de Heßelle
Schwester: Maria Pesch, Namensgeberin der Stipendien vergebenden Maria-Pesch-Stiftung
Unverheiratet, kinderlos
Kölner Adresse: Kaiser-Wilhelm-Ring 15

Pesch besuchte das Kölner Apostelgymnasium, wo er 1908 das Abitur bestand. Das anschließende Studium der Medizin in Freiburg, Bonn und München beendete Pesch mit dem Staatsexamen in Bonn 1913 und der Promotion in Greifswald 1919 („Bakteriologische Untersuchungen über Influenza"). Seine weiteren Stationen: Medizinalpraktikant Medizinische Klinik und Hygienisches Institut Köln 1913/14; Kriegseinsatz; Assistent Hygienisches Institut Köln 1918; Habilitation 1922; Oberarzt 1922; nb. ao. Professor für Hygiene und Bakteriologie 1930; zugleich Direktor des Museums für Volkshygiene und der Desinfektionsanstalten 1932–1938; Mitarbeiter Rassepolitisches Amt Gau Köln-Aachen 1933; Beisitzer Erbgesundheitsgericht; Leiter Ortsgruppe der Deutschen Gesellschaft für Rassenhygiene 1935; Wechsel nach Berlin als planm. ao. Professor im Hygiene-Institut 1938; o. Professor für Hygiene Prag 1940.

Mitgliedschaften und Auszeichnungen: SA 1933 (Scharführer, Adjutant, Brigadearzt), NSDAP 1937, NSDÄB, NSDDB; Gründung der Karl-Pesch-Stiftung an der Universität zu Köln zur Förderung der Hygieneforschung 1971 (später umbenannt nach Schwester Maria Pesch).

Quellen und Literatur: UA Köln, 67/1106, 17/4289, 216/611; Professor/innen-Katalog der Universität zu Köln.
Bild: UA Köln, 20/43.

Zu Peschs Vorstellungen von „rassenhygienischer" Forschung gehörten Reisen zu von als Minderheiten in anderen Staaten lebenden Deutschen. 1936 begleitete er „eine Gruppe von Studenten auf einer Auslandsreise zu den Deutschen in Bessarabien", wo sie „allgemeingesundheitliche, hygienische, rassenhygienische und volkswirtschaftliche Untersuchen durchzuführen" beabsichtigte; 1937 sollte eine ähnliche, vom Auswärtigen Amt aber aus politischen Gründen untersagte Reise „zu den in Ungarn lebenden Deutschen" stattfinden.[385] Zu der in Aussicht genommenen zehnköpfigen Reisegruppe nach Ungarn gehörten ein Medizinalpraktikant (Nolden) und vier fortgeschrittene Medizinstudenten (bekannt sind die Namen Janocha, Lanser und Feinen).[386] Über die Ergebnisse der Bessarabien-Reise berichtete der Westdeutsche Beobachter auf der Basis eines von Pesch gehaltenen öffentlichen Vortrags, in dem es unter anderem heißt: „Trotzdem die Juden sieben Prozent der Gesamtbevölkerung Rumäniens ausmachen, sind die Deutschen in Bessarabien durch die Jahrhunderte hindurch rassisch rein geblieben."[387] Pesch war selbst Autor des Westdeutschen Beobachters. Dort rezensierte er unter der Überschrift „Medizin – Wissenschaft – Lebensform" populärwissenschaftliche Bücher aus dem Umfeld der Medizin. Gut war für ihn ein Buch, das „an der Erziehung zur heroischen Lebensauffassung recht vieler deutscher Menschen mitarbeiten wird".[388] 1937 sprach er an der Universität Bonn auf Einladung des dortigen Nationalsozialistischen Studentenbundes über „Rasse und Rassenseele".[389]

Die Zwillingsforschungsstelle

Karl Pesch war auch der faktische Leiter der Zwillingsforschung, die Carl Coerper 1937, „dem Beispiel anderer Städte folgend", im Bürgerhospital etablieren wollte.[390] Zu den Aufgaben dieser „Zwillingsforschungsstelle" sollte es gehören, „das von dem Gesundheitsamt in den letzten Jahren gesammelte Zwillingsmaterial zu sichten und bei den Zwillingen zunächst die Bestimmung von Körpergrösse und -Gewicht [sic], Augenfarbe, Schädelmasse usw. durchzuführen".[391] Pesch sollte für diese Arbeiten an sechs Stunden wöchentlich von einem Assistenten unterstützt werden. Coerper bat das Kuratorium „mit Rücksicht auf die grosse Bedeutung der Zwillingsforschung für die Vererbungswissenschaft" um die Bereitstellung eines solchen Assistenten.[392] Das Kuratorium war dazu bereit, wenn dies kostenneutral geschähe. Dekan Naujoks sah keinen Spielraum für die Abstellung eines Assistenten.[393]

Als Pesch seine Zwillingsforschung intensivieren wollte, fand er bei der Fakultät dann aber doch Unterstützung. Dekan Naujoks schrieb ihm nach der Fakultätssitzung vom 13. Mai 1937: „Es besteht ein lebhaftes Interesse an den Zwillingsuntersuchungen; und die einzelnen Kliniken oder Institute, die ein Interesse an den Untersuchungen haben, werden sich mit Ihnen direkt in Verbindung setzen".[394]

Pesch war kein Nationalsozialist der ersten Stunde. Nach dem Aufnahmestopp wurde er am 1. Mai 1937 Mitglied der NSDAP (Nr. 4387144).[395] Zum 1. Oktober 1938 verließ er Köln, nachdem er als außerordentlicher Professor auf die „freie Abteilungsvorsteherstelle am Hygienischen Institut" der Universität Berlin berufen worden war.[396] 1940 wurde er Ordinarius in Prag, wo er im Alter von 52 Jahren am 16. Mai 1941 unerwartet „nach kurzer Krankheit" starb.[397] Die katholischen Beisetzungsfeierlichkeiten fanden in Köln (St. Gereon) statt.[398] 1971 wurde eine nach Karl Pesch benannte Stiftung zur Förderung von Studierenden der Medizin gegründet, die später nach seiner Schwester Maria umbenannt wurde.[399]

Georg Rose – Der Sturmbannarzt

Auch am Institut beschäftigt war Georg Rose, der Direktor Müller bisweilen vertrat.[400] Er gehörte 1935 der NSDAP an und war in der SA Sanitätsobertruppführer und Sturmbannarzt.[401]

Alexander Emil Hermann Eugen Czaplewski

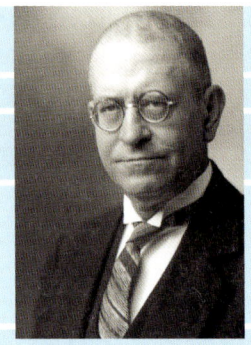

17.11.1865 Königsberg –
15.11.1945 Köln
Evangelisch
Mutter: Clara Seydler, Tochter eines Rechnungsrats
Vater: Carl Czaplewski, Sekretär des Provinzialschulkollegiums und Waisenhauses Königsberg
Ehefrau (Heirat 1897): Lisa Berding
Kinder: Zwei Töchter

Das Studium der Medizin in Königsberg und München schloss Czaplewski 1889 mit Staatsexamen, Approbation und Promotion („Untersuchungen über die Immunität der Tauben gegen Milzbrand") ab. Seine weiteren Stationen: Assistent im Tübinger Institut für Pathologie 1891; Wechsel ans Hamburger Hygiene Institut 1893; Habilitation bei Erwin von Esmarch in Königsberg 1894; Leiter des Bakteriologischen Laboratoriums Köln 1897, anschließend Direktor des Hygiene-Instituts der Akademie für Praktische Medizin 1904; zugleich Leiter des Museums für Volkshygiene Köln 1908–1931; nb. ao. Professor für Hygiene bzw. Volkshygiene und Bakteriologie 1921; apl. Professor 1940; zugleich zeitweilig Leiter des öffentliches Desinfektionswesen der Stadt Köln und der Desinfektorenschule.

Mitgliedschaften und Auszeichnungen: Preußisches Verdienstkreuz für Kriegshilfe 1917; Vorsitzender der Kölner Anthropologischen Gesellschaft.

Quellen und Literatur: UA Köln, 28/109, 17/886, 67/1006, 57/597, 571/393: Friedrich Lentze, Eugen Czaplewski, in: Neue Deutsche Biographie, 3 (1957), S. 456 (online: https://www.deutsche-biographie.de/pnd117666513.html#ndbcontent, einges. 28.11.2021); Professor/innen-Katalog der Universität zu Köln.
Bild: UA Köln, 20/185.

Peter Josef Dahr

13.4.1906 Brühl – 28.02.1984 Bergisch Gladbach-Bensberg
Katholisch
Ehefrau: Maria Cades

Das Studium der Chemie und Medizin in Innsbruck und Bonn schloss Dahr in Köln 1930 mit Staatsexamen und Promotion („Fettleibigkeit und Zuckerkrankheit") ab. Er wurde Assistent in Stendal und Köln, kam 1932 ans Kölner Hygienische Institut, wo er 1935 Oberarzt wurde; zugleich Mitarbeiter des Rassenpolitischen Amts. Seine weiteren Stationen: Habilitation Köln 1938 („Untersuchungen über die Möglichkeit einer serologischen Unterscheidung homozygoter und heterozygoter A- u. B-Menschen"); Wechsel nach Berlin als Leiter des Behring Instituts 1942 und im Aufgabenbereich des Reichsgesundheitsamts; Wechsel nach Göttingen 1947, dort apl. Professor 1948.

Mitgliedschaften und Auszeichnungen: NSDAP 1933, NSDÄB, NSDDB, NSV, RLB, NSKK.

Quellen und Literatur: UA Köln, 17/902, 67/99, 192/295.

Institut für Erbbiologie und Rassenhygiene

Ferdinand Claußen – Ein scharfer Antisemit als Institutsdirektor

Einrichtungen, die sich mit „Erbbiologie" befassten, gab es bereits vor der Gründung des Instituts für Erbbiologie und Rassenhygiene. In den 1920er Jahren waren von Seiten des Wissenschaftsministeriums an die Medizinische Fakultät Überlegungen herangetragen worden, die aus Gründen der Kosten (Bruno Kisch) und einer unnötigen „Spezialisierung der Forschung" (Otto Veit) skeptisch betrachtet wurden.[402] Walter Brandts 1933 gegründetes Anthropologisches Institut beschäftigte sich intensiv mit Erb- und „Rasse"-Fragen.[403] Eine von ihm beantragte Pflichtvorlesung „Rassenkunde und menschliche Erblehre" lehnte die Mehrheit seiner Fakultätskollegen ab.[404] Dass sich das Kölner Interesse an der „Erbbiologie" in engen Grenzen hielt, zeigt der Umgang mit dem Anthropologischen Institut nach Brandts Absetzung 1936.[405] Der Bereich wurde wie schon zuvor parallel zur Arbeit Brandts durch Lehraufträge von dem in Sozialer Hygiene habilitierten Carl Coerper und insbesondere von Karl Pesch, dem Direktor des Museums für Volkshygiene, abgedeckt. In der Amtszeit von Rektor Hans von Haberer war 1937 unter maßgeblicher Beteiligung von Pesch im Bürgerhospital bereits eine „Untersuchungsstelle für Zwillingsforschung" eingerichtet worden.[406] Nach Peschs Wechsel nach Berlin entschloss sich die Medizinische Fakultät, einen Lehrstuhl und ein Institut für Erbbiologie und Rassenhygiene aufgrund von „Erfordernissen des Unterrichts" zu beantragen. Es werde „ein Vertreter der Erbforschung in der medizinischen Fakultät auch im Hinblick auf die klinische und wissenschaftliche Arbeit der anderen Fächer" gebraucht und nicht zuletzt bestehe „in einer Grosstadt wie Köln (Gesundheitswesen, Rechtspflege) das dringende Bedürfnis nach einem anerkannten Erbforscher".[407] Im Januar 1939 reichte die Fakultät eine Dreierliste zur Besetzung des in Aussicht genommenen Lehrstuhls ein. Genannt wurden 1.) der Zwillingsforscher und zeitweilige Mitarbeiter von Otmar von Verschuer, Ferdinand Claußen (Frankfurt), 2.) der Internist und mit Richard Siebeck forschende Friedrich Curtius (Berlin) und 3.) der Spezialist für „Vagabunden-Familien" Robert Ritter (Berlin).[408]

Die Berufung Claußens und die Begründung des Instituts in der Theresienstraße 60 stand ganz im Schatten des Zweiten Weltkriegs. Es wurde 1939 eingerichtet und 1940 feierlich eröffnet. Das Institut erfuhr von Seiten der Stadt und einzelner Unternehmen eine großzügige finanzielle Unterstützung. Die Lehrveranstaltungen fanden weitgehend im Universitätshauptgebäude statt.[409] Claußen wurde von den Assistenten Wolf Bauermeister und Dönges unterstützt.[410]

Beinahe parallel entstand die 1938 eröffnete „Arbeitsstätte für geschichtliche Volkskörperforschung", die 1941 in „Rheinisches Provinzialinstitut für Sippen- und Volkskörperforschung an der Universität Köln" umbenannt wurde.[411] Zu einer Zusammenarbeit zwischen dem von Karl Wülfrath geleiteten Institut, dessen Eingliederung in die Philosophische Fakultät von dieser wegen seiner nicht wissenschaftlich zu nennenden Tätigkeit abgelehnt wurde, und dem Institut für Erbbiologie und Rassenhygiene scheint es nicht gekommen zu sein.[412]

Zu den Aufgaben des Instituts gehörten familienrechtliche Gutachten, die in erster Linie auf Anforderung von Gerichten erstellt wurden; deren Zahl belief sich im Sommer 1939 auf monatlich etwa zwanzig.[413] Claußen beklagte, dass das hohe Maß an gutachterlicher Tätigkeit wissenschaftliche Forschungen auf den Gebieten der „Erbpathologie" und der „Rassenhygiene" verhindere.[414] Dabei stand für ihn das ihm Wesentliche schon fest:

> Von spezieller rassenhygienischer Bedeutung ist als Erscheinung zwischenvölkischer Lebensbeziehungen die Einmischung fremdrassischen Blutes, welche die völkische Eigenart zersetzt. Die Erbbiologie läßt an der Völkergeschichte die ungeheuere Bedeutung der Rassenmischung erkennen. Sie liegt noch besonders, wie unser Volk bedrohlich erfahren hat, in der Existenz des jüdischen Volkes, dessen Lebensform ein wurzelloses Parasitentum ist.[415]

Die Amtszeit des überzeugten Nationalsozialisten und die Geschichte des bei dem Luftangriff vom 31. Mai 1942 schwer beschädigten Instituts in der Theresienstraße 60 währte freilich nur kurz. Claußen wurde im Dezember

1940 zur Wehrmacht einberufen, von der er als Internist zunächst noch in Köln, dann aber in Königsberg, Tilsit und später an der Ostfront eingesetzt wurde.[416]

Ferdinand Claußen

7.7.1899 Mölln – 9.1.1971 Düsseldorf-Benrath
Verheiratet

Nach dem Abitur in Ratzeburg 1917 und anschließendem Kriegsdienst studierte Claußen Medizin in Hamburg, München, Leipzig und Kiel, wo er 1924 mit der Dissertation „Über eine klinisch brauchbare Methode zur Quellungsdruckmessung im Blut" promoviert wurde. Seine weiteren Stationen: Volontär bzw. Assistent in der Physiko-Chemischen Abteilung der Universität Kiel 1924, in der I. Medizinischen Klinik München 1926 (Habilitation bei Ernst von Romberg 1932, „Über die Diurese der Herzkranken") und in der Medizinischen Klinik Zürich 1932; Oberarzt in der I. Medizinischen Klinik München 1933; Oberarzt und Dozent für Innere Medizin, Erbbiologie und Rassenhygiene bei Otmar von Verschuer im Institut für erbbiologische Forschung Frankfurt am Main 1934 (Umhabilitation Frankfurt am Main 1935); ao. Professor 1938; Wechsel nach Köln als Privatdozent für Erbbiologie und Rassenhygiene Köln 1939; ao. Professor und Direktor des Instituts für Erbbiologie und Rassenhygiene 1939; Arzt bei der Wehrmacht 1940; Chefarzt (Internist) im Krankenhaus Marienheide 1945, dann in Waldbröl 1948–1964); Entnazifizierung: Kategorie IV, dann V; Emeritierung in Köln 1963; Tätigkeiten am Institut für Humangenetik Münster 1964/65 und am Diabetes-Institut Düsseldorf 1965–1971.

Mitgliedschaften und Auszeichnungen: NSDAP 1933, SA 1934, NSDÄB 1935, NSV 1936, Reichsdozentenschaft 1939; Reichsbund Deutsche Familie 1941; Deutsche Gesellschaft für Rassenhygiene e.V. (Vorsitzender Köln).

Quellen und Literatur: UA Köln 571/34, 317/III/295, 67/164b, 67/1001, 67/207; LA NRW Duisburg NW 1037-BIII/790, NW 1049/46274.

Wolf Bauermeister – Ein nationalliberaler Erbbiologe und Anthropologe

Zweiter Mann am Institut war der von Claußen aus Kiel nach Köln abgeworbene Wolf Bauermeister, der in Kiel im Rassenpolitischen Amt der SA angestellt gewesen war. Er habilitierte sich 1938 mit der Schrift „Die Westküste Schleswig-Holsteins. Zur Rassengeschichte und Rassenverteilung in der Nordmark". Der mit einer Sängerin verheiratete Vater der 1934 geborenen, mit der Fluxus-Bewegung bekannt gewordenen Künstlerin Mary Bauermeister war freilich weder Antisemit noch Rassist im nationalsozialistischen Sinne, wie bereits Frank Golczewski nachgewiesen hat.[417] Baumeister bevorzugte eine „vergleichende Kulturgeschichte", wenn es darum ging, „den Geist der Bevölkerung" zu erforschen.[418] Bauermeisters Lehrbefugnis für Erbbiologie und Rassenhygiene wurde 1941 um Anthropologie ausgeweitet, so dass er auch als Nachfolger von Walter Brandt angesehen werden kann.[419]

Zugleich aber war Bauermeister ein Befürworter von Zwangssterilisationen bei „erbkranken" Menschen und hatte die nationalsozialistische Lebensraumideologie verinnerlicht. Als unbelastet eingestuft, verfasste Bauermeister für das Oberlandesgericht 1946 eine Stellungnahme zum „Erbgesundheitsgesetz". Er urteilte, dem Gesetz komme „heute eher eine gesteigerte Bedeutung zu, da der uns verbleibende Lebensraum ohne Zweifel nicht reicht". Die Abschaffung des Gesetzes „würde einen bedenklichen Rückschritt bedeuten", die Beibehaltung der Erbgesundheitsgerichte war für ihn selbstverständlich.[420]

Nach 1945 setzte Bauermeister seine Universitätslaufbahn fort. Noch im April 1946 kamen aus der auch zu diesem Zeitpunkt unter dem Briefkopf „Universitäts-Institut für Erbbiologie und Rassenhygiene" korrespondierenden Einrichtung ganz in der Tradition der NS-Zeit stehende Briefe. 1947 erhielt er einen Lehrauftrag an der Düsseldorfer Akademie für Staatsmedizin, 1949 kehrte er auch offiziell an die Kölner Universität zurück, wo er zur bis 1973 eine Professur für Anthropologie innehatte. Als Kommunalpolitiker der FDP war er zeitweilig Mitglied des Stadtrats im heute zu Bergisch Gladbach zählenden Bensberg.[421]

Wolf Bauermeister

18.12.1907 Braunschweig – 5.8.1975 Köln
Evangelisch-lutherisch
Ehefrau: Laura Bauermeister, Sängerin
Tochter: Mary Bauermeister, Künstlerin der Fluxus-Bewegung

Nach dem Studium der Medizin und Anthropologie in Halle, Kiel, Köln, Innsbruck und Berlin wurde Bauermeister 1935 in Kiel promoviert. Dort war er seit 1934 Assistent am Anthropologischen Institut, wo er sich 1939 habilitierte („Die Westküste Schleswig-Holsteins. Zur Rassengeschichte und Rassenverteilung in der Nordmark"). 1939 wechselte er nach Köln, habilitierte sich um und kam 1940 als Oberarzt und Dozent an das Kölner Institut für Erbbiologie und Rassenhygiene. Seine weiteren Stationen: Entnazifizierungskategorie IV, dann V; Lehrauftrag an der Akademie für Staatsmedizin Düsseldorf 1947; planm. apl. Professor für Anthropologie Köln 1949; besoldeter Lehrauftrag für Anthropologie Köln 1956; Präsident der Bundesarbeitsgemeinschaft zur Förderung Haltungsgefährdeter Kinder und Jugendlicher; Wissenschaftlicher Rat und Professor für Anthropologie Köln 1969; Pensionierung 1973.

Mitgliedschaften und Auszeichnungen: SA 1933–1936 und 1938/39 (zeitweilig Referent für Rassenpolitik); Deutsche Studentenschaft 1933; NSV 1935; RDF 1937; NSDDB 1939; Reichsdozentenschaft 1939; NSDÄB-Anwärter 1941; NSDAP-Anwärter 1943.

Quellen und Literatur: UA Köln, 67/16, 67/20, 192/143, 317/III/80, 9/2610; LA NRW, NW 1049/19826; Professor/innen-Katalog der Universität zu Köln.

Medizinische Klinik I

Die Medizinische Klinik war auf drei Standorte verteilt. 1933 wurde der Bettenbestand im Augustahospital von 360 auf 80 Betten reduziert. Auch diese 80 Betten dort waren bedroht, blieben aber „als Restbestand vorläufig bestehen"; vor Ort waren regelmäßig ein Oberarzt und zwei Assistenzärzte.[422] „Als Ersatz für die fortgefallenen 280 Betten" wurde der Universitätsklinik das Bürgerhospital zur Verfügung gestellt.[423] Dessen bisherige Medizinische Klinik mit einem Sekundärarzt, zwei Assistenzärzten und zwei planmäßigen Volontärärzten verfügte bei als „beschränkt" bezeichneten Laboreinrichtungen über 36 Betten und eine Medizinische Poliklinik mit etwa 10.000 Konsultationen im Jahr.[424] Ende 1933 wurde angestrebt, den Bettenbestand auf 80 zu erhöhen. Die Medizinische Klinik in der Krankenanstalt Lindenburg verfügte über 365 Betten.[425] Unter der Leitung des Klinikdirektors und Lehrstuhlinhabers arbeiteten dort zwei Sekundär-, zwölf Assistenz- und zwei planmäßige Volontärärzte.[426] Vereinfachend kann vom größten Standort Lindenburg als der Medizinischen Klinik I unter den Direktoren Moritz, Eppinger, Külbs und Knipping sowie der Medizinischen Klinik II an den übrigen Standorten unter den Direktoren Külbs, Wüllenweber und Schulten gesprochen werden.[427]

Hans Eppinger – Ein schwieriger Abschied

Hans Eppinger war ein diffiziler Charakter, laut und ungestüm, ohne erkennbare Empathie für andere Menschen.[428] Deutlich war dies schon in seiner ersten Wiener Phase von 1908 bis 1926 geworden. Obwohl als Fünfzigjähriger 1929 „der logische Nachfolger" des in Wien ausgeschiedenen Karel Frederik Wenckebach kam es im für die Berufung zuständigen Professorenkollegium zu einer Pattsituation, so dass die Nachfolge bis 1933 ungeregelt blieb.[429] Eppingers „schroffe und rücksichtslose Art" blieb ein Hindernis.[430] Da an seinen medizinischen, vor allem diagnostischen Fähigkeiten keine Zweifel bestanden, fand er schnell eine Alternative und wechselte von Freiburg, wo er seit 1926 gelehrt hatte, 1930 nach Köln.

Hier positionierte er sich in einer nicht ganz unwesentlichen Frage gegen die Stadt und die katholische Kirche. Am 29. Oktober 1932 wurde in Köln mit St. Elisabeth vom Deutschen Caritasverband ein „mustergültiges" katholisches Krankenhaus gegründet.[431] Mit dieser Einrichtung sollte es gelingen, die Praxis der katholischen Pflegeorden an die Anforderungen der wissenschafts- und immer mehr auch technikorientierten Medizin anzupassen, ohne der „religiös begründeten Hingabe an die Nächstenliebe" zu entsagen.[432] Oberbürgermeister Konrad Adenauer hatte das Projekt gefördert und die Stadt den Grundstückskauf durch Zuschuss, Bürgschaft und Zinsvergünstigung unterstützt.[433] Eppinger aber betrachtete das Caritaskrankenhaus als Konkurrenz und formulierte seine Kritik scharf: Es sei „das Grab der Lindenburg".[434] Tatsächlich konnte das Caritaskrankenhaus trotz überdurchschnittlicher Ausstattung mit „8000 RM Kosten je Bett deutlich unter den Kosten einer zur gleichen Zeit fertiggestellten Universitätsklinik" bleiben.[435] Städtischerseits aber widersprach man Eppingers Ansicht „mit guten Gründen", wie es in einer wahrscheinlich von Carl Coerper angefertigten Aktennotiz heißt.[436]

Nicht ganz klar ist, ob Eppinger die Machtübernahme der Nationalsozialisten in Deutschland instrumentalisierte, um sein Lebensziel eines Wiener Ordinariats zu realisieren, oder ob er sich sorgte, dass ihm unter anderem von Freiburger Studenten verbreitete Zweifel an seiner „arischen" Herkunft gefährlich werden könnten. Möglicherweise war es eine Mischung aus beiden Motiven, die ihn Anfang April 1933 bewog, Gaufachberater Fritz Lejeune anzusprechen. Er wollte auf jeden Fall vermeiden, dass durch seine Beurlaubung der Eindruck entstünde, „daß er Jude sei" – wie viele seiner in diesen Monaten aus der Universität entfernten Kollegen.[437] Er rühmte sich, „an der deutschesten Universität [...] in einem antisemitischen Grazer Korps aktiv" gewesen zu sein.[438] Seine Familie sei „bis in die Knochen hinein deutsch".[439] In diesem Sinne schrieb Eppinger auch an Wissenschaftsminister Bernhard Rust. In Rage führte er aus:

Ich [...] muss [...] die mir angekündigte Beurlaubung so auffassen, als wenn ich Jude wäre. Ich bin seit vielen Jahren Anhänger der nationalsozialistischen Partei; außerdem habe ich zur Bekräftigung meiner Angabe kein Stämmling zu sein, dem Vorsitzenden der nationalsozialistischen Ärzte-Organisation Professor Lejeune meine und meiner Vorfahren Taufscheine vorgelegt; außerdem bin ich von der Berliner medizinischen Fakultät secundo loco für die Nachfolge nach Geheimrat His in Vorschlag gebracht, was auch als Argument angeführt werden kann, daß ich national eingestellt bin. Da ich mir auch sonst keiner Schuld bewusst bin, so sehe ich in dem Vorgehen der Stadt Köln eine schwere persönliche Kränkung.[440]

Hans Eppinger

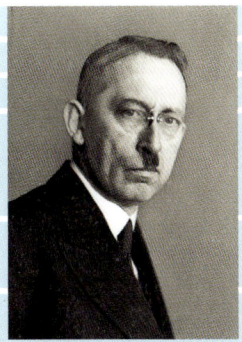

5.1.1879 Prag – 25.9.1946 Wien
Katholisch
Mutter: Anna Marterer
Vater: Hans Eppinger sen. 1846–1916, Professor für Pathologie
Ehefrau (Heirat 1908): Georgine Zetter
Kinder: Zwei Töchter, darunter Maria, Ehefrau von Arthur Rühl, Professor für Innere Medizin

Eppinger wuchs ab 1882 in Graz auf. Durch seinen Vater in besonderer Weise vorgebildet, wurde Eppinger 1902 in Graz promoviert, wo er sich 1907 auch habilitierte. Von 1908 bis 1926 war er in Wien tätig, zunächst als Assistent bei Carl Harko von Noorden und Karel Frederik Wenckebach. 1908 wurde er zunächst unbesoldeter, 1911 besoldeter Assistent an der I. Medizinischen Klinik und 1914 apl., 1918 ao. Professor. 1926 erhielt er einen Ruf an die Universität in Freiburg im Breisgau. Von hier wechselte er 1930 nach Köln und 1933 nach Wien an die I. Medizinische Universitätsklinik. Nach eigenen Angaben fand er sich auf Berufungslisten nach Straßburg (1915, Poliklinik, primo loco), Halle (1919, Poliklinik), Rostock (1921, Nachfolge Martius, primo loco), Königsberg (Nachfolge Schittenhelm, secundo loco), Leipzig (Nachfolge Strümpell), Prag (Nachfolge Jaksch, primo loco), Frankfurt (Nachfolge Bergmann, secundo loco), Berlin (Nachfolge Kraus, tertio loco) und Graz (Nachfolge Lorenz, primo loco). Am Ersten Weltkrieg nahm er auf Seiten Österreichs als dem Armee-Oberkommando zugeordneter Arzt teil.

Mitgliedschaften und Auszeichnungen: Franz-Joseph-Orden; Kampfring der Deutsch-Österreicher, Ortsgruppe Freiburg i. Br.; NSDAP 1937 (Nr. 6164614); Gesellschaft der Ärzte Wien, Deutsche Gesellschaft für Innere Medizin (Vorsitzender 1940–1946); Gesellschaft für Innere Medicin in Wien; Biologischen Gesellschaft in Wien; Leopoldina 1940; Benennung des Mondkraters Euclides D 1976 (2002 widerrufen).

Quellen und Literatur: UA Köln, 9/2, 67/1016, 17/1229; UA Wien, Personalakt MED PA 104; Archiv Vogelsang-Institut Wien, NL Gustav Steinbauer; Leopoldina-Archiv Halle, M1, MNr. 4601 E; Ernest Rissel, Eppinger, Hans, Internist, in: Neue Deutsche Biographie, 4, Berlin 1959, S. 551–552; Forsbach/Hofer, Internisten, S. 136 ff.

Bild: Österreichische Nationalbibliothek.

Auch Oberbürgermeister Günter Riesen erhielt einen Beschwerdebrief Eppingers.[441]

Hintergrund dieser Entwicklung war, dass in Wien die Bereitschaft wuchs, Eppinger zu berufen.[442] Kurz nach der Machtübernahme der Nationalsozialisten wurde Eppinger in Wien empfangen und konnte am 6. Februar 1933 aus dem Hotel Regina an den Kölner Dekan schreiben, er habe die „officielle Berufung für die Nachfolge nach Wenckebach" erhalten.[443] In Köln fand die Personalie schnell Beachtung. Der kurz vor seiner Absetzung stehende Oberbürgermeister Konrad Adenauer wurde umgehend in Kenntnis gesetzt.[444] Der „Kölner Lokal-Anzeiger" kommentierte, es sei „ein großer Verlust", wenn Eppinger „den Ruf nach Wien annähme".[445]

Eppinger hatte jedoch nicht beabsichtigt, innerhalb weniger Wochen Köln zu verlassen.[446] Die neuen Machthaber aber drängten. Nationalsozialisten besetzten kurzzeitig die Medizinische Klinik in Köln und hinderten deren Direktor Eppinger, sie zu betreten.[447] Konrad Adenauers Nachfolger als Oberbürgermeister, Günter Riesen (NSDAP), wurde Anfang April deutlich: Eppinger solle „noch vor Beginn des Sommersemesters nach Wien übersiedeln" und der Dekan möge „mit allen Kräften den endgültigen Abschluß nach Wien fördern", da Eppinger „aus verschiedenen Gründen fachlicher und personeller Natur mit seiner Beurlaubung zum 1. Mai rechnen müsse".[448] Im Fakultätsprotokoll wurde zugleich ausdrücklich festgehalten, dass „irgendwelche konfessionellen

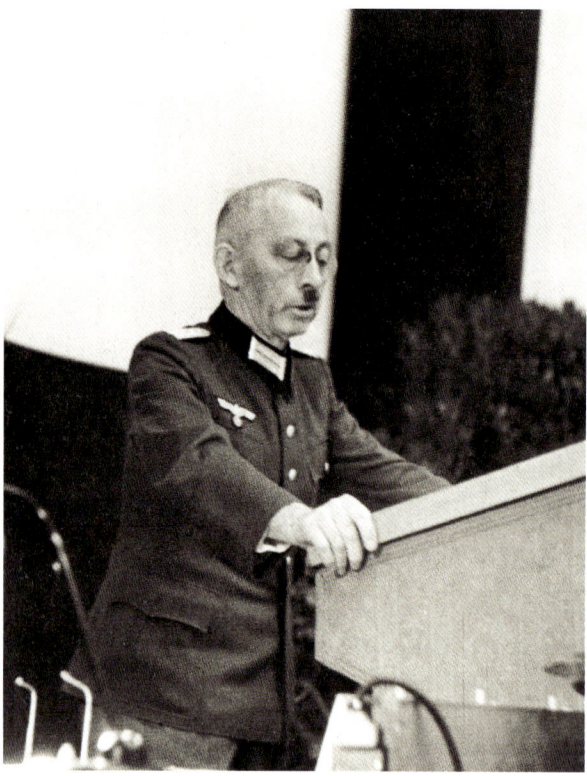

Abb. 20: Hans Eppinger am 11. Oktober 1943 bei der Eröffnung des Wiener Kriegskongresses der DGIM, fotografiert von einem Mitarbeiter des Hitler-Fotografen Heinrich Hoffmann. (Bildarchiv Bayerische Staatsbibliothek, München, Fotoarchiv R. 18, hoff-46095)

Aus der Ansprache von Hans Eppinger zur Eröffnung der 53. Tagung der Deutschen Gesellschaft für Innere Medizin in Wien 1943:

„Ein Kongreß in schwerer Kriegszeit, die sich nicht nur unter gigantischer Materialverbissenheit der Schlachten und in der harten Beanspruchung der Heimat äußert, sondern nunmehr auch an zeitlicher Dauer den ersten Weltkrieg übertrifft, muß sein eigenes Gepräge haben. Unter dem Zwange geschichtlicher Probleme, die zu lösen eine schier überschwere Aufgabe für das deutsche Volk darstellt, vor der es jedoch nicht mehr zurücktreten kann, ohne seine nationale Existenz aufzuheben, muß auch eine an sich der friedlichen Forschung zugeneigte Wissenschaft andere Anforderungen an ihre Vertreter stellen als in normalen Zeiten des Friedens. [...] Fünftes Kriegsjahr! Sie wissen, was das für jeden von uns bedeutet. Wo ist heute noch der Mensch, der von sich sagen kann, er stände außerhalb der Dinge, die um ihn geschehen: ich meine nicht nur äußerlich, sondern vor allem auch innerlich, daß er sagen könnte, für mich hat sich seit langer Zeit anschauungsgemäß schon gar nichts geändert. [...] Uns allen sind Aufgaben und vielleicht auch Sorgen von einer Vielheit, Größe und Wichtigkeit zugefallen, von denen wir uns früher nichts träumen ließen; mancher lang gehegter Lieblingswunsch einer ruhigen freundlichen Zeit gewann Gestalt in der Jagd dieser Tage. [...] Einen gewaltigen inneren Schwung gibt uns der Blick auf das Deutschland von heute, ein neues Selbstbewußtsein steht auf, ein klarerer Blick für sich und andere. Wohl gibt es müde Stunden, wo man sich treiben lassen und rasten möchte, aber an unser inneres Ohr schlägt der seltsame Laut des wachen Herzens von Millionen Menschen, die jetzt nicht rasten und auch müde sind, die schlafen wollen und doch wachen müssen. So schöpft der einzelne neue Kraft aus dem Bewußtsein der Vielen, die auch ihren Wunsch einem höheren Ziele opfern, so wächst in uns ein neues Verantwortungsbewußtsein nicht nur für die Tat des Augenblickes, sondern für ihre Bedeutung für alles, was wir meinen, wenn wir vom deutschen Reiche reden. [...] Es gibt heute nichts mehr, was unwichtig wäre – und die so oft gehörte Ausrede – es ist eben Krieg – die kann für uns nicht gelten, die wir für Jahre und Jahrzehnte vorausdenken müssen [...]. Wir werden keine Zeit mehr haben, den besten Weg zu suchen und zu wählen, sondern wenn diese Zeit mit ihren Forderungen an uns herantritt, dann müssen wir gerüstet dastehen, ganz genau so, wie ein Soldat der deutschen Wehrmacht dastand, als der Krieg begann. Nur in einem Punkte besteht ein gewichtiger Unterschied – für diesen Soldaten begann der jetzt noch andauernde fürchterliche Kampf wirklich erst am 1. September 1939 – für alle anderen und wir Ärzte miteinbegriffen aber dauert dieser Kampf schon jahrelang [...]. So haben wir auch schon in den Jahren vor der nationalsozialistischen Erhebung um dieses Schicksal des deutschen Volkes gewußt und sind mitten im Kampf gestanden, der auch Soldaten verlangt, wenn auch in einer anderen Art; und in diesem höheren Sinne beanspruche ich auch für jeden von uns die soldatische innere Haltung und das Verantwortungsbewußtsein einer neuen Zeit gegenüber." (Verhandlungen 53 [1943], S. 1 ff.)

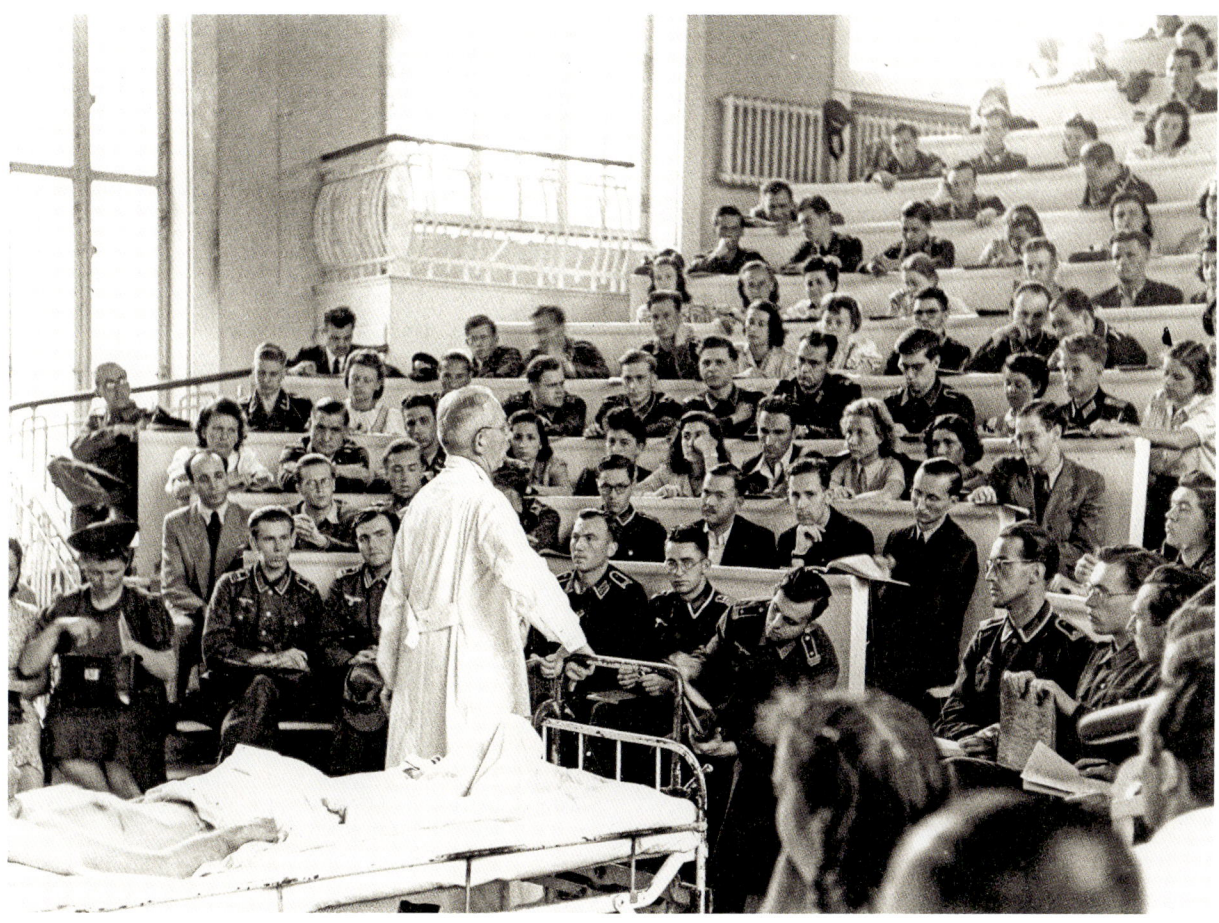

Gründe [...] keinerlei Rolle gespielt" hätten.[449] An anderer Stelle erklärte sich Riesen damit einverstanden, dass Dekan Leupold Eppinger folgendes Schreiben zur Kenntnis gebe: „Da das Augustahospital zum 1. Mai ds. Js. aufgelöst wird, Professor Eppinger einen Ruf nach Wien hat und die Krankenanstalt Lindenburg zu obigem Termin disponibel sein muß, wird es als wünschenswert bezeichnet, wenn Prof. Eppinger am gleichen Tage sein Amt in Wien antreten könnte".[450]

Eppinger wusste seit dem 31. März 1933 von der Entwicklung, nachdem Dekan Leupold von Oberbürgermeister Riesen persönlich „den Auftrag" erhalten hatte, „Eppinger seine Beurlaubung zum 1. Mai d. J. mitzuteilen".[451] Die darauf folgende Unterredung mit Leupold brach Eppinger „in ziemlicher Empörung [...] ab".[452] Noch am selben Tag kam es zu einem frostigen Austausch zwischen Eppinger einerseits und Carl Coerper sowie Franz Vonessen andererseits.[453] Am 4. April konnte der nach Leupolds Ansicht „sehr ungeschickt" auftretende, sein Gegenüber mit „Verehrtester" ansprechende Eppinger auch im direkten Gespräch Riesen nicht zum Umdenken bewegen.[454] Parallel hatte Carl Coerper damit begonnen, unter der Mitarbeitern Eppingers die Stimmung einzutrüben und so den Druck auf Eppinger zu erhöhen: Er verlängerte „die Dienstverträge von Assistenzärzten nicht" und beantragte „für ausscheidende Assistenzärzte keinen Ersatz".[455]

Zum 1. Mai 1933 wurde Eppinger tatsächlich beurlaubt.[456] Am selben Tag reiste er nach Wien ab.[457] Wie überstürzt der Umzug vonstattenging, zeigt der Dank

Abb. 21: Hans Eppinger während der Vorlesung. (Bildarchiv Bayerische Staatsbibliothek, München)

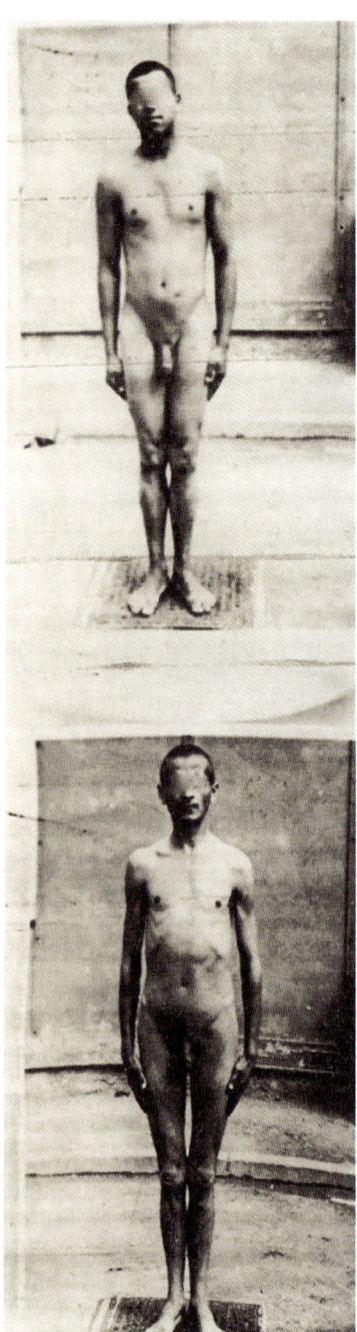

Abb. 22: Zehn Jahre nach seiner Kölner Tätigkeit konzipierte Hans Eppinger Meerwassertrinkversuche, die im KZ Dachau durchgeführt wurden. Die diesen unterworfenen Männer wurden fotografiert. (Vogelsang-Archiv Wien)

von Eppingers Frau an den neuen Dekan Friedrich Bering, den Direktor der Hautklinik; er hatte ihr namens einiger Kollegen einen Blumengruß gesandt.[458] „Es tut mir ja so leid", schrieb sie am 30. April, „dass ich Sie Alle nicht noch mal zum Abschied hier bei uns sehen kann. Ich hatte mir das so schön ausgedacht – eine kleine gemütliche Maibowle bei uns im Garten – und der Flieder blüht dies Jahr so schön wie noch nie – schade, zu schade!"[459] Sie ernannte Bering zu ihrem „Rosenkavalier" und hoffte auf ein freundliches Wiedersehen in „hoffentlich mal wieder geruhigere[n] Zeiten".[460]

Zurück in Köln blieb Arthur Rühl, der sich 1931 bei Eppinger habilitiert hatte, mit ihm nach Köln gewechselt war und eine Tochter Eppingers heiratete.[461] Rühl habilitierte sich im Februar 1934 nach Berlin um und wurde an der II. Medizinischen Klinik der Charité tätig.[462]

Köln in unguter Erinnerung

Formal wurde Eppinger am 1. Mai 1933 Leiter der I. Medizinischen Klinik Wien und am 9. Juni 1933 rückwirkend von seinen Kölner Verpflichtungen entbunden.[463] Es war ein ungewöhnlicher Wechsel für jemanden, der von Werner Richter, einem der Hochschulreformer im Berliner Kultusministerium, als „wissenschaftlich der bedeutendste Internist in Deutschland" bezeichnet worden war[464]. Im austrofaschistischen Wien äußerte sich Eppinger immer wieder negativ über seine früheren Wirkungsstätten Freiburg und Köln und erklärte nach den Erinnerungen des Pathologen Herwig Hamperl später „voll Stolz [...], daß er nur in Wien eine Antrittsvorlesung gehalten habe".[465] Sein Bekenntnis zum Nationalsozialismus verlor an Emphase, Antisemitismus konnte man im Alltag nicht mehr wahrnehmen. An einen länger währenden gefährlichen Einfluss der Nationalsozialisten in Europa glaubte er nicht: „Eine Bewegung, die sich gegen Juden *und* die katholische Kirche wendet, kann sich nicht halten", erklärte er gegenüber seinem später zur Emigration gezwungenen Kollegen Julius Bauer.[466] Unbekümmert forschte und publizierte er, auch gemeinsam mit seinen bald als Juden verfolgten Assistenten Hans Kaunitz und Hans Popper.[467] Mit „den beiden Hänsen" veröffentlichte Eppinger 1935 eine „der alten Wiener medizinischen Schule anlässlich der 150-Jahrfeier des Allgemeinen Krankenhauses" zugeeignete Schrift über „Die seröse Entzündung".[468] Die dahinter stehende Idee Eppingers, Gelbsucht beruhe auf Ernährungsfehlern oder Lebensmittelvergiftung und nicht auf einer Virusinfektion, erwies sich zwar als falsch, doch gaben die Wiener Forschungen der Wissenschaft manchen Impuls.[469] 1937 festigte Eppinger mit seinem „der Gesellschaft der Ärzte in Wien zu ihrer Hundertjahrfeier" gewidmetem Opus magnum „Die Leberkrankheiten" seinen wissenschaftlichen Ruf.[470]

Wenige Monate nach dem „Anschluss" Österreichs an das Deutsche Reich besuchte Eppinger 1938 in offizieller Funktion Köln. Für seinen verhinderten Wiener Kollegen, den Psychiater Julius Wagner-Jauregg, nahm Eppinger die Ehrendoktorurkunde entgegen.[471]

In seinen letzten Lebensjahren wuchsen sich Eppingers negative Charaktereigenschaften weiter aus. Er zerbrach an weiteren familiären Schicksalsschlägen und an seiner Rolle bei den Salzwassertrinkversuchen im KZ Dachau. Er konzipierte den Versuch an 44 Gefangenen, den sein Assistent Wilhelm Beiglböck durchführte.[472] Als Eppinger 1946 als Zeuge zum Nürnberger Ärzteprozess geladen wurde, nahm er sich das Leben.[473]

August Held

7.7.1898 (Extertal-)Almena –
Evangelisch
Ehefrau: Ruth Jaeger

Held wurde 1921 in Kiel mit der Dissertation „Über die Möglichkeit, durch Lokalinjektion in Verbindung mit Kataphorese im Unterkiefer in der Gegend vom Foramen mandibulare bis Foramen mentale Anaesthesie zu erzeugen" promoviert. Seine weiteren Stationen: Assistent Medizinische Klinik Augustahospital Köln 1932 (Habilitation 1933); Allgemeine Pathologie und Pathologische Anatomie Köln 1933; Chefarzt Städtisches Krankenhaus Hamm/Westfalen 1935.

Mitgliedschaften und Auszeichnungen: NSDAP 1933; SA 1933.

Quellen und Literatur: UA Köln 17/2123, 67/1038, 27/67; Professor/innen-Verzeichnis der Universität zu Köln.

Franz Külbs – Der katholische Generalist

Als vertretungsweiser Nachfolger des an die I. Medizinische Klinik in Wien gewechselten Hans Eppinger übernahm am 1. Mai 1933 Franz Külbs die Leitung der Medizinischen Klinik Lindenburg. Seine Stellung als Chef der Medizinischen Klinik Augustahospital, die er 1917 eingenommen hatte, gab er auf. Diese Position übernahm vertretungsweise der außerordentliche Professor Gerhard Wüllenweber.[474] Schon seit der Wiedergründung der Universität 1919 war Külbs Ordinarius und hatte 1924 das Amt des Dekans der Medizinischen Fakultät innegehabt.[475]

Mit Külbs, der in einem Personalbogen am 18. April 1933 die Frage nach der „Rassezugehörigkeit der 4 Grosseltern" mit „Arier" beantwortete, gelangte ein zentrumsnaher Katholik an die Spitze der Medizinischen Klinik.[476] Obwohl er nicht mit der uneingeschränkten Unterstützung der Nationalsozialisten rechnen konnte, bemühte sich die Fakultät um eine dauerhafte Lösung mit Külbs als Klinikdirektor. Sie schlug ihn am 3. August 1933 dem Wissenschaftsminister „primo et unico loquo [sic]" vor: „Herr Külbs füllt die Stellung als Direktor der Klinik nach jeder Richtung hin zur allgemeinen Zufriedenheit aus. Herrn Külbs von seiner Stellung zu entheben, würde nach Ansicht der Medizinischen Fakultät eine unverdiente und harte Zurücksetzung sein".[477] Dekan Bering würdigte darüber hinaus nachdrücklich Külbs' Leistungen in der Lehre, als Arzt und als Wissenschaftler.[478]

In Berlin waren Zweifel an der Eignung Külbs' aufgekommen. Es bestand der Verdacht, „Külbs sei durch ‚Zentrumsklüngel' und gegen den Willen des Akademischen Rates im Jahre 1917 Nachfolger von Herrn Prof. Dr. Hochhaus geworden".[479] Dekan Bering bemühte sich, die Vorwürfe zu entkräften, indem er sich die Akten kommen ließ und Ministerialrat Achelis von seinen Ergebnissen berichtete. Bering stellte fest, dass Külbs selbst an der Nachfolge Hochhaus' nicht interessiert gewesen sei. Im Gegenteil habe er darum gebeten, „von seiner Nominierung abzusehen": „Somit kann er selbst nicht die Initiative ergriffen haben, mit Hilfe des Zentrums die Stellung zu erhalten."[480] Auch stand die Akademie nicht gegen Külbs. Er sei „auf Vorschlag des Kuratoriums der Akademie nach gutachterlicher Befragung des Rates der Akademie zum

Ernst Christian Franz Külbs

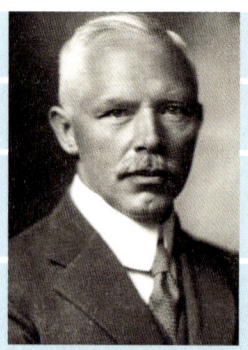

31.12.1875 Rheine – 1.1.1964 Rösrath-Hoffnungsthal

Katholisch, siebtes von zehn Kindern, Zwilling

Mutter: Gertrud Elperting, 21.6.1841 Rheine – 25.6.1917 Rheine, katholisch

Vater: Christian Külbs, Baumeister, 17.1.1830 Lauenburg – 16.1.1908 Rheine, evangelisch

Ehefrau: (Heirat: 18.10.1913): Ute Emmi Lela Schimmelpfeng 21.9.1886–17.8.1975, evangelisch

Sechs Kinder: Christian 1.10.1914; Gerda 3.5.1916; Ute, 3.2.1919; Ernst 3.9.1920; Lela 10.9.1923; Renate 20.10.1926

Kölner Anschrift: Hohenzollernring 79

Nach dem Abitur in Rheine 1896 studierte Külbs Medizin in München, Freiburg, Kiel und Berlin. Seine weiteren Stationen: Approbation, Staatsexamen und Promotion („Beitrag zur Lehre vom Ileus") Kiel 1901; Praktikumszeiten am Pathologischen Institut Wien bei Anton Weichselbaum 1900–1902; Assistent an der Medizinischen Klinik Kiel bei Heinrich Quincke 1903; Habilitation Kiel 1907 („Beiträge zur Entwicklung des Knochenmarks"); Wechsel an die Charité Berlin 1909; Umhabilitation und Professorentitel Berlin 1911; Stabsarzt der Reserve im Ersten Weltkrieg; ao. Professor und Direktor der Medizinischen Poliklinik Straßburg 1916; Chefarzt des Augustahospitals in der Nachfolge von Heinrich Hochhaus und o. Prof. Köln 1917 (Berufungsliste vom 1.3.1917: 1. Nägeli, Rolly, Külbs; 2. Neubauer, Volhard; 3. Gerhartz); Ordinarius der wiedergegründeten Universität 1919; Dekan 1924/25; Direktor der Medizinischen Klinik zunächst vertretungsweise ab 1.5.1933, dann dauerhaft ab 3.3.1934 (Berufungsliste vom 4.11.1933: 1. Külbs/Köln, 2. Straub/Göttingen, 3. Bohnenkamp/Würzburg, Ganter/Kiel); Emeritierung 1939; Einsatz im Zweiten Weltkrieg, zuletzt als Oberstabsarzt; Kat. V im Entnazifizierungsverfahren.

Auszeichnungen und Mitgliedschaften: EK II 1914, Stahlhelm 1931, NSKK, Großes Bundesverdienstkreuz 1956; Komturkreuz mit Stern des Ordens des Heiligen Gregor des Großen 1958.

Quellen und Literatur: UA Köln 194/I/966; 67/1069, 571/116, 261/611; LA NRW Duisburg, NW 1048-42/1804; Professor/innen-Katalog der Universität zu Köln.

Bild: UA Köln, 20/213.

Die Fakultät mit Dekan Bering an der Spitze war schließlich erfolgreich, auch wenn sie doch noch eine umfassendere Berufungsliste einzureichen hatte. Ministerialrat Achelis kam nach Beratungen mit Carl Coerper zu dem Ergebnis, dass eine „Dreierliste" erforderlich sei und man die Entscheidung aufschieben müsse, „die zweite internistische Professur in einen poliklinischen Lehrstuhl umzuwandeln".[483]

Auf der Berufungsliste platzierte die Fakultät Külbs an erster Stelle.[484] An die zweite Stelle setzte sie den Göttinger Klinikdirektor Hermann Straub, der wenig später in heftige Auseinandersetzungen mit den Nationalsozialisten geriet.[485] An dritter Stelle nannte die Fakultät den fanatischen Wehrmachtsarzt Helmuth Bohnenkamp (Würzburg) und den 1937 nach der Behandlung von jüdischen Patienten in Rostock entlassenen Georg Ganter.[486] Am 3. Januar 1934 wurde in Berlin das Schreiben zur Ernennung von Franz Külbs ausgefertigt.[487]

Külbs selbst hat offenbar von Anfang an nicht zwischen der stellvertretenden und der dauerhaften Übernahme des Ordinariats unterschieden und lehnte eine Beteiligung an der Aufstellung der Berufungsliste ab. Dekan Bering ließ er im November 1933 selbstbewusst wissen: „Ich betrachte mich als Nachfolger Professor Eppingers ordnungsgemäß eingesetzt von denselben Behörden, die Herrn Prof. E. abgesetzt haben. Die Fakultät hat bekanntlich auf den Vorschlag Leupolds s. Z. einstimmig mich angenommen. Wenn nach Monaten diese Tatsache[n] vom Ministerium für meine Person angegriffen werden, so kann es sich wohl nur um eine formale äusserliche Angelegenheit handeln."[488]

Külbs blieb vornehmlich im Bereich der Herz-Kreislauf-Forschung tätig. Er gilt als „einer der Begründer der modernen Herzklinik", klärte die Rolle der Milz im Kreislaufgeschehen und fragte insbesondere nach den Auswirkungen des Sports auf das Herz und andere innere Organe.[489] In Erinnerung blieb sein Auftritt auf dem Internationalen Medizinischen Kongress in London 1913, als er ein Hauptreferat über das Reizleitungssystem des Herzens hielt.[490] Seine Ergebnisse flossen zunächst 1914 in die Erstauflage und dann 1928 in die erweiterte zweite Auflage des „Handbuchs der inneren Medizin" ein, wo er auf über 600 Seiten die „Erkrankungen der Zirkulationsorgane" behandelt.[491]

Gleichwohl blieb Külbs ein Generalist, dem „das Gefühl für die Einheit der internen Klinik" innewohnte und deshalb die „Beherrschung aller zentralen Positionen" anstrebte. Wie sein Nachfolger Hugo Wilhelm Knipping versuchte er, Herz-, Lungen-, Infektions- und Tuberkuloseklinik ebenso wie die Klinik der Verdauungs- und Stoffwechselkrankheiten zusammenzuhalten. Einen Gratulationsartikel zum 80. Geburtstag von Franz Külbs nutzte Knipping, um ihrer beider Haltung zu beschreiben: „Das sind Gebiete, welche heute als überspezialisierte Sonderfächer, insbesondere im Ausland, abzusplittern drohen. […] Külbs sieht in der inneren Klinik die Mutterklinik des angehenden praktischen Arztes während seiner Hochschulzeit. […] Für Külbs ist die innere Medizin auch die beste Klammer, welche mannigfache Grenzgebiete, theoretische Richtungen und Entwicklungen besonders elastisch koordinieren und vor einer unfruchtbaren Isoliertheit schützen kann."[492] Dies alles war für ihn historisch fundiert, war er doch noch ein „Pionier der grandiosen Entfaltung der inneren Klinik, welche durch den Einbruch der Naturwissenschaften in die Medizin ausgelöst wurde".[493]

„Man kann nur Arzt sein aus Liebe"

Anders als sein Vorgänger, der charakterlich zu manchen Absonderlichkeiten neigende Hans Eppinger, war Franz Külbs ein den Studierenden zugewandter Hochschullehrer. Er suchte sie zu „ausgeglichene[n] Persönlichkeiten" zu erziehen, denen im Umgang mit Patientinnen und Patienten „Takt" und „Barmherzigkeit" keine Fremdworte waren.[494] Knipping beschreibt Külbs als einen akademischen Lehrer, der „die Ethik des Arztes und die Standespflichten leidenschaftlich nahezubringen" imstande war. „Helfen und Dienen" seien Külbs die wichtigsten Standespflichten gewesen: „Man kann nur Arzt sein aus Liebe".[495] Auch deshalb war es ihm selbstverständlich, in sein Hauptkolleg Ausführungen über Kunst und Philosophie zu integrieren.[496] In mehreren Auflagen erschien sein „Leitfaden der medizinisch-klinischen Propädeutik", der in der Weimarer Republik den meisten Medizinstudierenden vertraut war.[497]

In seinem 1935 veröffentlichten, an ein breiteres Publikum gerichteten Buch „Gesundes Leben" verzichtet er auf Huldigungen an das Regime. Im Kapitel „Vererbung" bleibt er vergleichsweise zurückhaltend und resümiert die Mendelschen Vererbungsgesetze mit der Bemerkung, es sei „immer gewagt […], ein Kind aus einer Familie zu heiraten, in der Geisteskrankheiten oder willensschwache Trinker vereinzelt oder gehäuft vorkamen".[498] Von weiteren Kommentierungen sieht er ab, zitiert freilich Eugen Fischer und den Paragrafen 1 des Zwangssterilisierungsgesetzes.[499]

Külbs konnte es als etablierter Kliniker vermeiden, Mitglied der NSDAP zu werden. Möglicherweise um die damit verbundenen Nachteile zumindest teilweise zu kompensieren, folgte Külbs nationalsozialistischen Spendenaufrufen. Im November 1937 dankte ihm der Geschäftsführende Kurator Erwin Faßl im Namen des Winterhilfswerks und der Universität Köln für eine großzügige Spende in Höhe von 300 Reichsmark.[500] Hingegen wird man einen Zeitungsartikel zu seinem 60. Geburtstag am 31. Dezember 1935, in dem Külbs das Bekenntnis „als Wissenschaftler und Arzt zu den volksgesundheitlichen Maßnahmen der nationalsozialistischen Regierung" unterstellt wurde, als gehaltlose Propaganda werten können.[501]

Plagiatsvorwurf gegen einen Parteigenossen. Der Fall Behr

1938 trübte sich die Stimmung innerhalb der NSDAP gegenüber Külbs ein. Ursache war der von Külbs gegen ein NSDAP-Mitglied namens Behr erhobene Vorwurf,

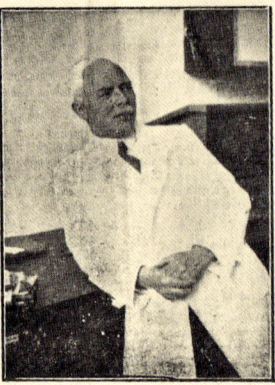

Abb. 23: Zu seinem 60. Geburtstag würdigten die Kölnischen Zeitungen Franz Külbs mit einem Schwerpunkt auf seinen fachlichen Leistungen. (Anonymus, Professor Dr. Franz Külbs 60 Jahre alt, in: Kölnische Zeitung, 1.1.1936)

dessen Habilitationsschrift sei ein Plagiat. Offenbar versuchte Külbs mit dem Argument, gegen Behr sei ein Parteigerichtsverfahren anhängig, dessen „Anerkennung" als Sanitätsoffizier bei der Wehrmacht zu verhindern. Der Leiter des Amtes für Volksgesundheit Rudolf Hartung intervenierte bei Dekan Hans Naujoks und erklärte zum „Schutze des alten Parteigenossen Dr. Behr", „1) daß kein Parteigerichtsverfahren gegen Dr. Behr geschwebt hat noch schwebt, 2) daß die politische Beurteilung sich der Kompetenz des Herrn Prof. Külbs entzieht, 3) der Vorwurf des Plagiats entweder erhärtet oder zurückgenommen werden muß".502

Külbs bestritt den Vorwurf des Plagiats. Er habe lediglich festgestellt, dass „die Habilitationsarbeit nicht originell sei". Auch „die politische Zuverlässigkeit" Behrs habe er „nie bezweifelt". Der Militärverwaltung aber habe er mitteilen müssen, dass Behr in ein „Untersuchungs- und Schlichtungsverfahren verwickelt sei". Seine Angaben allein aber hätten nicht Behrs Eignung als Sanitätsoffizier infrage stellen können.503 Gauamtsleiter Hartung hielt an seiner Darstellung fest. Zudem betonte er, Külbs habe Maximinian de Crinis gegenüber von einem „Abschreiben" Behrs gesprochen. Gleichwohl strebte Hartung offensichtlich keine Maßnahmen gegen Külbs an, sondern wollte allein das Habilitationsverfahren Behrs nicht gefährdet sehen, über das die Fakultät „in Bälde" entscheiden solle.504

Im Zuge dieses Verfahrens wurde das Klima in der Medizinischen Klinik vergiftet. Es stand die Behauptung im Raum, Külbs habe über den Kollegen Cornelius Dienst, einen SS-Scharführer, geäußert, dieser sei ein „charakterloser Lump".505 Die Ärztin Dr. Geuer beklagte eine mangelnde Standfestigkeit Külbs': „Am Tage vorher sagte Prof. Külbs, Dienst sei ein charakterloser Lump, und am nächsten Tag gibt er Professor Dienst recht."506 Gegen Behr und Geuer wurde ein Disziplinarverfahren erwogen, zunächst aber suchte Rektor Kuhn mit scharfen Mahnungen, von denen er den Dekan in Kenntnis setzte, den Frieden wieder herzustellen.507

Das Bild der Klinik am Ende von Külbs' Amtszeit war jedenfalls ein düsteres. Kuhn hielt am 28. November 1938 gegenüber dem Dekan fest:

An der Inneren Klinik haben sich in letzter Zeit Verhältnisse entwickelt, die vom Standpunkt der Universität aus nicht weiter geduldet werden können:
1. Unter persönlichen Differenzen leidet der Dienstbetrieb.
2. Durch unnützes Hin- und Herreden wird der Inhalt dieser Differenzen an Nichtbeteiligte weitergetragen. Damit wird das Ansehen der Universität und der in der Klinik arbeitenden Akademiker geschädigt.
Ich habe getrennt Herrn Professor Dienst, Dr. Gehr, Dr. Behr und Fräulein Dr. Geuer eröffnet [sic]
1. Ich erwarte, daß unter allen Umständen diese Verhältnisse abgestellt werden und keine Wiederholungen auftreten, bis der Nachfolger des zur Zeit im Amt befindlichen Klinikdirektors sich selbst um die Dinge kümmern kann.
2. Ich werde bei dem geringsten Anlaß gegen die beteiligten Personen Disziplinarverfahren einleiten lassen bezw. dem Herrn Reichserziehungsminister berichten.
3. Wenn Personen sich mit Dingen befassen, die sie nichts angehen, dann muß ich daraus schließen, daß Sie [sic] zuviel freie Zeit haben. Im vorliegenden Falle würde ich dementsprechend die Streichung bestimmter Stellen an der Klinik bewirken."[508]

Vorzeitiger Ruhestand, Kriegseinsatz und Akademischer Lehrer nach 1945

Während der klinikinternen Auseinandersetzungen hatte Külbs im Spätsommer 1938 „um Entbindung von den amtlichen Verpflichtungen" gebeten, mehr als zwei Jahre vor „Erreichung der Altersgrenze (65. Lebensjahr)".[509] Am 31. März 1939 legte Külbs sein Amt nieder.[510] Die Gründe für seinen Schritt waren offenbar vielfältig. Külbs mochte sich nicht zu eng mit den Machthabern einlassen, wurde aber durch den Streit um Behr und Dienst zwangsläufig in auch politisch beeinflusste Konflikte hineingezogen. Er selbst wollte oder konnte nicht als Autorität auftreten, der die Situation klärte. Im Gegenteil überließ er dem Geschäftsführenden Kurator Faßl das Gesetz des Handelns. Möglicherweise hat der Zustand seiner Ehefrau Lela zu Külbs' vorzeitigem Rückzug aus der Klinik beigetragen. Sie berichtete Ende 1939 von einer überstandenen schweren Venenthrombose und einer „Tumor-Operation".[511]

Ministerium wie Partei hatten grundsätzlich keine Bedenken, Külbs ins Ausland reisen zu lassen. Eine bereits im Juni 1938 für Mai 1939 beantragte Reise zum „II. Internationalen Kongress für Lebensversicherungsmedizin" in Paris wurde ihm inklusive Devisenzuteilung genehmigt.[512]

Nach dem Krieg übernahm er an der Universität, wie er sich ausdrückte, „bis zur Rehabilitierung des Herrn Kollegen Schulten" mancherlei Aufgaben.[513] Er nahm Examensprüfungen ab und hielt die propädeutische (5. Semester) und die poliklinische (9. Semester) Vorlesung.[514] Andere Vorlesungen trugen Titel wie „Beziehungen zwischen Medizin und Kunst" und „Ärztliche Ethik".[515] Allerdings kam es im März 1947 zu einer Verstimmung. Külbs schrieb dem Dekan: „Hauptsächlich veranlasst durch den deutlichen Hinweis des Herrn Prorektors, dass die älteren Herrn der Fakultät von ihrem Amt zurücktreten sollten, sehe ich mich veranlasst, die bisher abgehaltene[n] Vorlesungen nicht mehr zu lesen."[516] Allzu nachhaltig dürfte der Ärger nicht gewesen sein. Külbs wird auch in den folgenden Semestern immer wieder mit Lehrveranstaltungen angekündigt. Im November 1950 wurde Külbs kurz vor seinem 75. Geburtstag nochmals durch den Dekan der Medizinischen Fakultät vereidigt.[517]

Eine spätere Würdigung Knippings aber übertrieb, gerade weil beide den Eid auf Hitler geschworen hatten: „Die Tradition der 1388 gegründeten Universität Köln war Külbs eine hohe Verpflichtung. Die aufrechte Haltung jener Kölner Professoren, die Napoleon den Eid verweigerten, was zur Schliessung der Universität führte, war ihm in schweren Zeiten ein leuchtendes Vorbild."[518] Unzweifelhaft hat Külbs den für die Medizin durch das „Dritte Reich" entstandenen Schaden gesehen, im vertrauten Kreis wohl auch angesprochen. Wiederum eher übertrieben schreibt Knipping: „Külbs hatte immer die Ansicht sehr mutig vertreten, auch in der Zeit der nationalsozialistischen Herrschaft, daß man angesichts eines atemberaubenden Tempos der Forschung in der Welt sich nicht ungestraft viele Jahre isolieren könne."[519]

Leo Heinrich Strauss – Von Külbs gefördert, von de Crinis kritisiert

Die Gedenkrede für Külbs während der Akademischen Gedenkfeier am 20. Mai 1965 hielt sein Münsteraner Kollege und Freund Leo Heinrich Strauss.[520] Beide kannten sich seit 1930, als Strauss als 28-Jähriger nach Köln gekommen war und bald darauf in der NS-Zeit auf Schwierigkeiten stieß. Er habilitierte sich 1935, wurde aber erst 1938 nach Probevorlesungen und Fürsprache durch Fakultät und Studentenführung zum Dozenten ernannt und 1939 verbeamtet.[521] Diese Verzögerung hatte nicht nur mit der Neuordnung des Habilitationsverfahrens, sondern auch mit einer negativen Bewertung durch Dozentenschaftsleiter Maximinian de Crinis zu tun: „Im Vortrag nicht sehr gut, am Krankenbett verhältnismässig wenig interessiert und etwas unsicher. Politisch nie hervorgetreten. [...] Die Dozentenschaft ist an seiner Habilitierung nicht interessiert, da er zwar fleissig, aber nicht überragend ist; es liegt jedoch kein Grund vor, gegen seine Habilitierung Einspruch zu erheben."[522] Fast zehn Jahre lang leitete Strauss in Köln das elektrokardiografische Laboratorium. So war denn auch die Kreislaufforschung einer seiner Schwerpunkte, ebenso wie die „Erforschung der Nicotinwirkungen und Schädigungen, insbesondere auf die innere Sekretion und das vegetative Nervensystem".[523] Letztere führte er „im Auftrage des Herrn Reichsärzteführers" auch dann noch weiter, als er 1939/40 an die Medizinische Klinik des Franziskus-Hospitals in Münster wechselte.[524] Obwohl zeitweilig eine Umhabilitierung nach Münster im Raume stand, blieb Strauss durch Lehre und Forschung mit der Kölner Medizinischen Fakultät verbunden.[525] Diese beantragte für ihn im August 1944 die Ernennung zum außerplanmäßigen Professor, die in den letzten Kriegsmonaten aber nicht mehr erfolgte.[526] Nach dem Ende der NS-Zeit wirkte er weiter als Chefarzt in Münster, wurde an der dortigen Universität dann 1947 auch zum außerplanmäßigen Professor ernannt.[527]

Hugo Wilhelm Knipping – Bekennender Nationalsozialist

Hugo Wilhelm Knipping war in Fachkreisen schon als junger Mann prominent geworden, nachdem er sich erfolgreich der Messung von Atemgasen zugewandt hatte.[528] 1924 entwickelte er eine „neuartige Gasstoffwechselapparatur für Grundumsatzbestimmungen", 1928 ein Drehkurbelergometer. 1929 vervollkommnete er die Gasstoffwechselapparatur und galt seitdem als „Vater der Spiroergometrie". Diese Geräte waren Bestandteil von Knippings Forschungen zu Stoffwechsel-, Herz- und Lungenkrankheiten, die er später verstärkt aus geriatrischer Perspektive vornahm. Nach 1945 widmete sich Knipping den Chancen der Nuklearmedizin. Er etablierte 1956 in Köln die Isotopen-Thorakografie wurde zu einem wesentlichen Initiator der Kernforschungsanlage in Jülich.[529] Als Mitautor des kardiologischen Lehrbuchs „Untersuchung und Beurteilung des Herzkranken" setzte er auch in der Wissensvermittlung wichtige Akzente.[530]

Während der NS-Zeit konnte Knipping auf den Kölner Lehrstuhl kaum prägend wirken, bestimmte doch bald der Krieg das Geschehen. Immerhin konnte er von früheren Überlegungen zur Umgestaltung profitieren. 1940 wurde durch den Auszug des Physiologischen und des Physiologisch-Chemischen Instituts das sogenannte „Badehaus" wieder seinem ursprünglichen Zweck als Laboratorium der Medizinischen Klink zugeführt.[531] Im Kuratorium nahm man zur Kenntnis, dass Knipping dort „eine wirklich vorbildliche klinische Forschungsstätte, unter anderem eine mit allen Hilfsmitteln ausgestattete luftfahrtmedizinische Untersuchungsstelle", einrichtete.[532] Damit wurde die Medizinische Klinik zu einem Ort der Kriegsmedizin, den neben dem Reichsforschungsrat die Wehrmacht und das Heereswaffenamt mit mehreren „100000 RM" finanzierte.[533]

Knipping war Nationalsozialist. Er unterzeichnete 1933 das „Bekenntnis der Professoren an deutschen Universitäten und Hochschulen zu Adolf Hitler und dem nationalsozialistischen Staat" und trat im selben Jahr der NSDAP bei.[534] Nach 1945 betonte Knipping öffentlich die der Medizin abträglichen Folgen der NS-Zeit. Seinen Vorgänger, den nicht in die NSDAP eingetretenen Franz Külbs, würdigte er wegen dessen angeblich mutig vertretenen Ansichten über das „Dritte Reich" und kritisierte vor allem die

Isolation der Wissenschaft: „Die junge Generation ist sich kaum bewußt, wie strahlend die Stellung der deutschen Medizin insbesondere in den zwanziger Jahren war, wir hart dann die Schwächung wurde und wie schwer noch auf breiter Front die Bemühungen sein müssen, um das alte Gleichgewicht einigermaßen wieder zu erreichen".535

Hugo Wilhelm Knipping

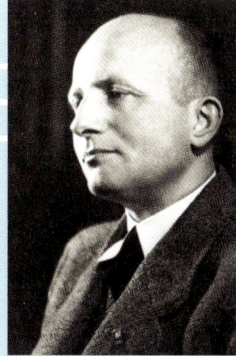

9.7.1895 Dortmund – 25.12.1984 Bonn
Evangelisch

Nach dem Studium der Medizin und der Chemie in Heidelberg, München, Berlin, Düsseldorf und Münster 1914–1921, unterbrochen vom Kriegsdienst bei der Luftwaffe, promovierte Knipping in Köln zum Dr. med. 1921 und in Hamburg zum Dr. rer. nat. 1922. Er wurde 1922 Assistent am Physiologischen Institut Hamburg und reiste in den Folgejahren als Stipendiat in die USA (Rockefeller-Institut) und nach Fernost 1923–1925. Die weiteren Stationen: Assistent Hamburg 1925; Habilitation 1926 dort bei Ludolf Brauer; Oberarzt 1928; ao. Professor 1930; Ordinarius an der Medizinischen Akademie Düsseldorf 1934 (Rektor 1936); Wechsel nach Köln 1939 (Direktor der Medizinischen Klinik I); Einberufung zur Wehrmacht 1942, zuletzt Stabsarzt; Emeritierung 1964.

Mitgliedschaften und Ehrungen: EK I; Dr.-Martini-Preis 1925; NSDAP 1933, NSV, NSDÄB 1934, Reichsdozentenschaft; Leopoldina 1959; Brasilianisches Tuberkulose-Institut; Verein Deutscher Studenten Münster; Morelli-Preis 1967; Großes Verdienstkreuz des Verdienstordens der Bundesrepublik Deutschland 1970; Paracelsus-Medaille 1976; Ehrendoktorwürde TH Aachen; Beirat der Robert-Koch-Stiftung; Mitherausgeber von „Beiträge zur Klinik der Tuberkulose", „Archiv für Kreislaufforschung", „Atomenergie".

Quellen und Literatur: UA Köln, 28/110, 317/III/1033, 571/111, 9/2610; EH, 80 Jahre Hugo Wilhelm Knipping, in: Deutsches Ärzteblatt 72 (1975), S. 2230.

Bild: UA Köln 20/188.

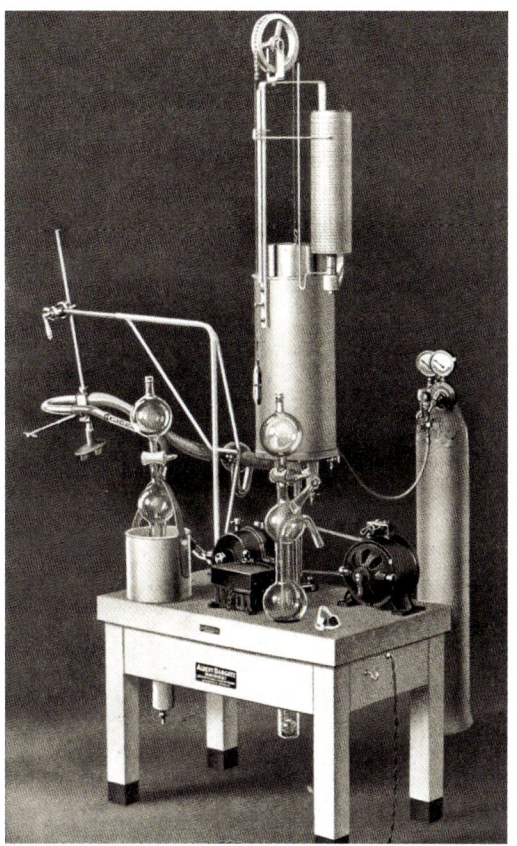

Abb. 24: Der „Knipping-Apparat" zur Feststellung des menschlichen Sauerstoffverbrauchs machte Knipping den 1920er Jahren bekannt. Hier eine Zeichnung aus einer Schrift „zur Einführung und als Gebrauchsanweisung" der Hamburger „Fabrik Medizinische Apparate Albert Dargatz".

Johannes Zschucke

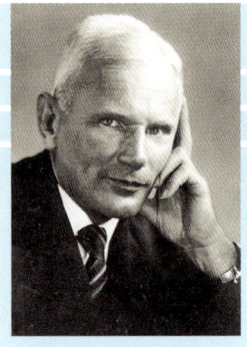

20.7.1887 Dresden – 5.9.1953 Saas-Fe
Evangelisch

Nach dem Studium der Medizin in Freiburg im Breisgau, Greifswald, Innsbruck und München wurde Zschucke in München promoviert. Nach Tätigkeit am Hamburger Tropeninstitut ging er 1913 als Regierungsarzt nach Kamerun und 1921 als Pflanzungshygieniker nach Guatemala. Während des Ersten Weltkriegs wurde er in Spanien interniert. 1928 wurde er Mitarbeiter der I.G. Farben in Leverkusen und arbeitete zugleich an seiner Habilitation in Köln, die er 1932 abschloss. Seine weiteren Stationen: nb. ao. Professor für Tropenhygiene und Tropenmedizin Köln 1938; apl. Professor 1940; Flottenarzt der Wehrmacht und Umhabilitation Berlin 1941; Teilnehmer der Tagung „Ärztliche Fragen bei Seenot und Wintertod" am 26./27.10.1942 in Nürnberg, wo über die „Unterkühlungsversuche" im KZ Dachau beraten wurde; Leiter Diagnostisches Institut Celle 1951; Tätigkeiten bei der WHO Genf; in den Alpen bei einem Rettungsversuch tödlich verunglückt.

Quellen und Literatur: UA Köln, 67/1181, 571/276; Professor/innen-Katalog der Universität zu Köln.

Bild (1932): UA Köln, 20/70.

Rudolf Hopmann

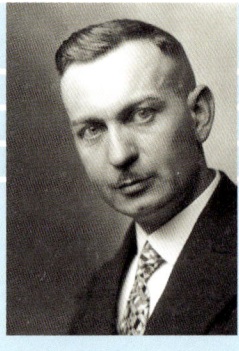

10.2.1895 Köln – 26.1.1978 Köln
Katholisch
Ehefrau: Maria Emilia Knoop

Nach dem Abitur am Kölner Schiller-Gymnasium 1913 Kriegsdienst, zuletzt als Feldunterarzt, und dem Studium der Medizin in Freiburg, Bonn und Breslau bestand er in Heidelberg das Staatsexamen 1920 und wurde dort ein Jahr später auch promoviert („Spätzustände nach Encephalitis lethargica"). Als Assistent wurde er an der Medizinischen Klinik Heidelberg 1920, an der Medizinischen Klinik Marburg 1921 und an der Medizinischen Klinik im Augustahospital Köln 1926 beschäftigt. Gastaufenthalte führten ihn an das Hygiene-Institut Heidelberg, das Physiologisch-Chemische Institut Frankfurt am Main und die Klinik für Psychiatrie und Neurologie München. Seine weiteren Stationen: Habilitation Köln 1928 („Die Diuresesteigerung durch Morphin und andere Schlafmittel bei Erkrankungen des Kreislaufapparates"); Chefarzt der Inneren Abteilung des Städtischen Krankenhauses Köln-Mülheim 1929; Auswahlarzt des Amtes für Volksgesundheit 1935; nb. ao. Professor für Innere Medizin Köln 1938; apl. Professor 1939; Kriegsdienst ab 1941 als beratender Arzt für Kampfstoffschutz, leitender Arzt am Reserve-Lazarett Köln-Hohenlind, Oberfeldarzt der Reserve und beratender Internist in rheinisch-westfälischen Lazaretten; Chefarzt Josef-Krankenhaus Köln-Kalk 1946; Entnazifizierung Kategorie IV 1947; Chefarzt der Inneren Abteilung des Städtischen Krankenhauses Köln-Mülheim 1947; apl. ao. Professor 1947; Lehrauftrag „Arbeitsmedizin, einschließlich Berufskrankheiten" Köln 1952; apl. Professor 1953; Chefarzt Parksanatorium Bad Neuenahr 1960.

Mitgliedschaften und Auszeichnungen: Ehrenkreuz der Frontkämpfer; Zentrum 1930; Stahlhelm 1933; NSDÄB 1933, SA 1934 (Rottenführer 1935, Oberscharführer 1937), NSLB 1934, NSV 1935, RDF 1935, NSDAP 1937, RLB 1939; Korrespondierendes Mitglied der Werkärztlichen Arbeitsgemeinschaft; Vorsitzender der Vereinigung leitender Krankenhausärzte der Stadt Köln; Vorstandsmitglied des Landesverbandes der leitenden Krankenhausärzte; Vorsitzender des Fortbildungsausschusses der Ärztekammer Köln 1950; ao. Mitglied des Senats für ärztliche Fortbildung bei der Bundesärztekammer; Ernst-von-Bergmann-Plakette 1965

Quellen und Literatur: UA Köln 28/110, 17/2380, 192/204, 571/698; LA NRW Duisburg NW 1048-33/330; BA Berlin R 4901/13266; Professor/innen-Katalog der Universität zu Köln.
Bild: UA Köln, 20/12.

Paul Otto Friedrich Uhlenbruck

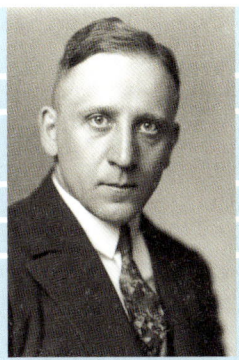

21.5.1897 Oberhausen –
18.10.1969 Köln
Katholisch
Vater: Theodor Uhlenbruck, Arzt
Verheiratet

Nach dem Abitur war Uhlenbruck Soldat im Ersten Weltkrieg. Das Studium der Medizin schloss er nach Semestern in Münster und München 1922 in Köln mit Staatsexamen und Promotion („Über die Ätiologie der Herzklappenfehler") ab. Seine weiteren Stationen: Assistent am Physiologischen Institut Würzburg 1922, am Chemischen Institut Göttingen 1923, am Physiologischen Institut Köln 1924 und an der Medizinischen Klinik Augustahospital Köln 1925; Rockefeller-Stipendiat; Habilitation Köln 1927 („Das Cheyne-Stokessche Atmen"); Oberarzt Medizinische Klinik Augustahospital Köln 1928; Chefarzt Innere Abteilung St.-Elisabeth-Krankenhaus Köln 1932; nb. ao. Professor für Innere Medizin Köln 1935; Beratender Internist der Wehrmacht; apl. Professor 1940; apl. ao. Professor 1947; Entnazifizierung Kategorie V 1947; apl. Professor 1952; Chefarzt Innere Abteilung St.-Vinzenz-Krankenhaus Köln 1948–1967.

Mitgliedschaften und Auszeichnungen: EK II 1915; EK I 1918; Zentrum 1931; Stahlhelm 1933; SA 1933–1939 (Sanitäts-Oberscharführer), NSDAP 1937, NSLB; Reichsdozentenschaft; RDF; Carlos J. Finaly-Orden 1956; Ernst-von-Bergmann-Plakette 1963; Ehrenmitglied Deutsche Gesellschaft für Kreislaufforschung 1964.

Quellen und Literatur: UA Köln, 17/II/2810, 67/1156, 571/1387, 9/2611, 261/611; LA NRW Duisburg, NW 1048-33/882; BA Berlin, R 4901/13279; Professor/innen-Katalog der Universität zu Köln.
Bild: UA Köln 20/235.

Albert Franz Schürmeyer

30.11.1899 (Bad Iburg-)Glane –
Katholisch
Verheiratet

Nach dem Abitur in Osnabrück 1917, Marine-Einsatz im Ersten Weltkrieg und dem Studium der Medizin in Münster, Kiel, Göttingen und Köln, wo er 1924 promoviert wurde („Das Verhalten der Mastzellen und des elastischen Gewebes beim Teercarcinom"), war Schürmeyer Medizinalpraktikant am Pathologischen Institut und in der Medizinischen Klinik Köln 1923/24; seine weiteren Stationen: Volontärassistent am Physiologischen Institut Kiel 1924 und am Pharmakologischen Institut Freiburg 1926; Rockefeller-Stipendiat 1925/26; Assistent Medizinische Klinik Freiburg 1927 (Habilitation „Beziehungen zwischen Blutdruck und Blutmenge" 1928); Oberarzt Medizinische Klinik Köln 1930; Chefarzt Medizinische Abteilung des St.-Vinzenz-Krankenhauses Köln 1933; ao. Professor für Innere Medizin Köln 1935; apl. Professor 1940; zuletzt Admiralarzt im Zweiten Weltkrieg; Chefarzt Medizinische Klinik St.-Elisabeth-Krankenhaus Köln 1945; Entnazifizierungsverfahren Kategorie V 1947; apl. ao. Professor Köln 1947; apl. Professor 1952; Gastprofessor Columbia University New York 1955.

Mitgliedschaften und Auszeichnungen: Zentrum; Freikorps Loevenfeld 1919; Selbstschutz Oberschlesien 1921; NSV 1936; wohl Förderndes Mitglied der SS; Deutsche Gesellschaft für Innere Medizin; Goldene Ehrennadel Deutscher Caritas-Verband 1971; Komtur St.-Gregorius-Orden (1976).

Quellen und Literatur: UA Köln, 9/2611, 17/5478, 192/180, 194/I/1611; BA Berlin, R 4901/13276; LA NRW Duisburg NW 1048-33/575; Professor/innen-Katalog der Universität zu Köln.

Theodor Wedekind

30.11.1899 Papenburg – 20.1.1956 Königswinter
Katholisch

Nach dem Studium der Medizin in Münster und Würzburg wurde Wedekind 1924 in Münster mit der Dissertation „Nephelometrische Bestimmung der Erythrocytenzahl" promoviert. Seine weiteren Stationen: Assistent Kreiskrankenhaus Herford 1925; Assistent Augusta-Hospital Isselburg 1926; Oberarzt Medizinische Klinik Lindenburg Köln 1931 (Habilitation 1931; Antrittsvorlesung „Über das Schutzgewebe des Körpers"); apl. Professor für Innere Medizin 1938; Chefarzt Kreiskrankenhaus Lüdenscheid-Hellersen 1946–1956, zugleich apl. ao. Professor Köln 1950.

Mitgliedschaften und Auszeichnungen: Stahlhelm; schlechte Bewertung durch die Nationalsozialisten: „Politisch noch nicht tief in den Nationalsozialismus eingedrungen". „Fragte mich nach dem 30. Jan 1933, ob er in die NSDAP eintreten sollte. Er hat dies wegen großer Bedenken als Konjunkturmann betrachtet zu werden, nicht getan." „Nachdem er nicht in die Partei eingetreten war und doch seine Mithilfe zeigen wollte, ging er noch in den Stahlhelm". „Starke Bindung an den Katholizismus. Kirche geht vor Staat."

Quellen und Literatur: UA Köln, 564/16 (Zitate aus Fragebogen zu Wedekind, 26.2.1935), 17/6125, 67/1165, 571/1443; Professor/innen-Katalog der Universität zu Köln.

Cornelius Dienst

13.2.1900 Flörsheim –
Katholisch

Nach dem Abitur 1919 und dem Studium der Medizin in Gießen, München und Frankfurt am Main wurde er 1924 in Frankfurt promoviert und 1925 approbiert. Seine weiteren Stationen: Assistent in Mainz 1925 und im Städtischen Krankenhaus Aachen 1926; Oberarzt im Städtischen Krankenhaus Mainz 1929, in der Medizinischen Poliklinik Bürgerhospital Köln 1930 und in der Medizinischen Klinik Lindenburg Köln 1933; Habilitation Köln 1932 („Zu den Problemen der Magensekretion, in: Zeitschrift für die gesamte experimentelle Medizin"); nb. ao. Professor für Innere Medizin Köln 1938; apl. Professor 1940; Internierung 1945–1947; Entnazifizierung Kategorie IVB 1948 und IV 1950; Praxisvertretung Köln-Brauweiler 1947; Facharzt für Innere Medizin nach Niederlassungssperre Köln 1950.

Mitgliedschaften und Auszeichnungen: NSDAP 1933 (Nr. 2086716); SS 1933 (Scharführer und Sturmarzt), NSLB, NSDÄB, NSDDB, NSV.

Quellen und Literatur: UA Köln, 17/990, 67/1010, 571/405; Professor/innen-Katalog der Universität zu Köln.

Fritz Meyer

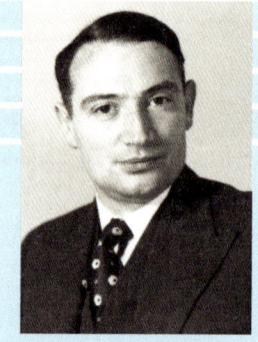

23.12.1900 Köln –
Katholisch
Verheiratet

Nach dem Abitur am Realgymnasium Köln-Lindenthal, Arbeits- und Kriegsdienst (zuletzt Vizeseekadett) sowie dem Studium der Medizin in Bonn und Köln bestand Meyer 1925 in Köln das Staatsexamen und wurde dort im selben Jahr mit der Dissertation „Untersuchung an Rennruderern im Training" promoviert. Seine weiteren Stationen: Volontärassistent Physiologische Klinik Köln 1926; Assistent an der Deutschen Hochschule für Leibesübungen und am Kaiser-Wilhelm-Institut für Arbeitsphysiologie Köln 1927; Assistent an der Medizinischen Klinik Lindenburg Köln 1931; Habilitation Köln 1934; Oberarzt Medizinische Klink Köln; apl. Professor für Innere Medizin 1940; Kriegsdienst als Marinestabsarzt.

Mitgliedschaften und Auszeichnungen: NSDAP 1933 (Nr. 2117615); SA 1933–1936 (Sturmbannarzt), NSFK 1936 (Sanitäts-Sturmführer).

Quellen und Literatur: UA Köln, 17/3761, 67/1090, 571/942; BA Berlin, R 4901/13271; Professor/innen-Verzeichnis der Universität zu Köln.

Bild: UA Köln, 20/191.

Leo Heinrich Strauss

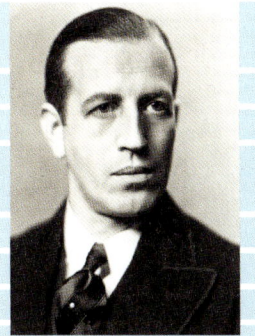

26.7.1902 (Neunkirchen-)
Hangard/Saar –
Katholisch
Mutter: Maria Strauss
Vater: Wilhelm Strauss, Gutsbesitzer
Ehefrau: Dorette Meller
Kinder: Drei Söhne

Nach dem Abitur am humanistischen Gymnasium in Sankt Wendel studierte Strauss Medizin in München, Wien und Bonn. In Bonn wurde er auch mit der Dissertation „Der Rectus abdominis" 1928 promoviert. Volontärassistent war er bei Hans Dietlen in der Inneren Klinik des Landeskrankenhauses Homburg/Saar und in der Inneren Abteilung des Vincenzkrankenhauses Hanau, Assistent in der Chirurgischen Klinik des Städtischen Krankenhauses Mainz und seit 1930 an der Medizinischen Universitätsklinik Köln. Dort leitete er das Elektrokardiografische Laboratorium und habilitierte sich 1935 („Der Wirkungskomplex der Phrenikusexhairese"), wurde aber – nach Probevorlesungen und Fürsprache durch Fakultät und Studentenführung – erst 1938 zum Dozenten ernannt, 1939 unter Berufung in das Beamtenverhältnis. Die weiteren Stationen: Wechsel nach Münster 1940, apl. Professor 1947.

Mitgliedschaften und Auszeichnungen: Staufia; NSDAP, SA (zuletzt Standartenarzt), NS-Lehrerbund, NS-Ärztebund.

Quellen und Literatur: UA Köln 17/5726, 67/1149, 67/1150, 571/1272; UA Münster 242/444.

Bild 31.3.1938: UA Köln, 20/159.

Albert Schretzenmayr

2.1.1906 München – 16.2.1995

Nach dem Studium der Medizin in Tübingen, Greifswald, Rostock und Wien und Militärdienst wurde Schretzenmayr 1930 mit der Dissertation „Die neueren Auffassungen über die Lymphogranulomatose" in Rostock promoviert. Seine weiteren Stationen: Assistent Medizinische Universitätspoliklinik Rostock (Georg Ganter) 1929; Assistent Medizinische Universitätsklinik Köln 1933; Leiter Medizinische Klinik Kanton/China 1936; Habilitation Köln 1936; Ordinarius für Innere Medizin Kanton/China 1936–1939); nb. ao. Professor Köln 1938; apl. Professor Köln 1939; kurzzeitiger Wechsel an die Infektionsabteilung des Augustahospitals Halle 1939; Chefarzt Medizinische Klinik Gotenhafen/Gdingen (heute Gdynia) 1939; Chefarzt Medizinische Klinik und Diakonissenkrankenhaus Bromberg 1944; Diakonissenkrankenhaus Augsburg 1949; Mitbegründer der Internationalen Fortbildungskongresse der Bundesärztekammer und der Österreichischen Ärztekammer; Chefredakteur „Monatskurse für die ärztliche Fortbildung".

Mitgliedschaften und Auszeichnungen: NSKK 1933; Vorsitzender des Ärztlichen Kreuzverbandes Augsburg und des Ärztlichen Bezirksverbandes Schwaben 1949; Vorstandsmitglied der Bayerischen Landesärztekammer; Vorsitzender des Deutschen Senats für ärztliche Fortbildung der Bundesärztekammer 1952; Verdienstorden der Italienischen Republik (Komtur) 1959; Bayerischer Verdienstorden 1962; Verdienstkreuz der Bundesrepublik Deutschland, 1. Klasse 1970; Paracelsus-Medaille 1971; Verdienstorden der Italienischen Republik (Großoffizier) 1972; Großes Verdienstkreuz der Bundesrepublik Deutschland 1975; Ehrenzeichen für Verdienste um die Republik Österreich; Goldkette zur Vesalius-Medaille 1985.

Quellen und Literatur: UA Köln 28/110, 67/855, 17/5434; Professor/innen-Katalog der Universität zu Köln.

Medizinische Klinik II (Poliklinik)

Gerhard Otto Wüllenweber

8.11.1894 Berlin – 20.12.1942 Köln
Evangelisch
Mutter: Elisabeth Fritsch
Vater: Walter Wüllenweber, Oberschulrat
Ehefrau (Heirat 1923): Hildegard Thekla Hungershausen, geb. 5.5.1898, evangelisch
Kinder: Heinz, geb. 3.1.1926; Klaus, geb. 12.11.1928

Nach dem Schulbesuch zunächst am humanistischen Gymnasium Berlin-Licherfelde (bis 1910), dann an am Gymnasium Koblenz (bis zum Abitur 1913) studierte Wüllenweber Germanistik und Medizin in Freiburg, München, Kiel, Marburg und Köln. Das Studium wurde durch den Kriegsdienst von 1914 bis 1918 unterbrochen (Einsätze u.a. in den Masuren und in Russland 1915, bei Verdun 1916, in Rumänien 1916/17, bei Reims 1917 und St. Quentin 1918, zuletzt als Leutnant und Führer der 2. Linienbatterie des Fußartillerie-Regiments Nr. 9). In Köln wurde er 1920 promoviert („Zur Kenntnis der durch Myome des Darmes verursachten Invagination desselben"). Die weiteren Stationen: (Volontär-)Assistent in Hamburg-Eppendorf (Nonne), Jena (Berger) und Köln (Dietrich, Eppinger, primär Moritz); dort Habilitation 1927 und Ernennung zum nb. ao. Professor am 9.3.1933; Berufung zum ordentlichen Professor an der Medizinischen Klinik II in Köln 1934; zeitweilig Abteilungsleiter im Krankenhaus Hohenlind. Während des Zweiten Weltkriegs Chefarzt des Reservelazarettes Köln-Nippes und Beratender Internist bei der Wehrmacht.

Ehrungen und Mitgliedschaften: EK I, EK II und Eiserner Halbmond im Ersten Weltkrieg; DNVP, Stahlhelm, SA (Sturmmann und Sturmbannarzt).

Quellen und Literatur: Bundesarchiv Berlin R 4901/13281; Universitätsarchiv Köln 17/6420, 67/1174, 571/1407; Historisches Archiv der Stadt Köln 690/273.

Gerhard Wüllenweber – Das erste poliklinische Ordinariat

Mit dem Wechsel von Franz Külbs aus dem Augustahospital an die Lindenburg in der Nachfolge von Hans Eppinger kam es am 1. Mai 1933 zu größeren strukturellen Veränderungen in der Inneren Medizin. Die Innere Abteilung des Augustahospitals wurde unter Külbs' bisherigem Stellvertreter und Nachfolger Gerhard Wüllenweber dramatisch verkleinert, von weit über 300 auf 80 Betten. Sie wurde, „als medizinische Klinik der Universität geschlossen"; Teile des Gebäudes erhielt der Freiwillige Arbeitsdienst zur Verfügung.[536] Zur Inneren Abteilung stand die Medizinische Poliklinik im Bürgerhospital mit ihren etwa 30 Betten in Verbindung, ebenfalls unter der Leitung Wüllenwebers.[537]

Gerhard Wüllenweber wurde im März 1933 zum nichtbeamteten außerordentlichen Professor ernannt.[538] Im April beantragten Fakultät, Universität und Stadt beim Berliner Wissenschaftsministerium erfolgreich die Übernahme von Eppingers Lehre durch Wüllenweber zum Sommersemester.[539] Im Oktober 1933 erhielt Wüllenweber „die Leitung der Medizinischen Klinik Augusta-Hospital bis zur endgültigen Regelung der Frage der Medizinischen Poliklinik" zugesagt.[540]

Wüllenweber, der zur Zufriedenheit Carl Coerpers auch im Städtischen Hospital Deutz für eine Besserung der dortigen Zustände sorgte, kündigte im Spätsommer 1934 an, Köln zu verlassen und als Chefarzt an die Anstalten Bethel in Bielefeld zu wechseln.[541] Wüllenwebers Geduld war am Ende. In einem handschriftlichen Brief an Coerper heißt es:

Ich war vorgestern im Reichskultus-Ministerium u. habe Herrn Min. Dir. Valilen (Achelis ist weg) gesagt, daß ich nach Bielefeld zu gehen beabsichtige in der Annahme, daß der Staat mich als Ordinarius nicht benötigt; die Herren in Bethel wollen mich nun schon am 15.9. dort haben [...]. Sie wissen, wie schwer es mir wird, Köln zu verlassen, in dem ich 15 Jahre tätig war [...]. Nur das poliklinische Ordinariat hätte mich verhindert, der Versuchung zu widerstehen. Das aber hat mir ja der Minister nicht gegeben, obwohl er 1 ½ Jahre Gelegenheit dazu hatte. Hinzu kommt der Kölner Vertrag, der ja mancherlei Möglichkeiten enthält, mich meiner Stellung zu entheben, wenn das auch gewiss zunächst nicht geplant ist.⁵⁴²

Das Entsetzen in Köln war groß. Coerper und Dekan Bering berieten; der Dirigierende Arzt des Städtischen Hospitals in Deutz verfasste einen Appell, den er unter anderem Oberbürgermeister Riesen zukommen ließ.⁵⁴³ Diese durchaus ungewöhnlichen Bemühungen, den praktisch schon vollzogenen Wechsel Wüllenwebers im letzten Augenblick aufzuhalten, waren von Erfolg gekrönt. Das Wissenschaftsministerium ließ sich endlich dazu bewegen, Wüllenweber das neue poliklinische Ordinariat anzutragen. Nachdem zuletzt Dekan Bering „und die medizinische Studentenschaft" interveniert hatten, kam am 11. September 1934 die erlösende Nachricht aus Berlin, dass für Wüllenwebers Berufung nur noch die telegrafische Zustimmung des Oberbürgermeisters nötig sei.⁵⁴⁴ Zum Wintersemester 1934/35 nahm Wüllenweber seine Lehrtätigkeit als ordentlicher Professor mit der Verpflichtung, „die Innere Medizin in theoretischen und poliklinischen Vorlesungen zu vertreten", auf. Er war als Ordinarius der erste Direktor der „Medizinischen Universitäts-Poliklinik Köln-Bürgerhospital", zudem weiterhin Leitender Arzt der Inneren Abteilung am Städtischen Krankenhaus Köln-Deutz.⁵⁴⁵ Wüllenweber galt der NSDAP im Februar 1935 als „ohne Zweifel etwas reaktionär", weil er „noch deutsch-national" eingestellt sei.⁵⁴⁶ Er gehörte zwar nach der Überführung des Stahlhelms der SA an, doch blieben Zweifel, dass er für den Nationalsozialismus „bedingungslos einsatzbereit" sei.⁵⁴⁷ Er wurde Beisitzer im Kölner Erbgesundheitsobergericht.⁵⁴⁸ Naturheilkunde und Homöopathie stand er offen gegenüber, rekurrierte im Bemühen um ein angemessenes Verhalten des Arztes „am Krankenbett" auch auf die wesentlichen Vertreter der nationalsozialistischen „Neuen Deutschen Heilkunde" Alfred Brauchle und Louis Grote.⁵⁴⁹ In seiner wichtigsten, Moritz und Eppinger gewidmeten Buchpublikation der NS-Zeit verzichtete er aber auf darüber hinaus gehende Verbeugungen vor dem Regime.⁵⁵⁰

Wüllenweber wurde noch vor dem 1000-Bomber-Angriff vom Mai 1942 bei einem kleineren Luftangriff zu Ostern verletzt.⁵⁵¹ An den Folgen dieser Verletzungen, dennoch „plötzlich und unerwartet", starb er kurz vor Weihnachten.⁵⁵²

Hans Schulten – Notversorgung im Krieg

Nach dem Tod Gerhard Wüllenwebers kam mit dem gebürtigen Elberfelder Hans Schulten ein 44-jähriger, dynamisch wirkender Internist nach Köln, der zuvor als außerordentlicher Professor in Hamburg und Rostock Erfahrungen gesammelt hatte und formal den Erwartungen des NS-Staats entsprach. Er hatte 1933 das Professorenbekenntnis zu Hitler unterzeichnet, war seit 1937 Parteimitglied und gehörte der SA, in der er zum Sanitätssturmführer aufstieg, seit 1933 an. 1936 war er Vertrauensarzt der NSDAP-Gauleitung Hamburg.⁵⁵³

Schulten hatte sich 1940 auf der Bonner Berufungsliste zur Nachfolge von Max Bürger befunden, doch war dort gegen den Willen der Fakultät der scharfe Nationalsozialist Friedrich Tiemann eingesetzt worden.⁵⁵⁴

In Köln konnte Schulten nur noch versuchen, während der letzten beiden Kriegsjahre eine medizinische Notversorgung zu gewährleisten. Anerkennung fand er, als er entnazifiziert (Kat. V) in den Trümmern des Bürgerhospitals und des Merheimer Fliegerhorstes die Poliklinik wiederaufbaute. Zudem setzte er sich nach 1945 mit den NS-Medizinverbrechen auseinander, durchaus das ärztliche Handeln kritisch reflektierend. Mit seinem 1960 erschienenen Buch „Der Arzt" richtete er sich an eine interessierte Öffentlichkeit und referierte „Probleme des ärztlichen Standes". Er sprach davon, „daß unsere Macht keineswegs so groß ist wie mache glauben und daß unsere therapeutischen Bemühungen noch im Beginn stehen". Es gebe „Fehler in unserem System", „unsere Ausbildung der Ärzte" sei „nicht optimal".⁵⁵⁵ Bald fand man Schulten eng an der Seite von einfachen Bundeswehrsoldaten, deren Interessen er zu vertreten beanspruchte. So empfahl er Militärärzten, nicht in Uniform den von ihnen behandelten Soldaten gegenüberzutreten. Für Medizinstudierende gab Schulten einen Ratgeber mit kritisch-würdigenden Worten zur demokratischen Verfasstheit der Studentenschaft heraus.⁵⁵⁶ Derlei breitenwirksame Publikationen, die seinem Ansehen als Arzt und Wissenschaftler nicht entgegenstanden, trugen 1964 zu Schultens Wahl in den

Vorstand der Deutschen Gesellschaft für Innere Medizin bei, deren Vorsitzender er 1966 werden sollte. Doch im Jahr zuvor starb er.557

Hans Joachim Schulten

25.7.1899 (Wuppertal-) Elberfeld – 5.3.1965 Köln
Evangelisch
Erste Ehefrau (Heirat 1926): Margerete Laubenburg
(gest. 1956)
Zweite Ehefrau: Ilse Wedthoff (gest. 1987)
Kinder: Drei Töchter, zwei Söhne

Nach dem Abitur am humanistischen Gymnasium (Wuppertal-) Elberfeld 1914, Kriegsdienst, englischer Kriegsgefangenschaft und Semestern in Tübingen und Kiel bestand Schulten 1923 in Erlangen das Medizinische Staatsexamen und wurde dort im Jahr darauf promoviert („Über neutrophile Leukozyten mit veränderten Granulis bei Infektionskrankheiten im Kindesalter"). Seine weiteren Stationen: Sekundararzt Medizinische Universitätspoliklinik Hamburg 1920; Medizinalpraktikant Hamburg-Eppendorf 1923; Volontär Physiologisches Institut Kiel 1924; Volontär Pharmakologisches Institut Freiburg 1925; Assistent Medizinische Universitätsklinik Hamburg-Eppendorf 1925 (Habilitation 1929); Oberarzt II. Medizinische Universitätsklinik Hamburg-Eppendorf 1930; nb. ao. Professor für Innere Medizin Hamburg 1935; ao. Professor und Leiter Medizinische Universitätspoliklinik Rostock 1938; Beratender Internist der Wehrmacht u.a. an der Ostfront; Professor und Direktor Medizinische Klinik II Köln 1943–1965 (Dekan 1949/50, Rektor 1954/55); Entnazifizierung Kategorie V 1947.

Mitgliedschaften und Auszeichnungen: EK I, EK II, Ehrenkreuz, Bulgarische Rotkreuz-Medaille, Corps Rhenania Tübingen 1919; Stahlhelm; Unterzeichner des Bekenntnisses der deutschen Professoren zu Adolf Hitler 1933; SA (1933–1939, zuletzt Sanitätssturmführer), NSDAP 1937 (Nr. 3987712), Reichsdozentenschaft 1936, NSDÄB 1937, NSV; Preis der Martini-Stiftung 1934; Kriegsverdienstkreuz II und I mit Schwertern 1939; Offizierskreuz des Ordens Carlos S. Finlay der Republik Cuba 1954; Korrespondierendes Mitglied der Schweizerischen Gesellschaft für Hämatologie; Leopoldina 1964; zeitweilig im Vorstand von Rheinisch-Westfälischer Gesellschaft für Innere Medizin, Deutscher Gesellschaft für Innere Medizin, Deutscher Hämatologischen Gesellschaft, Deutscher Gesellschaft für Verkehrsmedizin, Deutscher Gesellschaft für Bluttransfusion; Vorsitzender des Wissenschaftlichen Beirats der Bundesärztekammer 1956; Paracelsus-Medaille 1958; Präsident des Deutschen Ärztetages; Straßenbenennung in Köln-Neubrück 1969.

Quellen und Literatur: UA Köln, Nr. 17/3761, 67/1090, 571/942; BA Berlin, R 4901/13271; LA NRW Duisburg, NW 1048-34/8; Professor/innen-Katalog der Universität zu Köln.

Friedrich Moritz – Ehrenbürger der Universität

Auch in den Dreißigerjahren war die Erinnerung an den 1930 emeritierten Ordinarius für Innere Medizin und zweiten Rektor der neuen Universität, Friedrich Moritz, präsent. Seit 1911, als er die Leitung der Inneren Medizin an der Akademie für praktische Medizin der Krankenanstalt Lindenburg übernommen hatte, war er einer der prominentesten Kölner Ärzte. Er hatte die Gefahren einer bisweilen die Krankheit und nicht den Menschen in den Vordergrund rückenden Medizin erkannt. Er postulierte den ebenso kenntnisreichen wie empathiefähigen Arzt.558

1935 wurde Moritz aus Anlass seines Goldenen Doktorjubiläums Ehrenbürger der Universität.559 Im Januar 1938 starb er.

Ludwig Heinrich Friedrich Moritz

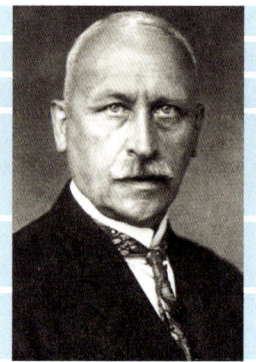

10.12.1861 Mainz – 12.1.1938 Köln
Katholisch
Mutter: Maria Kähler
Vater: Johann Baptist Moritz, Rechtsanwalt und Brauereibesitzer
Erste Ehefrau: Helene Thomas (gest. 1917)
Zweite Ehefrau (Heirat 1919): Marie Sophie Hochhaus

Moritz erhielt in Weisenau nahe Mainz zunächst Privatunterricht durch einen Volksschullehrer namens Schmidt. Ab der

Quinta besuchte er Gymnasien in Mainz, Koblenz und Neuwied. In Neuwied bestand er 1880 das Abitur und studierte kurzzeitig in Bonn Rechtswissenschaften. Nach dem Militärdienst als Einjährig-Freiwilliger im 53. Infanterieregiment studierte er Medizin in Würzburg, Berlin und München. In München wurde er 1885 promoviert („Beiträge zur Lehre von den Exsudaten und Transsudaten"), im Jahr darauf approbiert. 1886/87 schloss er in München ein zweisemestriges Studium der Chemie bei Adolf von Baeyer an. 1887 wurde er bei Hugo von Ziemssen Assistent in der I. Medizinischen Klinik München. 1890 habilitierte er sich „Über die Kupferoxydreduzierenden Substanzen des Harns unter physiologischen und pathologischen Bedingungen". Seine weiteren Stationen: Ordinarius für Innere Medizin und Klinikleiter in Greifswald 1902, Gießen 1905, Straßburg 1907; Wechsel nach Köln als Direktor der Medizinischen Klinik und Professor der Akademie für Praktische Medizin 1911; Ordinarius und Direktor der Medizinischen Universitätsklinik Köln 1919 (Rektor der Universität 1920/21); Emeritierung 1930.

Mitgliedschaften und Auszeichnungen: Geheimer Medizinalrat 1907; Roter Adler Orden IV 1910; EK II am Bande 1914; Carl Ludwig-Medaille 1932; Deutsche Gesellschaft für Innere Medizin Vorsitzender 1925, Ehrenmitglied 1932; Ehrenbürgerschaft der Universität zu Köln 1935; Gedenkausstellung des Kölner Universitätsarchiv 2004; Benennung der Friedrich-Moritz-Straße in Köln.

Quellen und Literatur: UA Köln, 67/1093, 17/3871, 27/42, 261/611; Andreas Freitäger, Prof. Dr. Friedrich Moritz. Arzt, Lehrer, Forscher. Begleitheft zur Ausstellung anlässlich der Gründung der Kölner Akademie für praktische Medizin vor 100 Jahren, Köln 2004; Hans Dietlen, Friedrich Moritz. Ein großer Kliniker, Köln 1950; Manuel E. Cornely, Friedrich Moritz, Arzt und Lehrer. Der Nachlaß in Halle, Köln 1995 (= Kölner medizinhistorische Beiträge 71).

Bild: UA Köln, 20/193.

Kurt Voit

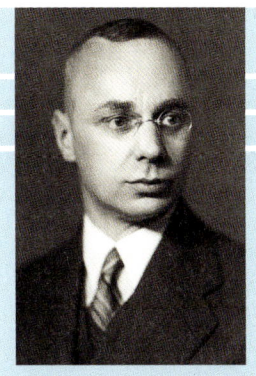

16.1.1895 München – 29.8.1978 München
Evangelisch

Nach dem Abitur 1914 in Gießen nahm Voit das durch den Kriegseinsatz unterbrochene Studium der Medizin in Gießen und München auf. Er schloss es in Gießen mit Staatsexamen 1921 und Promotion 1922 („Zur Frage der quantitativen Bestimmung des Formaldehyds im Harn nach Zuführung von Urotropin, Kritisch-analytische Untersuchungen") ab. Nach Praktikanten- und Assistentenstellen an den Medizinischen Kliniken Gießen und Marburg, dem Pathologischen Institut München und dem Physiologischen Institut München wechselte Voit an die Medizinische Klinik Breslau, wo er sich 1928 mit einer Arbeit „Über das Verhalten der Ameisensäure im diabetischen Organismus" habilitierte und 1933 Oberarzt und nb. ao. Professor wurde. Seine weiteren Stationen: I. Medizinische Klinik München 1934 (Umhabilitation 1935); Leitender Arzt an der Medizinischen Klinik Stadtkrankenhaus Solingen 1936 (Umhabilitation Köln 1936); ao. Professor für Innere Medizin Köln 1937; apl. Professor Köln 1940; ao. Professor Gießen 1942; Direktor Medizinische und Nervenklinik Gießen 1942; o. Professor Gießen 1944; o. Professor und Direktor der I. Medizinischen Klinik und Poliklinik Mainz 1946 (Dekan 1947–1949, Rektor 1959/60); Emeritierung 1963.

Mitgliedschaften und Auszeichnungen: EK I und II; KVK I und II mit Schwertern; DNVP; Stahlhelm 1933; SA 1934, NSDAP 1937 (Nr. 6014285); Leopoldina 1962; Ehrenmitglied Deutsche Gesellschaft für Innere Medizin 1966; Ehrenmitglied Deutsche Gesellschaft für Rheumatologie; Großes Verdienstkreuz der Bundesrepublik Deutschland 1963.

Quellen und Literatur: UA Köln, 27/63; BA Berlin, R 4901/13279; Professor/innen-Katalog der Universität zu Köln.

Bild: UA Köln, 20/179.

Georg Walter Holland

15.9.1904 Köln – 14.11.1970
Katholisch
Mutter: Maria Luise Zaudig
Vater: Adolf Holland, Kaufmann
Ehefrau (Heirat 1931): Otty Holland, geb. 11.12.1905

Nach dem Abitur am Kölner Schiller-Gymnasium (1923) studierte Holland in Bonn, Köln und Leiden. Seine weiteren Stationen: Staatsexamen und Promotion in Köln 1928; Assistent am Physiologischen Institut Bonn (1928/29), an der Medizinischen Klinik der Städtischen Krankenanstalten Solingen (1929/30) und an der Medizinische Klinik Lindenburg Köln 1930–33; Wechsel als Oberarzt an die Medizinische Poliklinik im Bürgerhospital Köln 1933; Habilitation Köln 1936; Dozent neuer Ordnung 1939; Chefarzt Marienhospital Köln 1942; apl. Professor 1944; apl. ao. Professor 1949; apl. Professor und Privatpraxis 1952.

Mitgliedschaften und Ehrungen: KVK mit Schwertern; NSDAP 1933 (Nr. 2102172); Motor-SA/NSKK 1933 (Staffelarzt).

Quellen und Literatur: UA Köln, 7/II/1070, 67/1045, 9/2610; BA Berlin, R 4901/13266; Professoren/innen-Katalog der Universität zu Köln; Deutsche Wissenschaft, Erziehung und Volksbildung. Amtsblatt des Reichsministeriums für Wissenschaft, Erziehung und Volksbildung und der Unterrichtsverwaltungen der Länder, Jg. 5 (1939), S. 566.

Die Chirurgische Klinik

Auch die Chirurgische Klinik war 1933 auf drei Standorte verteilt. Zentrum war die Chirurgische Klinik der Krankenanstalt Lindenburg in den Pavillons V bis VII. Hier waren der Klinikdirektor, drei Sekundär-, acht Assistenz- und vier planmäßige Volontärärzte tätig.[560] Die im Krieg unzerstört gebliebenen Pavillons V und VI dienten als Männerstation, Pavillon VII beherbergte die Frauenstation. Zu dem Ensemble zählten zudem das Operationshaus und der Pavillon VIII, der jedoch nicht mehr der Chirurgie, sondern der Augenklinik zur Verfügung stand.[561] Insgesamt besaß die Chirurgie auf der Lindenburg über 237 Betten.[562] 80 weitere Betten blieben im Augustahospital 1933 „als Restbestand vorläufig bestehen"; vor Ort waren regelmäßig ein Oberarzt und zwei Assistenzärzte.[563] Hinzu kam das Bürgerhospital mit seiner chirurgischen Abteilung, die über 213 Betten verfügte, und seiner Poliklinik, in der jährlich rund 8600 Personen behandelt wurden. Der Stellenplan sah hier einen Sekundärarzt vor, zudem vier Assistenz- und zwei planmäßige Volontärärzte.[564]

Hans von Haberer – Der nationalsozialistische Hofrat

Die Chirurgische Universitätsklinik Lindenburg wurde während der gesamten NS-Zeit von Hans von Haberer geleitet. 1930 war er aus Düsseldorf dem Ruf nach Köln gefolgt, als Nachfolger des emeritierten Geheimrats Otto Tilmann. Nach dem frühen Tod von Paul Frangenheim Ende 1930 übernahm Haberer „in Stellvertretung" auch die Leitung der Chirurgischen Klinik Augustahospital.[565] Der 1924 in Österreich zum Hofrat Ernannte ließ sich auch in Köln mit diesem Titel ansprechen und lehnte die Anrede „Herr Professor" ab.[566]

Im sechsten Lebensjahrzehnt stehend, befand sich Haberer in Köln auf dem Höhepunkt seiner akademischen Laufbahn. Er wurde Mitglied der Leopoldina und Ehrenmitglied zahlreicher Gesellschaften, so der Amerikanischen Chirurgengesellschaft.

Schwerpunktmäßig befasste er sich mit der Bauch-, Magen- und Gefäßchirurgie und galt als exzellenter Operateur.[567] Umfangreiche Erfahrungen hatte er während des Ersten Weltkriegs an der italienischen Front gesammelt.[568] Die Technik der Magen-Darmresektionen führte er Kollegen aus aller Welt vor.[569] Von Haberer plädierte für eine engere Kooperation der Chirurgen mit den Internisten. In einem Beitrag zur chirurgischen „Behandlung des Gallensteinleidens" schrieb er 1937, „daß durch Einigung von inneren Klinikern und Chirurgen hinsichtlich rechtzeitiger Anzeigestellung zur Operation unsere Kranken viel gewinnen können".[570]

1935 wurde für von Haberer zu einem außerordentlichen Jahr. Zu seinem 60. Geburtstag am 12. März wurde er hoch gelobt, auch im Westdeutschen Beobachter, der sich in seinem Geburtstagsartikel freilich völlig auf von Haberers Wirken als Arzt und Wissenschaftler beschränkte.[571] „Unpolitisch" aber war von Haberer nicht. Dies zeigte sich, als er knapp drei Wochen nach seinem Geburtstag das Amt des Rektors antrat.[572] Für die Ernennung durch Wissenschaftsminister Rust dankte er mit dem Versprechen, „nach bestem Wissen und Gewissen die Universität im Sinne des Dritten Reiches leiten zu wollen".[573] Gegenüber Gauleiter Grohé, der Ernst Leupold, den letzten Rektor aus der Medizinischen Fakultät, ein Jahr zuvor aus dem Amt getrieben hatte, zeigte sich Haberer besonders devot: „Ihr mir erwiesenes Vertrauen […] betrachte ich als eine der höchsten Auszeichnungen, die mir widerfahren konnte. Wie ich mir schon erlaubt habe fernmündlich zum Ausdruck zu bringen, fürchte ich, daß Sie, sehr verehrter Herr Staatsrat, gerade in dieser Richtung meine Fähigkeiten überschätzen."[574] Haberer betonte zudem, dass seine Tätigkeit als Rektor dort seine Grenze fände, wo er „Unterrichtsverpflichtungen" nachkommen und „Dienst am kranken Volksgenossen" leisten müsse.[575]

Gemäß dem nun erstmals stramm exerzierten Führerprinzip ernannte Haberer zügig die Dekane, in der Medizinischen Fakultät mit Hans Kleinschmidt einen der eifrigsten Unterstützer des NS-Staats.[576] Waren Unstimmigkeiten zuvor unverkennbar gewesen, konnte die Universität nun als gleichgeschaltet und NS-konform gelten. Bei der Rektoratsübergabe am 2. April 1935 war Gauleiter Josef Grohé wie selbstverständlich anwesend.[577] In seiner Ansprache betonte er, dass er Haberer bei Wissenschaftsminister Rust in Vorschlag gebracht habe.[578]

Dieser blieb bei seiner bescheidenen Tonlage, betonte neuerlich, dass er „stets in erster Linie" für seine „kranken Volksgenossen zu sorgen, für sie da zu sein" habe, verzichtete aber auch nicht auf ein Bekenntnis zum NS-Staat: „Die in so schönen Räumen untergebrachte große Universität Kölns soll ein geistiges Bollwerk des Westens im Dritten Reiche sein, und ersprießliche Arbeit ist nach dieser Richtung bereits geleistet worden. In diesem Sinne weiter zu arbeiten, zielstrebig, folgend nicht nur dem Wunsche, sondern dem Beispiel unsres großen Führers, das er uns täglich vorlebt, wird unsre vornehmste Aufgabe sein und bleiben."[579] So empfand es von Haberer denn auch als seine Pflicht, kaum drei Wochen später Hitler im Namen der „Lehrer, Schüler, Beamte[n], Angestellte[n] und Arbeiter der Universität telegrafisch zum Geburtstag zu gratulieren.[580]

Johann Baptist Martin Theodor Wilhelm Anton Haberer von Kremshohenstein (Hans von Haberer)

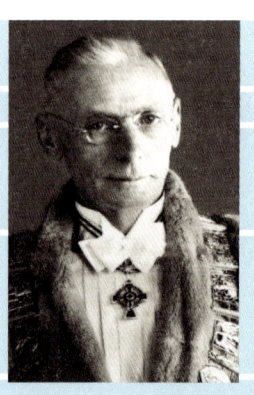

12.3.1875 Wien – 29.4.1958 Düren

Katholisch

Mutter: Elisabeth Haberer, geb. Seidl, einer Kaufmannsfamilie entstammend

Vater: Theodor Haberer von Kremshohenstein, geb. in Krems, Sektionschef im Eisenbahnministerium

Ehefrau (Verlobung 1894; Heirat 4.4.1903): Hermine Rziha

Kind: Johanna, geb. 4.4.1904.

Nach dem Besuch der Volksschule Wien ab 1881 und des Gymnasiums in der niederösterreichischen Benediktinerabtei Seitenstätten (Matura 1894) studierte von Haberer in Wien (Anton von Eiselsberg) Medizin und operative und konservierende Zahnheilkunde. 1897 wechselte er nach Graz, wo er 1900 approbiert und promoviert wurde („Der fibröse Apparat der Basis cranii und der Musculi rectus capitis anticus major et minor"). Seine weiteren Stationen: Assistent im Anatomischen Institut Graz und an der Pathologisch-Anatomischen Anstalt Graz (Hans Eppinger sen.) 1900/01; parallel zweites militärisches Halbjahr im Garnisonshospital Graz (Innere Abteilung und als Prosektor); Assistent in der Chirurgischen Klinik Wien bei Anton von Eiselsberg 1901 (Habilitation 1907); Nennung Berufungsliste Greifswald 1910; o. Professor und Klinikdirektor Innsbruck 1911; Beratender Chirurg des deutsch-österreichischen Heeres an der italienischen Front im Ersten Weltkrieg; zweite Stelle Berufungsliste München 1918; mit Paul Clairmont erste Stelle Berufungsliste Zürich 1918; Dekan Innsbruck 1920/21; Lehre zur Fortbildung spanischer Chirurgen an den Universitäten Saragossa, Barcelona und Madrid 1922; Rektor Innsbruck 1923/24; o. Professor Graz und Klinikdirektor 1924; o. Professor und Klinikdirektor Medizinische Akademie Düsseldorf 1928; Rektor Düsseldorf 1929; o. Professor und Direktor Chirurgische Universitätsklinik Köln 1.12.1930 (Antrittsvorlesung „Die Wandlungen der Chirurgie in den letzten 30 Jahren", 26.6.1931); zugleich Leitung Chirurgische Klinik Augusta-Hospital 13.12.1930; Berufungslisten Berlin und neuerlich Innsbruck (primo loco) 1932; Rektor Köln 1.4.1935–31.10.1938; Beratender Chirurg der Wehrmacht (Einsatz in Frankreich und Russland); Entlassung 1945; Entnazifizierung Kategorie V 1948; Emeritierung 1948; Akademische Feier zum 75. Geburtstag 1950; Beisetzung in Innsbruck 1958.

Mitgliedschaften und Auszeichnungen: Offizierskreuz des Franz-Josef-Ordens mit Kriegsdekoration und Schwertern, Ehrenzeichen I. Klasse vom Roten Kreuz mit Kriegsdekoration, EK II; Nordische Gesellschaft Nr. U 198; Hofrat 1924; Leopoldina 1933; Förderndes Mitglied SS 1933, NSV 1935, Deutsche Jägerschaft 1935, NSDAP 1937–1939, NSDÄB 1937, NSAHB, RDB; Ehrenkreuz für Frontkämpfer 1935; Kriegsverdienstkreuz II. Klasse mit Schwertern 1940; Kaiser-Wilhelm-Gesellschaft zur Förderung der Wissenschaften 1935; Korrespondierendes Mitglied der Gesellschaft der Ärzte Wien (Ehrenmitglied 1937), der Piemonter Gesellschaft für Chirurgie Turin 1931, der Società Tosco Umbra di Chirurgia 1935, der Deutschen Röntgengesellschaft (Ehrenmitglied 1951), des Ärztevereins München, und der Gesellschaft der Chirurgen; Mitglied der Deutschen Gesellschaft für Chirurgie (Ehrenmitglied 1950), der Versammlung Deutscher Naturforscher und Ärzte, der Deutschen Gesellschaft für Urologie, der Gesellschaft für Verdauungs- und Stoffwechselkrankheiten (Vorsitz 1929), der Niederrheinisch-westfälischen Chirurgenvereinigung (Vorsitz 1936–1938, Ehrenmitglied 1939), des Wissenschaftlichen Ärztevereins Köln und Düsseldorf, der

Kölner Chirurgenvereinigung (Vorsitz), des Steiermärkischen Ärztevereins (Vorsitz 1928, Ehrenmitglied 1930), des Wissenschaftlichen Ausschusses für Krebsbekämpfung 1940, der Gesellschaft der Chirurgen Wien 1950; Ehrenmitglied des American College of Surgeons, des Ärztevereins Graz 1932, der Sociedad de Cirurgia de Guadalajara 1936 (Vorsitzender 1936–1938), der Vereinigung Niederrheinisch-Westfälischer Chirurgen 1939, der Wiener Medizinischen Gesellschaft 1939; Ehrendoktor der Medizinischen Fakultät Athen 1937 und der Universität Graz 1950; Ehrenmitglied der Deutschen Gesellschaft für Chirurgie 1950, der Société Européenne de Chirurgie Cardio-Vasculaire 1953; Großes Verdienstkreuz zum Verdienstorden der Bundesrepublik Deutschland 1955; Ehrendoktor der Juristischen Fakultät der Universität zu Köln; Kreierung der Hans von Haberer-Ehrenurkunde der Österreichischen Gesellschaft für Gefäßchirurgie; (Mit-) Herausgeber zahlreicher Zeitschriften.

Quellen und Literatur: UA Köln, Zugang 28/10; Ursula Krohn, Hans von Haberer in: https://rektorenportraits.uni-koeln.de/rektoren/hans_von_haberer/, einges. 2.10.2020; Hans-Georg Schuh, Hans von Haberer (1875–1958) und die Chirurgie in Köln, Diss. med. Köln 1986.

Bild (1936): UA Köln, 20/284.

Das Verhältnis zwischen von Haberer und Grohé entwickelte sich zumindest aus Sicht des Gauleiters positiv. In seinem Dankesschreiben zum Ende des Rektorats von Haberers äußerte Grohé die Hoffnung, dass „unsere persönlichen freundschaftlichen Beziehungen durch noch recht langes Verbleiben in Köln aufrecht erhalten werden könnten".[581]

Von Haberers Rektoratsübernahme stand ganz im Zeichen der Eröffnung des Universitätsneubaus, die am 5. April 1935 feierlich erfolgte. Bald waren Partei und Universität mit seiner Amtsführung so zufrieden, dass seine Amtszeit bis zur 550-Jahr-Feier der Universität 1938 verlängert wurde.

Ein fanatischer Nationalsozialist wurde von Haberer zwar nicht – in privaten Schreiben, auch solchen mit semioffiziellem Charakter, verzichtete er oft auf die Abschlussformel „Heil Hitler!" –, in der Öffentlichkeit aber wurde er zum Propagandisten nationalsozialistischer Ideologie.[582] Nachdem auf einer Festveranstaltung aus Anlass seines 60. Geburtstags 1935 unter anderem Dekan Bering, Beigeordneter Coerper, Kuratoriumsgeschäftsführer Peter Winkelnkemper, Oberarzt Breuer und sein Schüler, der nach seiner Kölner Zeit 1934 zum Chefarzt des Marienhospitals Duisburg gewählte Victor Orator, in kurzen Ansprachen gratuliert hatten, ergriff von Haberer selbst das Wort.[583] Der Westdeutsche Beobachter zitiert von Haberer in indirekter Rede: „Den ärztlichen Beruf habe er von jeher als einen sozialen betrachtet, und so werde es auch immer bleiben. Ein Arzt, der nicht national sei, könne kein deutscher Arzt sein. [...] Haberer schloß mit der Versicherung, dem Führer Deutschlands auch weiterhin treue Gefolgschaft zu leisten. Sein ganzer Stolz bestehe darin, im Dienst des deutschen Volkes sein Arzttum ausüben zu dürfen."[584]

Während Haberer bei der Feierlichen Immatrikulation im Semester zuvor vergleichsweise unpolitisch geblieben war, trat er bei der „Verpflichtung" der neuen Studierenden im Sommersemester 1936 als überzeugter Vertreter des mit Gehorsam und Entindividualisierung verbundenen Führergedankens auf.[585] Die Westdeutsche Akademische Rundschau zitiert ihn:

Wer am gestrigen Tage die aus Anlaß des Geburtstages unseres Führers durchgeführte militärische Parade miterlebt hat, und dabei sich von der bis in die kleinsten Einzelheiten gehenden strammen Disziplin und Korrektheit überzeugen mußte, der konnte, namentlich, wenn er, wie ich, selbst alter Soldat war, im Herzen dem Führer nur aufrichtig danken für das Geschenk, das er seinem Volke durch die Wiedereinführung der Wehrmacht gegeben hat. Ein freudiges Dankgefühl dem Schenkenden gegenüber soll aber auch stets zu der Ueberlegung Anlaß geben, wie erweise denn ich mich, ich in meiner Werkstatt, eines großen, dem ganzen Volke gegebenen Geschenkes würdig? Wir an der Hochschule, Lehrer und Schüler, übernehmen, dieser Ueberlegung Raum gebend, dem Führer und dem ganzen Volke gegenüber eine sehr verantwortungsvolle und doppelte Aufgabe: Einmal handelt es sich dabei um die nur in enger Kameradschaft durchzuführende charakterliche Erziehung und Stählung, aus der selbstverständlicher Einsatz des Einzelnen für Volk und Vaterland erwächst, zum zweiten aber ergibt sich sinn- und naturgemäß die Pflicht intensiver berufli-

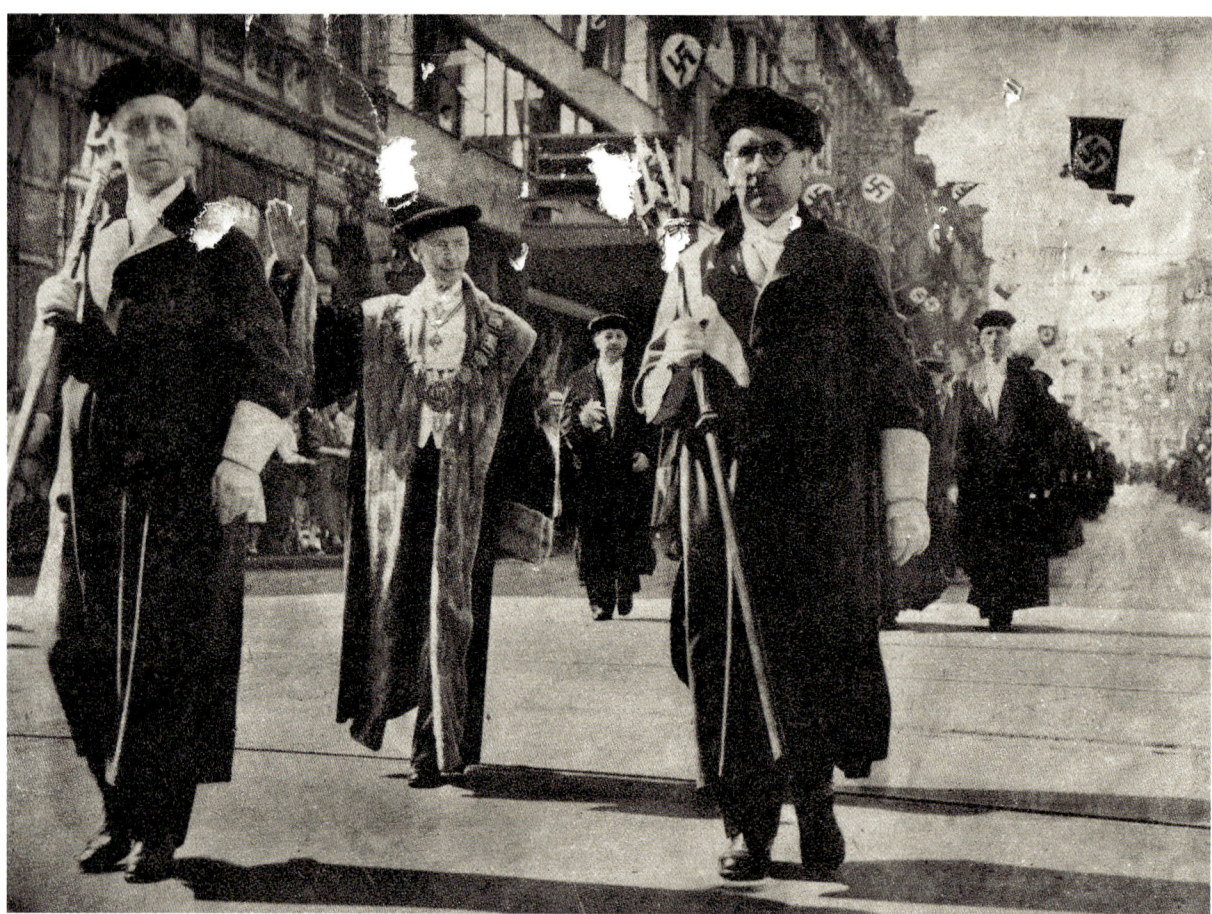

cher Aus- und Durchbildung […]. Infolgedessen darf es keine sich absondernden Einzelgruppen geben, die sofort das harmonische Ganze durchbrechen und stören und so fruchtbringende Arbeit gefährden würden. […] Es schadet nicht nur dem Ansehen der Hochschule, wenn wir unter uns Zeichen von Uneinigkeit, die dem Grundgedanken unseres Führers absolut zuwiderläuft, aufkommen lassen, sondern es muß darunter auch die von uns mit Recht geforderte Arbeitsfreudigkeit und die mit ihr Hand in Hand gehende Arbeitsmöglichkeit leiden. […] Nur wer sich im Gehorchen geübt hat, kann einmal auch befehlen, nur wer sich führen läßt, kann später auch führen. […] Wenn ich die feierliche Immatrikulation auf den Tag nach dem Geburtstag des Führers gelegt habe, so hat dies eine tiefere Bedeutung. Den telegrafisch übermittelten Wünschen von Seiten der Universität wollen wir heute als Geburtstagsgabe für unseren Führer noch das Gelöbnis hinzufügen, daß wir, Lehrer und Schüler, in seinem Sinne unser Leben und Arbeiten durchhalten und so uns als würdige Volksgenossen erweisen wollen. Unserem Führer ein dreifaches Sieg Heil!"[586]

Abb. 25: Rektor Hans von Haberer mit zum Gruß erhobenen Arm beim Umzug aus Anlass des 550-jährigen Universitätsjubiläums 1938 (UA Köln, 67/F12)

„Weltruf" und internationale Kontakte

Das NS-Regime vertraute von Haberer insoweit, als von ihm keine Kritik zu erwarten war. Von Haberer schien als Repräsentant geeignet zu sein, auch wenn an seiner nationalsozialistischen Überzeugung Zweifel bestanden: „Zu klug, um sich irgendwie festzulegen. […] Scheinbar der beste Nationalsozialist wenn man ihn beobachtet und mit ihm redet, hat aber vom Sinn des Nationalsozialismus keine blasse Ahnung. Ihn interessiert sein Weltruf und sein Geldverdienen."⁵⁸⁷

Vor diesem Hintergrund wurde von Haberer zum „Führer sämtlicher deutschen Teilnehmer" des im September 1936 in Brüssel stattfindenden II. Internationalen Krebskongress bestimmt.⁵⁸⁸ Damit stand er einer Delegation von mehr als sechzig Personen vor, der auch Ferdinand Sauerbruch angehörte.⁵⁸⁹ Als im April 1938 erneut in Brüssel „Journées médicales" veranstaltet wurden, leitete von Haberer wiederum die deutsche Delegation.⁵⁹⁰

Im April 1937 begleitete von Haberer Reichswissenschaftsminister Bernhard Rust auf einer offiziellen Griechenlandreise. In Anwesenheit des griechischen Königs erhielt er dort während der Hundertjahrfeier der Universität Athen die Ehrendoktorwürde der Athener Medizinischen Fakultät.⁵⁹¹ Im August 1937 fand in Köln die Generalversammlung der „Internationalen Vereinigung gegen die Gefahr der Geschlechtskrankheiten" statt; an deren Eröffnung im Gürzenich von Haberer teilnahm.⁵⁹²

Haberers Renommee führte nicht nur zu zahlreichen Auszeichnungen, sondern auch zu besonderen Anliegen. So wurde er aus den Reihen der „American Academy of Orthopaedic Surgeons" eingeladen, einem europäischen Beratungsausschuss beizutreten, der unter anderem in Fragen eines europäisch-amerikanischen Austauschs von Medizinstudierenden gehört werden sollte.⁵⁹³ Daraufhin wandte sich Haberer ans Wissenschaftsministerium mit der Anfrage, wie sich der Minister zu dem Ansinnen stelle – nicht ohne zu bemerken: „Es ist klar, daß in dem Beratungsausschuß von seiten der amerikanischen Lehrer ein nicht geringer Teil Juden sitzen wird."⁵⁹⁴ Ministerialdirektor Theodor Vahlen, der Leiter des Amtes Wissenschaft im Wissenschaftsministerium, schaltete das Auswärtige Amt ein.⁵⁹⁵ Schließlich riet das Deutsche Generalkonsulat in Chicago von einer positiven Beantwortung der Anfrage ab, weil nicht klar sei, ob der Vorstand der Academy tatsächlich hinter dem Ansinnen stehe.⁵⁹⁶

An internationalen Kontakten hielt von Haberer so lange wie möglich fest. So empfing er im März 1937 eine neunköpfige Delegation englischer Chirurgen, denen er

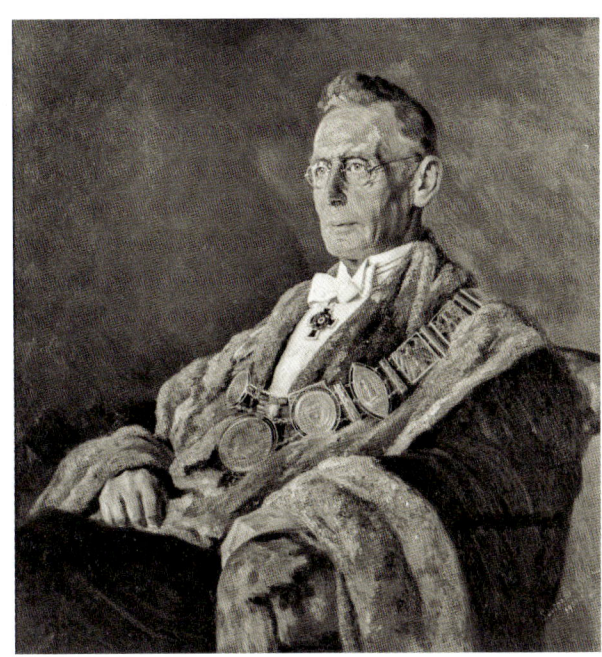

„schwierige operative Eingriffe demonstrierte".⁵⁹⁷ 1937 weilte er zu Vorträgen, Tagungen und Kongressen in Wien, Athen, Karlsbad, Turin und Vichy.⁵⁹⁸ In der Regel gingen

Abb. 26: Hans von Haberer nach einem Gemälde von Luitpold Adam. (UA Köln, 198)
„Luitpold Adam d.Ä. […] platzierte die Figur des Rektors auf einem Sessel sitzend diagonal innerhalb eines undefinierbaren und leeren Raumausschnitts. Einzig ein Stück der linken Armlehne des Sessels und ein kleiner Ausschnitt der Rückenlehne sind am rechten Bildrand sichtbar. Der Blick des Betrachters wird durch die Linienführung aber nicht sofort auf das Gesicht des Rektors gelenkt, sondern folgt erst über den „Umweg" der diagonal nach oben führenden Linie seines linken Armes und seiner linken Schulter zum Gesicht. Im Verlauf dieser Aufwärtsbewegung hat er die Gelegenheit, den prächtigen Talar, die große Rektorkette, den Orden, die den diplomatischen Rektor wie selbstverständlich kleiden, zu würdigen und dann die Gesichtszüge des Chirurgen zu studieren. Wie im Bild Ernst Leupolds konzentriert sich die Darstellung auf die Physiognomie des Wissenschaftlers: Hans von Haberer blickt den Betrachter nicht an, sondern schaut wie in einer privaten Situation selbstvergessen und etwas angestrengt in das von links oben einfallende Licht." (Ursula Krohn, Rektor 1933–1934, in: https://rektorenportraits.uni-koeln.de/portraits/hans_von_haberer/, einges. 12.6.2022)

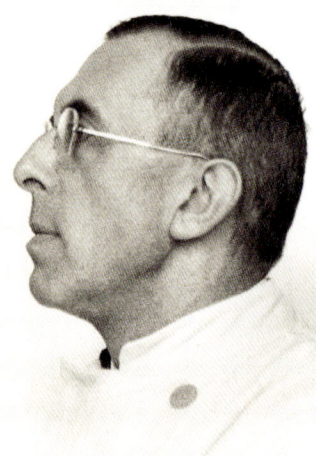

Abb. 27: Victor Orator, 1. Juli 1937. (UA Köln, 20/258)

die Reisegenehmigungen mit der Verpflichtung einher, einen Reisebericht zu verfassen. Haberer operierte hier erkennbar vorsichtig, betonte etwa in seinem Bericht über Karlsbad, dass „irgendwelche politische Gespräche" vermieden wurden, wohlwissend, „daß Karlsbad eben ein durchaus deutscher Boden ist".[599] Insgesamt fallen die von Haberer pflichtgemäß eingesandten Reiseberichte nüchtern aus und verzichten auf bei anderen Berichterstattern übliche Verbeugungen vor dem Nationalsozialismus.[600]

Immer wieder ärgerte er sich über die zögerliche Bearbeitung seiner oft Monate vorher eingereichten Dienstreiseanträge vor allem durch die zwingend hinzuzuziehende „Deutsche Kongresszentrale" und das Auswärtige Amt. Zu seinem Verdruss trafen zugesagte Devisen wiederholt nicht oder nur im letzten Augenblick ein. Entsprechende Briefe und Berichte erhielten die Berliner Ministerien wiederholt.[601]

Haberer und der Westdeutsche Beobachter

Der Text von Haberers Ansprache anlässlich der feierlichen Immatrikulation am 13. April 1937 ist erhalten und zeugt wie schon im Semester zuvor von der Sorge des Rektors um den „Mangel an akademischen Nachwuchs" – eine Sorge, die im NS-Staat zunächst auf keine breite Zustimmung stieß. Wohl deshalb verknüpfte Haberer seine Huldigung gegenüber Führer und NS-Staat mit einem Lob für die Wissenschaft:

> Wir stehen noch im ersten Jahr des neuen Vierjahresplanes unseres Führers. Wer nicht blind ist, muss sehen, eine wie ungeheure Leistung auf allen möglichen Gebieten schon innerhalb dieses ersten Jahres vollbracht worden ist. Und mit Stolz und Freude darf es uns erfüllen, dass dabei die Wissenschaft nicht abseits gestanden hat. [...] Und wenn wir unseren früher umrissenen Aufgabenkreis so umfassen, wie das mit Recht von uns gefordert wird, dann schalten wir uns automatisch in den Plan unseres Führers ein, der weder mit den ersten vier Jahren begrenzt war, noch mit den zweiten vier Jahren begrenzt sein wird; denn ein Plan, der die Gesundung und Gesunderhaltung eines Volkes aus dieses Volkes eigener Kraft verfolgt, kennt keine Grenzen. Und unserem Führer und unserem Volke wirklich erfolgreich dienen zu dürfen und zu können, muss letztes Ziel unserer Wünsche sein.[602]

Als am 14. November 1937 im Gürzenich der Rheinische Literaturpreis an den völkischen Schriftsteller Wilhelm Schäfer verliehen wurde, saß von Haberer neben Oberbürgermeister Schmidt in der ersten Reihe, gemeinsam mit Landeshauptmann Haake, wie neuerlich der Westdeutsche Beobachter fotografisch dokumentierte.[603]

Einen Monat zuvor war Haberer selbst als Autor im Westdeutschen Beobachter aufgetreten. Unter der Überschrift „Der Arzt als Hüter der Gesundheit" referierte er über allgemeine gesundheitliche Prävention und Krebs, bevor er einschlägige Propaganda für die NS-Medizin einschließlich der Zwangssterilisationen paraphrasierte:

> Als Schularzt, als Arzt bei der Musterung für die Wehrmacht und die im Dritten Reich angeordnete Reihenuntersuchung der in den verschiedenen Formationen tätigen Menschen, wird der Arzt nicht nur zum Behüter der Gesundheit der einzelnen, sondern darüber hinaus des Volksganzen. Und zum Schluß sei einer gesetz-

lichen Bestimmung gedacht, durch die jene Aerzte, welche mit der Durchführung betraut sind, tatsächlich zum Hüter der Volksgesundheit gestempelt werden. Ich denke an das Sterilisationsgesetz, das durch die Unfruchtbarmachung bedauernswerter, erbkranker Menschen, den Volkskörper vor degenerierter erbkranker Nachkommenschaft schützt und solcher Art die Volksgesundheit wirkungsvoll hebt. Jeder solchen Unfruchtbarmachung geht eine eingehende Prüfung des betreffenden Falles voraus. Höchst verantwortungsvoll ist diese Aufgabe, aber so durchgeführt, eine sehr segensreiche."604

Von Haberer ließ an seiner Klinik also nicht nur rund ein Drittel der etwa 4070 für Köln dokumentierten Zwangssterilisationen durchführen, er rechtfertigte und propagierte sie auch.605 Er ließ sie vor allem durch seinen Assistenzarzt Karl Freiherr von Ferstel durchführen, dem er, ebenfalls österreichischer Adliger, verbunden war.606

1938 war Haberer wie alle Rektoren deutscher und österreichischer Hochschulen eingeladen, am Nürnberger Reichsparteitag, insbesondere an der angegliederten Kulturtagung im Opernhaus, teilzunehmen.607

Lokales Engagement in Köln

Auch außerhalb der Universität war von Haberer zu Engagement bereit. So wandte sich der 1911 gegründete, aber „seit einigen Jahren nicht mehr in Tätigkeit" getretene „Verein zur Förderung des Museums für Volkshygiene" unter dem Briefkopf „Museum für Volkshygiene der Stadt Köln" an von Haberer und bat ihn, in seinem Ausschuss mitzuwirken. Dessen „Aufgabe" sei es, „die Auswirkungen des Kölner Museums für Volkshygiene in der Bürgerschaft mit allen Kräften und Mitteln zu fördern".608 Um die Verbindungen zwischen Museumsdirektor Karl Pesch und der Medizinischen Fakultät wissend, bekundete von Haberer seine Bereitschaft, dem Ausschuss beizutreten.609 Als Rektor gehörte von Haberer auch zu den Kuratoren der Dr.-Robert-Ley-Schule, einer „Arbeitsschule" der Deutschen Arbeitsfront (DAF), deren Ziel es war, „auch den letzten werktätigen Volksgenossen für die Berufsertüchtigung zu gewinnen".610

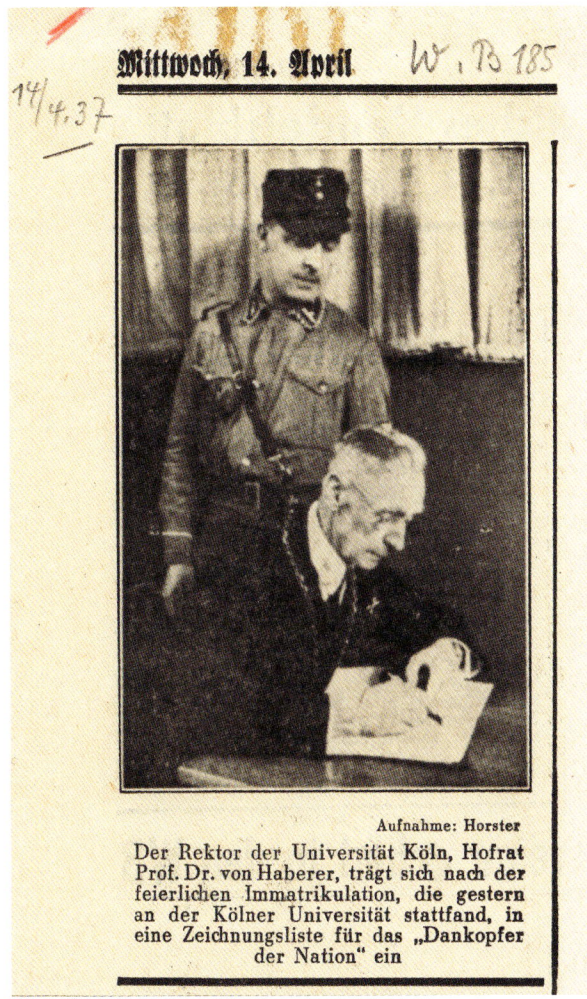

Abb. 28: Rektor von Haberer spendet der SA-Aktion „Dankopfer der Nation". Die Gelder wurden seit 1936 jährlich Hitler zur Verfügung gestellt. (Westdeutscher Beobachter, 14. April 1937; auch in: UA Köln, 571/240)

Zahlreiche repräsentative Aufgaben brachten Haberer vor allem in der Zeit seines Rektorats in besondere Nähe zu Stadt und Kirche, aber auch dem NS-Staat. So verzeichnete die Kölnische Volkszeitung 1936 aufmerksam, dass der Rektor im Dom an der jährlichen Gedenkfeier am Buß- und Bettag für die „Kriegsgefallenen" teilgenommen habe.611 Von Haberer sah sich veranlasst, Bildungsveranstaltungen des „Reichsluftschutzbundes" zu

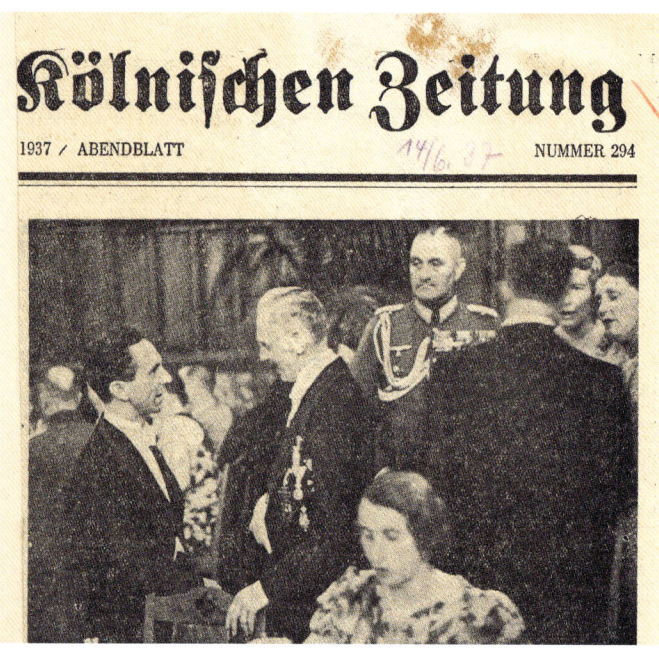

Abb. 29: Reichspropagandaminister Joseph Goebbels und Rektor Hans von Haberer im Gürzenich 1937. (Kölnische Zeitung/Abendblatt, 14.6.1937; auch in UA Köln, 571/240; Foto: W. Dick)

besuchen, so 1937 mit einem Vortrag „Der Arzt als Hüter der Gesundheit".[612] 1938 trat er dem Ehrenausschuss aus Anlass der Fahnenweihe des Männerchors der Nationalsozialistischen Volkswohlfahrt bei.[613] 1938 wurde er in den Gaubeirat des Winterhilfswerks berufen.[614]

Ein großes Ereignis für Köln war 1937 die Reichstheaterfestwoche. Während der Festveranstaltung im Gürzenich kam es zu einer Begegnung von Haberers mit Reichspropagandaminister Joseph Goebbels, die in mehrere Zeitungen bildlich dokumentiert wurde.[615] Ein Jahr später kam „Generalfeldmarschall" Hermann Göring zu Gesprächen „mit dem politischen und wissenschaftlichen Köln" ins Rheinland. In der Ikonografie der Zeitung „Der Neue Tag" repräsentierte Gauleiter Josef Grohé die Kölner Politik, Rektor von Haberer die Kölner Wissenschaft.[616]

Im selben Jahr sorgte für Furore, dass von Haberer an der Chirurgischen Klinik einem „Orangweibchen" aus dem Kölner Zoo den Blinddarm entnahm.[617] Der Westdeutsche Beobachter präsentierte den Vorgang auf mehr als einer halben Zeitungsseite und schloss den launigen Artikel mit der Bemerkung, kein anderer „Zooinsasse" könne „so ohne weiteres von sich sagen", „in der Lindenburg und dann noch von Onkel Hofrat persönlich operiert worden zu sein".[618] Zwei Wochen später allerdings war der Affe tot. Er starb an „Herzschwäche", nicht, wie der Westdeutsche Beobachter ausdrücklich betonte, an der „Blinddarmoperation, die seinerzeit der Chef der Lindenburg, Hofrat Professor Dr. von Haberer", vorgenommen hatte.[619]

Auf wissenschaftlicher Ebene bemühte sich von Haberer um die Errichtung eines Kaiser-Wilhelm-Instituts „für endokrinologische Forschung in Köln".[620] Zufrieden stellte er fest, dass der Senat der Kaiser-Wilhelm-Gesellschaft einer solchen Gründung „sympathisch gegenübersteht und die formalen Prüfungen bereits dem wissenschaftlichen Ausschuß übergeben hat."[621] Der Plan blieb aber „in der Schwebe" und wurde nicht realisiert.[622]

Seine österreichische Herkunft betonte von Haberer nicht. Als ihn 1936 der großdeutsch denkende Rechtswissenschaftler Karl Hugelmann, wie von Haberer in Wien geboren und nun in Münster Rektor, wegen einer angeblich mangelhaften Berücksichtigung österreichischer Wissenschaftler auf reichsdeutschen Berufungslisten anschrieb, antwortete von Haberer zurückhaltend: „Auch mir ist es bekannt, daß österreichische Kollegen in letzter Zeit wenig Beachtung bei der Aufstellung von Berufungslisten im Deutschen Reich gefunden haben. Ich habe früher immer dafür gesorgt, daß die Nennung erfolgt ist. Aber gerade der jetzige Nachwuchs in Österreich [...] ist kein so ausgezeichneter, daß er immer ohne weiteres reichsdeutschen Kollegen gleichgesetzt werden könnte."[623]

Wie es in Köln zur Tradition geworden war, wurde auch von Rektor Hans von Haberer zum Ende seiner Amtszeit ein Ölgemälde angefertigt. Den Auftrag erhielt der Berliner Maler Luitpold Adam, der das Bild im Herbst 1938 für eine Ausstellung zeitgenössischer Porträts von Köln nach Berlin holen ließ. Im „Haus der Kunst" war das Porträt von Haberers vom 15. Oktober bis zum 12. November 1938 in der „Dritten Bildnisausstellung" der NS-Dienststelle „Ausstellungsleitung Berlin e.V." zu sehen.[624]

Die Chirurgische Klinik 123

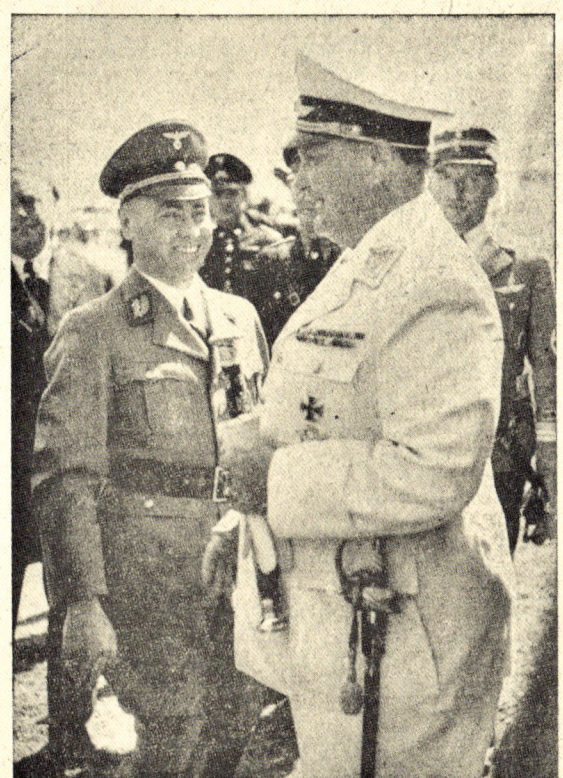
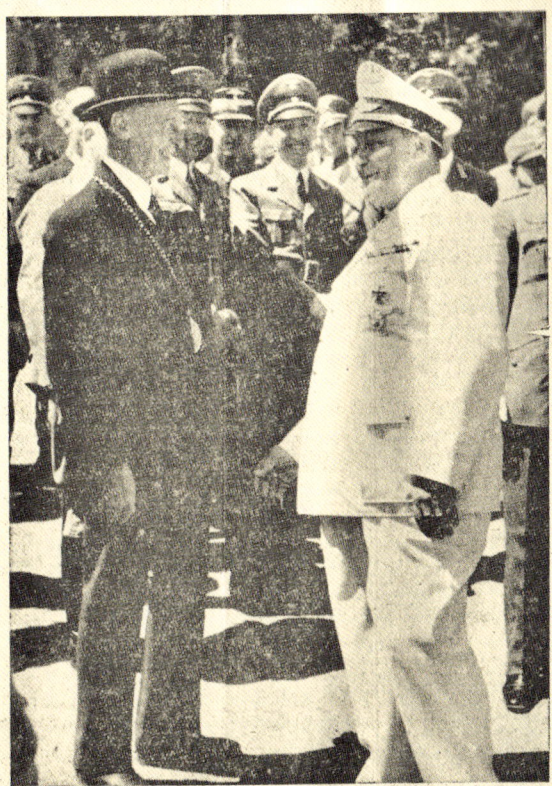

Zum Abschluss seiner Rektoratszeit erhielt von Haberer aus den Händen von Oberbürgermeister Schmidt die „Goldene Erinnerungsmedaille der Universität, die außer ihm nur Reichsminister Rust und Gauleiter Grohé überreicht" wurde.[625]

Klinikdirektor und Wehrmachtsberater im Krieg

Mit Vollendung des 65. Lebensjahres wäre von Haberer im Normalfall emeritiert worden. Insbesondere bei von den Nationalsozialisten skeptisch beäugten Professoren lehnten die NS-Behörden Anträge auf Verlängerung der Amtszeit zunächst häufig ab. Mit Kriegsbeginn hatte sich die Lage verändert. Nach einem Erlass vom 24. Oktober 1939 erfolgte keine „Entbindung von den amtlichen Ver-

pflichtungen aufgrund der Altersgrenze" mehr.[626] Der Antrag von Seiten der Universität im individuellen Fall Haberer, in dem sein Renommee „als Lehrer, Arzt und Forscher […] im In- und Ausland" betont wurde, war insofern überflüssig.[627] Von Haberer blieb vorerst Klinikdirektor und wurde zugleich als Beratender Chirurg der Wehrmacht tätig. Er selbst gab sich gegenüber dem Dekan zufrieden, sogar „glücklich": „Ich habe mich seit Jahren gerade vor diesem Geburtstage gefürchtet, und nur

Abb. 30: Zur Einweihung der Hermann-Göring-Meisterschule für Maler kam der Namensgeber im Juni 1938 nach Kronenburg in der Eifel. Zeitungsfotos zeigen Göring im Gespräch mit Gauleiter Grohé und Rektor von Haberer. (Der Neue Tag, 9.6.1938; auch in UA Köln, 571/241; Foto: Maier)

durch die gegenwärtigen Verhältnisse und durch meine Einbeziehung [sic] zum Militär, die mir doch zeigt, daß ich noch nicht zum alten Eisen geworfen bin, ist der damit verbundene Schock ausgeblieben. Daß ich persönlich glücklich bin, wenn ich noch weiter in meinem Amt verbleiben und als Lehrer unter der Jugend wirken darf, davon möge Eure Spektabilität überzeugt sein."[628]

Hans von Haberers Wirken als Beratender Chirurg der Wehrmacht wurde früh, im November 1940, mit dem Kriegsverdienstkreuz II. Klasse mit Schwertern, ausgezeichnet. Dekan Lullies stellte „mit Befriedigung" fest, dass Haberer „als der erste der Fakultät diese Auszeichnung erhalten" habe.[629] Haberer war Oberstarzt und mit der Wehrmacht 1939 in die Niederlande und in Frankreich eingefallen. 1941 wurde er an der russischen Front eingesetzt. Hielt er sich in Köln auf, operierte er auch in den dortigen Lazaretten.[630] Da von Haberer später vom Feldheer ins Ersatzheer zurückgekehrt war, blieb ihm das Kriegsverdienstkreuz I. Klasse mit Schwertern verwehrt.[631] So hatte er zum Jahreswechsel 1941/42 seine Sonderstellung an der Fakultät verloren: Mit Oberstabsarzt d. R. Reiner Müller (28. November 1941) und Luftwaffen-Oberfeldarzt Paul Uhlenbruck (1. Januar 1942) war zwei Fakultätsangehörigen das „KVK I mit Schwertern" verliehen worden.[632] Eine neue Sonderstellung im Zusammenhang mit dem Krieg gewann von Haberer wieder, als der Reserveoffizier im Sommer 1942 in den Generalsrang befördert wurde – wiederum als Einziger an der Kölner Fakultät und als einer von zwei reichsweit.[633]

Zum Winter 1941/42 hatte eine kritische Lage in der Chirurgischen Klinik gedroht, weil mit dem zum außerplanmäßigen Professor ernannten Theodor Straaten ein weiterer wichtiger Operateur neben von Haberer zur Wehrmacht eingezogen worden war.[634] Rechtzeitig zum Vorlesungsbeginn aber wurde von Haberer „unabkömmlich" gestellt, was freilich neuerliche kurzfristige Abwesenheiten nicht ausschloss. So lud die Deutsche Gesellschaft in Agram (Zagreb) in Abstimmung mit dem Kulturreferat der dortigen Deutschen Gesandtschaft Haberer zu einem Gastvortrag nach Kroatien ein.[635]

Emeritierung, Entlastung und Nachruhm

1945 wurde von Haberer von der britischen Militärregierung abgesetzt. Er zog sich nach Kohlgrube zurück, einem heute zu Kürten gehörenden Wohnplatz im heutigen Rheinisch-Bergischen Kreis. Deshalb befand nach dem universitätsinternen Untersuchungsausschuss die diesem folgende Denazifizierungskammer in Bergisch Gladbach über von Haberer. Am 11. November 1947 stufte sie ihn als entlastet (Kategorie V) ein.[636] Ein Jahr später wurde von Haberer „in sein Amt als ordentlicher Professor der Chirurgie" wieder eingesetzt und „gleichzeitig" – er war mittlerweile 73 Jahre alt – emeritiert.[637] Schon im September 1945 hatte sich Otto Veit in diesem Sinne für Haberer eingesetzt. Er sei „seiner inner[e]n Einstellung nach strenger Katholik und öst[e]rreichischer Monarchist" und solle einstweilen „mit der Weiterführung der Geschäfte" betraut werden.[638]

1950 wurde Haberer an seiner Heimatuniversität Graz anlässlich seines Goldenen Doktorjubiläums ausgiebig gefeiert: Er wurde Ehrenmitglied der Universität und die Studenten ehrten ihn mit einem Fackelzug.[639] Auch in Köln geriet er nicht in Vergessenheit. Im Rückblick wurde vor allem von Haberers Rektoratszeit gewürdigt, die nicht als Zeit der Kollaboration, sondern des erfolgreichen oppositionellen Wirkens beschrieben wurde. 1955 schrieb der Kölner-Stadt Anzeiger aus Anlass seines achtzigsten Geburtstags: „Unerschrocken und erfolgreich setzte sich der damalige Rector magnificus für [den] Fortbestand der ernstlich gefährdeten Universität zu Köln ein, vermochte auch, Mitgliedern des Professoriums und Studierenden in bedrängnisvoller Zeit beizustehen."[640]

Über mehrere Jahre schwer herzkrank starb er am 29. April 1958 in Düren, wohin er zuletzt gezogen war. Er wurde in der Familiengruft in Innsbruck beigesetzt.[641] Eng verbunden mit Haberer war sein Schüler Theodor Straaten, Chefarzt an den Städtischen Krankenanstalten Wiesbaden. Er kam jedoch der Bitte von Dekan Leonhard Seiferth, auf der Akademischen Trauerfeier die Gedenkrede zu halten, nicht nach. Er habe schon zum 70. und 75. Geburtstag sowie bei den Beisetzungsfeierlichkeiten gesprochen.[642] Schließlich erklärte sich der Heidelberger Chirurg Karl Heinrich Bauer bereit, die Gedenkansprache zu halten.[643]

Karl Fischer – Burschenschaftler, Nationalsozialist und SA-Mitglied

Prägende Gestalt der Abteilung für Urologie in der Chirurgischen Klinik war Karl Fischer. Seit 1931 war er in der Lindenburg habilitierter Oberarzt und hielt seine Lehrtätigkeit auch aufrecht, als er im Februar 1934 zum Leiter der Urologischen Abteilung am Evangelischen Krankenhaus in Düsseldorf ernannt wurde.[644] Der Burschenschaftler Fischer war 1933 in die SA und die NSDAP eingetreten.

Karl Fischer

7.6.1893 (Saarburg-)Beurig –
Katholisch
Verheiratet

Nach dem Abitur in (Bad) Kreuznach 1912 studierte Fischer Medizin zunächst in Freiburg (1912–1914) und München (1914–1917), immer wieder von Kriegseinsätzen unterbrochen. Er schloss das Studium 1921 in Bonn mit Approbation und Dissertation („Zwei Fälle von Aneurysma der Pars membranacea der Ventrikelscheidewand des Herzens") ab. Seine weiteren Stationen: Assistent am Pathologischen Institut der Medizinischen Akademie Düsseldorf 1920, am Hygienischen Institut Düsseldorf 1921 und an der Urologischen Abteilung Düsseldorf 1922; Experimentelle Arbeiten am Physiologischen Institut Bonn 1924; Assistenzarzt an der Chirurgischen Klinik Düsseldorf 1925 und zeitweilig Leiter der dortigen Urologischen Abteilung und auch der Urologischen Abteilung des Evangelischen Krankenhauses Düsseldorf. Nach der Kölner Habilitation 1931 („Die Bedeutung sekretorischer Reflexphaenomene der Niere für Pathogenese, Diagnose und Therapie der Nephrolithiasis und anderer Nierenerkrankungen") wurde er in Köln Privatdozent für Chirurgie und Urologie, 1940 apl. Professor. Seit 1939 leitete er die Urologische Abteilung der Chirurgische Universitätsklinik Lindenburg.

Mitgliedschaften und Auszeichnungen: Burschenschaft Alemannia; EK II 1915, Ehrenkreuz für Frontkämpfer; NSDAP 1933 (Nr. 2130511), SA 1933.

Quellen und Literatur: UA Köln 17/1397, 67/1021; Professor/innen-Katalog der Universität zu Köln.

Fritz Kayser

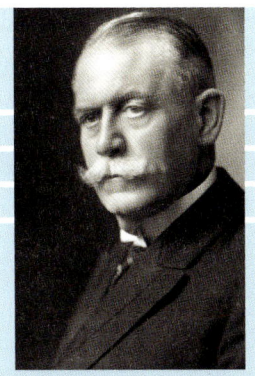

6.7.1867 Wölfis (heute zu Ohrdruf/Thüringen) –
25.3.1938 Köln
Evangelisch
Vater: Oberförster

Nach Studium der Medizin in Jena und Berlin wurde Kayser 1892 in Berlin promoviert („Ueber recidivirende Oculomotoriuslähmung") und anschließend Militärarzt. Er wurde als Assistent an die Hamburgischen Staatskrankenhäuser kommandiert und begann dort 1898 eine Ausbildung zum Chirurgen unter Geheimrat Kümmel 1898. Seine weiteren Stationen: Assistent bei den Geheimräten Gusserow und Bumm an der Universitätsfrauenklinik der Charité 1901–1904; nach der Versetzung als Stabsarzt zum Fußartillerie-Regiment Nr. 9 nach Köln 1904 Dozent für Chirurgie an der Akademie für praktische Medizin Köln; Habilitation 1905; Prädikat „Professor" 1908; im Ersten Weltkrieg zuletzt Regimentsarzt; mit Gründung der Universität Privatdozent 1919; nb. ao. Professor 1921, Sekundärarzt am Bürgerhospital und Generaloberarzt.

Mitgliedschaften und Auszeichnungen: Ehrenmedaille 1897; Roter-Adler-Orden IV., EK I und II, Schnalle zum Lippischen Kriegsverdienstkreuz; Ehrenkreuz für Frontkämpfer 1935; Mitbegründer der Kölner Chirurgenvereinigung (1937 Ehrenmitglied); Deutsche Gesellschaft für Chirurgie.

Quellen und Literatur: UA Köln, 28/110, 17/2714, 67/1053, 27/55, 261/611; Professor/innen-Katalog der Universität zu Köln.

Bild: UA Köln, 20/42.

Victor August Hoffmann

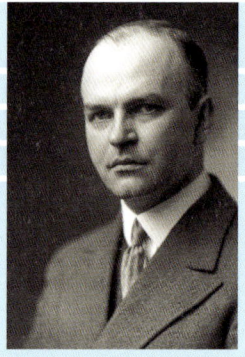

11.7.1893 Krappitz/Schlesien –
19.6.1969 Köln
Katholisch
Ehefrau: Margarethe Hitt

Nach dem Abitur am humanistischen Gymnasium in Oppeln 1913 studierte Hoffmann Medizin in Tübingen, Greifswald, Halle, Breslau und Heidelberg, wo er 1918 promoviert wurde („Ein Beitrag zur Kenntnis der Osteoarthropathie. Hypertrophiante Pneumique"). Seine weiteren Stationen: Assistent in der HNO-Universitätsklinik Halle 1914, am Anatomischen Institut Bonn, an der Medizinischen Universitätsklinik Heidelberg 1918 und am Allerheiligenhospital 1921; Wechsel nach Köln an das Augustahospital als Assistent 1922; Oberarzt 1923; Habilitation 1924 („Die autoplastischen Knochentransplantationen vom Standpunkt der Biologie und Architektonik"); Oberarzt Bürgerhospital Köln 1927; Leiter der Chirurgischen Abteilung am Antonius-Hospital Köln-Bayenthal 1932; Verdacht auf „engste Verbindung mit Juden" 1935; Entzug der Lehrbefugnis wegen früherer SPD-Mitgliedschaft, offiziell wegen „Vereinfachung der Verwaltung" 1937; Kommissarischer Leiter der Chirurgischen Klinik Köln 1945; apl. ao. Professor für Chirurgie 1947; o. Professor für Chirurgie Köln und Leiter der Chirurgischen Klinik Lindenburg 1947; Entnazifizierung Kategorie V 1947; Emeritierung 1961 (eigene Vertretung bis 1963).

Mitgliedschaften und Auszeichnungen: SPD 1931, NSV 1934, Reichsdozentenschaft 1934–1937, NSLB.

Quellen und Literatur: UA Köln 564/16 (Fragebogen über Victor Hoffmann, 26.2.1935), 17/2338, 67/1044, 17/II/1063, 571/89, 9/2610; BA Berlin, R 4901/13266; LA NRW Duisburg, NW 1048-34/230; Professor/innen-Katalog der Universität zu Köln; Golczewski, Universitätslehrer; Haupts, Universität.

Bild: UA Köln, 20/25.

Rudolf Kraft

21.12.1893 Kufstein –
Katholisch
Ehefrau: Johanna von Haberer

Das durch den Ersten Weltkrieg und russische Kriegsgefangenschaft (wohl 1914 bis 1920) unterbrochene Medizinstudium in Innsbruck schloss Kraft 1922 mit der Promotion ab („Über multiple Ulcera duodeni", publiziert 1924). Er wurde Assistent an den Chirurgischen Kliniken Innsbruck 1922 und Graz 1924. In Graz habilitierte er sich 1927. 1928 wechselte er nach Düsseldorf, 1930 nach Köln, wohin er sich 1931 umhabilitierte. Seine weiteren Stationen: ao. Professor für Chirurgie Köln 1934; Chefarzt Städtisches Krankenhaus Düren 1936; apl. Professor für Chirurgie Köln 1940; Entnazifizierung Kategorie IV 1946.

Mitgliedschaften und Auszeichnungen: Frontkämpferabzeichen; Deutsche Burschenschaft; Hilfsbund für Deutschösterreich; SA 1934 (Sanitätsrottenführer), NSV 1934, NSDÄB 1935, NSDAP 1938; Deutsche Jägerschaft 1934, DRK 1937.

Quellen und Literatur: UA Köln, 17/3086, 67/1063, 571/777, 261/611; BA Berlin, R 49012/13269, LA NRW Duisburg, NW 1081/888, NW 1081-Berufe/4621; Professor/innen-Katalog der Universität zu Köln.

Hermann Paas

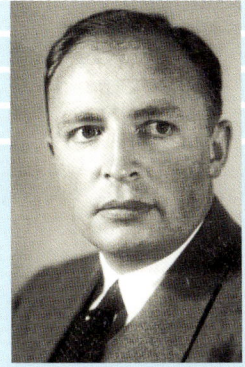

14.1.1900 Köln – 14.1.1974 Köln
Katholisch
Verheiratet

Nach dem Abitur am Kölner Dreikönigsgymnasium 1918 absolvierte Paas als Kraftfahrer noch Kriegsdienst, konnte dann aber bald in Bonn, München und Köln Medizin studieren. In Köln wurde er 1925 mit der Dissertation „Beiträge zur Kenntnis der Beckenbrüche" promoviert. Er blieb in Köln, zunächst als Assistent an der Chirurgischen Klinik bei Frangenheim und von Haberer. Seine Stationen: Oberarzt Chirurgische Klinik 1934; Habilitation „Über die Magen- und Duodenalperforation nach Röntgen-Kontrastmahlzeit und ihre Folgen" 1936; Lehrbeauftragter für Unfallheilkunde 1937; Chefarzt Marienhospital 1939; Arzt bei der Wehrmacht; nb. apl. Professor für Chirurgie 1943; Entnazifizierungsverfahren Kategorie V 1949; apl. ao. Professor 1950; apl. Professor 1952.

Mitgliedschaften und Auszeichnungen: Schriftführer der Kölner Chirurgenvereinigung 1932; NSDAP 1933, Nationalsozialistischer Reichsbund für Leibesübungen 1933, HJ 1934 (Hauptarzt), NSDÄB 1935, NSDDB 1936, RLB, NSV, NSAHB; Deutsche Jägerschaft 1935; KVK II. Kl. mit Schwertern 1940; SA-Sportabzeichen. Schlechte Bewertung durch NSDAP 1935: „Vorsichtiger Mitarbeiter, der noch zu sehr an alten Gedankengängen des Liberalismus haftet. Um auch etwas mitzutun, ging er dann in die HJ als Arzt [...]. Ein typischer Kölner in seiner oberflächlichen Art."

Quellen und Literatur: UA Köln, 564/27 (Fragebogen über Hermann Paas, 26.2.1935), 9/2611, 17/III/2853, 192/173, 571/1025, LA NRW Duisburg, 1049/33106.

Bild: UA Köln, 20/244.

Otto Hilgenfeldt

9.10.1900 Wittenberge/Brandenburg –
Evangelisch
Ehefrau: Anneliese Hilgenfeldt

Nach dem Abitur am Real-Gymnasium Wittenberge 1918, Kriegseinsatz als Infanterist im 3. Brandenburgischen Infanterieregiment und Studium in Halle, Marburg, Innsbruck und Leipzig wurde Hilgenfeldt 1925 in Leipzig promoviert („Beitrag zur Kenntnis der Zungengeschwülste"). Seine weiteren Stationen: Praktikant und Volontär im Städtischen Krankenhaus Wittenberge 1924; Assistent im Kreiskrankenhaus Salzwedel 1925; Schiffsarzt; Assistent bei von Haberer zunächst in der Chirurgischen Klinik Düsseldorf 1929–1930, dann wiederum bei von Haberer in der Chirurgischen Universitätsklinik Köln 1930; dort Oberarzt 1933 und Habilitation 1936; Leitender Arzt Kreiskrankenhaus Gera-Milbitz 1941/42; apl. Professor für Chirurgie Köln 1942; Leitender Chirurg Augusta-Krankenanstalt Bochum 1951–1966).

Mitgliedschaften und Auszeichnungen: Landesjägerkorps General Märker 1919; Studentenkorps Marburg von Selchow 1921; Stahlhelm Salzwedel 1926, SA 1933–1935, HJ 1935 (Hauptarzt), NSDAP, Präsident „Internationale Liga zum Schutze der Hand" 1964; Bundesverdienstkreuz I. Klasse 1966; Erich-Lexer-Preis 1973.

Quellen und Literatur: UA Köln 28/110, 17/2257, 67/1042, 571/682; Professor/innen-Katalog der Universität zu Köln.

Röntgen- und Lichtinstitut

Rudolf Grashey – Pionier der Radiologie und zur Zwangssterilisierung befugt

Mit Rudolf Grashey wurde Köln ein Zentrum der rasch an Bedeutung gewinnenden Radiologie. Ab 1928 leitete Grashey als Nachfolger des im Jahr zuvor verstorbenen Rudolf Gräßner das Röntgen- und Lichtinstitut im Bürgerhospital. Ein Jahr darauf wurde dieses Institut zu einer Einrichtung der Universität, der Direktor zugleich ordentlicher Professor an der Medizinischen Fakultät. Grashey war damit nach Heinrich Ernst Albers-Schönberg in Hamburg und fast zeitgleich mit Hans Holfelder in Frankfurt einer der ersten deutschen Ordinarien auf einem Lehrstuhl für Röntgenologie.[649]

Grashey erweiterte nicht nur fortlaufend das Kölner Institut, er veröffentlichte zudem mehrere, rasch weite Verbreitung findende Lehrbücher und Wandtafeln. Er avancierte zum Herausgeber der „Fortschritte auf dem Gebiet der Röntgenstrahlen" und Ehrenmitglied der von ihm mitgegründeten Deutschen Röntgengesellschaft. Belastet ist Grashey vor allem, weil er zu den Kölner Klinikärzten gehörte, denen es durch Ausführungsverordnung zum „Gesetz zur Verhütung erbranken Nachwuchses" ausdrücklich erlaubt war, Zwangssterilisationen durch „Strahlenbehandlung" vorzunehmen.[650] Ebenso spricht seine Position als Mitherausgeber der Münchener Medizinischen Wochenschrift für seine NS-Nähe, hatte die Fachzeitschrift doch ihren sachlich-wissenschaftlichen Ton verloren.

Ermordung des Sohnes im KZ Buchenwald

Grashey lernte die Grausamkeit des NS-Regimes in seiner eigenen Familie kennen. Am 4. September 1937 wurde sein als Homosexueller verfolgter Sohn Rolf, ein promovierter Slawist, im KZ Buchenwald erschossen. Der Vater verlangte eine Obduktion, bei der sich herausstellte, dass Grashey aus kürzester Entfernung erschossen wurde. Zeitzeugen berichten, er sei in Suizidabsicht in die Reihe der SS-Wachposten gelaufen.[651]

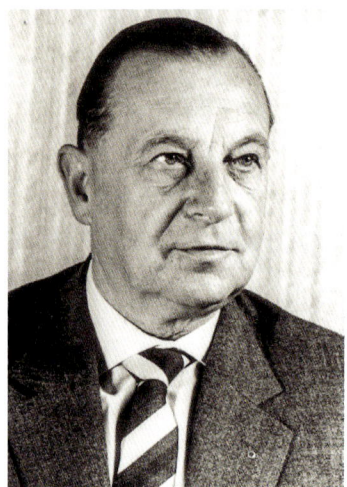

Abb. 32: Für Köln von Bedeutung war auch das Strahleninstitut der Allgemeinen Ortskrankenkassen. Es wurde geleitet von dem in Erlangen habilitierten Werner Teschendorf (1895–1982). Der Radiologe bemühte sich 1936 um die Wiederverleihung seiner Dozentur, die er 1927 bei seinem Ausscheiden aus der Medizinischen Fakultät der Universität Erlangen verloren hatte. Im Berliner Wissenschaftsministerium war man bereit, Teschendorf „die Dozentur für Röntgenkunde zu verleihen", die Kölner Fakultät unter Dekan Kleinschmidt aber lehnte ab.[645] Dabei nahm sie Bezug auf eine Einschätzung des Leiters der Dozentenschaft, Maximinian de Crinis: „Dr. T. hat sich vor der Machtübernahme nicht im Sinne der Bewegung betätigt, im Gegenteil, seine politische Haltung veranlasst zu berechtigter Kritik nationalsozialistischer Kreise. Wenn auch Dr. T. nach der Machtübernahme äusserlich bestrebt war, seine positive Einstellung zur Bewegung zu zeigen, sind doch berechtigte Zweifel an seiner inneren Umstellung [sic] vorhanden."[646] 1939 bekräftigte die Fakultät unter Dekan Lullies seine Haltung „gegen eine Aufnahme" von Teschendorf „in den Lehrkörper".[647] Hinzu kamen Bedenken wegen angeblich geringen „persönlichen Ansehens" und seiner Überbewertung der „Strahlenheilkunde".[648] In der Bundesrepublik wurde Teschendorf als Verfasser des „Lehrbuchs der röntgenologischen Differentialdiagnostik" bekannt und erhielt eine Professur. (Foto: Deutsches Röntgenmuseum, Remscheid)

1937 wurde Rudolf Grashey auf Antrag vom 19. Oktober desselben Jahres in die NSDAP aufgenommen. Vielleicht hat sich Grashey zu diesem Zeitpunkt – anderthalb Monate nach der Ermordung seines Sohnes – um den Parteientritt bemüht, weil er sich durch die Festnahme seines Sohnes und sein Ersuchen um eine Obduktion selbst gefährdet sah.[652]

Rudolf Grashey

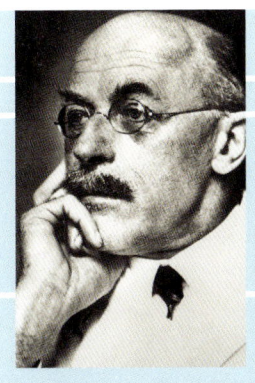

24.2.1867 Deggendorf – 24.9.1950 Bad Tölz
Katholisch
Mutter: Anna Gudden, 1887–1915, Tochter des Psychiaters Bernhard von Gudden, der 1886 mit Ludwig II. im Starnberger See starb
Vater: Hubert von Grashey, 31.10.1839 Grönenbach – 24.8.1914 München, Professor für Psychiatrie, Leiter der Kreisirrenanstalt Deggendorf
Ehefrau (Heirat 1.8.1900): Wilhelmine Grashey, Apothekertochter und Cousine aus München
Kinder: Lisa Hall (8.12.1901), Kinderärztin; Rolf (4.11.1903–4.9.1937, ermordet im KZ Buchenwald), Slawist; Alex (26.4.1906), Diplomingenieur; Erika Flinsch (11.8.1909–1942)

Nach dem Abitur am Wilhelmsgymnasium München 1894 blieb er zum Medizinstudium in München, wo er 1900 mit einer Dissertation über „Verbrennungen" promoviert wurde und sich 1907/08 im Fach Chirurgie habilitierte („Die Untersuchungen von Frakturen und Röntgenstrahlen"). Zu seinen Lehrern zählten Ottmar von Angerer und Ferdinand Sauerbruch. Seine weiteren Stationen: ao. Professor München 1911; Oberstabsarzt im Ersten Weltkrieg; Chefarzt Physikalisch-Medizinische Abteilung des Krankenhauses München-Schwabing 1920; Lehrauftrag für Radiologie München 1924; Begründer der humoristischen Seite „Die Insel" in der Münchner Medizinischen Wochenschrift; o. Professor für Röntgenologie und medizinische Strahlenheilkunde und Chefarzt des Röntgeninstituts Bürgerhospital Köln 1928; Direktor des Universitätsröntgen- und -Lichtinstituts Köln 1929; Dekan 1931/32; Wechsel an die Charité zu Ernst Ferdinand Sauerbruch 1944; Emeritierung 1949; im Entnazifizierungsverfahren entlastet (Kat. V).

Mitgliedschaften und Auszeichnungen: Mitinitiator der Deutschen Röntgengesellschaft 1905; Mitherausgeber „Münchner Medizinische Wochenschrift"; Redakteur „Fortschritte auf dem Gebiet der Röntgenstrahlen"; Herausgeber „Röntgenpraxis"; Benennung der durch die Bayerische Röntgengesellschaft verliehene Medaille an verdiente Röntgenologen nach Grashey; Errichtung eines Denkmals und Benennung einer Straße in Deggendorf (im Mai 2007 durch die Stadt ohne Folgen geprüft).

Quellen und Literatur: UA Köln, 67/1028, 317III/0643; Professor/innen-Katalog der Universität zu Köln; Lutz-Dieter Behrendt, Ein Röntgenologe wird durchleuchtet. Über die Haltung Prof. Dr. Rudolf Grasheys zur Zeit des Nationalsozialismus, in: Deggendorfer Geschichtsblätter 30 (2008), S. 257–318; Lutz Dieter Behrendt/Daniel Schäfer, Ein medizinischer „Mitläufer"? Rudolf Grashey und die Röntgenologie im „Dritten Reich", in: Dominik Groß/Axel Karenberg/Stephanie Kaiser/Wolfgang Antweiler (Hg.): Medizingeschichte in Schlaglichtern. Beiträge des „Rheinischen Kreises der Medizinhistoriker", Kassel 2011 (= Schriften des Rheinischen Kreises der Medizinhistoriker 2), S. 227–242.

Bild: UA Köln, 67 F 6.

Das Institut wurde 1944 völlig zerstört. Nach dem Ende der NS-Zeit galt Grashey als „entlastet" und wurde im Entnazifizierungsverfahren in die Kategorie V eingestuft. Er zog nach Berlin, um an der Charité Ferdinand Sauerbruch, mit dem er schon nach dem Ersten Weltkrieg in München zusammengearbeitet hatte, zu unterstützen.[653] Für Franz Vonessen stand schon Ende 1945 fest, dass Grashey „zunächst nicht nach Köln zurückkommt".[654] Nach seinem Tod wurde er in seiner Heimatstadt Deggendorf vielfach geehrt, nicht ohne dass in jüngster Zeit eine kritische Auseinandersetzung mit seiner Persönlichkeit stattgefunden hätte.[655]

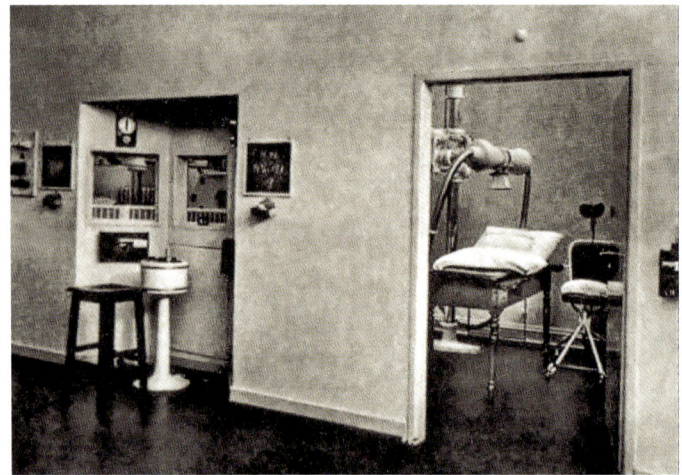

Die Mitarbeiter Liese und Chantraine

Mitarbeiter Grasheys war unter anderem Erich Liese, der 1940 nach früheren Erfahrungen am Lichtinstitut als Medizinalpraktikant dort Assistenzarzt und nach der NS-Zeit Leiter der Röntgenabteilung der Medizinischen Universitätsklinik bei Knipping wurde.[656]

Als 1937 aus dem Reichswissenschaftsministerium die Fakultät ersucht wurde, dem Betzdorfer Radiologen Heinrich Chantraine einen unbesoldeten Lehrauftrag zu erteilen, reagierte man in Köln zurückhaltend. Grashey erklärte Dekan Naujoks zwar, dass Chantraine „ein in Röntgenologenkreisen sehr bekannter Mann" sei, der „sich fast ausschließlich mit technischen Problemen" befasse und „bei den Ingenieuren der Röntgenindustrie […] geradezu gefürchtet" sei.[657] Die Fakultät aber „sah kein Bedürfnis" für einen solchen Lehrauftrag, bot Chantraine aber an, einen Antrag auf Habilitation zu stellen.[658] Im selben Jahr wurde der Kollege Glauner, Oberarzt am Röntgeninstitut, habilitiert.[659]

Walther Bergerhoff

30.3.1900 Oberleschen/Schlesien (heute Leszno Dolne) – 1976
Verheiratet

Nach dem Studium der Medizin in Bonn, Freiburg, Erlangen und Rostock wurde Bergerhoff 1923 in Rostock promoviert („Beiträge zur experimentellen Erzeugung von Epithelgeschwülsten durch verschiedene Teesorten"). Mehreren Tätigkeiten an Kliniken im In- und Ausland (u.a. Buenos Aires) folgte 1932 die Anstellung als Röntgenologe bei der AOK Remscheid. Parallel hielt er Kontakt zur Kölner Medizinischen Fakultät und habilitierte sich dort 1938 nach Arbeiten zur Staubbelastung von Arbeitern („Die Silicose der Bergischen Metallschleifer"; „Das Röntgenbild der Lungen von Pliestern und Trockenschleifern der Remscheider Werkzeugindustrie"). Im Zweiten Weltkrieg war er Sanitätsoffizier. 1946 eröffnete er eine eigene Praxis in Remscheid, 1957 erhielt er einen Lehrauftrag in Köln. Zuletzt war er Wissenschaftlicher Mitarbeiter des Max-Planck-Instituts für Hirnforschung und wurde 1961 Honorarprofessor mit Lehrauftrag für röntgenologische Fragen in Köln.

Mitgliedschaften und Auszeichnungen: Preis der Medizinischen Fakultät Bonn 1923.

Quellen und Literatur: UA Köln 17/III/0254, 192/145, 571/340, 9/2610; Professor/innen-Katalog der Universität zu Köln.

Abb. 31: Röntgenabteilung des Bürgerhospitals um 1930. (Anonymus, Aus der Geschichte des städtischen Bürgerhospitals in Köln, 1935, Typoskript der Deutschen Zentralbibliothek für Medizin, Köln; entnommen aus Behrend/Schäfer, Mitläufer, S. 229)

Erich Liese

26.12.1910 (Leverkusen-)Opladen – 26.8.2010 Leverkusen
Mutter: Käthe Liese
Vater: Fritz Liese, Kaufmann
ledig
Adressen: Leverkusen, Menchendahler Straße 17/19.

Nach dem Abitur am humanistischen Gymnasium Opladen studierte Liese Medizin in Köln und Würzburg. Approbiert wurde er 1938, promoviert 1940. Nach Praktikanten- und Volontärstellen im Lichtinstitut (Grashey) und in der Medizinischen Poliklinik (Wüllenweber) wurde er am 1.12.1940 Assistenzarzt im Lichtinstitut. Am 1.11.1945 wechselte er als Leiter der Röntgenabteilung in die Medizinische Klinik zu Knipping mit einem Lehrauftrag für Radiologie. Zuletzt war er Chefarzt am Kölner Heilig-Geist-Krankenhaus und Leiter der Abteilung Röntgenologie an der Kernforschungsanlage in Jülich.

Mitgliedschaften: K.D.St.V.; CDU 1945; Marburger Bund (Landesvorsitzender NRW); Ehrenring Stadt Leverkusen 1973.

Quellen und Literatur: Anonymus, Ehrenringträger. Opladener Urgestein gestorben, in: Kölner Stadt-Anzeiger online, 27.8.2010, einges. 27.10.2022.

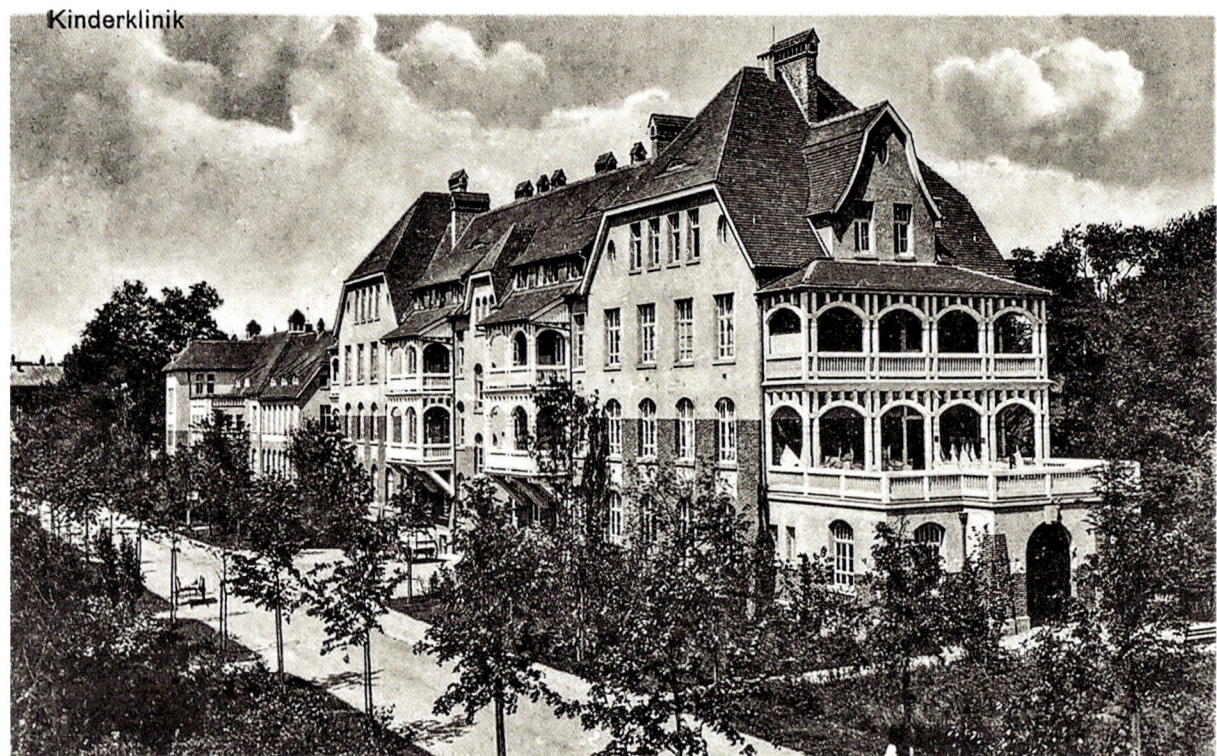

Kinderklinik

Hans Kleinschmidt – Zentrum einer NS-Zelle

Hans Kleinschmidt war eine seit 1931 Fakultät und Universität prägende Persönlichkeit. Er kam aus Hamburg, von wo aus er sich um die Aufklärung des Lübecker Impfunglücks von 1930 bemüht hatte.[660] Er leitete während der gesamten NS-Zeit die Kölner Kinderklinik.

Kleinschmidt war ein überzeugter Nationalsozialist und das Zentrum einer nationalsozialistischen Zelle, zu der an herausragender Stelle Gerhard Joppich, seit 1932 zunächst als Assistenzarzt, seit 1937 als Privatdozent an der Kinderklinik, und nachgeordnet sein Kollege Egon Unshelm gehörten. Man hatte sich zusammengefunden, um die Ideale der bündischen Jugend zu retten und die angeblichen „Schäden zu überwinden, an denen die vergangene Zeit krankte, damit ein gesundes, lebensmutiges und opferwilliges, der nationalsozialistischen Idee entsprechendes Geschlecht heranwächst".[661] Zu den Unterzeichnern der 1933 formulierten „Leitsätze für die in Bünde eingeordnete deutsche Jugend des Pflichtschulalters" zählten neben Kleinschmidt, Joppich und Unshelm der Bonner Ordinarius Theodor Gött und der in Köln praktizierende Kinderarzt Oskar Zschokke, Mitglied des Stahlhelms.[662] Letztlich ging es der Gruppe um Unterstützung beim Aufbau der Hitlerjugend (HJ).[663] In den Leitsätzen heißt es: „Die Erziehung zur Volksgemeinschaft des nationalsozialistischen Staates und die Entwicklung der Kräfte jedes Einzelnen für den späteren Dienst an der Gesamtheit beginnt in frühester Jugend. Sie wird durch die Regierung geleitet. Diese hierin zu unterstützen ist Pflicht der Kinderärzte, da sie über die Gesundheit der Jugend zu wachen haben."[664]

Andererseits war Kleinschmidt kein Scharfmacher und bemühte sich als Dekan, das Vorgehen gegen den

Abb. 33: Die Kinderklinik, o.D. (ca. 1930). (UA Köln, 624-51)

als Juden verfolgten Bruno Kisch abzumildern und ihn auf das Ordinariat in Bern zu vermitteln.[665] Auch pflegte er internationale Beziehungen in Staaten, die traditionell als deutschfreundlich galten, so nach Ungarn, in die Türkei und nach Bulgarien.

Hans Kleinschmidt

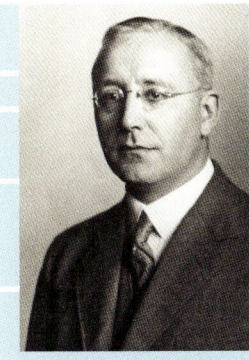

18.6.1885 (Wuppertal-)Elberfeld – 4.1.1977 Bad Honnef
Evangelisch
Mutter: Mathilde Tillmanns (1858–1921)
Vater: Geh. Sanitätsrat Dr. med. Eduard Kleinschmidt (gest. 1943)
Bruder: Landgerichtspräsident Eduard Kleinschmidt jun. (1882–1962)

Ehefrau (Heirat 1912): Marie Nebelthau (gest. 1958), Tochter von Eberhard Nebelthau (1864–1914), Professor für Physiologie

Das Studium der Medizin in Freiburg, Kiel und München beendete Kleinschmidt 1908 mit dem Staatsexamen und 1909 mit der Promotion („Über das Verhalten des Knochens gegenüber Kälteeinwirkung") in Bonn. Seine weiteren Stationen nach Tätigkeiten als Medizinalpraktikant am Pathologischen Institut Bonn und am Allgemeinen Krankenhaus Hamburg-Eppendorf: Assistenzarzt an der Medizinischen Universitätsklinik Marburg bei Ludolf Brauer 1909 und im Kaiserin-Auguste-Victoria-Haus Berlin 1913; Habilitation im Fach Kinderheilkunde in Marburg 1913 („Über Milchanaphylaxie"); Umhabilitierung Berlin 1914; Kriegseinsatz und Landsturm; nb. ao. Professor für Kinderheilkunde Berlin 1918; Leiter Kinderkrankenhaus Berlin-Weissensee 1919; Entwicklung der Czerny-Kleinschmidtschen Buttermehlnahrung; planm. ao. Professor für Kinderheilkunde und Direktor der Kinderklinik Hamburg 1920; o. Professor 1924; Sachverständiger nach dem Lübecker Impfunglück 1930; o. Professor und Direktor der Kinderklinik Köln 1931 (Dekan 1935/36, Prorektor 1939–1942; Direktor der Universitätskinderklinik Charité Berlin 1944; Wiss. Beirat des Bevollmächtigten für das Gesundheitswesen Karl Brandt 1944; o. Professor Göttingen 1946; Emeritierung 1954.

Mitgliedschaften und Auszeichnungen: Corps Rhenania Freiburg 1904; Leopoldina 1933 (zeitweilig Senat); NSDAP 1937; RDB; Ehrenmitglied Robert Koch-Institut 1943; Präsident der Vereinigung zur Bekämpfung der Kinderlähmung 1954; Gründungsmitglied Deutsche Gesellschaft für Gesundheitsfürsorge des Kindesalters; Großes Verdienstkreuz der Bundesrepublik Deutschland 1955; Emil-von-Behring-Preis der Philipps-Universität Marburg 1956; Paracelsus-Medaille der Deutschen Ärzteschaft 1966; Großes Verdienstkreuz mit Stern der Bundesrepublik Deutschland 1967; Dr. med. h.c. Hamburg, Köln und Universität Berlin; Ehrenmitglied der Deutschen Tuberkulose-Gesellschaft, der Interstate Postgraduate Medical Association of North America und zahlreicher anderer Fachgesellschaften, Albrecht-von-Haller-Medaille Göttingen; Offizierskreuz Al Mérito Bernando O'Higgens-Orden Chile; (Mit-)Herausgeber zahlreicher Fachzeitschriften.

Quellen und Literatur: UA Köln, 17/2872, 67/1059, 571/109, 261/611; Manfred Stürzbecher, Kleinschmidt, Hans, in: Neue Deutsche Biographie 12 (1980), S. 6–7; Professor/innen-Katalog der Universität zu Köln.

Bild (27.10.1939): UA Köln 20/223.

Dekan und Stellvertreter des Rektors

Von Rektor Hans von Haberer ernannt, trat Hans Kleinschmidt Anfang April 1935 das Amt des Dekans an. Im Jahr zuvor war er bereits Stellvertreter von Dekan Bering gewesen.[666] Er versprach, das Amt „in treuer Gefolgschaft" zur „Magnifizenz" zu führen und schlug – erfolgreich – als seinen Stellvertreter Hans Naujoks und für den Senat Friedrich Bering und als dessen Stellvertreter Joseph Schüller vor.[667] Am 10. November 1938 ernannte ihn Haberers Nachfolger als Rektor, der Zoologe Otto Kuhn, zu seinem Stellvertreter.[668]

Umbaupläne

Ende der Dreißigerjahre stand für die Medizinische Fakultät fest, dass die Kinderklinik unbedingt eines Neubaus für die Tuberkulose-Abteilung bedurfte.[669] Zugleich plädierte man dafür, die Universitätskinderklinik durch die Erweiterung bestehender oder den Bau neuer Kinderhospitäler zu entlasten.670 Alle diese Pläne wurden mit Kriegsbeginn ad acta gelegt.671 Über die Situation bei Luftalarm berichtete im Nachhinein die Kinderpflegerin Liesel Schäfer-Strausfeld, dass die teilweise im Dachgeschoss untergebrachten Pflegerinnen auf die Stationen eilten und die Kinder unter großem „Geschrei" in den Keller brachten.672 Nachdem Kinder und Rot-Kreuz-Schwestern im Juli 1943 auf die Rheininsel Nonnenwerth nach Remagen evakuiert worden waren, wurde die Klinik beim Luftangriff vom 30. Oktober 1944 weitgehend zerstört.673

Gerhard Joppich – Gebietsarzt der HJ

Stärker noch als sein Chef Kleinschmidt war Gerhard Joppich in den Nationalsozialismus involviert. Der 1932 zunächst als Assistenzarzt nach Köln gekommene gebürtige Schlesier war im selben Jahr der NSDAP beigetreten und hatte noch eine der unter Nationalsozialisten später wertgeschätzten sechsstelligen Mitgliedsnummern erhalten. Mit der Machtübernahme durch die Nationalsozialisten übernahm Joppich das Amt des stellvertretenden Dozentenbundführers, das er anders als die Funktion des HJ-Gebietsarztes für den Gau Köln-Aachen schon 1934 wieder abgab. In der HJ stieg Joppich, der ursprünglich aus der bündischen Jugend kam und diese im bald wieder aufgelösten „Großdeutschen Bund" zu retten suchte, zum Oberbannführer (1940) auf.

Schon 1938 wurde im Reichswissenschaftsministerium erwogen, Joppich an die Berliner Universität zu holen. Mit einem eindringlichen Schreiben konnte dies Dekan Naujoks einstweilen verhindern. Joppichs „Lehr- und Forschungstätigkeit" beginne sich „gerade erst jetzt in fruchtbarer Weise für die Fakultät" auszuwirken.674 Geschickt betonte Naujoks die intensive Tätigkeit Joppichs „als Gebietsarzt der HJ. für das Gebiet Mittelrhein". Joppich stelle „die sehr erwünschte Verbindung zwischen Kinderheilkunde und HJ. in praktischer und wissenschaftlicher Hinsicht her".675 Die Kölner Dozentenschaft unterstützte die Haltung des Dekans. Für sie war Joppich als „uneingeschränkt zu dem nationalsozi[a]listischen Hochschullehrernachwuchs zu rechnen".676

Gerhard Paul Waldemar Joppich

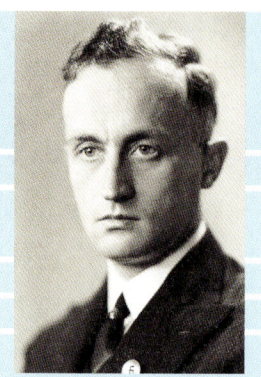

5.11.1903 Nieder-Hermsdorf/Schlesien (ab 1929 Hermsdorf, heute Wałbrzych-Sobięcin) – 7.1.1992 Göttingen
Evangelisch
Ehefrau (Heirat 1934): Mile Noll
Fünf Kinder

Nach dem Abitur am humanistischen Gymnasium Waldenburg 1924 studierte Joppich Medizin in Berlin, Würzburg, München, Graz und Breslau, wo er 1929 das Staatsexamen ablegte und 1931 promoviert wurde („Über retrograde Inhaltsverschiebungen im menschlichen Dickdarm"). Seine weiteren Stationen: Medizinalpraktikant in Wiesbaden und Wismar 1929/30; Assistent in der Inneren Abteilung des Paulinenkrankenhauses Wiesbaden 1930, im Hygienischen Institut Köln 1931 und in der Kinderklinik Köln 1932, wo er Oberarzt wurde; Habilitation 1938; Kriegsdienst als Unter-, Assistenz- und Oberarzt 1939–1942; Ärztlicher Direktor des Kaiserin-Augusta-Victoria-Hauses Berlin 1941–1954; Leiter der Reichsarbeitsgemeinschaft Mutter und Kind 1943; Errichtung der Forschungsstelle für ärztliche Jugendkunde; apl. Professor für Kinderheilkunde Berlin 1943; o. Prof. und Direktor der Universitätskinderklinik Berlin 1948; o. Prof. und Direktor der Universitätskinderklinik Göttingen 1954; Emeritierung 1972.

Mitgliedschaften und Auszeichnungen: EK II, KVK II und I mit Schwertern; Großdeutscher Bund 1920, Großdeutsche Hochschulgilde Hagen von Tronje München 1925 (Mitbegründer); NSDAP 1.3.1932 (Nr. 949046); stellv. Dozentenbundführer Köln 1933/34; HJ (Mitarbeiter HJ-Zeitschrift Junge Nation 1932, Gebietsarzt Köln-Aachen 1933–1942, Bannführer 1939, Oberbannführer 1940), Leiter der Abteilung Jugendmedizin im Amt für Gesundheitsführung der Reichsjugendführung 1942; Tätigkeit im Hauptamt für Volksgesundheit in der NSDAP 1942; Leiter Reichsarbeitsgemeinschaft Mutter und Kind 1943; Vorsitzender der Deutschen Gesellschaft für Kinderheilkunde, des Berliner Landesverbands des Paritätischen Wohlfahrtsverbands 1950, der Deutschen Gesellschaft für Kinderheilkunde 1960; Vorsitzender der Kommission des Wissenschaftsrates zum Zent-

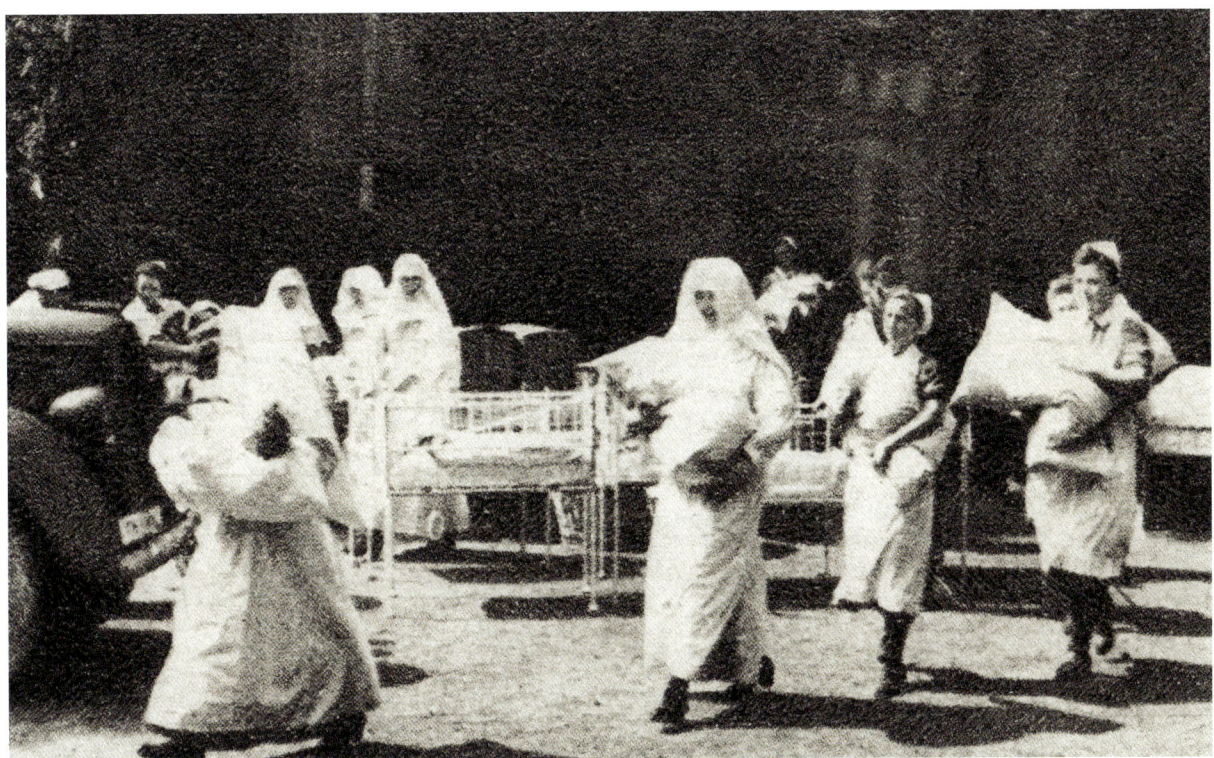

ralinstitut für Seelische Gesundheit Mannheim; Präsident der Deutschen Gesellschaft zur Bekämpfung der Kinderlähmung 1961–1966; Leopoldina 1963; Wissenschaftsrat 1966; Ehrenmitglied der Deutschen Gesellschaft für Kinderheilkunde 1974; Albrecht-von-Haller-Medaille der Universität Göttingen 1977; Ehrenmitglied der Deutschen Gesellschaft für Sozialpädiatrie 1980; Otto-Heubner-Preis der Deutschen Gesellschaft für Kinderheilkunde 1982; Großes Verdienstkreuz des Verdienstordens der Bundesrepublik Deutschland 1987.

Quellen und Literatur: UA Köln, 28/10, 28/110, 27/77, 67/1050, 261/611, Professor/innen-Katalog der Universität zu Köln.

Bild (4.5.1938): UA Köln, 20/171.

Drei Jahre später aber war Joppichs Weggang nicht mehr abzuwenden. Am 1. Oktober übernahm er die ärztliche Leitung des Kaiserin-Auguste-Victoria-Hauses in Berlin-Charlottenburg, der „Reichsanstalt zur Bekämpfung der Säuglings- und Kleinkindersterblichkeit".[677] Damit musste er die Gebietsarztaufgaben für die HJ niederlegen. In Berlin gründete Joppich eine Forschungsstelle für ärztliche Jugendkunde und erhielt eine außerplanmäßige Professur. Schon zuvor hatte er das Hauptamt für Volksgesundheit der NSDAP unter Gerhard Wagner unterstützt, unter anderem durch die Mitarbeit an einem Programm „Gesundheitsführung der Jugend", wo die Aufgaben von BDM und HJ einschließlich ihrer Bedeutung für die „Erbpflege" referiert wurden.[678] Bemerkenswert ist, dass er seine Karriere nach dem Ende des „Dritten Reichs" fast ungebrochen fortsetzen konnte, unter anderem als Direktor der Universitätskinderkliniken Berlin (1948–1954) und Göttingen (1954–1972); er wurde Vorsitzender der Deutschen Gesellschaft für Kinderheilkunde und engagierte sich erfolgreich für die Einführung der Polio-Schluckimpfung in der Bundesrepublik.[679]

Abb. 34: Evakuierung der Kinderklinik im Juli 1943. Das erstmals in einer Rot-Kreuz-Zeitschrift 1943 gedruckte Foto wurde zuletzt 2005 in Martin Rüthers Buch „Köln im Zweiten Weltkrieg", S. 318, publiziert. (NS-Dokumentationszentrum der Stadt Köln)

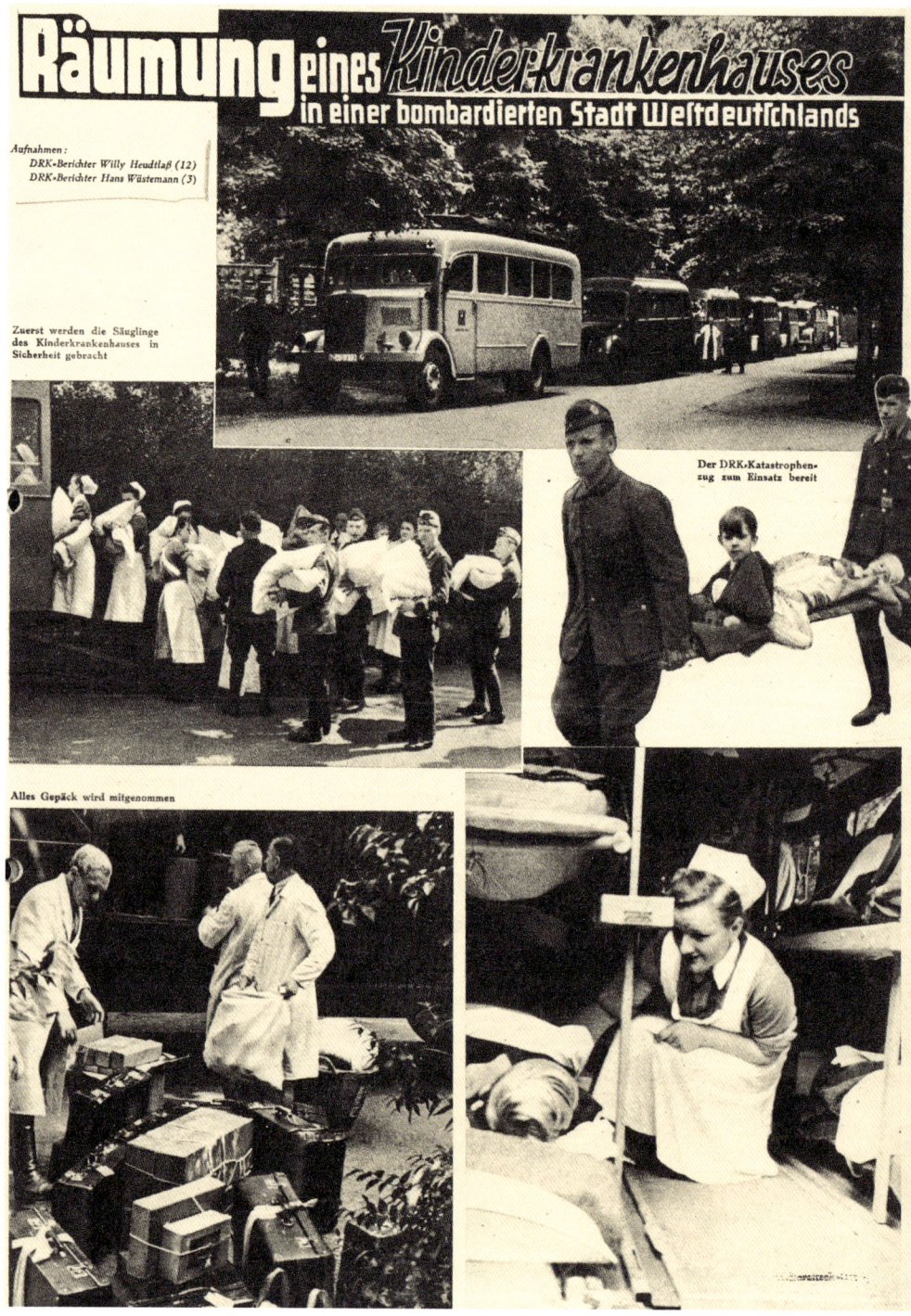

Abb. 35: Evakuierung der Kölner Kinderklinik im Juli 1943. Eine Rot-Kreuz-Zeitschrift dokumentiert die Aktion in propagandistischem Stil, ohne den Ort zu nennen. (NS-Dokumentationszentrum der Stadt Köln)

Fritz Gustav Theodor Thoenes

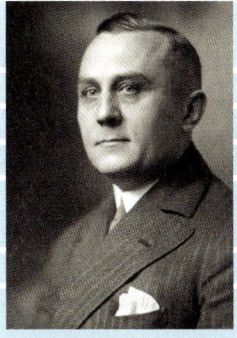

12.1.1891 Radebeul/Dresden –
29.6.1974 Jena
Evangelisch
Verheiratet
Zwei Kinder
Kölner Adressen: Sülz,
Raumerstraße 12

Nach dem Abitur in Dresden 1911 absolvierte Thoenes das vom Kriegseinsatz unterbrochene Studium der Medizin in Jena, Freiburg und München. Es schloss es mit Staatsexamen und Promotion („Kasuistischer Beitrag zur Kenntnis der Strangentartungen des Rückenmarks bei perniziöser Anämie") in Jena ab. Seine weiteren Stationen: Assistent am Pathologisch-Anatomischen Institut Dresden 1920, in der Kinderklinik Dortmund 1921, am Physikalisch-Chemischen Institut Leipzig 1922, bei Georg Bessau an der Kinderklinik Leipzig 1923; Oberarzt Kinderklinik Köln 1927; Habilitation Köln 1928 („Über den Einfluss des Fettes auf den Nutzungswert der Säuglingsnahrung"); nb. ao. Professor für Kinderheilkunde Köln 1934; Direktor der städtischen Kinderklinik Magdeburg 1934; Kriegsdienst unter anderem als Stabsarzt; Professor für Kinderheilkunde und Direktor der Universitätskinderklinik Rostock 1953; Emeritierung 1959; Kinderarztpraxis in Weimar 1959.

Mitgliedschaften und Auszeichnungen: EK II, NSDAP 1933, NSDÄB 1934, SA (Arzt der Standarte IV/236); Leopoldina 1952; Ehrenmitglied der Deutschen Gesellschaft für Kinder- und Jugendmedizin 1961; Ehrenplakette der Gesellschaft für Pädiatrie der DDR 1973; Kreierung des Fritz-Thoenes-Gedächtnispreises am Universitätsklinikum Magdeburg 2010.

Quellen und Literatur: UA Köln, 17/5823, 27/71, 67/1153, 28/109, 261/611; Professorenkatalog der Universität Rostock; Professor/innen-Katalog der Universität zu Köln.

Bild: UA Köln, 20/10.

Egon Unshelm

2.3.1900 Berlin –
Evangelisch
Verheiratet

Nach dem Abitur am Wilhelms-Gymnasium Berlin 1918 und Kriegsdienst studierte Unshelm in Berlin Medizin. Das Studium schloss er mit Staatsexamen 1923, Approbation 1925 und Promotion („Ein klinisch bemerkenswerter Fall von Pseudohermaphroditismus masculinus completus") 1927 ab. Seine weiteren Stationen: Medizinalpraktikant in der Kinderklinik der Charité, der I. Medizinischen Klinik Berlin und dem Pathologischen Institut Berlin-Westend; Volontärarzt im Pathologischen Institut Berlin-Westend 1925; Assistent am Physiologisch-Chemischen Institut Leipzig 1925 als Rockefeller-Stipendiat; Assistent in der Kinderklinik Hamburg 1927; Assistent an der Kinderklinik Köln 1931; dort Habilitation 1935 mit der Schrift „Über das Glykogen im Blut des Menschen, in: Zeitschrift für die gesamte experimentelle Medizin"; Oberarzt an der Medizinischen Akademie Düsseldorf 1935; dort antisemitischer Verfolger des Kollegen Albert Eckstein; noch im selben Jahr Wechsel nach Rostock 1935; Wehrmacht; apl. Professor für Kinderheilkunde 1942; kommissarischer Direktor, dann Direktor der Kinderabteilung des Stadtkrankenhauses Karlsruhe 1942; apl. Professor für Kinderheilkunde Straßburg 1944.

Mitgliedschaften und Auszeichnungen: Regiment Reinhard 1920; NSDAP 1931 (Nr. 625219, Blockwart), HJ (Obergebietsarzt und Bannführer), Dozentenschaft.

Quellen und Literatur: UA Köln, 17/5938, 27/67, 67/1157, 261/611; BA Berlin, R 4901/13279; Thomas Beddies, Die deutsche Kinderheilkunde im Nationalsozialismus, in: Matthis Krischel u.a. (Hg.), Medizinische Fachgesellschaften im Nationalsozialismus, Berlin 2016, S. 219–232, S. 223; Professorenkatalog der Universität Rostock; Professor/innen-Katalog der Universität zu Köln.

138 Die Institute und Kliniken

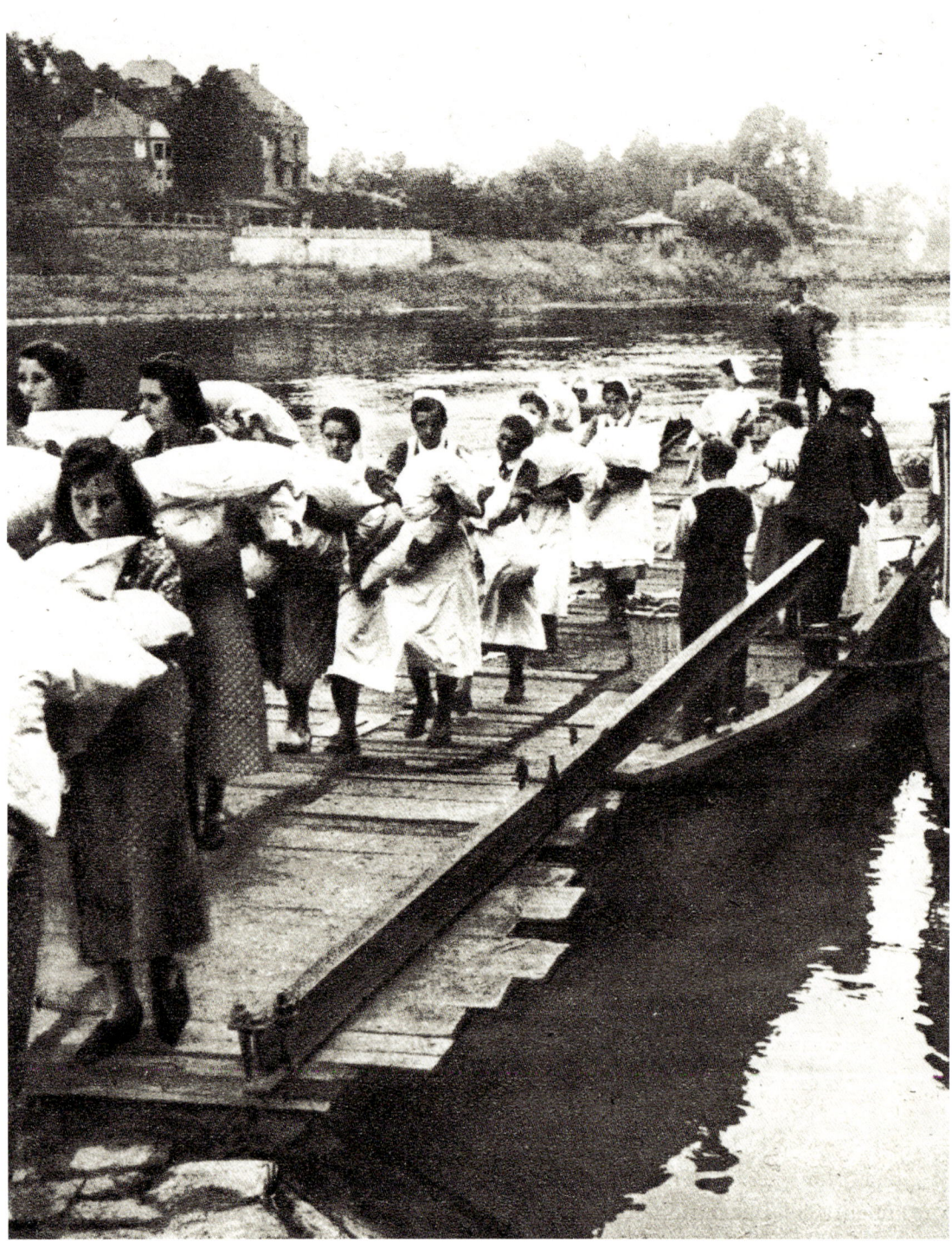

Abb. 36: Evakuierung der Kölner Kinderklinik im Juli 1943. Eine Rot-Kreuz-Zeitschrift dokumentiert die Ankunft auf Nonnenwerth, ohne den Ort zu nennen. (NS-Dokumentationszentrum der Stadt Köln)

Helmut Seckel

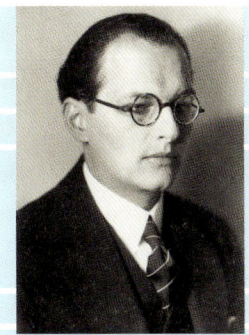

16.05.1900 Berlin – 13.04.1960 Chicago
Evangelisch

Mutter: Paula Hinschius, 1879–1946, Tochter von Paul Hinschius 1835–1898, Professor für Kirchenrecht

Vater: Emil Seckel, 10.1.1864–26.4.1924; Professor für Römisches Recht

Ehefrau (Heirat 1927): Margarete Blaschko, geb. 12.5.1902, ab 1933 als Jüdin verfolgt, Leitende Kindergärtnerin im Pestalozzi-Fröbel-Haus Berlin und Kindergärtnerin für geistig behinderte Kinder, Tochter des Professors für Dermatologie Alfred Blaschko

Nach dem Studium der Medizin in Berlin und Freiburg promovierte Seckel 1925 in Berlin („Beobachtungen über heredofamiliäre und konstitutionelle Häufung von Stoffwechselleiden beim Diabetes mellitus"). Als Assistent war er tätig in der Inneren Abteilung des Städtischen Krankenhauses Berlin-Westend 1925, im Pharmakologischen Institut der Universität Hamburg 1927, in der Kinderklinik Heidelberg 1929 und in der Kinderklinik Hamburg 1930. 1931 wechselte er mit Kleinschmidt nach Köln, wo er sich 1932 habilitierte. Seckel verweigerte die Scheidung von seiner als Jüdin verfolgten Ehefrau. Innerhalb der Klinik fand er Solidarität nur bei der 1886 geborenen Assistenzärztin Ottilie Budde, die daraufhin entlassen wurde und sich 1937 als Kinderärztin in Göppingen niederließ. Sein Kollege Gerhard Joppich charakterisierte ihn 1934 für die NSDAP: „Politisch gleichgültig, rühmt sich, dass er von Politik nichts verstehe. Zentrumswähler." Nach dem Entzug der Lehrerlaubnis 1935 emigrierte Seckel mit seiner Frau 1936 über Southampton in die USA. An der Medical School der University of Chicago erhielt er eine Professur für Pädiatrie. Der Namensgeber des Seckel-Syndroms (Kleinwuchs mit Intelligenzminderung) kam 1950 für eine Gastprofessur nach Frankfurt am Main.

Quellen und Literatur: UA Köln, 317/III/1768, 564/16 (Äußerung Joppichs, 15.2.1934), 61/611, 27/67, 67/111; BA Berlin, R 4901/13277; Datenbank der Deutschen Gesellschaft für Kinder- und Jugendmedizin https://www.dgkj.de/die-gesellschaft/geschichte/juedische-kinderaerztinnen-und-aerzte-1933-1945/suchergebnis-der-datenbank?tx_dgkjpaediatristsnsera_searchpaediatrists%5Baction%5D=show&tx_dgkjpaediatristsnsera_searchpaediatrists%5Bcontroller%5D=PaediatristNSEra&tx_dgkjpaediatristsnsera_searchpaediatrists%5BpaediatristNSEra%5D=2074&cHash=0e843403e1df509a945eaac6dbf96d35, einges. 16.11.2022.

Bild: UA Köln, 20/24.

Adalbert Loeschke

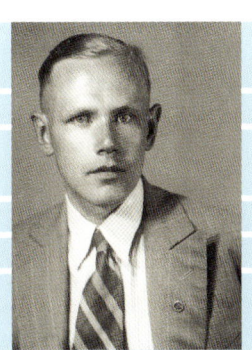

17.10.1903 Angermünde – 1.1.1970 Berlin
Evangelisch
Ehefrau (Heirat 1934): Ilse Fölsche
Vier Kinder

Nach dem Abitur am Berliner Kaiserin-Augusta-Gymnasium 1922 schloss Loeschke das Studium der Medizin in Berlin und Tübingen 1927 mit dem Staatsexamen und 1928 mit der Promotion („Aneurysma dissecans auf luetischer Grundlage") in Berlin ab. Seine weiteren Stationen: Assistent im Physiologisch-Chemischen Institut Leipzig 1928, in der Kinderklinik Göttingen 1930 und in der Kinderklinik Köln 1932; Sekundärarzt Kinderklinik Köln 1935; Habilitation bei Kleinschmidt in Köln 1936 („Das diastische Ferment des Blutes, seine Physiologie und seine klinische Bedeutung im Kindesalter"); Universitätskinderklinik Köln 1935 (NS-Bericht 1935: „Nach 1918 Neigung zur Demokratie. Später positive Einstellung zum Nationalsozialismus. Bejaht Hitler und den Nationalsozialismus aus Überzeugung, ist nicht ganz verlässlich. (Taktiker!) Machte 1934 im Herbst noch Besuch einer jüdischen und ihm verhassten Familie ‚aus Anstand'"; Wehrmacht, zuletzt Oberarzt d. R. 1939; Kommissarischer Leiter des Kinderkrankenhauses Litzmannstadt (Łódź) 1941–1945; apl. Professor für Kinderheilkunde Köln 1942; Kinderkrankenhaus Eleonorenheim Darmstadt 1945; Direktor Kaiserin-Auguste-Viktoria-Haus Berlin 1954; o. Professor für Kinderheilkunde Berlin 1954.

Mitgliedschaften und Auszeichnungen: Förderndes Mitglied der SS 1932, SA 1933 (Sanitätsoberscharführer, Sturmbannarzt, Sturmführer), NSDÄB 1934, NSDAP 1937, Leopoldina 1957; Leiter des Paritätischen Wohlfahrtsverbands Berlin 1958; Vorsitzender der Deutschen Gesellschaft für Kinder- und Jugendmedizin 1966.

Quellen und Literatur: UA Köln, 110/3, 17/3490, 571/816; 261/611, 564/17 (Zitat: Fragebogen über Loeschke, 15.2.1935); BA Berlin, R 4901/13270; Professor/innen-Katalog der Universität zu Köln.

Bild (1.9.1936): UA Köln, 20/173.

Augenklinik

Die Kölner Augenklinik ist aus der 1888 eingeweihten Augenheilanstalt für Arme am Gereonswall hervorgegangen, die ihrerseits eine lange Vorgeschichte hat und 1904 zur Städtischen Augenklinik wurde.[680] Seit 1922 verfügte sie auf der Lindenburg im zuvor mit der Chirurgie geteilten, nun vollständig von der Augenklinik genutzten Pavillon VIII über 65 Betten; diese Zahl wuchs in den folgenden Jahren langsam an (1931: 73).[681] 1934 galt der Pavillon VIII als „der Chirurgischen Klinik abgenommen", der weder vom „Grundriß" noch von „der Zahl der Räume" her „den Anforderungen, welche an eine moderne Augenklinik zu stellen sind", entsprach.[682] Die Klinikbetten am Gereonswall wurden 1931 aufgegeben, die poliklinischen Sprechstunden 1935 in die Baracke I des Bürgerhospitals verlegt; dort wurden sie 1942 nach der kriegsbedingten Zerstörung der Baracke aufgegeben.[683]

Ernst Engelking – Reformer mit demokratischen Grundsätzen

Seit dem 1. Mai 1930 war Ernst Engelking ordentlicher Professor für Augenheilkunde an der Universität Köln.[684] Er war dem bereits 1927 von seinen amtlichen Verpflichtungen entbundenen August Pröbsting gefolgt.[685] Das Berufungsverfahren hatte sich in die Länge gezogen, weil nach der unerwarteten Ablehnung des Rufs durch den seit 1924 an der Universität Münster als Ordinarius tätigen Aurel von Szily neue Überlegungen nötig wurden.[686]

Engelking las zunächst drei Stunden wöchentlich „Augenklinik", davon eine Stunde am Sonntagmorgen, und gab einen zweistündigen „Augenspiegelkurs".[687] Er hatte klare Vorstellungen von erforderlichen Veränderungen, vor allem baulicher Art. Um ein Laboratorium einzurichten, sollten die Veranden des Pavillons VIII mit seinen bislang 73 Betten geschlossen werden.[688] Für Privatpatienten (Pflegeklasse I und IIa) wünschte er eine „entsprechende Zahl Zimmer". Wichtig war ihm darüber hinaus die Anschaffung von „Demonstrationsmaterial" im Wert von mindestens 15.000 Mark sowie „die Möglichkeit, Tierexperimente zu machen".[689] Was das Personal betraf, erwartete Engelking die Anstellung einer „Laborantin" für das neue Laboratorium sowie „die Bewilligung eines Mehrs von Assistenzärzten" spätestens bei „Übersiedlung der Klinik in einen Neubau".[690] Sofort aber sollte eine neue Sekundärarztstelle an der Augenheilanstalt am Gereonswall eingerichtet werden.[691]

Der frühe Tod von Richard Cords

Schwierig gestaltete sich das Verhältnis zwischen Engelking und Richard Cords. Dieser gehörte seit der Universitätsgründung zur Augenklinik und leitete unter Pröbsting die Augenabteilung auf der Lindenburg. Er war in der ersten Berufungsliste zur Nachfolge Pröbsting „als sehr wertvolle wissenschaftliche Kraft" genannt worden, doch galt er auf Dauer „der hiesigen Aufgabe organisatorisch und arbeitstechnisch" nicht gewachsen.[692] Nach Pröbstings Emeritierung übernahm er bis zu Engelkings Amtsantritt für drei Jahre die kommissarische Leitung der gesamten Augenklinik.[693] Ein Angebot Engelkings, als Oberarzt bei ihm zu bleiben, lehnte Cords zunächst ab, nahm es dann aber doch an. Sein Ziel war es, die alte „Augenheilanstalt Gereonswall für sich zu erhalten".[694] Engelking aber empfahl, Cords „im Hospital Köln Deutz 3–4 Betten (aber nicht mehr) für Privatpatienten zur Verfügung zu stellen".[695] Die latente Konfliktsituation wurde am 22. Januar 1931 beendet, als Cords im Alter von nur 48 Jahren starb, möglicherweise durch Suizid. Cords war verbittert, seine Nichtberücksichtigung bei Berufungen auch anderen aufgefallen. In einem Nachruf heißt es über seine beruflichen Erwartungen:

> Cords selbst war bei allem Ernst und einer gewissen Schwere seines Wesens in dieser Hinsicht ein unentwegter und gläubiger Optimist. Jahrelang konnte ihn keine Enttäuschung davon abhalten, fest daran zu glauben, daß der Wert seiner Leistung schließlich doch die gebührende Anerkennung finden müsse. Als dies auch im Jahre 1930 nicht der Fall war und neue Kränkung dazukam, da erst zerbrach er, verzweifelnd an der Gerechtigkeit der Welt, an die er geglaubt hatte. Wer will sich vermessen, da zu richten? Ein Grab hat sich geschlossen, ein untadeliger Mann ist über Bord.[696]

Friedrich Ernst August Engelking

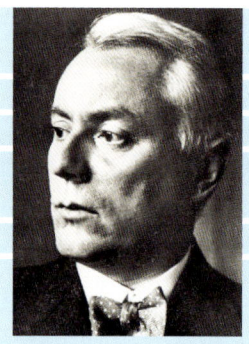

5.5.1886 Bielefeld – 20.4.1979 Heidelberg
Evangelisch
Mutter: Emilie Lohmann
Vater: Carl Engelking, Fabrikant

Nach dem Abitur am humanistischen Gymnasium Bielefeld studierte Engelking Medizin in Freiburg (1907/08), Jena (Physikum 1909), München, Berlin, Freiburg (Staatsexamen und Promotion 1912). Sein weiterer beruflicher Weg: Medizinalpraktikant bei Paul Morawitz/Freiburg 1912 und Robert Rössle/Pathologie Jena 1912/13; Ausbildung bei Johannes von Kries/Physiologie Freiburg 1913/14; Assistent bei Theodor Axenfeld/Augenklinik Freiburg 1914; Approbation Jena Mai 1913; Kriegsdienst 2.8.1914–15.12.1918, u.a. als Truppenarzt, in chirurgischen Feldlazaretten und bei Sanitätskompanien; Promotion Jena 23.7.1919; Habilitation „Peripheriegleiche und invariable Perimeterobjekte zur Vereinfachung und Verbesserung der Farbenperimetrie" Freiburg 27.12.1920; Oberarzt Freiburg 1922; ao. Prof. Freiburg 23.12.1924; o. Prof. Köln 16.4./1.5.1930; o. Prof. Heidelberg (Nachfolge August Wagenmann) 1.4.1935–1954.

Auszeichnungen und Mitgliedschaften: Eisernes Kreuz II. Klasse; Hanseatisches Kreuz; Ritter-Kreuz II. Klasse mit Schwertern des Ordens vom Zähringer Löwen; Von-Graefe-Preis für Arbeiten über Tritanomalie 1928;
(Mit-)Herausgeber mehrerer Zeitschriften: Klinische Monatsblätter für Augenheilkunde (1930–1948), Berichte der Deutschen Ophthalmologischen Gesellschaft (1937), Augenheilkunde der Gegenwart (1940), Zentralblatt für Ophthalmologie (1946), Graefes Archiv für Ophthalmologie (1948), Die Farbe (1952); Autor des Lehrbuchs „Grundriss der Augenheilkunde" (14. Aufl. 1964).

Quellen und Literatur: Professor/innen-Katalog der Universität zu Köln; UA Köln, 17/6514; ebd., 67/1015; Hans Joachim Küchle, Augenkliniken deutschsprachiger Hochschulen und ihre Lehrstuhlinhaber im 19. und 20. Jahrhundert, Köln 2005.
Bild: UA Köln, 924/F15.

Einspruch gegen die Art der Rektorenwahl

Mit diesen Belastungen ging Engelking in die NS-Zeit. An die neuen Machthaber legte er zunächst dieselben rechtlichen und moralischen Maßstäbe an wie an die Vorgängerregierungen. Deshalb irritierten ihn die Vorgänge im Vorfeld der Ernennung von Rektor Leupold im April 1933 so sehr, dass er Einspruch erhob, gegenüber dem Rektor und gegenüber dem Dozentenbundsführer. Anlass war die Senatssitzung, in der eine Regierungsverfügung zur Rektorenwahl bekanntgegeben wurde, die nach Engelkings Ansicht von Rektor und Dozentenbundsführer in einer potenzielle Kandidaten desavouierenden Weise interpretiert wurde.[697] In Engelkings Beschwerdeschreiben heißt es:

> Für jeden verantwortungsbewußten Dozenten, der das Interesse der Universität in einer das dritte Reich [sic] voll bejahenden Führung sieht, ist die Mitwirkung an den Vorschlägen zur Rektoratsbestimmung eine wichtige Aufgabe, der er eine sorgfältige Überlegung vorausschickt. Für uns Alle mußte also die letzte Verfügung der Regierung in dieser Angelegenheit von ganz besonderer Bedeutung sein. Es wäre deshalb zweifellos im Interesse der Universität [...] gewesen, wenn diese Verfügung so früh wie nur möglich, mindestens aber einige Stunden vor dem Akt der Nominierung den mitwirkenden Dozenten bekanntgegeben worden wäre. Leider ist das nicht geschehen und, was noch schwerer wiegend ist, die Verfügung wurde uns im letzten Augenblick vom Rektor mit einer Interpretation bekanntgegeben, die durch geheimnisvolle Hinweise auf einen, der Universität zugefügten ‚Schaden' offenbar den Zweck hatte, die Wahl der für den Schaden Verantwortlichen als im Sinne der Regierung untunlich darzustellen, zumal ausdrücklich hinzugefügt wurde, die Gauleitung habe die betreffende Bewegung ‚im Keime erstickt'. [...] Wenn auch Namen [...] nicht genannt worden waren, so ließ die anschließende aufgeregte Aussprache mit dem Dozentenschaftsführer doch ohne Weiteres Vermutungen aufkommen.[698]

Die De-facto-Ausgrenzung potenzieller Kandidaten für das Rektorenamt führte dazu, dass von den Vorschlagsberechtigten eine „erhebliche Zahl unbeschriebener Vorschlagszettel" abgegeben wurde. Engelking bezeichnete den Vorgang „nicht als unbedingt frei" und bat, „daß das Rektorat an die Regierung mit der Bitte herantritt, neue Rektoratsvorschläge anzuordnen".699 Engelkings Einwände hatten keine Repressalien zur Folge. Im Gegenteil berief ihn Rektor Geldmacher im Juli 1934 in den Senat.700

Fortan aber galt Engelking als regimekritisch. Tatsächlich übte er nicht nur konkrete Verfahrenskritik, er setzte sich – erfolglos – auch für verfolgte Kollegen ein, vor allem für den seit 1924 in Münster lehrenden Aurel von Szily.701

Wachsende Unzufriedenheit

Engelking, ein Experte für das Farbensehen, nutze in Köln die Möglichkeiten der Kooperation mit dem Röntgeninstitut Rudolf Grasheys. Beide befassten sich mit Strahlenschädigungen des Auges, z.B. bei Foeten mit Röntgenstrahlen behandelter Mütter.702 Gleichwohl waren die Verhältnisse für die Ophthalmologie nicht so gut, dass Engelking einen Ruf an die Universität Heidelberg, dem Sitz der Fachgesellschaft, ausgeschlagen hätte. Zum 1. April 1935 wechselte er dorthin. Ihn begleiteten der Assistenzarzt Kokott und der Volontär Herrich-Schäffer.703 Das war ein harter Schlag für die Augenklinik, da Kokott zuvor den außerordentlichen Professor und späteren Kölner Klinikdirektor Karl vom Hofe vertreten hatte, der seinerseits im Mai 1934 für das Sommersemester als kommissarischer Lehrstuhlvertreter nach Breslau und zum 1. April 1935 nach Greifswald gerufen worden war.704 Zuvor hatte die Medizinische Fakultät „den dringenden Wunsch" artikuliert, Engelking in Köln zu halten. Dem Oberbürgermeister waren deshalb umfangreiche Verbesserungen in der Ausstattung der Augenklinik vorgeschlagen worden. Ideal schien eine Umsetzung der 1928 und 1932 seitens der Stadt ausgearbeiteten Neubaupläne, doch hielt der Dekan diese für „nicht aussichtsvoll". Deshalb beschränkte sich die Fakultät auf die folgenden Verbesserungsvorschläge, die durch eine Aufstockung oder einen Anbau realisierbar seien:

- Die Kinderabteilung, bislang ein Raum innerhalb der Männerabteilung, müsse auf drei Räume (je einer für Jungen, Mädchen und Säuglinge) erweitert werden.
- Der große Raum der Männerabteilung müsse unterteilt werden. Eine entsprechende Zusage sei Engelking bereits 1932 gegeben worden.
- Die Frauenabteilung, bislang ein großer Raum und zwei kleine Zimmer, müsse mehr Betten erhalten. Der große Raum sei zu unterteilen.
- Eine „Infektionsabteilung" für Menschen mit „anmeldepflichtigen ansteckenden Augenkrankheiten", bislang völlig fehlend, sei zu errichten. Sie müsse mindestens drei Räume (Männer, Frauen, Kinder) umfassen.
- „Ein größerer heller Raum" für „Helluntersuchungen" sei zu schaffen. Bisher würden diese Untersuchungen „in einem kleinen Raum vorgenommen, der vollgestopft ist mit Sammlungen für den Unterricht".705

Engelking selbst hatte zuvor auch seine Unzufriedenheit über die Wegnahme von Räumlichkeiten am Gereonswall und die Pläne für eine Poliklinik im Bürgerhospital zum Ausdruck gebracht. Wörtlich erklärte er:

Die von Herrn Bürgermeister Cörper beabsichtigte Poliklinikanlage im Bürgerhospital entspricht hinsichtlich Grösse und Einteilung der Räume nicht den Bedürfnissen und auch nicht dem, was Herr Cörper seinerzeit (vor etwa einem Jahr noch) selbst für erforderlich anerkannt hat. Herr Bürgermeister Cörper hat im Jahre 1932, als mir die durch eine Stiftung entstandene Augenklinik am Gereonswall in ihren letzten wesentlichen Teilen genommen wurde, ausdrücklich zugestanden, dass durch Aufgabe jener Klinik im Rahmen der Lindenburg ein entsprechender Ersatz geschaffen werden müsse. Die sachlichen Bedürfnisse haben sich inzwischen nicht verringert – gleichwohl ist diese in Gegenwart des Dekans gegebene Zusage, die auch schriftlich fixiert wurde, seither stillschweigend unter den Tisch gefallen.706

Das Engelking befremdende Eingreifen des Vorsitzenden des NSD Ärztebundes und Gauamtsleiters des Amtes für Volksgesundheit, Rudolf Hartung, machte er gemeinsam mit dem Dekan aktenkundig. Dekan Bering ließ das Berliner Wissenschaftsministerium wissen, dass Hartung mehrere Male bei Engelking beziehungsweise in seiner Klinik habe anfragen lassen, „ob er den Ruf nach Heidelberg schon angenommen habe". Dabei habe er betont, „daß bereits mehrere Bewerber für die Nachfolge da wären".⁷⁰⁷

Engelking verließ Köln 1935 in Richtung Heidelberg als Nachfolger von August Wagenmann.⁷⁰⁸ Mit Engelking verließ ein dem Nationalsozialismus distanziert gegenüberstehender Fakultätsangehöriger die Universität. Engelking, stets eine mäßigende Stimme in der Deutschen Ophthalmologischen Gesellschaft, wurde von Heidelberg aus deren Schriftführer. Nach dem Ende des NS-Regimes beschrieb er offen dessen verbrecherischen Charakter, besonders deutlich am Beispiel der Verfolgung von Aurel von Szily.⁷⁰⁹

Wilhelm Meisner – Der stille angepasste Wissenschaftler

Die Berufung von Wilhelm Meisner war bereits abgeschlossen, als Engelking noch in Köln weilte. Ganz offensichtlich nach politischer Einflussnahme, die Gauamtsleiter Rudolf Hartung unverhohlen erkennen ließ, konnte Dekan Bering bereits am 16. März 1935 dem Rektor berichten, dass die „Verhandlungen" mit dem „in Aussicht" genommenen Meisner „kurz vor dem Abschluß" stünden.⁷¹⁰ Zum 1. April 1935 wurde er berufen.⁷¹¹ Seine Antrittsvorlesung widmete sich der „Entwicklung der Lehre vom grauen Star".⁷¹² Ihn begleiteten seine Greifswalder Mitarbeiter Oberarzt Wilhelm Rohrschneider und Volontärassistent Werner Braun.⁷¹³ Zwei Monate später folgte noch Meisners Greifswalder Assistent Gerhard Jancke.⁷¹⁴

Meisner galt als stiller Wissenschaftler und guter Lehrer. Wie Engelking profitierte er von Grasheys Röntgeninstitut.⁷¹⁵ „Politisch ist er nicht hervorgetreten", gehörte aber „seit 1933 der SA an".⁷¹⁶ Schon nach einem Jahr verließ er Köln wieder und zog zum 1. Oktober 1936 nach Königsberg, wo er vertretungsweise die durch die Emeritierung von Arthur Birch-Hirschfeld frei gewordene Professur übernahm.⁷¹⁷

Meisner war allen Studierenden der Ophthalmologie im deutschsprachigen Raum durch sein mit dem seit 1923 in Basel lehrenden Arthur Brückner herausgegebenen „Grundriss der Augenheilkunde" bekannt.⁷¹⁸

Wilhelm Meisner

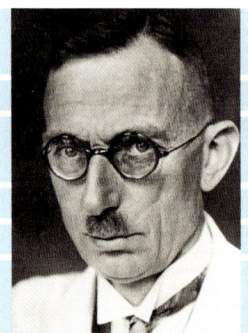

5.10.1881 Wanne (heute zu Herne) – 2.1.1956 München

Evangelisch

Vater: Paul Meisner, praktischer Arzt

Ehefrau: Ella Lengebeckmann

Als ältester Sohn in seiner Familie wuchs Meisner zunächst in Wanne, dann in Berlin auf. Nach dem Abitur am Joachimsthalschen Gymnasium 1901 studierte er Medizin in Marburg, Berlin, Straßburg und Kiel. Er wurde in Straßburg promoviert („Über Endocarditis im Kindesalter", 1906). Als Assistent arbeitete er im Krankenhaus Gelsenkirchen 1906/07 und in der Augenklinik Königsberg 1907–1912 (Habilitation 1912). 1912 wechselte er zunächst als Assistent, dann als Oberarzt nach Berlin; Kriegseinsatz 1914–1917 (zuletzt Stabsarzt). Die weiteren Stationen: nichtbeamteter ao. Professor für Augenheilkunde Berlin 1917; beamt. ao. Professor Berlin 1921; o. Professor und Direktor der Universitätsaugenklinik Greifswald 1924 (Dekan 1928/29; Rektor 1933–1935); Wechsel in gleicher Funktion nach Köln 1935, nach München 1937; Entlassung durch die Militärregierung 1945; Emeritierung 1948.

Auszeichnungen und Mitgliedschaften: Alldeutscher Verband, Eisernes Kreuz I. Klasse, Verein Deutscher Studenten, DNVP, SA 1934, NSDAP 1937 (Nr. 4187447).

Quellen und Literatur: UA Köln, 17/3686 und 67/1089; BA Berlin, BDC-Dossier Wilhelm Meisner; UA Greifswald, Med. Fak. I Br, 62 (https://ns-zeit.uni-greifswald.de/projekt/personen/meisner-wilhelm/); Jens Rohrbach, Augenheilkunde im Nationalsozialismus, Stuttgart 2007, S. 69 f., S. 112; Professor/innen-Katalog der Universität zu Köln; UA Köln, 17/6514, 67/1015; Hans Joachim Küchle, Augenkliniken deutschsprachiger Hochschulen und ihre Lehrstuhlinhaber im 19. und 20. Jahrhundert, Köln 2005; Töpel, Universitätsaugenklinik Greifswald, S. 34 ff.

Bild: UA Köln, 20/276.

Als Student trat Meisner den an Bismarckschen Grundsätzen orientierten Vereinen Deutscher Studenten Berlin und Straßburg bei, deren antisemitische Züge bekannt

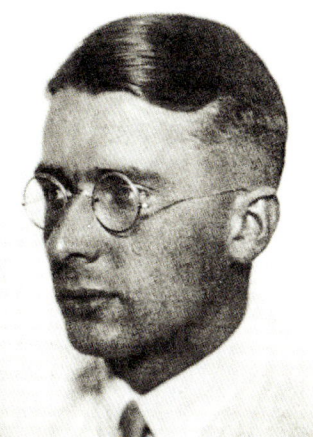
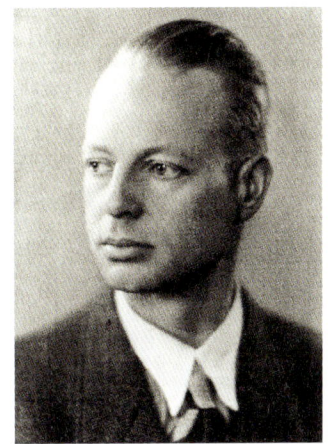

waren.⁷¹⁹ Sein Bekenntnis zum Nationalsozialismus war nicht ganz deutlich. Meisners Wahl zum Greifswalder Rektor 1933 wurde vom Berliner Wissenschaftsministerium zwar bestätigt, doch agierte er in seiner von Querelen bestimmten Amtszeit bei der „Umsetzung zentraler Richtlinien" zurückhaltend.⁷²⁰ Der „Gleichschaltung" aber entzog auch er sich nicht, sorgte etwa im Juni 1933 dafür, dass bei universitären Veranstaltungen mit erhobenem rechten Arm („Hitlergruß") Horst-Wessel- und Deutschland-Lied zu singen seien.⁷²¹ In die SA wurde er 1934, in die NSDAP 1937 aufgenommen (Nr. 4187447).⁷²²

Meisners Aufenthalt in Köln blieb Episode. Schon ein Jahr nach seinem Amtsantritt in Köln wurde er aus dem Berliner Wissenschaftsministerium angefragt, ob er „nicht nach München gehen" wolle. Meisner beschrieb die Münchener Situation in einem Brief an den Kölner Oberbürgermeister Schmidt am 8. Oktober 1937: „Es herrschen dort schwierige Verhältnisse, nachdem der bisherige Leiter der Klinik, ein gescheiter Volljude, in den Ruhestand versetzt war. Ich habe gebeten, von meiner Person abzusehen und habe auf Wunsch dem Ministerium konkrete Vorschläge für die Nachfolge in München gemacht."⁷²³ Der „Volljude" war der von den Nationalsozialisten abgesetzte Carl Wessely, der zum 1. November 1937 dann doch von Meisner abgelöst wurde.⁷²⁴ Oberbürgermeister Schmidt verlangte auf Empfehlung von Carl Coerper zwar noch eine Verschiebung des Wechsels auf den 1. April 1938, konnte sich aber während eines Besuchs bei Staatssekretär Werner Zschintzsch im Berliner Wissenschaftsministerium nicht durchsetzen.⁷²⁵ 1945 übernahm Wessely wieder die Klinikleitung in München.⁷²⁶

Meisner war nicht ohne Skrupel, weder als Rektor in Greifswald noch bei seinem Wechsel nach München. Ihn aber wie Hans Joachim Küchle kritiklos als „untadelige Persönlichkeit" zu bezeichnen, geht sicherlich zu weit.⁷²⁷

Anders als bei seiner Berufung nach Engelkings Weggang lag die Zukunft der Augenklinik bei Meisners Verabschiedung im Dunkeln. Während im Wintersemester 1937/38 die Berufungskommission aus Ernst Leupold, Alfred Güttich und Dekan Hans Naujoks tagte, führte der nichtbeamtete außerordentliche Professor Karl Velhagen die Klinik.⁷²⁸

Wilhelm Rohrschneider, Werner Braun und Gerhard Jancke – Das Greifswalder Assistententrio

Mit Meisners Oberarzt Wilhelm Rohrschneider kam ein ruhiger Wissenschaftler und offenbar guter Lehrer nach Köln, der in der Bundesrepublik als Münchener Ordinarius und Vorsitzender der Deutschen Ophthalmologischen Gesellschaft hohes Ansehen erlangte. „Politisch ist er nicht hervorgetreten", gehörte aber „seit 1933 der SA an".⁷²⁹ Rohrschneider, der in der Zülpicher Straße 370 Wohnung genommen hatte, wechselte bereits zum 1. Ok-

Abb. 37: Gerhard Jancke (Töpel, Universitätsaugenklinik, S. 39)

Abb. 38: Werner Braun (Töpel, Universitätsaugenklinik, S. 45)

tober 1936 an die Universität Königsberg, wo er zunächst vertretungsweise die durch die Emeritierung von Arthur Birch-Hirschfeld frei gewordene Professor übernahm.[730] Vor der Belagerung Königsbergs konnte er Anfang 1945 die Stadt verlassen. Nach Jahren als praktizierender Augenarzt in Weimar trat er 1948 sein ihm bereits 1945 zuerkanntes Ordinariat in Münster an. 1953 wurde er Karl Wesselys Nachfolger in München.[731]

Werner Braun, der in Köln seine erste reguläre Assistentenstelle erhielt, verließ die Stadt bereits nach anderthalb Jahren und eröffnete 1936 in Bad Reichenhall eine Augenarztpraxis. Im Krieg der Augenabteilung des Reservelazaretts München zugeteilt, kam er dort wieder mit Meisner in Berührung. Er verzichtete auf eine Universitätslaufbahn und wechselte mit seiner Praxis von Bad Reichenhall ins nahe Berchtesgaden.[732]

Gerhard Jancke war der am engsten mit dem Nationalsozialismus verwobene der Meisner begleitenden Assistenten. Im November 1932 trat er der NSDAP bei, im April 1933 der SA, deren Greifswalder Sturmbann IV/49 er ärztlich betreute.[733] In Köln wurde er als Nachfolger Rohrschneiders Oberarzt, wechselte 1937 mit Meisner nach München und habilitierte sich dort mit einer Arbeit zur Zwillingsforschung („Die Augenmerkmale bei Zwillingen und ihre Bedeutung für die Diagnose der Ein- oder Zweieiigkeit"). Sein Nationalsozialismus bremste ihn nach 1945 aus. In Hildesheim praktizierte er als Augenarzt, bevor er 1949 am Stadtkrankenhaus Kassel die Leitung der Augenabteilung übernahm. Erst zwanzig Jahre später und kurz vor seiner Pensionierung erhielt er eine Lehrbefugnis an der Universität Marburg.[734]

Abb. 39: 1910 eröffnete der später weltberühmte Fotograf August Sander unweit der Lindenburg in der Hillerstraße 61 ein Atelier. Wahrscheinlich dort entstand 1938 ein Foto von Karl Velhagen, das ihn in der Uniform eines Sturmhauptführers des NS-Fliegerkorps zeigt. Das Foto erregte unter anderem die Aufmerksamkeit des Nachrichtenmagazins „Der Spiegel", nachdem es 1959 mit der Unterschrift „Professor NSDAP" im Schweizer Kulturmagazin „Du" in einer Bildserie Sanders abgedruckt worden war.[735] (August Sander, SA-Sanitätshauptsturmführer, um 1935, © Die Photographische Sammlung/ SK Stiftung Kultur – August Sander Archiv, Köln; VG Bild-Kunst, Bonn, 2023)

Karl Velhagen – Ambitionierter Lehrstuhlvertreter im Interregnum

Mit Karl Velhagen kam am 1. November 1937 ein angesehener Ophthalmologe als Lehrstuhlvertreter nach Köln.[736] Der Vierzigjährige war gerade außerordentlicher Professor in Halle geworden und hatte einen Ruf nach Ankara abgelehnt.[737] In Halle war er auch der NSDAP beigetreten, nachdem er schon zuvor der SA angehört hatte.[738] Als Velhagen 1938 in Köln wieder ausschied, empfahl Rektor von Haberer ihn den Kollegen in Düsseldorf und Greifswald mit warmen Worten, war man doch „mit seiner Dienstleistung sehr zufrieden" gewesen.[739] In der Tat scheinen Velhagens Interessen deutlich stärker der Wissenschaft als der Politik gegolten zu haben. So verzichtet seine 1943 erschienene Monografie „Sehorgan und Innere Sekretion" auch in Vorwort und Ausblick auf politische Bezüge, merkt mit Blick auf „die Kameraden an den äußeren Fronten" lediglich an, das Buch möge als „ein Beweis" dafür dienen, „daß man auch an den inneren die Hände nicht in den Schoß gelegt hat".[740] Auffällig ist, dass Velhagen immer wieder und an prominenten Stellen auf Arthur Jores und seine in der „Klinische[n] Endokrinologie" von 1939 gebündelte Forschung Bezug nimmt.[741] Der katholisch-oppositionelle Jores war aufgrund seiner Kontakte zu dem als Juden verfolgten Leopold Lichtwitz aus dem Staatsdienst entlassen worden und hatte seine Rostocker Venia Legendi verloren.[742]

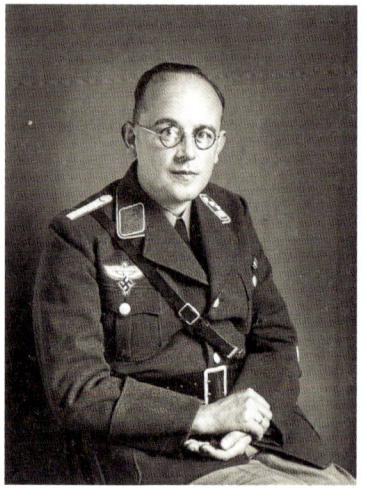

Karl Adolf Velhagen

22. September 1897 Chemnitz – 2. Januar 1956 München
Evangelisch
Mutter: Hermine Kranefuss
Vater: Dr. Carl Velhagen, Augenarzt
Ehefrau (Heirat 10.3.1929): Erica Leonie Kath Nann, geb. 25.7.1903

Nach dem Notabitur am Gymnasium Chemnitz 1916 war Velhagen Soldat im Ersten Weltkrieg, zuletzt als Vizewachtmeister in einem Artillerieregiment. Ab 1919 studierte Velhagen Medizin in München, Freiburg und Leipzig. In Halle wurde er 1922 mit einer anatomischen Arbeit promoviert. Nach Praktikantenstellen in Chemnitz kam er 1924 als Volontär und Assistent an die Universitätsaugenklinik Freiburg, 1927 an das Pharmakologische Institut Freiburg, später an das Pharmakologische Institut Berlin. 1929 wechselte er als Oberarzt an die Universitätsaugenklinik Halle (Habilitation „Einleitende Untersuchungen über das Vorkommen aktiver und neutrophober Substanzen im Auge", 1930). Die weiteren Stationen: Nichtbeamteter ao. Professor Halle 1936; Ablehnung eines Rufs nach Ankara; Lehrstuhlvertretung Köln 1937/38; Wechsel an die Universitätsaugenklinik Greifswald 1938 (persönliches Ordinariat 1940; Kriegseinsatz als Abteilungsarzt im Reserve-Lazarett Greifswald); Entlassung 1946; eigene Praxis in Chemnitz und Tätigkeit in städtischer Augenklinik Chemnitz; o. Professor Leipzig 1950; Klinikdirektor und o. Professor HU Berlin 1958; Emeritierung 1967.

Mitgliedschaften und Ehrungen: Eisernes Kreuz II. Klasse; SA mit Unterbrechung ab 11/1933 (Vertrauensarzt des SA-Hochschulamtes; SA-Sanitätshauptsturmführer 1938); NSDAP 1.5.1937 (Nr. 4482514); DLV/NSFK (Fliegersturmarzt); RLB; NSLB; Preis der Deutschen Ophthalmologischen Gesellschaft 1948, Verdienter Arzt des Volkes 1950, Leopoldina 1953; Vaterländischer Verdienstorden in Silber 1957, Nationalpreis der DDR 1960, Hufeland-Medaille (DDR) 1962, Hervorragender Wissenschaftler des Volkes 1967, Humboldt-Medaille 1975, Filatow-Medaille 1975, Vaterländischer Verdienstorden in Gold 1977.

Quellen und Literatur: Karl Velhagen, Ein Leben für die Augenheilkunde, in: Günter Albrecht/Wolfgang Hartwig (Hg.), Ärzte. Erinnerungen, Erlebnisse, Bekenntnisse, Berlin (Ost) 1973, S. 15–40; Stephan Töpel, Die Universitätsaugenklinik Greifswald im Nationalsozialismus unter besonderer Beachtung ihres ärztlichen Personals, Dissertation, Greifswald 2014; Henrik Eberle, Karl Velhagen, in: https://www.catalogus-professorum-halensis.de/velhagenkarl.html, eingesehen 3.12.2021; Karl Velhagen, Sehorgan und Innere Sekretion, München/Berlin/Wien 1943 (= Augenheilkunde der Gegenwart 2).

In den Siebzigerjahren schrieb Velhagen einige wenige, durchaus freundliche Worte über seine Kölner Zeit nieder. Dort habe er zum ersten Mal „nach eigenen Vorstellungen arbeiten" können, unter anderem „den Kampf gegen die Feuerwerkskörper bzw. ihren Mißbrauch" aufgenommen.[743]

Karl vom Hofe – Ein Konservativer mit Vorbehalten gegenüber der NSDAP

Mit der Berufung Karl vom Hofes 1938 festigte sich eine bemerkenswerte Verbindung zwischen den Universitätsaugenkliniken in Greifswald und Köln. Vom Hofe war wie Wilhelm Meisner von Greifswald nach Köln gewechselt. Der zwischenzeitliche Lehrstuhlvertreter Karl Velhagen wurde vom Hofes Nachfolger in Greifswald.[744]

Karl vom Hofe stammte aus einer seit Generationen in Lüdenscheid ansässigen Familie. Sein Vater war Kaufmann, Karl der erste Akademiker der Familie.[745] Vom Hofe war bei seiner Berufung in der Kölner Augenklinik gut bekannt. Von 1930 bis 1935 war er hier auf Vorschlag Ernst Engelkings bereits als Oberarzt tätig gewesen.[746] Am 30. Juli 1930 hatte die Medizinische Fakultät seine Umhabilitierung nach Köln beschlossen.[747] Die Zufriedenheit mit ihm schlug sich 1932 in einem Antrag nieder, ihn bereits fünf Jahre nach seiner Habilitation zum nichtbeamteten außerordentlichen Professor zu ernennen.[748] Als man in Berlin aber zögerte, ließ Dekan Grashey den Antrag „vorläufig ruhen, bis die regelrecht[e] Wartezeit von 6 Jahren abgelaufen" war.[749] Im August 1933 erfolgte die Ernennung.[750] Ordentlicher Professor und Klinikdirektor wurde er dann zum Sommer 1935 in Greifswald.[751] In der dortigen Berufungsliste hatte vom Hofe, beschrieben als „gerader aufrechter, manchmal etwas wortkarger Westfale", neben Wolfgang Riehm (Würzburg) auf Platz 2 gestanden, hinter Rudolf Thiel (Berlin) und vor Wilhelm Rohrschneider (Greifswald).[752]

Nach dem überraschenden Wechsel Meisners nach München erinnerte sich die Kölner Fakultät bestens an vom Hofe und setzte ihn gleichberechtigt mit Wilhelm Comberg (Rostock) und Rudolf Thiel (Frankfurt) auf die Berufungsliste. Vom Hofe wurde am ausführlichsten und unter Betonung seiner Kölner Erfahrungen gewürdigt:

> Prof. vom Hofe hat eine sehr gute physiologische Vorbildung, er zeichnet sich durch Mannigfaltigkeit seiner Problemstellung und durch sein zuverlässiges Urteil aus. [...] Prof. vom Hofe ist fast sämtlichen Mitgliedern der Med. Fakultät Köln von seiner früheren Tätigkeit her persönlich bekannt. Er ist ein untadeliger, aufrechter, unbeugsamer Charakter, der sich zweifellos ganz besonders für die Leitung der Universitätsaugenklinik eignen würde, da er die Verhältnisse in Köln sehr gut kennt. Er hat sich schon früher während seiner Tätigkeit als Oberarzt als anregender, erfolgreicher Lehrer und als vorsichtiger und geschickter Operateur bestens bewährt.[753]

(Friedrich Wilhelm) Karl vom Hofe

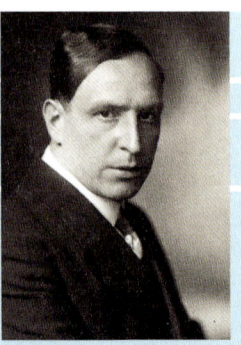

6.3.1898 Lüdenscheid – 20.8.1969 Düsseldorf
Evangelisch
Mutter: Ida vom Hofe, geb. vom Hofe [sic], geb. 25.9.1868
Vater: Friedrich Wilhelm vom Hofe, Kaufmann, geb. 27.1.1871 Lüdenscheid, verheiratet 18.5.1897 Lüdenscheid

Ehefrau (Heirat 28.3.1932): Leonore Martha Luise Lohmüller, Ärztin, evangelisch, Tochter des praktischen Arztes Max Lohmüller, geboren am 26.8.1873 in Köln
Kinder: Walther, geb. 11.1.1934; Ilse, geb. 6.2.1937; Lore, geb. 3.8.1939; Irmgard, geb. 19.7.1943
Kölner Adressen: Braunsfeld, Kitschburger Str. 233

Vom Hofe wuchs in seiner Geburtsstadt Lüdenscheid auf, wo er zunächst die Evangelische Volksschule (1904–1908), dann das Realgymnasium besuchte (Notreifeprüfung 11.11.1916). Nach einer Kriegsverwundung und später wieder durch Kriegseinsatz unterbrochen, nahm er das Medizinstudium 1917 in Frankfurt am Main auf. Weitere Studienorte waren Marburg 1919/20 und Bonn 1920–1922. In Bonn wurde er Assistent bei Paul Römer (1923/24) und promoviert („Ueber Kampfersol. [Merck] Hochkonzentrierte kolloidale Kampferlösung", 1923). Weitere Stationen: Approbation 1923; Assistent bei Walther Löhlein/Jena 1926–1930; Habilitation Jena „Klinische und experimentelle Beiträge zur Wirkungsweise der medikamentösen Glaukomtherapie" 1927; Oberarzt Universitätsaugenklinik Leipzig 1929/30; Umhabilitierung Köln 24.7.1930; Oberarzt Universitätsaugenklinik Köln-Lindenburg 1.8.1930–31.3.1935 (unterbrochen durch Vertretung Breslau Sommersemester 1934); ao. Prof. 14.8.1933; o. Prof. und Direktor Universitätsaugenklinik Greifswald 1.4.1935–30.6.1938 (Berufungsliste: 1. Rudolf Thiel/Berlin, 2. Karl vom Hofe/Köln, Wolfgang Riehm/Würzburg, 3. Wilhelm Rohrschneider/Greifswald); o. Prof. und Direktor Universitätsaugenklinik Köln 1.7.1938–31.3.1966 (Berufungsliste: Wilhelm Comberg/Rostock, Karl vom Hofe/Greifswald, Rudolf Thiel/Frankfurt, alle gleichberechtigt an erster Stelle); Rufe nach Göttingen (1952/53) und Heidelberg (1956/57); Präsident der Deutschen Ophthalmologischen Gesellschaft 1957; Dekan der Medizinischen Fakultät Köln 1946/47 und 1952–1954.

Mitgliedschaften und Auszeichnungen: Burschenschaft Alemannia, DNVP 1919; Stahlhelm 10. Mai 1933; NSDAP 1938; Reichsluftschutzbund 1935, NSV, NSKK, Dozentenschaft Köln (Wehrwissenschaften, Leiter des Amtes für Geländesport); Ehrenkreuz für Frontkämpfer 1935; Treuhandehrenzeichen II. Stufe 1943.

Quellen und Literatur: UA Köln, 67/1043, 317/III/0831, 571/86, 9/2610; LA NRW Duisburg, NW 1049/16823; BA Berlin, BDC-Dossier Wilhelm Meisner; UA Greifswald, Med. Fak. I, Bd. 62 (https://ns-zeit.uni-greifswald.de/projekt/personen/meisner-wilhelm/, einges. 29.6.2020); Hans Joachim Küchle, Augenkliniken deutschsprachiger Hochschulen und ihre Lehrstuhlinhaber im 19. und 20. Jahrhundert, Köln 2005; Jens Rohrbach, Augenheilkunde im Nationalsozialismus, Stuttgart 2007, S. 69f., S. 112.

Bild: UA Köln, 20/224.

Niemand stellte sich dem Ruf in den Weg. Die Möglichkeit, sich am Aufbau des modernen Kliniksystems in der

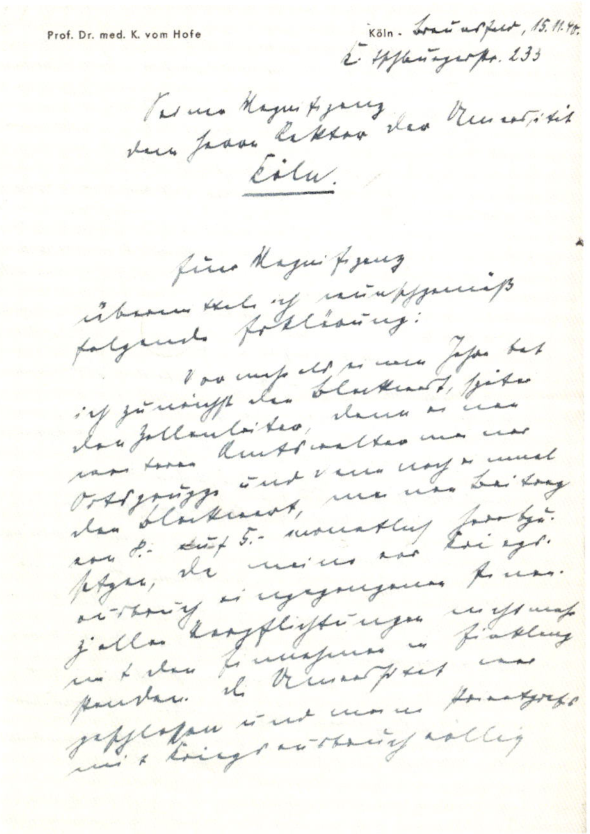

Türkei zu beteiligen und für drei Jahre an das staatliche Musterkrankenhaus nach Ankara zu wechseln, erwog vom Hofe wohl nicht ernsthaft – zumal sich auch der Kölner Rektor Hans von Haberer wärmstens für ihn einsetzte.⁷⁵⁴ Zum 1. Juli 1938 wurde er nach Köln berufen.⁷⁵⁵

Karl vom Hofe war 1919 in die DNVP eingetreten und so 1933 Mitglied des Stahlhelms geworden. Er war Mitglied einzelner nationalsozialistischer Organisationen. In der Greifswalder Dozentenschaft mit Wehrwissenschaften befasst, leitete er dort das „Amt für Geländesport".⁷⁵⁶ Vor seinem Wechsel nach Köln hatte die Leitung der Greifswalder Dozentenschaft keinerlei politische Bedenken gegen vom Hofe. Er sei ein „Mann mit eindeutiger nationaler Gesinnung", „für die Aufnahme in die Partei vorgeschlagen" und „Mitglied des NSKK": „Er muss als Nationalsozialist bezeichnet werden."⁷⁵⁷ Im Dezember 1937 wurde er aufgefordert, sich um die Parteimitgliedschaft zu bemühen und war fortan Parteianwärter.⁷⁵⁸ De facto entsprach dies einer Parteimitgliedschaft mit besonderem Parteibuch und Beitragspflicht. Über die Höhe dieses Beitrags kam es mit Kriegsbeginn zum Streit. Die NSDAP-Ortsgruppe Stadtwald forderte vom Hofe mit Schreiben vom 18. Oktober 1939 auf, seinen „Beitrag in der alten Höhe weiter zu entrichten". Vom Hofe hatte diesen eigenmächtig reduziert, obwohl die NSDAP von „Nicht-Kriegsteilnehmern" zum Ausgleich für reduzierte Beitragszahlungen von Kriegsteilnehmern sogar höhere Zahlungen erwartete.⁷⁵⁹ Vom Hofe reagierte am 23. Oktober 1939 knapp: „Hiermit erkläre ich meinen Austritt aus der Partei. Heil Hitler!"⁷⁶⁰ Obwohl er diese Austrittserklärung rasch widerrief, zweifelte die Partei fortan an seiner politischen Loyalität. Vom Hofe brachte mehrere Erklärungen bei, die seine NS-Gesinnung bestätigten. Eberhard Assmann, früherer NSDAP-Ortsgruppenleiter und erster SA-Führer in Lüdenscheid, bescheinigte ihm, er habe „sich bereits 1920 für die nationalsozialistische Bewegung und deren Führer Adolf Hitler in hervorragender Weise eingesetzt"; er sei „für den bewußt radikal nationalen Gedanken und für die deutsch-völkische Bewegung in selbstloser Weise" eingetreten.⁷⁶¹ Das Verfahren zu dem Vorgang zog sich über anderthalb Jahre hin und endete mit der Entscheidung von Gauleiter Josef Grohé, vom Hofe nicht in die Partei aufzunehmen: „Ein Volksgenosse, der lediglich aus materiellen Zweckmäßigkeitsgründen Mitglied der NSDAP. [sic] ist, hat das Recht verwirkt, Mitglied zu sein."⁷⁶² Auch dienstlich hatte der Vorfall Konsequenzen. Das Reichswissenschaftsministerium sah sich veranlasst, vom Hofes „sachlich" unbegründetes Verhalten „ernstlich" zu „mißbilligen". Er habe dem Ansehen von Beamten und Hochschullehrern

Abb. 40: In vom Hofes Personalakte (UA Köln, 571/86) findet sich sein Schreiben an den Rektor vom 15. November 1944, in dem er über persönliche Einnahmeausfälle einerseits und die Belastung durch Beiträge und Spenden andererseits klagt. Auf dessen erster Seite heißt es: „Euer Magnifizenz übermittele ich wunschgemäß folgende Erklärung: Vor mehr als einem Jahr bat ich zunächst den Blockwart, später den Zellenleiter, dann einen weiteren Amtswalter meiner Ortsgruppe und dann noch einmal den Blockwart, meinen Beitrag von 8.- auf 5.- monatlich herabzusetzen, da meine vor Kriegsausbruch eingegangenen finanziellen Verpflichtungen nicht mehr mit den Einnahmen in Einklang standen. Die Universität war geschlossen und meine Privatpraxis mit Kriegsausbruch völlig [zurückgegangen.]"

geschadet.⁷⁶³ Trotzdem führte die Affäre nicht zu einem Riss zwischen vom Hofe einerseits und Behörden und Partei andererseits. Im März 1943 erhielt vom Hofe aus den Händen des Rektors mit dem Treuhandehrenzeichen in seiner zweiten Stufe eine kleine Ehrung.⁷⁶⁴

Ein lautstarker Propagandist des Nationalsozialismus war vom Hofe gewiss nicht, nutzte auch nicht die Möglichkeiten seiner Publikationen. Namentlich in seiner verbreiteten „Einführung in die Augenheilkunde für Studenten", die 1935 erstmals erschienen war, verzichtete er auf Avancen gegenüber dem Regime.⁷⁶⁵ „Die wichtigsten Erbleiden und das Gesetz zur Verhütung erbkranken Nachwuchses" referierte er nüchtern und betonte Forschungsdesiderate, zum Beispiel dass vielfach die Erblichkeit einer Augenerkrankung nicht nachgewiesen sei. Auf eine grundsätzliche Kritik an den Zwangssterilisationen aber verzichtete er. Im Gegenteil benannte er eine Reihe von Erkrankungen, bei denen er die Sterilisation der Betroffenen für „gerechtfertigt" (kongenitaler Star mit Nystagmus) hielt, bei denen sie „nicht schwer fallen sollte" (doppelseitiges Gliom), er sie „dringend" anriet (infantiles Glaukom) oder als „unbedingt angezeigt" bezeichnete (Pigmentdegeneration der Netzhaut).⁷⁶⁶ Die einfache kongenitale Katarakt als Begründung für eine Sterilisation heranzuziehen aber lehnte vom Hofe ab, wurde hier sogar aufgrund der guten Operationsmöglichkeiten sarkastisch: „Einem Menschen, der gut sieht, begreiflich zu machen, dass er blind ist, dürfte kaum jemals gelingen."⁷⁶⁷

Nach der NS-Zeit bemühte sich die Kölner Medizinische Fakultät, „Herrn vom Hofe hier zu halten".⁷⁶⁸ Das gelang. Maßgeblich wirkte er bei der Gestaltung der 1955 eingeweihten neuen Kölner Augenklinik mit. Rufe nach Göttingen und Heidelberg lehnte er ab.⁷⁶⁹

Karl vom Hofe galt als politisch wenig belasteter Ordinarius, so dass er für das Amt des Dekans geeignet war. Er hatte es 1946 und von 1952 bis 1954 inne.⁷⁷⁰ Vom Hofe, der häufig im sauerländischen Bollwerk (heute zu Kierspe) anzutreffen war, sah sich nun sogar als Teil der „Opposition" gegen die NSDAP, weil er im „April oder Mai 1933" dem Stahlhelm beigetreten sei, diesen aber nach dessen Überführung in die SA wieder verlassen habe.⁷⁷¹ Für die Anfangszeit der NS-Diktatur machte er geltend, sich gegen den Ausschluss jüdischer Mitglieder aus seiner Burschenschaft Alemannia eingesetzt und sich „gegen die Behandlung der mit mir im Hause Kitschburgerstr. 233 wohnenden Juden beim Ortsgruppenleiter protestiert" zu haben.⁷⁷²

Dabei sprach sich vom Hofe keineswegs für einen klaren Bruch mit der nationalsozialistischen „Rassenhygiene" aus. So betrachtete er noch im April 1946 eine „Aufrechterhaltung" des „Gesetzes zur Verhütung erbkranken Nachwuchses" als „zweckmässig".⁷⁷³ 1953/54 wurde er von einem Volontärassistenten und dessen Vater diverser dienstlicher Verfehlungen beschuldigt, die ohne rechtliche Konsequenzen blieben. Die in diesem Zusammenhang erhalten gebliebenen Papiere bestätigen das Bild einer ruhigen, aber durchaus autoritären Amtsführung vom Hofes.⁷⁷⁴ Sein Münsteraner Kollege Hans Joachim Küchle beschrieb vom Hofes „eigenwillige Persönlichkeit" als eher kühl. Sein „menschliches Feingefühl" habe er „hinter einer rauen Schale und nüchternen Sprache" verborgen.⁷⁷⁵ Wegen parteiischen Verhaltens gegen ihn durch den Staatssekretär im nordrhein-westfälischen Kultusministerium, Hans Busch, wandte sich vom Hofe 1956 ausdrücklich gegen dessen Ernennung zum Ehrensenator aus Anlass von dessen Pensionierung.⁷⁷⁶ Diese Intervention blieb erfolglos; Busch wurde noch im selben Jahr Ehrensenator.⁷⁷⁷ Von 1951 bis 1957 war vom Hofe nach Klagen des Kanzlers der Universität in juristische Auseinandersetzungen zu Abrechnungsfragen verwickelt; sie endeten allesamt zugunsten vom Hofes.⁷⁷⁸

Er starb am 20. August 1969 im Düsseldorfer Klinikum an der Moorenstraße und wurde auf dem evangelischen Friedhof in Lüdenscheid beigesetzt.⁷⁷⁹ Die Fakultät sah für eine akademische Gedenkfeier eine Rede eines Schülers vom Hofes, des Mainzer Lehrstuhlinhabers Arno Nover vor, doch bat die Witwe, von einer solchen Feier „ganz im Sinne" des Verstorbenen Abstand zu nehmen.⁷⁸⁰ Diesem Ersuchen folgte der Dekan.⁷⁸¹

Matthias Glees – Verzicht auf Parteibeitritt

Mit vom Hofe war 1938 Matthias Glees nach Köln gekommen; zuvor war er bereits unter Engelking und Meisner in Köln Assistenzarzt gewesen, dann aber mit vom Hofe 1935 nach Greifswald gegangen. Glees prägte die Kölner Ophthalmologie bis 1961 mit, seit 1943 als Privatdozent und seit 1950 als außerplanmäßiger Professor. Mitglied der NSDAP war er nicht, wohl aber von HJ und NSV.[782] In der Dozentenschaft wurde er als „auf dem Boden des 3. Reiches" stehend eingeschätzt, verbunden mit der Bemerkung „katholisch, aber nicht politisch katholisch".[783]

Matthias Glees

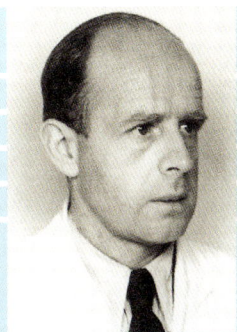

22.4.1907 Elsdorf (Rheinland) – 29.4.1995
Katholisch
Vater: Apotheker
Ehefrau: Maria Forst

Nach dem Abitur in Bedburg 1926 und dem Studium der Medizin in München, Wien und Köln wurde Glees 1932 in Köln mit der Dissertation „Über die Wirkungen des Pantocains auf das Auge" bei Karl vom Hofe promoviert. Seine weiteren Stationen: Medizinalpraktikant im Alexianerkrankenhaus und bei Engelking in der Universitätsaugenklinik Köln 1932/33; Volontärassistent in der Augenklinik Köln 1933, dann dort Assistentenanstellungen; 1935 als Oberarzt Wechsel nach Greifswald; Militärdienst 1936–1938; Rückkehr nach Köln 1938; Habilitation Köln 1942 („Über normale und gestörte Dunkeladaptionen"); Wehrmacht 1942; Entnazifizierung Kategorie Kat. V 1947; apl. Professor für Augenheilkunde Köln 1950; Chefarzt der Augenabteilung im St.-Vincentius-Krankenhaus Karlsruhe 1961; Chefarzt der Augenabteilung im St.-Elisabeth-Krankenhaus Köln-Hohenlind 1963.

Mitgliedschaften und Auszeichnungen: HJ 1934–38; NSV; NSDÄB-Anwärter 1935.

Quellen und Literatur: Professor/innen-Katalog der Universität zu Köln; UA Köln 17/16732, 571/572, 9/2610; LA NRW Duisburg, NW 1049/18741; Töpel, Universitätsaugenklinik Greifswald.
Bild: Töpel, Universitätsaugenklinik Greifswald, S. 53.

Wilhelm Rohrschneider

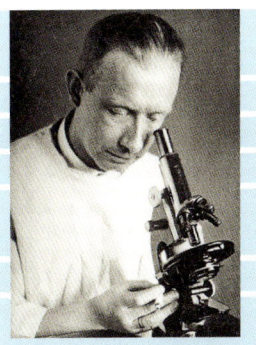

30.04.1895 Berlin – 17.6.1966 München
Evangelisch
Verheiratet
Zwei Kinder
Kölner Adresse: Zülpicher Straße 370.

Rohrschneider studierte, durch Fronteinsatz und englischer Gefangenschaft im Ersten Weltkrieg unterbrochen, Medizin in Berlin und Heidelberg, wo er 1921 das Staatsexamen ablegte. In Berlin wurde er 1922 mit der Dissertation „Ein Fall von primärem Sarkom der Iris mit ringförmiger Ausbreitung" promoviert. Seine weiteren Stationen: Assistent im Kreiskrankenhaus Nauen 1921, in der Augenklinik Berlin 1922, als Rockefeller Fellow im Pathologischen Institut Marburg 1923 und wiederum in der Augenklinik Berlin 1924; Habilitation Berlin 1928 („Experimentelle Untersuchungen über Veränderungen normaler Augengewebe nach Röntgenbestrahlung"); Oberarzt Augenklinik Greifswald 1931; nb. ao. Professor für Augenheilkunde Greifswald 1934; ao. Professor für Augenheilkunde Köln 1935 (Umhabilitierung); Ordinarius und Direktor Universitätsaugenklinik Königsberg 1937; o. Professor und Direktor der Augenklinik Münster 1948; o. Professor und Direktor der Augenklinik München 1953; Emeritierung 1965.

Mitgliedschaften und Auszeichnungen: EK II, Frontkämpferkreuz; SA 1933 (Sturmmann).

Quellen und Literatur: HASt Köln, 690/273; UA Köln, 27/71, 67/1112, 261/611; BA Berlin, R 4901/13274; Küchle, Augenkliniken, S. 216 ff.; Toepel, Universitätsaugenklinik, S. 37.

Frauenklinik

Hans Naujoks – Der Vollstrecker des Zwangssterilisationsgesetzes

Der Kampf um die Wiederbesetzung des Ordinariats

Die Frauenklinik wurde seit der Emeritierung von Heinrich Füth am 1. Oktober 1932 von dem außerordentlichen Professor Georg Kaboth kommissarisch geleitet.784 Sie war in der ehemaligen Hebammenlehranstalt in der Kerpener Straße, der heutigen Zahnklinik, untergebracht. Ihre Verlegung in das Augustahospital stand zur Diskussion, wurde aber im September 1933 „aus finanziellen Gründen" verworfen. Dies machte die Berufung eines neuen Lehrstuhlinhabers nicht einfacher. Dekan Bering bat im Mai 1933 das Wissenschaftsministerium dringlich, das Ordinariat zu besetzen: „Die Studierenden zögern mit der Belegung der von dem Gynäkologen abgehaltenen Vorlesungen, da sie den Ordinarius, der sie demnächst auch prüfen wird, hören wollen. Unter dieser Verzögerung leidet die Ausbildung."785 Immer wieder richtete die Stadt einen Appell an das Wissenschaftsministerium. Der Lehrstuhl müsse möglichst bald besetzt werden, da die Klinik einer „starken Konkurrenz" ausgesetzt sei.786

Die Kölner Universitätsfrauenklinik aber war wenig attraktiv. Im Oktober 1933 fasste Dekan Bering nach einer Begehung die Situation gegenüber Carl Coerper zusammen: Der Hörsaal mit seinen 120 Sitzen sei „klein und wenig gut eingerichtet", auch „sehr steil".787 Maßnahmen seien hier „wünschenswert, aber nicht notwendig".788 Der Hörsaal sei jedenfalls „kein Grund zur Ablehnung einer Berufung".789 Dringlicher sei eine neue Sterilisationsanlage für den Operationsraum.790 Die Stadt erklärte sich bereit, hier die Kosten zu übernehmen.791 Die Verwaltung der Frauenklinik müsse insoweit reformiert werden, als dieser der ärztliche Direktor vorstehen müsse, dem ein „Verwalter beigegeben" werde – „und nicht umgekehrt".792 Als problematisch wurde zuletzt erkannt, dass die Privatstation der Frauenklinik zu klein sei, was in Zukunft mit der Errichtung eines Assistenzarztwohnhauses geändert werden könne.793

Hans Christian Naujoks

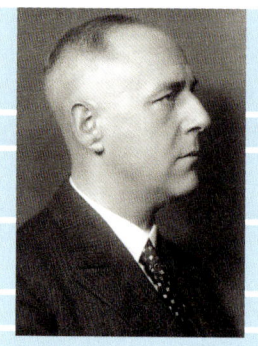

2.9.1892 Jessen/Kreis Insterburg – 29.9.1959 Frankfurt am Main
Evangelisch-lutherisch
Ehefrau: Marie-Luise Uffenorde
Kinder: Horst, Jürgen, Hans-Dieter, Heino
Kölner Adresse: Corrensstr. 30

Nach dem Abitur am Realgymnasium Insterburg 1911 studierte Naujoks Medizin in Königsberg, München, Berlin und zuletzt Rostock, wo er 1919 das Staatsexamen ablegte und promoviert wurde. Von 1914 bis 1919 war er im Kriegseinsatz. Er wurde Assistent an den Universitätsfrauenkliniken Königsberg und Marburg und habilitierte sich bei Georg Winter in Königsberg 1925 („Das Problem der temporären Sterilisierung" und „Verlauf und Prognose der Pyelitis gravidarum"). Die weiteren Stationen: Oberarzt Frauenklinik Marburg 1926; Umhabilitation Marburg 1927; nb. ao. Professor für Geburtshilfe und Frauenheilkunde Marburg 1929; o. Professor für Geburtshilfe und Gynäkologie Köln 1934 (Dekan 1937/38, Zwangssterilisierungen); Vertretung des Lehrstuhls für Geburtshilfe und Gynäkologie sowie Leitung der Frauenklinik und Hebammenlehranstalt Marburg 1945; o. Professor für Geburtshilfe und Gynäkologie Frankfurt 1947; Emeritierung 1959.

Mitgliedschaften und Auszeichnungen: Stahlhelm; Mitunterzeichner des Bekenntnisses der Professoren an den deutschen Universitäten und Hochschulen zu Adolf Hitler und dem nationalsozialistischen Staat 1933; NSDAP 1933 (Nr. 2828601), SA, Förderndes Mitglied der SS, NSDDB, NSDÄB, NSLB, NSV; Schriftführer der Deutschen Gesellschaft für Gynäkologie 1936, deren Präsident 1956–1958; Großes Verdienstkreuz Verdienstorden der Bundesrepublik Deutschland 1957.

Quellen und Literatur: UA Köln 17/4009; 67/1097; 571/230; BA Berlin R 4901/13272; Professor/innen-Katalog der Universität zu Köln; Franken, Nationalsozialist; Daniel Schäfer/Peter Mallmann, Gynäkologischer Alltag im „Dritten Reich". Das Beispiel der Kölner Universitätsfrauenklinik, in: Geburtshilfe und Frauenheilkunde 65 (2005), S. 862–867.

Bild: UA Köln, 20/239.

Die Fakultät hatte Anfang 1933 unter anderem die Professoren August Mayer (Tübingen) und Robert Schröder (Kiel) vorgeschlagen.[794] Noch unter Vorsitz von Oberbürgermeister Konrad Adenauer hatte der städtische „Ausschuss für Krankenanstalten und Gesundheitspflege" am 10. Februar 1933 über die Liste beraten und sich ganz im Sinne Adenauers mehrheitlich für Mayer ausgesprochen.[795] Schröder sei „zwar", so Adenauer, „wissenschaftlich etwas vor Prof. Meyer [sic] zu stellen", dieser aber sei „in Bezug auf das Krankenhaus […] als leitender Direktor eines Krankenhauses" zu bevorzugen. Auf die Krankenhausleitung müsse in Köln der „Hauptwert" gelegt werden.[796] Gleichwohl ging der Ruf seitens des Ministeriums an Schröder, der ihn aber am 12. Juli 1933 telegrafisch ablehnte.[797] Zuvor hatte er nach einer Besichtigung der Kölner Verhältnisse auf umfassende, vor allem bauliche Veränderungen gedrungen.[798]

Da die bauliche Situation sich immer deutlicher als Hindernis für die Neubesetzung des Ordinariats herausschälte, besichtigte unter der Leitung von Carl Coerper im November 1933 eine städtische Delegation die Frauenklinik und fasste konkrete Beschlüsse:

Das leerstehende Direktorenwohnhaus wird zum Wohnhaus für Ärzte und Praktikanten sowie Kasino. Die infolgedessen im Hauptgebäude freiwerdenden Räume „sollen als Krankenhaus und für Universitätszwecke Verwendung finden".
- Kostenermittlung für „die geplante Verbesserung der ganz unzulänglichen Sterilisationsanlage".
- Modernisierung einer „Reihe Zimmer der Privatstation" („Linoleum, Tapete, Möbel").
- Einrichtung eines weiteren Geburtenraums im bisherigen Kinderzimmer, das in einen Nachbarraum verlegt wird.
- „Aufstellung" einer neuen Pumpe.[799]

Da die alte Berufungsliste nach fast einem Jahr de facto obsolet war, erarbeitete die Fakultät parallel zu den Bemühungen der Stadt um Verbesserungen der Ausstattung neue personelle Vorschläge. Auf der neuen Liste stand an erster Stelle der Göttinger Gynäkologe und Geburtshelfer Heinrich Martius. Ihm folgten secundo et aequo loco Gustav Haselhorst (Rostock), Felix von Mikulicz-Radecki (Königsberg) und Hans Runge (Greifswald). An dritter Stelle wurde der Oberarzt an der Frauenklinik Marburg, Hans Naujoks, genannt.[800] Der Universität war die Angelegenheit nun so wichtig, dass sie gegen Paragraf 34 ihrer Satzung verstieß und die Berufungsvorschläge nicht über das von der Stadt geprägte Kuratorium nach Berlin leitete – was prompt zu einer Beschwerde von Oberbürgermeister Günter Riesen führte.[801] Gleichwohl wurde ein halbes Jahr später erneut gegen die Bestimmungen, diesmal gegen Paragraf 14 des Staatsvertrags, verstoßen, als Naujoks ohne hinreichende Zuziehung der Stadt zum 1. Oktober 1934 berufen wurde.[802]

Reaktionäres Familienbild

Nachdem der Ruf an den 41-jährigen Ostpreußen Hans Naujoks, einem Schüler von Georg Winter in Königsberg, ergangen war, berichtete die Presse von seinen Forschungsschwerpunkten. Zu diesen zählten auch „Methoden der Sterilisierung".[803] Dies passte in ein Jahr, in dem das „Gesetz zur Verhütung erbkranken Nachwuchses" in Kraft getreten war und die Zwangssterilisierungen immer stärker den Arbeitsalltag an der Frauenklinik bestimmten. Die Frauenklinik war der Ort von weit über eintausend Zwangssterilisationen.[804]

Zwar begannen unter Naujoks nun umfangreiche Umbauarbeiten, doch brachte dies neue Probleme. Naujoks empfand die Bauarbeiten in seiner Klinik als derart belastend, dass er aus diesem Grund seine Antrittsvorlesung zum Thema „Die Wandlung der deutschen Frau" ins Sommersemester 1935 verschob.[805] Ganz im Sinne der nationalsozialistischen Ideologie fand sie ein großes Presseecho. Der Westdeutsche Beobachter berichtete:

Der Redner […] warf einen Blick auf die Stellung der Frau bei den alten Germanen. […] In zuchtvoller Sitte, Keuschheit und Stolz war sie die Gefährtin ihres Mannes. Im Mittelalter gewinnt die Marienverehrung in Deutschland ihren Höhepunkt, in der Zeit, als […] die großen deutschen Seherinnen und Mystikerinnen lebten, wie Hildegard von Bingen und Rhoswitha [sic] von Gandersheim. […] In der Aufklärung liegen die geistigen Wurzeln der sogenannten Frauenbewegung, nämlich geistiger und wirtschaftlicher Hunger. Prof. Naujoks wandte sich dann den beiden Strömungen der Frauenbewegung zu, der bürgerlichen und der marxistischen. Beide führten zur Wurzellosigkeit der Frau [...]. In sittlicher Hinsicht war alles erlaubt, nur eines durfte nicht entstehen, das Kind. Die Schwangerschaft, die einst der Frau Ehre und Anerkennung gebracht hatte, war zum Schreckgespenst geworden. [...] Der Kampf gegen die Bestrafung der Abtreibung ergriff weiteste Kreise. Die Folge war ein allgemeines Sinken des ethischen Niveaus der Frau. [...] Die nationalsozialistische Bewegung brachte die Erlösung von der Entwertung der Frau. Nie hat eine Bewegung die Frau höher geachtet als der Nationalsozialismus. [...] Der Wille zum Kind wird wieder geweckt durch eine neue Ethik [...]. Die nationalsozialistische Frauenführung kämpft nicht um Rechte der Frau, sondern um die Sonderaufgaben und Pflichten der Frau. [...] Das junge Mädchen von heute soll rein, stark und selbstbewußt in die Ehe treten; sie soll bereit sein, Opfer zu bringen und mit dem Manne gemeinsam zu arbeiten. Die schwangere Frau ist wieder heilig geworden in Deutschland. [...] Neues Hoffen, neuer Geist geht durch die Frauenwelt. [...] Diese Wandlung der Frauen in so kurzer Zeit ist, so betonte Prof. Naujoks, das größte Wunder der nationalsozialistischen Umwälzung.[806]

Für das akademische Publikum erschien die Vorlesung auch gedruckt.[808]

Doch wer nun glaubte, mit der Neuberufung eines dem Nationalsozialismus huldigenden Ordinarius – Mitglied der SA war er seit 1934, der NSDAP seit 1937 – würde eine gewisse Stabilität in der Frauenklinik einkehren, sah sich getäuscht. Schon im Laufe seines ersten Kölner Semesters ließ das Wissenschaftsministerium wissen, man beabsichtige, Naujoks nach Königsberg zu versetzen. Entschieden und letztlich erfolgreich erhob Oberbürgermeister Riesen in Übereinstimmung mit der Medizinischen Fakultät Einspruch und diesmal unter gemeinsamer Berufung auf den Paragrafen 14 des Staatsvertrags.[809]

In der Praxis der Lehre blieb der nun doch allseits als viel zu klein angesehene Hörsaal eines der größten Probleme. In Absprache mit Naujoks und Dekan Kleinschmidt organisierte Fachschaftsleiter Janocha Zugangsbeschränkungen, die vor allem das erste klinische Semester betrafen. Diese Studierenden durften an der geburtshilflich-gynäkologischen Klinik nicht mehr teilnehmen. Es wurden Hörerkarten ausgegeben, die allein zum Zugang in den Hörsaal berechtigten.[810]

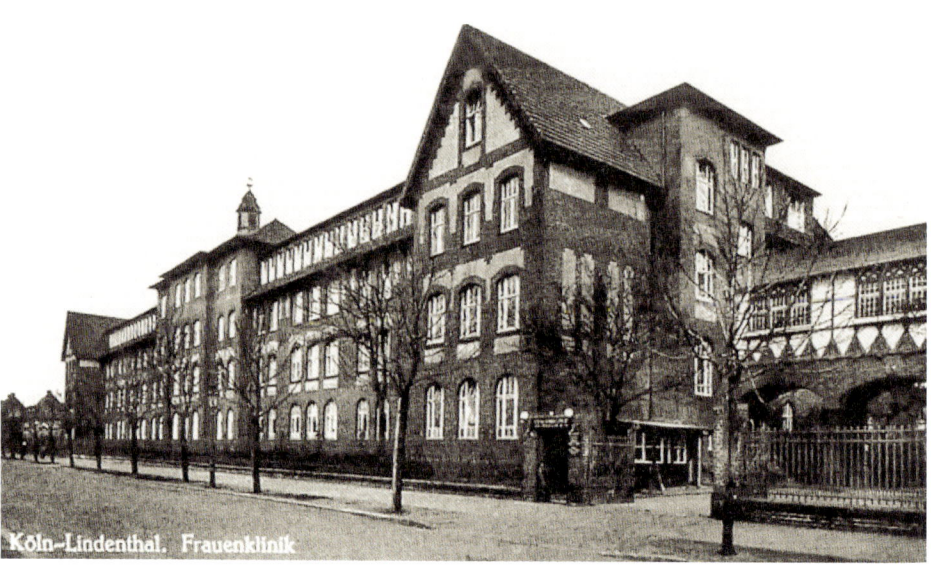

Abb. 41: Die ehemalige Hebammenlehranstalt und Universitätsfrauenklinik in der Kerpener Straße (undatierte Ansichtskarte). Erhalten ist das heute von der Zahnklinik genutzte ehemalige Verwaltungsgebäude.[807]

Dekan

De facto im April, de jure im Mai 1937 wurde Naujoks Dekan der Medizinischen Fakultät.[811] Dass diese Entscheidung angesichts der durch die Baumaßnahmen und die zusätzlichen Operationen aufgrund des Zwangssterilisationsgesetzes problematisch war, zeigte sich bald. Im Juli 1938 wandte sich Naujoks mit der Bitte an den Rektor, ihm mit Blick auf seine „ärztlichen, organisatorischen und wissenschaftlichen Aufgaben […] das Amt des Dekans noch vor Beginn des nächsten Semesters abnehmen zu wollen".[812] Insbesondere nannte er den „grossen Umbau der Klinik" als besondere Belastung.[813] Jährlich Hunderte Frauen, die ab 1934 zwangssterilisiert wurden, waren für die Frauenklinik einerseits eine Einnahmequelle und konnten als Argumente für eine bessere materielle und personelle Ausstattung angeführt werden. Andererseits brachten sie als von Zwangsmaßnahmen Betroffene Unruhe in die Klinik. Dem versuchte man dadurch zu begegnen, dass auffällige Frauen in einen der großen Krankensäle für Patientinnen der 3. Klasse gelegt wurden – auch wenn die Betroffenen eigentlich Anspruch auf ein Zimmer besserer Klasse hatten.[814] Damit wurde in den besseren Klassen Unruhe vermieden. Irene Franken berichtet zudem, dass die Fenster der großen Krankensäle vergittert waren, so dass von hier „ein Entweichen kaum möglich" war.[815]

Die Früchte der von ihm überwachten Umgestaltung der Klinik wollte Naujoks nun selbst ernten. Einen vom Reichswissenschaftsministerium neuerlich geplanten Wechsel Naujoks', diesmal nach Berlin, lehnte er im Winter 1938/39 ab.[816] Er vertrat als Nationalsozialist die Kölner Gynäkologie im Ausland, etwa auf dem Internationalen Kongress für Geburtshilfe und Gynäkologie in Amsterdam 1938.[817] Zum Jahreswechsel 1939/40 galt der „Umbau der Frauenklinik" als „zu Ende geführt".[818] Besonders hervorgehoben wurde, dass „der völlige Neubau des modernen Hörsaals" eine „reine Universitätsangelegenheit" ohne Beteiligung der städtischen Gesundheitsverwaltung war.[819] Die Presse feierte Naujoks im Dezember 1940 für den „völligen Neubau" nach dem „Prinzip" der „Trennung von Mutter und Kind". In der Geburtsabteilung lagen die Frauen in Zimmern mit zwei bis vier Betten, die Neugeborenen getrennt im „Kinderraum". „Das steigende Vertrauen zur Klinik" drücke sich in den Geburtszahlen aus. 1933 wurden dort 1429 Kinder geboren, 1940 kam das 3000. Kind dort schon Anfang Dezember zur Welt.[820]

In Naujoks' Zeit als Dekan fallen die Verleihungen mehrerer Ehrendoktorgrade an ausländische Gelehrte, an den französischen Radiologen Antoine Béclère, den niederländischen Physiologen Adriaan de Kleijn und – allerdings wenige Monate nach dem „Anschluss" Österreichs an das Deutsche Reich – den österreichischen Psychiater Julius von Wagner-Jauregg.[821]

Patientinnen, Therapien und Forschung

Nach seinem Verständnis handelte Naujoks gewissenhaft. Die Zwangssterilisationen „Erbkranker" hielt er für ethisch geboten. Mit der Strahlendiagnostik und -therapie machte er die Frauenklinik „zu einem onkologischen Zentrum", das Kranke hoffnungsvoll von weither nach Köln kommen ließ.[822]

Mittelbar war die Frauenklinik von Einlieferungen aus den Konzentrationslagern betroffen. So war nach einem Zeitzeugenbericht eine Insassin des Messelagers Deutz von einem Zwangsarbeiter beschuldigt worden, noch in Freiheit eine Geschlechtskrankheit weitergegeben zu haben. Die Betroffene wurde wiederholt „unter Bewachung eines Soldaten auf die Lindenburg geführt", um dort untersucht zu werden. Der behandelnde Frauenarzt soll schließlich „die Soldaten" aufgefordert haben, „die junge Frau nicht noch einmal zu ihm bringen".[823]

Auf der Basis von Patientinnenakten, in die – allerdings nicht immer zuverlässig – die Konfessionsangehörigkeit (also nicht die „Rassezugehörigkeit" im nationalsozialistischen Sinne) eingetragen wurde, lassen sich für die Frauenklinik auch Aussagen über jüdische Patientinnen treffen.[824] Von 1935 an nahm sie „nur noch vereinzelt jüdische Patientinnen auf", ab 1938 hielt sie sich an die Anweisung, nach der auch „'Mischlinge und heute Andersgläubige'", also konvertierte Juden, nicht mehr in den Universitätskliniken zu behandeln seien.[825] Ausnahmen gab es bei Lebensgefahr. Ansonsten war an das „Israelitische Asyl" in der Ehrenfelder Ottostraße 85 zu verweisen. Dies schließt nicht aus, dass in Einzelfällen und nach NS-Recht illegal auch in den späteren Jahren noch Jüdinnen auf der Privatstation behandelt wurden. Im Entnazifizierungsverfahren nahm Naujoks einen solchen Fall für sich in Anspruch.⁸²⁶ Irene Franken hat zudem den Fall einer 64-jährigen jüdischen Krebskranken dokumentiert, für die 1937 bei Dezernent Carl Coerper eine Ausnahmegenehmigung für eine Operation erbeten wurde. Obwohl Coerper diese verweigerte, erhielt die Frau auf Anweisung Naujoks' eine Strahlenbehandlung mit Radium.⁸²⁷

Naujoks' Weggang

Paradoxerweise trat die ersehnte Stabilisierung der Verhältnisse in der Frauenklink mit dem Beginn des Zweiten Weltkriegs ein. Bei den Luftangriffen blieb das umgebaute Gebäude weitgehend unbeschädigt.⁸²⁸ Seit Oktober 1941 wurden einige Patientinnen aber auch im Ausweichkrankenhaus Mehlem (Bad Godesberg) untergebracht.⁸²⁹ Erst in der Phase des Untergangs des NS-Regimes änderte sich die Situation, als Hans Naujoks mit einer der letzten Amtshandlungen des NS-geführten Wissenschaftsministeriums zum 1. April 1945 auf den Marburger Lehrstuhl berufen wurde, wo er Ernst Bach, dem bereits 1922 der NSDAP beigetretenen, 1944 verstorbenen Ordinarius, nachfolgte. Erst am 6. September 1945 teilte Naujoks Dekan Schüller mit: „Auf meine Mitarbeit in der Fakultät werden Sie nun wohl nicht mehr rechnen können".⁸³⁰ Als in Hessen Zweifel an der Persönlichkeit Naujoks' wuchsen, wandte sich das dortige Kultusministerium zwei Jahre später an Dekan Ernst Klenk. Dieser äußerte sich anerkennend über Naujoks: „Man kann nicht behaupten, dass er während seines Dekanats politische Aktivisten gefördert oder in den Lehrkörper hineingebracht hätte [...]. Ich entsinne mich, als ich 1938 nach Köln berufen wurde, dass mir Prof. Naujoks, der damals Dekan war, sagte, der Fakultät sei es bisher gelungen, sich vor politischen Besetzungen zu schützen."⁸³¹ Für seine Zeitgenossen stand Naujoks' weiterer akademischer Karriere nichts im Wege. Von Marburg wechselte er nach 1947 nach Frankfurt, wurde 1956 Präsident der Deutschen Gesellschaft für Gynäkologie und im Jahr darauf mit dem Großen Bundesverdienstkreuz ausgezeichnet.

Friedrich-August Wahl

4.12.1902 Wiesbaden – 21.1.1985 Köln
Evangelisch
Verheiratet

Das Studium der Medizin in Frankfurt am Main, Tübingen und Greifswald schloss Wahl in Frankfurt am Main mit Staatsexamen 1927 und Promotion („Die Oberflächenspannung des Serums während der Gestationsperiode") 1928 ab. Dort war er Assistent in der Klinik für Chirurgie und Orthopädie, bevor er noch im selben Jahr an die Frauenklinik Marburg wechselte. Seine weiteren Stationen: Habilitation Marburg 1932; Wechsel an die Frauenklinik Köln und Umhabilitierung 1934; Oberarzt 1934; nb. ao. Professor für Geburtshilfe und Gynäkologie 1939; Wehrmacht 1943; Kriegsgefangenschaft 1945; kommissarischer Direktor 1945; apl. ao. Professor 1947; Entnazifizierung Kategorie IV 1948; apl. Professor 1952; Pensionierung 1967.

Mitgliedschaften und Auszeichnungen: Burschenschaft Arminia zu Tübingen 1922; Mitunterzeichner Bekenntnis der Professoren zu Adolf Hitler 1933; NSDAP 1933 (Nr. (2828850), SA 1933 (Sturmbannarzt), Förderndes Mitglied der SS, NSDDB, NSDÄB, NSLB, Reichsdozentenschaft; Ermächtigung zur Sterilisierung durch Bestrahlung; beteiligt an Zwangssterilisationen.

Quellen und Literatur: UA Köln, 382/2481, 571/1499, 9/2611, 261/611; LA NRW Duisburg, NW 1049/33941; BA Berlin, R 4901/13279; Professor/innen-Katalog der Universität zu Köln.

Friedrich-August Wahl – Zur Zwangssterilisation durch Bestrahlung berechtigt

Für Kontinuität in Köln sorgte einstweilen Friedrich-August Wahl. Er war 1935 als Privatdozent an die Frauenklinik gekommen, 1938 zum außerordentlichen Professor ernannt worden und blieb bis zu seiner Pensionierung 1967. In seiner auf Bitten des Dekans abgegebenen Stellungnahme zur etwaigen Beibehaltung des Erbgesundheitsgesetzes äußerte er sich 1946 differenzierter und weniger eindeutig als die Fakultät in ihrer Gesamtheit; er betonte die Chancen von „freier Willensbestimmung" und „Einsicht" der Betroffen.⁸³² Dabei hatte er zu den vergleichsweise wenigen Ärzten gehört, denen die Zwangssterilisierung auch per Strahlenbehandlung erlaubt war. 1943 legte er ein Buch vor, in dem er sich mit „Röntgenstrahlen in der Geburtshilfe" auseinandersetzt und zu dem sein Chef Hans Naujoks ein nüchtern-freundliches Geleitwort beisteuerte.[833] Zu „der Möglichkeit, durch Röntgenstrahlen eine dauernde oder vorübergehende Sterilisation bei der Frau zu erzeugen", nahm Wahl nur am Rande Stellung, ohne Bezug auf die Zwangssterilisationen durch Bestrahlungen, zu denen er durch die NS-Behörden ermächtigt worden war.[834] Im Frühjahr 1946, als die Frage über die Beibehaltung des Zwangssterilisationsgesetzes diskutiert wurde, plädierte Wahl für die Möglichkeit von Zwangssterilisationen, wenn „keine Einsicht des Kranken in die Notwendigkeit des Eingriffs erzielt werden kann".[835]

Dem Nationalsozialismus war Wahl als Mitglied von Partei und SA seit 1933, als SA-Sturmbanner, Obmann des NS-Ärztebundes, Förderndes Mitglied der SS und Unterzeichner des Pro-Hitler-Aufrufs vom November 1933 enger verbunden als Naujoks.

In Wahls Zeit fallen die Bedrohungen durch den Krieg, die Unterbringung von Zwangsarbeiterinnen und die Evakuierung.[836] Wie dramatisch die Situation für die Patientinnen sein konnte, schilderte in ihren Erinnerungen die Kinderpflegerin Liesel Schäfer-Strausfeld. Nach der Explosion eines abgeschossenen Flugzeuges samt Bombenladung in der Nähe der Frauenklinik seien sämtliche Fensterscheiben geborsten: „Die Frauen hatten keine Milch mehr. Das war so der Schock".[837]

Paul Wirz

24.6.1899 Koblenz – 24./25.10.1936 Gelsenkirchen
Katholisch

Nach Abitur am Bonner Beethoven-Gymnasium 1917 leistete Wirz Kriegsdienst als Funker. Das anschließende Studium der Medizin in Bonn schloss er mit Approbation und Promotion („Ein Beitrag zur Wirkungsweise des Hypophysins auf den Wasserhaushalt und Chlorstoffwechsel des Organismus") 1924 ab. Als Assistent wechselte er an die Kölner Frauenklinik 1924 mit kurzzeitigen Aufenthalten an den Frauenkliniken Kiel 1924 und Frankfurt am Main 1928/29. In Köln habilitierte er sich 1932 mit der Arbeit „Hypophysenvorderlappenhormone und Amenorrhoe". 1934 wurde er Leiter der Vestischen Frauenklinik Gelsenkirchen-Erle unter Beibehaltung der Kölner Privatdozentur.

Mitgliedschaften und Auszeichnungen: Frontkämpfer-Ehrenkreuz; SA (November 1933), zuletzt Sturmmann.

Quellen und Literatur: UA Köln, 28/110, 17/6359, 27/67, 67/1173; Professor/innen-Katalog der Universität zu Köln.

Heinrich Füth

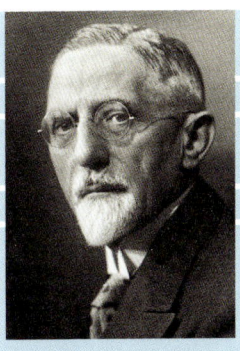

11.1.1868 (Essen-)Werden –
21.8.1951 Köln
Katholisch
Kölner Adresse: Müngersdorf, Kämpchensweg 43

Füth schloss sein Bonner Medizinstudium 1891 mit der Promotion („Über das Verhalten des Harns nach großen Thymoldosen") und 1892 mit dem Staatsexamen ab. Nach Assistentenzeiten in Bonn, Berlin und Kiel kam er 1893 nach Leipzig, wo er sich 1901 habilitierte. Seine weiteren Stationen: Professor an der Medizinischen Akademie Köln 1906; o. Professor für Geburtshilfe und Gynäkologie Köln 1919; Klinikdirektor 1924; Emeritierung 1934.

Mitgliedschaften und Auszeichnungen: Korrespondierendes Mitglied der Geburtshilflich-gynäkologischen Gesellschaft Leipzig 1906; Korrespondierendes Mitglied der Medizinischen Gesellschaft Leipzig 1906; Korrespondierendes Mitglied der Société Belge de Gynécologie et d'Obstétrique 1914; Leopoldina; Ehrenmitglied der Deutschen Gesellschaft für Geburtshilfe und Gynäkologie 1933; Ehrenmitglied der Niederrheinisch-Westfälischen Gesellschaft für Geburtshilfe und Gynäkologie 1933; Ehrenmitglied der Kölner Gesellschaft für Geburtshilfe und Gynäkologie 1933; Mitherausgeber des „Archivs für Gynäkologie".

Quellen und Literatur: UA Köln 67/1026, 317/III/554, 571/236; BA Berlin, R 4901/13263; Professor/innen-Katalog der Universität zu Köln.

Bild: UA Köln, 20/181.

Georg Kaboth

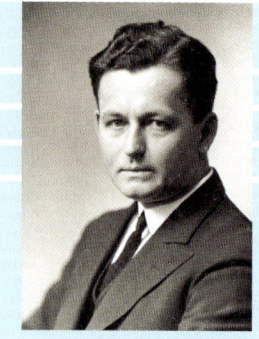

31.05.1892 Nimptsch/Niederschlesien (Niemcza) –
Katholisch
Ehefrau: Resi Olligs

Nach dem Abitur am humanistischen Gymnasium in Beuthen/Bytom 1911 studierte Kaboth Medizin in Innsbruck, Breslau, Greifswald, Halle und Berlin. Das Staatsexamen legte er – trotz Einsatz als Feldarzt im Ersten Weltkrieg – 1917 in Halle ab; 1919 wurde er dort mit der Dissertation „Über die Entstehung von Verwachsungen und Verschmelzungen der Aortenklappe und ihre Beziehungen zur ulcerösen Endocarditis bei Feldzugsteilnehmern" promoviert. Seine weiteren Stationen: Assistent an der Medizinischen Klinik Halle, dem Pathologischen Institut Halle, der Kinderklinik Halle 1919, der Landesfrauenklinik und Hebammenlehranstalt (Wuppertal-)Elberfeld 1920, der Städtischen Frauenklinik Wiesbaden 1922 und der Frauenklinik Göttingen 1922; Habilitation Göttingen 1925 („Untersuchungen über die Entstehung des Schwangerenödems"); Oberarzt Frauenklinik Köln 1926 (Umhabilitierung); nb. ao. Professor für Geburtshilfe und Gynäkologie Köln 1931; stellv. Direktor und zeitweise Lehrstuhlvertretung 1932; Direktor Landesfrauenklinik und Hebammenlehranstalt Gleiwitz 1936.

Mitgliedschaften und Auszeichnungen: EK II 1918; Stahlhelm 1933, SA 1934 (Sturmbannarzt), NSDAP 1937; Ermächtigung zur Zwangssterilisation durch Röntgenstrahlen.

Quellen und Literatur: UA Köln 17/2617, 27/55, 67/1051, 261/611; BA Berlin, R 4901/13267; Professor/innen-Katalog der Universität zu Köln.

Bild: UA Köln 20/19.

Carl Wilhelm Holtermann

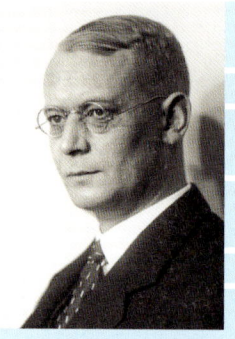

22.8.1895 Ahlen/Westfalen –
30.3.1971
Katholisch
Erste Ehefrau: Anna Maria Elisabeth Lindemann
Zweite Ehefrau: Martha Luise Teutschbein

Nach dem Abitur am Realgymnasium Papenburg 1914 studierte Holtermann, unterbrochen vom Kriegseinsatz, Medizin in Freiburg, Münster, Hamburg und Köln. In Freiburg, wo er auch als Medizinalpraktikant und Volontär tätig war, wurde er 1922 mit einer Dissertation „Über die Bedeutung des vorzeitigen Blasensprungs" promoviert. Seine weiteren Stationen: Assistent in der Gynäkologischen Klinik Köln 1922, im Pathologischen Institut Freiburg 1922, in der Hebammenanstalt Hannover 1923, in der Frauenklinik Tübingen 1923 und in der Frauenklinik Münster 1924; Oberarzt an der Universitätsfrauenklinik Köln 1928; Habilitation Köln 1930 („Experimentelle Untersuchungen über Gewebsstoffwechselprozesse [Mbl.-Reduktion] bei nichtgraviden, graviden und fetalen Tieren"); nb. ao. Professor für Geburtshilfe und Gynäkologie Köln 1935; apl. Professor 1940; Wehrmacht und russische Kriegsgefangenschaft bis 1950; Entnazifizierung Kategorie V 1950; apl. ao. Professor Köln 1950; apl. Professor 1952; Leiter der gynäkologischen und geburtshilflichen Abteilung des St.-Joseph-Hospitals Köln-Kalk 1957–1968.

Mitgliedschaften und Auszeichnungen: EK II 1916, EK I 1917, Verwundeten-Abzeichen, Frontkämpferkreuz mit Schwertern; DAF 1933, SA 1933 (Rottenführer), NSLB, NSDÄB, DLSB, NSV 1934, RLB 1934 (Nr. 96286), RKB 1936, NSDAP 1937 (Nr. 4068858), NSDÄB 1938, Dozentenschaft Köln; KVK II mit Schwertern 1941, KVK I 1942, Spange zum EK II 1944, Gesellschaft Deutscher Naturforscher und Ärzte; Deutsche Gesellschaft für Gynäkologie; Niederrheinisch-Westfälische Gesellschaft für Gynäkologie und Geburtshilfe; Kölner Gynäkologische Gesellschaft.

Quellen und Literatur: UA Köln 17/II/1077, 67/1046, 571/692, 9/2610, 261/611; LA NRW Duisburg 1049/5594; BA Berlin, R 4901/13266; Professor/innen-Katalog zu Köln.

Bild: UA Köln, 20/189.

Orthopädische Klinik

Matthias Hackenbroch – Katholische Fundamente

Als außerordentlicher Professor für orthopädische Chirurgie am Bürgerhospital gehörte Matthias Hackenbroch nicht der Fakultät an, stand aber mit der Orthopädischen Klinik während der gesamten NS-Zeit einer wichtigen universitären Lehreinrichtung vor.[838] Zudem leitete er das angebundene „Krüppelheim" der Stiftung Dr. Dormagen.[839]

Hackenbroch konnte auch mit seinem persönlichen Renommee argumentieren, das weiter anwuchs: 1935 wurde er Gastgeber des Kongresses der Deutschen Orthopädischen Gesellschaft, den er nach Köln geholt hatte.[840] Dessen Erfolg trug dazu bei, dass Hackenbroch 1937 zum beamteten außerordentlichen Professor ernannte wurde und damit dem Status nahekam, den auch sein 1928 emeritierter Vorgänger Karl Cramer innegehabt hatte.[841]

Hackenbrochs Beharrlichkeit war erfolgreich. Es gelang ihm schließlich, die Orthopädische Klinik im Bürgerhospital zu erhalten und die Aussiedlung nach Weidenpesch in die Stiftung Dormagen einstweilen zu vermeiden. Diese wurde erst im Krieg nach den Beschädigungen des Bürgerhospitals Realität. In der Bundesrepublik gelang es Hackenbroch dann, „nach seiner Konzeption" eine Orthopädischen Klinik zu errichten. Sie wurde 1954 eröffnet; ihr konnte er bis zu seiner Emeritierung noch acht Jahre vorstehen, nun als regulärer Ordinarius, der sogar zum Dekan gewählt wurde.[842]

Hackenbroch gab während des Entnazifizierungsverfahrens trotz seiner früheren Mitgliedschaften in NSDAP, SA und anderen NS-Organisationen zu verstehen, er sei in seinem „Denken" und „Handeln" kein „Nationalsozialist" gewesen. Er habe Juden behandelt, als es „verboten und gefährlich" gewesen sei, sogar noch 1937 einen Juden in seiner Massageschule aufgenommen. Zur Auswanderung gezwungenen Juden habe er Empfehlungen ausgestellt und sie an den zuvor in Jena tätigen, dann nach Iowa emigrierten Professor Arthur Steindler verwiesen.[843] Hackenbroch betonte seine Katholizität, die sich in seiner Vorstandstätigkeit in der Katholischen Gesellschaft für Krüppelfürsorge/Josefsgesellschaft gespiegelt habe.[844] Eines der wichtigsten Leumundszeugnisse stammt von dem 1933 entlassenen sozialdemokratischen Stadtarzt Helmut Braubach, der Hackenbroch eine „nur formelle Bedeutung" seiner NS-Mitgliedschaften bescheinigte.[845] Tatsächlich gehörte Hackenbroch im Frühjahr 1946 zu den wenigen Kölner Professoren, die sich mit klarer Argumentation gegen ein Weiterbestehen des Zwangssterilisationsgesetzes aussprachen. Er betonte dessen fehlende Legitimität, wenn zu seiner Anwendung „lediglich materielle, rationalistisch-ökonomische Gründe" angeführt würden.[846] Auch sah er einen direkten Weg von den Zwangssterilisierungen „bis zur ‚Vernichtung lebensunwerten Lebens'".[847]

Matthias Josef Hackenbroch

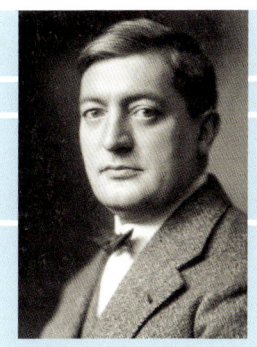

5.7.1894 Köln-Kalk – 3.9.1979 Köln

Katholisch

Mutter: Cornelia Limbach, 7.2.1861 Köln-Vingst – 4.3.1927 Köln-Kalk

Vater: Matthias Josef Hackenbroch, 1.1.1853 Porz am Rhein – 16.8.1915 Köln-Kalk, Bäckermeister

Ehefrau (Heirat 22.12.1934): Ida Carola Martini, Tochter eines Oberpostdirektionspräsidenten

Kinder: Matthias Heinrich, 22.9.1935–21.7.2006 (Direktor der Kölner Orthopädischen Universitätsklinik 1978–2000); Wolfgang, Michael, Eva, Rüdiger, Ida

Kölner Adressen: Wiethasestr. 73; Sachsenring 90

Nach dem Abitur am Kalker humanistischen Gymnasium studierte Hackenbroch Medizin in Würzburg, Straßburg, Bonn und Köln, wo er 1920 mit der Dissertation „Über das klinische Bild der Progressiven Paralyse" promoviert wurde. Als Volontärarzt war er an der Kölner Frauenklinik, zeitweise Vertreter in einer Landarztpraxis und wurde zum 1.10.1920 Volontärarzt in der orthopädischen Universitätsklinik Köln bei Karl Cramer. Die weiteren Stationen Oberarzt 1923, Habilitation 1925 („Zur Ätiologie und Pathogenese des Hohlfußes"); Leiter der Orthopädischen Klinik Köln 1.10.1928; mehrmonatige Studienreise USA 1930; nb. ao. Professor 1931; Vorsitzender Deutsche Orthopädische Gesellschaft 1931; beamtetes Extraordinariat 1938; planm. ao. Professor für Orthopädische Chirurgie 1947; o. Professor für Orthopädie 1950 (Dekan 1954/55); Emeritierung 1966.

Mitgliedschaften und Auszeichnungen: EK II; Vorstandsmitglied der Katholischen Gesellschaft für Krüppelfürsorge 1931; Auswärtiges Mitglied American Academy of Orthopedic Surgeons 1931; Stahlhelm 1933, NSLB 1933, SA 1934 (Sanitätskorps, Schar-, Oberscharführer), NSDÄB 1934, NSV 1934, NSKOV 1935, NSDAP 1937; Präsident der Deutschen Orthopädischen Gesellschaft 1935; Kampfbund für deutsche Kultur; Auswärtiges Mitglied der Französischen Gesellschaft für Orthopädie 1938; KVK 1944; Präsident der Internationalen Gesellschaft für Orthopädische Chirurgie 1963 und der Internationalen Gesellschaft für Orthopädie und Traumatologie 1965; Leopoldina 1963; Großes Verdienstkreuz des Verdienstordens der Bundesrepublik 1964; Ehrenplakette der Universität zu Köln 1974; Dr. med. h.c. Münster 1975; Ehrenmitglied der Deutschen Gesellschaft für Orthopädie, der Österreichischen Orthopädischen Gesellschaft und der Französischen Orthopädische Gesellschaft.

Quellen und Literatur: UA Köln, 9/2485, 67/660, 192/202, 317/III/0687, 571/71, 9/2610, 261/611; Professor/innen-Verzeichnis der Universität zu Köln.

Bild: UA Köln, 20/187.

Zahnklinik

Karl Zilkens – Das schwierige Ende einer Ära

Die Kölner Zahnmedizin war seit dem Kaiserreich mit dem Namen Karl Zilkens verbunden. Zugleich war er wohl der kölscheste aller Kölner Klinikdirektoren. 1904 führte er als Prinz Karl III. das in jenem Jahr von der Großen KG 1823 gestellte Kölner Dreigestirn an.[848] Noch in einem Grußartikel zum 85. Geburtstag wurde er als „ein ganz besonders fröhlicher Rheinländer" beschrieben.[849]

Geboren wurde Karl Zilkens am 9. Januar 1876 in einer alteingesessenen Kölner Familie. Nach dem jeweils mit Promotion abgeschlossenen Studium der Medizin und der Zahnmedizin war er Assistent bei Partsch und Berten. Eine Studienreise führte ihn in die USA. Derart vorgebildet wurde er zum Begründer der akademischen Zahnmedizin in Köln.[850] Als 1908 die erste städtische Zahnklinik eröffnet wurde, war er deren Leiter als „dirigierender Arzt".[851] Seit 1912 dozierte er an der Akademie für praktische Medizin. Von Köln aus organisierte er ebenfalls schon im Kaiserreich für den „Verein Deutscher Zahn-Aerzte in Rheinland und Westfalen" Fortbildungskurse.[852]

Im Ersten Weltkrieg wurde Zilkens als Stabs- und Brigadearzt nahe der Front eingesetzt, leitete aber auch für längere Zeit das Reservelazarett für Kieferverletzte in Köln.[853]

Mit der Wiederbegründung der Universität erhielt Zilkens 1919 den Titel eines außerordentlichen Professors der Zahnheilkunde. Als 1922 das von ihm maßgeblich mitinitiierte „Fortbildungsinstitut des Vereins deutscher Zahnärzte in Rheinland und Westfalen" eröffnet wurde, verlieh ihm die Kölner Universität den zahnmedizinischen Ehrendoktortitel (Dr. med. dent. h.c.). 1932 wurde die Zahnmedizin an der Universität weiter aufgewertet. Zilkens wurde ordentlicher Professor und Direktor des Zahnärztlichen Instituts.[854] Während sich im benachbarten Bürgerhospital Betten für die stationäre Behandlung und auch Lehrräume befanden, war das Gebäude in der Cäcilienstraße 1a mit seinen 42 Behandlungsstühlen, Lehr- und Arbeitsräumen das Zentrum der Zahnmedizin.[855]

Sein in jener Zeit engster Mitarbeiter Rudolf Weber gab zu Ehren seines Chefs 1933 eine Festschrift „zum 25jährigen Bestehen der Zahnklinik Köln und zu Ehren des 15jährigen Amtsjubiläums von Professor Dr. Karl Zilkens" heraus.[856] An ihr wirkte auch Carl Coerper mit, der sich in einem kurzen Beitrag für eine Integration der Zahnmedizin an den Medizinischen Fakultäten und damit gegen eine Auslagerung der Zahnmedizin auf „Spezialakademien" sowie für die „Einbeziehung der Sozialhygiene in den Studiengang" aussprach.[857]

Zilkens genoss zu Beginn der NS-Zeit hohe Anerkennung über die Grenzen Kölns hinaus. Schon 1928 hatte die Kölner Tagung der Fédération Dentaire Internationale (FDI) stattgefunden. Zu deren Gelingen trug nicht zuletzt die von Zilkens auch in seinem Privathaus vermittelte „rheinische Gastlichkeit" bei.[858] Zu Hermann Euler, dem langjährigen Präsidenten der Deutschen Gesellschaft für Zahn-, Mund- und Kieferheilkunde (DGZMK) in Weimarer Republik, „Drittem Reich" und junger Bundesrepublik, entwickelte sich nach den Worten Eulers eine „herzliche Freundschaft".[859] Dies trug dazu bei, dass Euler, der als Dekan der Medizinischen Fakultät Breslau zu Beginn der NS-Zeit an der Vertreibung jüdischer Kollegen mitgewirkt hatte, im April 1947 nach Köln kam und dort Lehraufträge übernahm.[860] Zilkens war dann „häufiger Gast im Hörsaal", wo er „Genuß und Bereicherung" fand.[861]

Beurlaubung wegen finanzieller Unregelmäßigkeiten

Wegen Ermittlungen zu finanziellen Unregelmäßigkeiten war Zilkens vom 19. März 1934 bis in das Wintersemester hinein durch das Wissenschaftsministerium beurlaubt wurden.[862] Um den Lehrbetrieb aufrechtzuerhalten, beauftragte Dekan Bering nach Rücksprache mit Ministerialrat Achelis im Berliner Wissenschaftsministerium den Bonner Privatdozenten Gustav Korkhaus mit der Abhaltung von Vorlesungen.[863]

Seinem Ansehen schadete die Affäre wenig. Zilkens fand bei den Studierenden hohe Anerkennung. Am Vorabend seines 60. Geburtstag „versammelten sich gegen 20 Uhr die Assistenten seines Instituts und die Studenten und Studentinnen der zahnmedizinischen Fachschaft der Universität auf dem Neumarkt, um unter Führung des

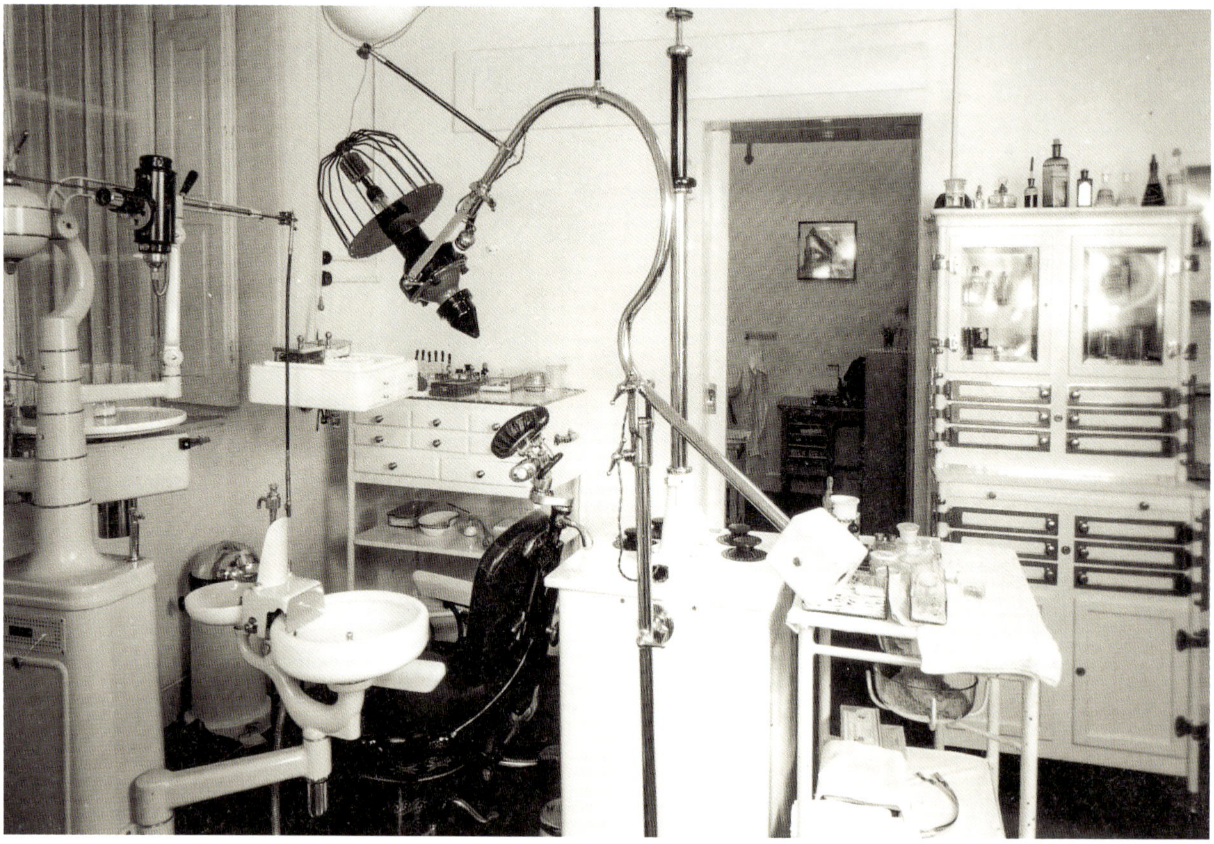

162 Die Institute und Kliniken

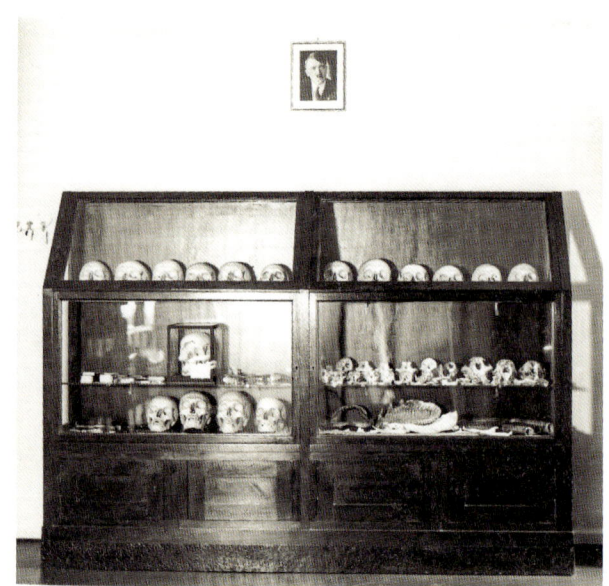

Fachabteilungsleiters Molitor dem geliebten und verehren Lehrer einen Fackelzug in seiner Privatwohnung in der Mohrenstraße darzubringen."[864] Mit „ungefähr 200 Fackelträgern" erreichte der Zug das Haus Zilkens', wo „unter dem nichtendenwollenden Jubel seiner Schüler" der Jubilar mit seiner Familie am Fenster erschien.[865] Molitor, Dr. Schubert und Privatdozent Dr. Steinhardt wurden ins Haus eingelassen, um persönlich gratulieren zu können.[866] Schon ein Jahr später trat Zilkens nach 29 Jahren als Direktor der Zahnklinik in den Ruhestand. Diesmal wurde ihm zu Ehren in der Kasinogesellschaft ein Abschiedsfest gegeben. Dabei standen weniger die Reden von Dekan Kleinschmidt und Heinz Petermann

Abb. 42: Ein Behandlungsraum der Zahnklinik.
(UA Köln, 924/F 35)

Abb. 43: Ein Porträt Hitlers über einem Vitrinenschrank mit Schädelteilen in der Zahnklinik. (UA Köln, 924/F 31)

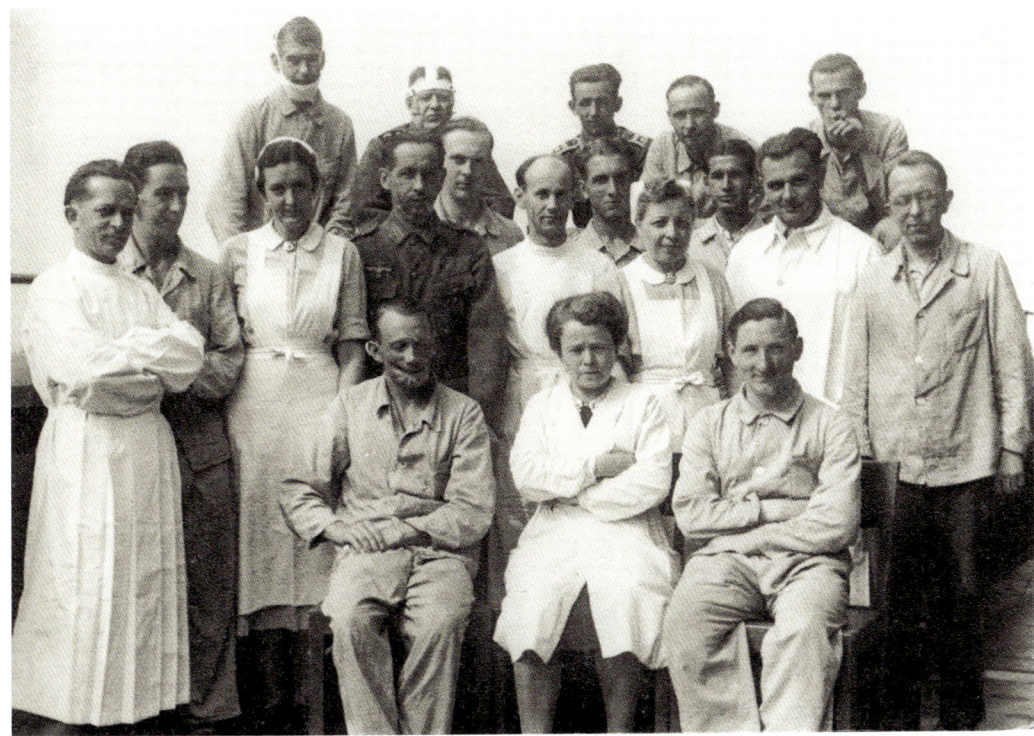

im Vordergrund als Tanz, das Vortragen von Liedern und anderer kultureller Beiträge – ganz nach dem Geschmack des Geehrten, wie die Kölnische Zeitung berichtete.[867]

Zilkens blieb auch im Ruhestand und den bald folgenden Kriegszeiten der Zahnklinik eng verbunden, offenbar ohne seinen Humor zu verlieren. Dieser wurde jedenfalls gemeinsam mit seiner religiös gefestigten „Haltung" in der NS-Zeit gegen „die kalten Schatten menschlicher Niedertracht" während einer neuerlichen Festveranstaltung 1948 in einer Ansprache von Hans van Thiel zum 40. Jahrestag von Zilkens' Dienstantritt in der neuen Städtischen Zahnklinik deutlich.[868]

Die Affäre um Rudolf Weber

Der zeitweilig wichtigste Mitarbeiter von Zilkens war der in Medizin und Zahnmedizin promovierte Rudolf Weber, zuletzt Oberarzt und seit dem 2. April 1929 außerordentlicher Professor. Der 1931 vom Deutschen Zahnärztetag mit der neugeschaffenen „Ehrenplakette für Verdienste um die Zahnheilkunde" Ausgezeichnete kam 1933 als Nachfolger des als Juden vertriebenen, hochangesehenen Bonner Kollegen Alfred Kontorowicz ins Gespräch.[869] Dekan Lullies setzte sich bei Staatskommissar Winkelnkemper für ihn ein, nicht ohne zu betonen, dass Weber „absolut zuverlässig" sei, „zumal er eine[r] schlagenden Korporation angehört" habe.[870] Bei Erich von Redwitz, Angehöriger der Bonner Berufungskommission und Direktor der dortigen Chirurgischen Klinik, warb er für Weber auch mit der Bemerkung, dieser habe „die Hauptlast in dem großen Betrieb der Zahnklinik auf seinen Schultern" zu tragen.[871]

Abb. 44: Menschen in der Kieferchirurgischen Abteilung/Lazarett Hohenlind (UA Köln, 924/F 26)

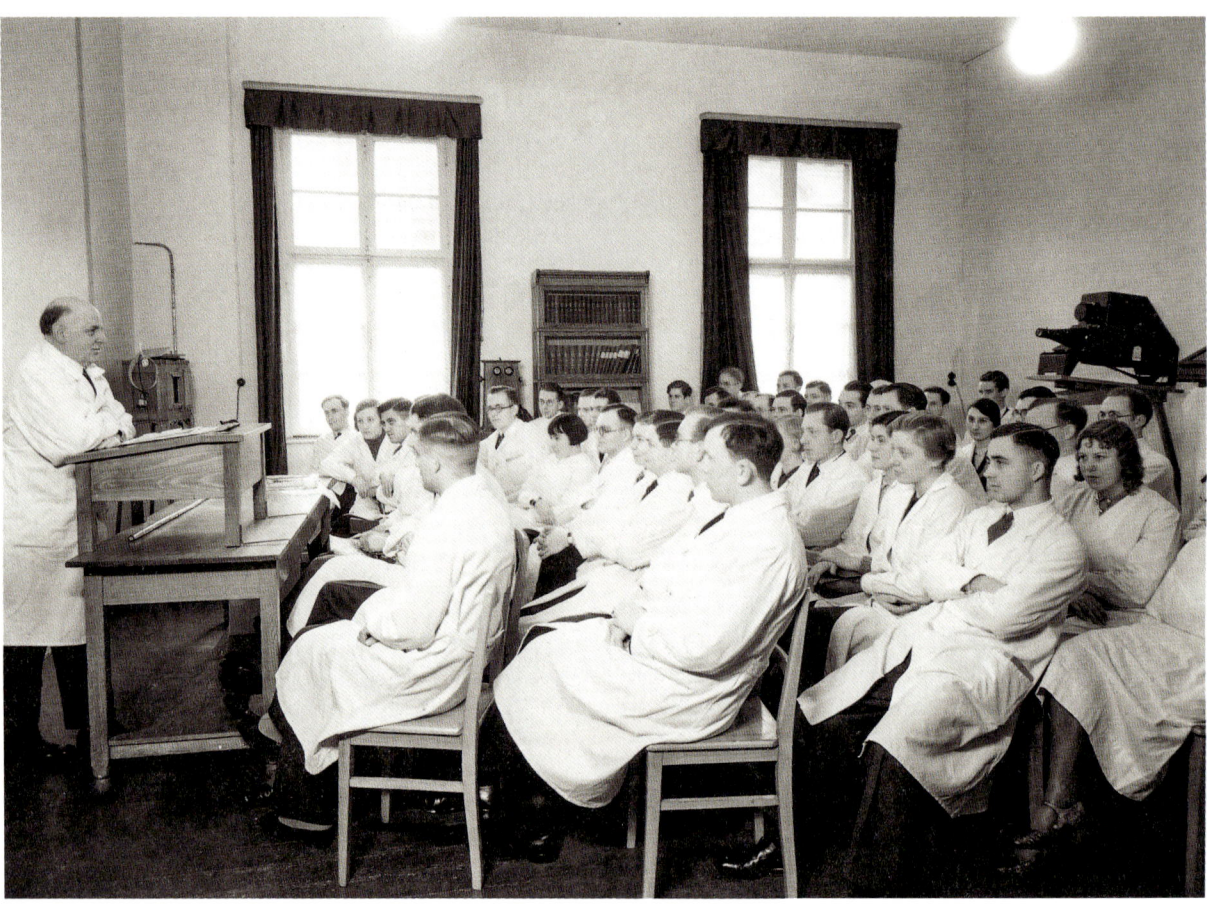

Finanzielle Unregelmäßigkeiten und der „Zahnklinik-Prozess"

Der Aufstieg Webers wurde deutlich abgebremst, als er und sein Chef Karl Zilkens am 19. März 1934 durch das Wissenschaftsministerium beurlaubt wurden.[872] Weber ließ sich daraufhin als Zahnarzt in Lindenthal, Krieler Straße 8 nieder.[873] Ursache dieser Entwicklung waren finanzielle Unregelmäßigkeiten, die 1935 vor dem Landgericht verhandelt wurden. Außer dem Klinikdirektor war es keinem der Ärzte an der Zahnklinik erlaubt, Patienten privat zu behandeln und dafür Geld einzunehmen. Dies aber hatte Weber wiederholt getan. Angeklagt war neben Weber der für die Klinikfinanzen zuständige Stadtobersekretär Hans Sinnecker.[874] Die Angelegenheit war so bedeutend, dass Karl Pieper, der in München angesiedelte „Verbindungsmann und politische Vertrauensmann der Zahnärzteschaft zum Nationalsozialistischen Deutschen Ärztebund und zur NSDAP", mit Rektor Geldmacher im Austausch stand und der Rektor mit dem Strafrechtler Albert Coenders einen Prozessbeobachter einsetzte.[875] Konkret ging es um einen Vorgang vom Herbst 1931, in dessen Vorlauf Klinikdirektor Zilkens dem besorgten Beigeordneten Coerper mitgeteilt hatte, „dass die Tätigkeit des Herrn Prof. Weber in der Zahnklinik mit keinen Privateinnahmen für ihn verbunden" sei.[876] Das war, so Coenders, „objektiv unrichtig".[877] Coenders' Fazit der Angelegenheit, in der es um eine Gesamtsumme von etwa 7000 Reichsmark ging, lautete:

Abb. 45: Karl Zilkens lehrt. (UA Köln, 924/F52a)

Alle Verrechnungen und Zahlen liefen [...] durch die öffentlichen Bücher der Klinik. Der Anstaltsleiter, Prof. Zilkens, hatte von allem Kenntnis, hat es geduldet, wenn nicht ausdrücklich gestattet. Weber ist kein Verschwender, lebt nicht auf grossem Fusse, ist nicht von dem Streben nach materiellem Gewinn vorwiegend beherrscht, vielmehr führt [er] eine zurückgezogene, einfache Lebenshaltung. Die Einlassung, dass er die vereinnahmten Beträge und mehr für Zwecke der Klinik verwandt habe, ist nicht widerlegt, vielmehr zum grossen Teil wenigstens, bewiesen bezw. glaubhaft gemacht; sein Vorgehen verdient als rechtlich unzulässig gerügt, aber m.E. nicht als schwere Verfehlung mit harten und entehrenden Strafen belegt zu werden.[878]

Das strafrechtliche Verfahren schien zunächst mit Einstellung aufgrund von Amnestiebestimmungen zu enden. Es könne „nicht Sache des Gerichts" sein, „sich mit offensichtlichen Mängeln in der Organisation der Zahnklinik zu befassen".[879] Der Erste Senat des Leipziger Reichsgerichts aber hob aufgrund einer Revision der Kölner Staatsanwaltschaft die Verfahrenseinstellung auf.[880] Am 1. Februar 1936 verurteilte die Große Strafkammer des Kölner Landgerichts Weber „wegen fortgesetzter Beihilfe zur Unterschlagung und wegen fortgesetzter Beihilfe zur Untreue zu eineinhalb Jahr [sic] Gefängnis und 6000 Mark Geldstrafe"; Sinnecker wurde „wegen fortgesetzter schwerer Amtsunterschlagung in Tateinheit mit Untreue zu einem Jahr Gefängnis und 200 Mark Geldstrafe" verurteilt.[881] Doch dieses Urteil wurde unter anderem wegen Verfahrensfehlern ebenfalls aufgehoben, die Angelegenheit an das Landgericht Bonn verwiesen.[882] Dieses wiederum stellte das Verfahren gegen Weber am 21. Oktober 1938 ein.[883] Es betonte ausdrücklich, dass „die relativ milde Auffassung der Angelegenheit" des damaligen Dekans 1935 zu Recht bestanden habe.[884]

Weber war somit nicht rechtmäßig verurteilt und sein Vergehen offensichtlich geringfügig. Der Schaden für ihn aber war groß. Hatte er vor der Anklageerhebung noch Aussicht auf Ordinariate gehabt, lehnte der Kölner Dekan mit Zustimmung des Dozentenführers nun sogar die Wiederaufnahme seiner Lehrtätigkeit ab: „Die Angelegenheit Weber hat seinerzeit sehr viel Staub in der Öffentlichkeit der Stadt Köln aufgewirbelt, wozu auch

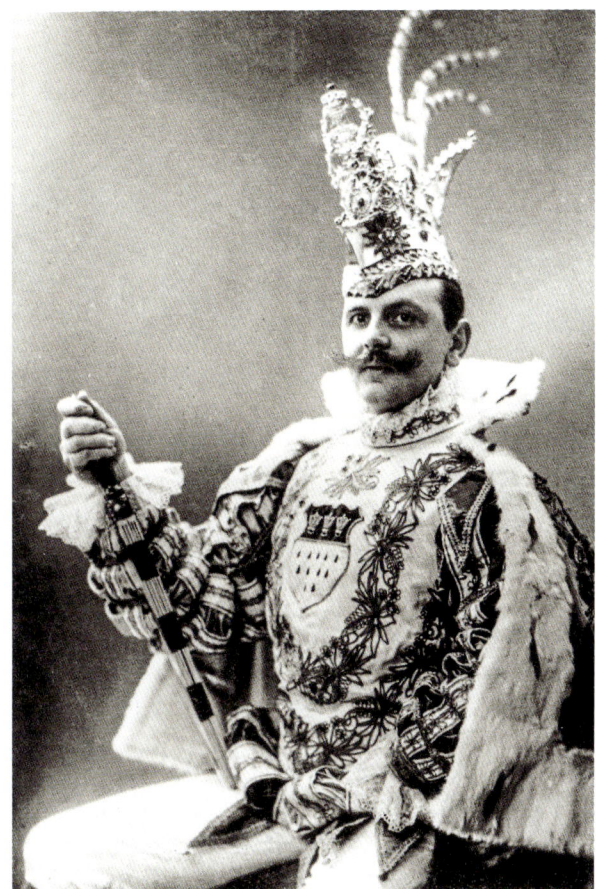

die ausführliche Berichterstattung in den Tageszeitungen beitrug."[885] Weder die Stadt noch die Kollegen unter Klinikdirektor Gross würden nun mit ihm zusammenarbeiten wollen.[886] Diesen Anliegen wurde entsprochen. Weber wurde zum außerplanmäßigen Professor ernannt und als solcher der Universität Bonn zugewiesen.[887]

Webers vertretungsweiser Nachfolger in Köln war der aus Breslau gerufene Privatdozent Herbert Greth, der seinerseits am 1. April 1937 nach Breslau berufen wurde.[888] Er leitete in der Phase, in der auch Klinikdirektor Zilkens beurlaubt war, 1934/35 die Klinik.

Abb. 46: Karl Zilkens 1904 als Prinz Karneval Karl III. in Köln. (Kölner Karnevalsmuseum)

Karl Zilkens

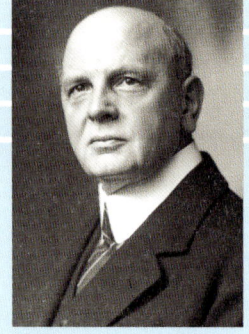

9.1.1876 Köln – 1.5.1967 Köln
Katholisch
Ehefrau: Hilde Stahl

Nach dem Abitur am Kölner Kaiser-Wilhelm-Gymnasium 1895 studierte Zilkens Medizin und Zahnmedizin in Bonn, Berlin, Freiburg im Breisgau und München. Zum Arzt wurde er 1900, zum Zahnarzt 1903 approbiert. Promoviert wurde er in Bonn mit der Dissertation „Zur Prognose des Mundhöhlenkrebses". Er hielt sich als Medizinalpraktikant 1900 an der Salpêtriére Paris auf, war Volontärassistent am Zahnärztlichen Institut Breslau 1903/04 und reiste zu Studienzwecken nach New York, Boston, Philadelphia, Chicago und Baltimore 1904/05. Nach seiner Rückkehr ließ er sich als Zahnarzt mit eigener Praxis in Köln nieder. 1908 übernahm er Leitung und Aufbau der neu gegründeten Städtischen Zahnklinik Köln 1908. Im Ersten Weltkrieg war er als Chefarzt im Kölner Kieferlazarett und als Brigadearzt der Infanterie tätig. Seine weiteren Stationen: ao. Prof. für Zahnheilkunde Köln 1919; Mitbegründer des Fortbildungsinstituts des Vereins deutscher Zahnärzte in Rhein und Westfalen 1922 (Vorsitzender 1927); Dr. med. dent. h.c. 14.10.1922; o. Prof. und Direktor des Zahnärztlichen Instituts Köln 1932; Oberstabsarzt im Kieferlazarett 1939–1942; Entnazifizierung Kategorie V 1947; Emeritierung 1949.

Mitgliedschaften und Auszeichnungen: EK II; Dr. med. dent. h.c. Universität zu Köln 1922; Zahnärztekammer für Preußen; Zweiter Vorsitzender der Deutschen Gesellschaft für Zahn- und Kieferheilkunde; Zweiter Vorsitzender der Kölner Anthropologischen Gesellschaft; Reichsverband der Zahnärzte Deutschlands; Vorsitzender des Vereins Deutscher Zahnärzte in Rheinland und Westfalen 1927; Senator der Universität 1927/28 und 1947/48; RDB 1934, NSV 1934, RLB 1938, NS-Reichskriegerbund 1938; Frontkämpferehrenkreuz 1935; Ehrenmitglied der Deutschen Gesellschaft für Zahn-, Mund- und Kieferheilkunde 1951; Großes Bundesverdienstkreuz 1956; Ehrenvorsitzender des Vereins Deutscher Zahnärzte in Rheinland und Westfalen; Ehrenmitglied des Vereins Berlin-Brandenburgischer Zahnärzte; Hermann-Euler-Plakette; Leiter der zahnärztlichen Fortbildungskurse im Rheinland; Mitherausgeber von „Deutsche Zahnheilkunde".

Quellen und Literatur: UA Köln, 67/1178, 67/1178a, 17/6469, 216/611; 571/218; Professor/innen-Katalog der Universität zu Köln; Horst Kraft, Karl Zilkens (1876–1967) und die Kölner Zahnklinik, Diss. med. Köln 1982.

Bild: UA Köln, 20/240.

Hermann Gross – Jung, Parteimitglied und Gestalter

Die Affäre und die Emeritierung von Karl Zilkens trugen zu einer schwierigen Situation bei. Zur Einreichung einer Dreierliste für die Nachfolge Zilkens Ende 1936 schrieb die Fakultät dem Minister, das Institut müsse „in seinem ganzen Personalbestand neu aufgebaut werden".[889] Für einen Ruf vorgeschlagen wurden Hans-Hermann Rebel (Göttingen), Paul Wustrow (Greifswald) und Wilhelm Meyer (Königsberg).[890] In Berlin präferierte man jedoch Hermann Gross.[891] Tatsächlich wurde die durch die Emeritierung von Zilkens frei gewordene Professur für Zahnheilkunde am 1. April 1937 vertretungsweise Gross übertragen. Dies geschah, obwohl die Fakultät ihn zwar fachlich positiv, nicht aber als „starke, energische, organisatorisch befähigte Persönlichkeit" bewertete, im Gegenteil: Gross sei „eine etwas stille und zurückhaltende Persönlichkeit", „noch jung (37 Jahre)" und wirke „noch wesentlich jünger".[892]

Gross, geboren 1899 in Biberach, hatte Medizin und Zahnheilkunde studiert und besaß eine pathologisch-anatomische wie eine chirurgische Ausbildung. Von 1928 bis 1935 war er Assistent am Zahnärztlichen Universitätsinstitut bei Otto Loos in Frankfurt, wo er sich für Zahnheilkunde habilitiert hatte. Seit 1935 war er als Gastprofessor an der Staatlichen Zahnärztlichen Akademie in Tokio tätig.[893] Rückwirkend zum 1. August 1937 wurde er zum ordentlichen Professor und Direktor der Kölner Universitätszahnklinik ernannt.[894] Ein formal wichtiger Erfolg für das Ansehen der Kölner Zahnmedizin war es, dass er 1939 das „Zahnärztliche Institut" offiziell in „Zahnärztliche Klinik" umbenennen konnte.[895]

Hermann Gross

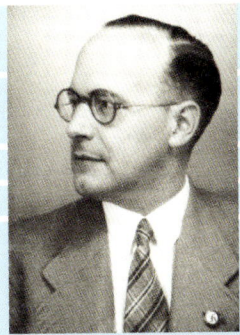

16.1.1899 Biberach an der Riss – 21.1.1979 Baden-Baden
Katholisch, konfessionslos 1934
Verheiratet, geschieden 1944

Nach dem Studium der Medizin und Zahnmedizin in München, Tübingen, Freiburg im Breisgau und Frankfurt am Main wurde Gross 1924 in München zum Dr. med. („Zur Pathologie der Lymphogranulomatosis") und 1928 in Frankfurt zum Dr. med. dent. promoviert. Seine weiteren Stationen: Assistentenstellen am Pathologischen Institut München 1924, an der Chirurgischen Klinik Tübingen 1926 und am Zahnärztlichen Institut Frankfurt 1928, wo er bei Otto Loos zum Oberarzt aufstieg und sich 1935 habilitierte („Histologische und experimentelle Untersuchungen über das Wachstum der Kieferknochen"); Gastprofessor in Tokio 1935; zunächst Vertretung in Köln 1936, dann o. Professor für Zahnheilkunde und Direktor des Zahnärztlichen Instituts in Köln 1937; Entlassung 1945; Entnazifizierung Kategorie IV 1948, V 1951.

Mitgliedschaften und Auszeichnungen: Jugendwerk 1916; Deutsche Vaterlandspartei 1917; NSDAP 1933; SA 1933; NSDÄB 1933; NSDDB 1934; NSV 1934; NSAHB 1938; Erster Preis der Adolf-Witzel-Stiftung für „Histologische Untersuchungen über das Wachstum des Kieferknochen[s] beim Menschen" 1933; Mitglied des wissenschaftlichen Beirats der Arbeitsgemeinschaft für Parodontose-Forschung 1939; Ehrenkreuz für Kriegsteilnehmer.

Quellen und Literatur: UA Köln, 67/1029, 317/III/0660, 571/235, 28/110; BA Berlin, R 4901/13264.
Bild: UA Köln, 20/222.

Wiederholtes Umziehen wegen Straßenbau und Luftkrieg

In Gross' Amtszeit fiel der Teilumzug der Zahnklinik, weil das Gebäude in der Cäcilienstraße 1a einem Straßenbauprojekt weichen sollte. Da in nur einhundert Metern Entfernung in der Antoniterstraße 19–25 nach dem Verbot des CVJM dessen Gebäude leer stand, entschied sich Dezernent Coerper, dieses für die Zwecke der Zahnmedizin umzubauen. Während die zwölf Betten der stationären Abteilung und der Operationssaal im Bürgerhospital verblieben, entstanden an der Antoniterstraße Räumlichkeiten für Poliklinik, Forschung und Lehre einschließlich der Abteilung für Zahnersatz. Nach einem Jahr Bauarbeiten wurde das Haus am 1. Juni 1940 seinem neuen Zweck übergeben. Drei Jahre später, am 29. Juni 1943, wurde es bei einem Luftangriff weitgehend zerstört. Man wich in ein „bis dahin von der Psychiatrischen Klinik" belegtes „Haus" auf der Lindenburg aus.[896] Doch auch die Notklinik wurde 16 Monate später, am 30. Oktober 1944, schwer beschädigt, so dass man provisorische Behandlungsräume im Hotel Adler in Königswinter einrichtete. Der stellvertretende Dozentenschaftsleiter Wilhelm Gröschel übernahm die Leitung in Königswinter, bis er am 6. März 1945 angesichts der nahenden Front die Räume aufgab. Parallel waren schon seit 1943 nicht unbedingt notwendige Materialien für Lehre, Forschung und Patientenbehandlung im heute zu Engelskirchen im Oberbergischen Kreis gehörenden Ründeroth untergebracht worden.[897]

Ludwig Schubert

16.8.1889 Herford – 13.9.1965 (Leverkusen-)Opladen
Evangelisch

Nach dem Abitur am Friedrich-Gymnasium Herford 1908 studierte Schubert Medizin in Münster, Freiburg und Würzburg. Approbiert wurde er 1911, ließ sich als praktischer Zahnarzt in Opladen nieder, widmete sich 1914/15 in Bonn der Bakteriologie, war im Ersten Weltkrieg Zahnarzt bei der Reichswehr und wurde 1921 in Köln promoviert. 1922/23 bildete er sich am Pathologischen Institut in Köln fort, wurde Assistent am Zahnärztlichen Institut bei Zilkens und 1923 Leiter des zahnärztlichen Forschungsinstituts des Vereins deutscher Zahnärzte für Rheinland-Westfalen. 1929 übernahm er Aufgaben in der pharmazeutisch-wissenschaftlichen Abteilung für zahnärztliche Materialien bei Bayer/IG Farben in Leverkusen. 1930 übte er in Köln für mehrere Jahre einen Lehrauftrag für zahnärztliche Prothetik und Materialkunde aus. 1936 habilitierte er sich

("Hilfsmaterialien und Werkstoffe der zahnärztlichen Prothetik im Lichte experimentell-physikalischer Untersuchungen, sowie ihre Nutzanwendung in der Praxis"), übernahm die Abteilung für Zahnärztliche Prothetik am Zahnärztlichen Institut und blieb als Wissenschaftlicher Mitarbeiter Bayer verbunden. Während des Kriegs führte ihn seine Forschung nach Berlin 1941 und Heidelberg 1944. Seine weiteren Stationen: Entnazifizierung Kategorie V 1947; apl. Professor für Zahnheilkunde Köln 1952; Leiter der Abteilung für Zahnerhaltung an der Zahnklinik Köln 1952–1958. Bis zu seinem Tod nahm er einen Lehrauftrag für Parodontopathien wahr.

Mitgliedschaften und Auszeichnungen: Cimbria Freiburg; SA 1934 (Sanitätstruppführer 1936), NSV 1934, NSDAP 1937, NSAHB 1941, NSDÄB, RLB.

Quellen und Literatur: UA Köln, 9/2611, 17/5463, 67/1136, 571/1219; LA NRW Duisburg NW 1018/1101; Professor/innen-Katalog der Universität zu Köln.

Paul Weikart

3.1.1891 Berlin – 27.11.1980
Katholisch
Verheiratet

Weikart studierte in Berlin und Bonn Zahnmedizin und Chemie. Das zahnmedizinische Staatsexamen legte er 1912 ab und war im Ersten Weltkrieg Feldzahnarzt. Er wurde 1920 in Berlin promoviert ("Erfüllt das Randolfmetall in der Zahnheilkunde die Forderungen, die an ein brauchbares Goldersatzmetall zu stellen sind?"). Als Assistent war er ab 1922 am Zahnärztlichen Institut der Universität Berlin/Charité tätig, wo er sich 1930 für zahnärztliche Werkstoffkunde habilitierte. 1934 wurde Weikart Wissenschaftlicher Mitarbeiter bei Bayer/IG Farben in Leverkusen. 1935 habilitierte er sich nach Köln um ("Weikart wurde der Übertritt in die Fakultät gestattet mit der Massnahme [sic], dass seine Lehrbefugnis auf die zahnärztliche Materialkunde beschränkt bleibt"). Dort lehrte er fortan am Zahnärztlichen Institut beziehungsweise an der Zahnklinik Metallurgie und Zahnärztliche Materialkunde. Seine weiteren Stationen: apl. Professor für Metallurgie und Zahnärztliche Materialkunde Köln 1942; Entnazifizierung Kategorie IV 1947; apl. ao. Professor 1947; apl. Professor 1952; Leiter der Vorklinisch-Technischen Abteilung 1956–1964.

Mitgliedschaften und Ehrungen: EK II, Motor-SA 1933, NSV 1934, NSDAP 1937 (Blockleiter Köln-Rath 1938), NSAHB 1939, Reichsdozentenschaft 1940.

Quellen und Literatur: UA Köln, 28/102 (Zitat: Dekan Kleinschmidt an Rektor, 12.2.1936), 17/6149, 192/182, 261/611, 317/III/2272, 9/2611; LA NRW Duisburg, NW 1049/20089; Professor/innen-Katalog der Universität zu Köln.

Bild: UA 20/220.

Max Rudolf Anton Weber

27.4.1894 Altenburg – 5.11.1946 Bad Düben
Evangelisch
Mutter: Elisabeth Madack
Vater: Georg Max Weber, Herzoglicher Hofdentist
Erste Ehefrau (Heirat 1928): Gerda Teuscher, Dresden-Loschwitz, Arzttochter
Zweite Ehefrau (Heirat 1930): Margarete Sagawe
Zwei Töchter

Weber studierte nach dem Abitur am Realgymnasium Altenburg 1913 Medizin und Zahnmedizin in Heidelberg und Würzburg, immer wieder vom Kriegsdienst unterbrochen. 1919 wurde er zum Dr. med. ("Bericht über die Zwillingsgeburten an der Universitätsfrauenklinik"), 1920 zum Dr. med. dent. promoviert, jeweils in Würzburg. Seine weiteren Stationen: Assistenzarzt in der Zahnärztlichen Universitäts- und Poliklinik Freiburg im Breisgau 1920; Volontärassistent am Zahnärztlichen Institut Köln 1922, dort Habilitation ("Über anatomische Grundlagen der Kieferstellungsanomalien") und Oberarzt 1923; ao. Professor für Zahnheilkunde Köln 1929; Beurlaubung 1934; Abteilungsleiter an der Zahnklinik Bonn 1940; eigene Praxis in Meißen 1945; o. Prof. für Zahnheilkunde Halle 1946.

Mitgliedschaften und Auszeichnungen: Ehrenplakette für Verdienste um die Zahnheilkunde des Deutschen Zahnärztetages.

Quellen und Literatur: UA Köln, 27/71, 67/1164, 261/611; UA Bonn, PA 11177; Professor/innen-Katalog der Universität zu

Köln; Catalogus Professorum Halensis; Forsbach, Fakultät, S. 293f.

Bild: UA Köln, 20/73.

Herbert Greth

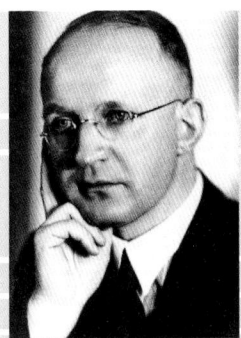

12.2.1898 Schmiedeberg/Riesengebirge – 10.7.1943 (vermisst seit März 1943)
Evangelisch
Ehefrau (Heirat 1938): Ida Gertrud Pusch, Lehrertochter aus Breslau
Kinder: Helga und Dietrich

Greth besuchte nach der evangelischen Volksschule in Schmiedeberg die Oberrealschule in Hirschberg im Riesengebirge, die er erst 1920 im Alter von 22 Jahren abschloss. Von 1916 bis 1919 hatte er am Ersten Weltkrieg teilgenommen. Nach dem Studium der Zahnheilkunde in Breslau wurde Greth dort 1924 mit der Dissertation „Einfluss von Zahn- und Mundkrankheiten auf Erwerbsfähigkeit" promoviert. Er blieb als Assistent am Zahnärztlichen Universitätsinstitut Breslau, wo er sich 1932 habilitierte („Vergleichende klinische und histologische Untersuchungen über die Möglichkeit einer exakten klinischen Diagnose der verschiedenen Pulpaerkrankungen"). 1933 kam er als Lehrstuhlvertreter und kommissarischer Leiter des zahnärztlichen Instituts nach Köln, war in ähnlicher Funktion 1935 in Bonn. Seine weiteren Stationen: Oberarzt im Zahnärztlichen Institut Köln und Leiter der Abteilung für Zahnerhaltung 1936; 1937 Wechsel nach Breslau als nb. planm. ao. Professor, 1938 nach Leipzig als planm. ao. Professor.

Mitgliedschaften und Auszeichnungen: EK II, Frontkämpfer-Ehrenkreuz, NSDAP 1933 (Nr. 1939905); SA 1933 (u.a. Sanitätsscharführer und Sturmbannzahnarzt in der Standarte 236; NSLB 1933 (Nr. 227862), NSV 1934 (Nr. 19586), RLB.

Quellen und Literatur: UA Köln 17/1783, 27/67; Professor/innen-Katalog der Universität zu Köln; Professorenkatalog der Universität Leipzig; Gunter Böthig, Herbert Greth (1898–1943). Ein Lehrer der klassischen Zahnerhaltungskunde, Diss. med. Leipzig 1967.

Bild: Böthig, Greth, Vorschaltblatt.

Gerhard Steinhardt

24.5.1904 Damerkow/Pommern – 18.6.1995 Feldafing/Oberbayern
Evangelisch, dann gottgläubig
Verheiratet
Ein Kind

Steinhardt studierte in Heidelberg Medizin und Zahnmedizin. Zum Dr. med. dent. wurde er 1928 („Zur Pathogenese der zirkulären Karies am Milchgebiß"), zum Dr. med. 1932 („Pathologisch-anatomische Untersuchungen zur Heilung von Zahnextraktionswunden und ihrer Komplikationen beim Menschen") promoviert. Er wurde Assistent an der Zahnärztlichen Klinik Heidelberg 1927 und am Pathologischen Institut des Katharinenhospitals Stuttgart 1931. 1933 wechselte er als Assistent und Leiter der prothetischen Abteilung am Zahnärztlichen Institut nach Köln, war zeitweilig auch Assistent in der Chirurgischen Klinik Bürgerhospital. 1935 habilitierte er sich mit „Untersuchungen über die Beanspruchung der Kiefergelenke und ihre gewerblichen Folgen, mit Bemerkungen über ihre Erkennung und Bedeutung für die praktische Zahn-, Mund- und Kieferheilkunde". 1940 verließ er Köln. Seine weiteren Stationen: apl. Professor für Zahnheilkunde Charité Berlin 1940; Zahnarzt in Mittelangeln-Satrup bei Flensburg 1945; Lehrauftrag für Physiologie und Pathologie des Kiefergelenks in Kiel 1950–1957; Leiter der Kieferklinik des Städtischen Krankenhauses Bremen 1952–1957; ao. Professor für Kieferchirurgie in Würzburg 1957; o. Professor für Kieferchirurgie und Direktor der Klinik für Zahn-, Mund- und Kieferkrankheiten in Erlangen 1962–1972 (Dekan 1965/66; eigene Vertretung 1973).

Mitgliedschaften und Auszeichnungen: NSDAP 1933 (Nr. 2130531), Blockleiter Ortsgruppe Tokyo-Yokohama 1939; SS 1933 (Nr. 118465; zuletzt Obersturmführer), NSV, NSDÄB; Präsident der Deutschen Gesellschaft für Zahn-, Mund- und Kieferchirurgie 1965–1969 (Goldene Ehrennadel 1974; Ehrenmitglied 1977); Ehrennadel der Deutschen Zahnärzteschaft 1973; Ehrenmitglied der Schweizerischen Zahnärzte-Gesellschaft.

Quellen und Literatur: UA Köln 9/75, 9/83, 9/93, 9/106, 9/257, 261/611; BA Berlin, R 4901/13277; Professor/innen-Katalog der Universität zu Köln; Wencke Fischer, Der Zahnheilkundler Prof. Dr. Dr. Gerhard Steinhardt (1904–1995). Leben und Werk, Diss. Würzburg 2004.

Hautklinik

Friedrich Bering – Früher, aber gemäßigter Nationalsozialist

Während der gesamten NS-Zeit stand der 1931 als Nachfolger von Ferdinand Zinsser ins Amt gekommene Friedrich Bering als Direktor der Hauklinik vor. In der Weimarer Republik hatte er der rechtsliberalen Deutschen Volkspartei Gustav Stresemanns angehört, war aus dieser aber Anfang 1931 ausgeschieden. Am 1. Mai 1933 wurde er in die NSDAP aufgenommen.

So galt Bering den Nationalsozialisten als geeignete Führungsperson. Als am 11. April 1933 die Universitäts- und Fakultätsspitzen neu besetzt wurden, wählte die Medizinische Fakultät Bering mit 9 von 15 Stimmen zum Dekan (Schüller 3, Külbs 2, Kleinschmidt 1).[898]

Dem NS-Propagandaorgan Westdeutscher Beobachter stellte er sich als Autor zur Verfügung. Im Februar 1934 schrieb er dort unter dem Titel „Der Arzt als Erzieher" über die „Arbeit des Hausarztes", der „mehr denn je berufen" sei, „sich an dem Aufbau des neuen Staates tatkräftig zu beteiligen". Neben klugen Ratschlägen – Kinder seien weder geistig noch körperlich zu überfordern; sie seien vor Nikotin und Alkohol zu schützen; Frauen sollten verstärkt für den Beruf der Ärztin gewonnen werden – findet sich in dem Artikel auch ein Abschnitt zur „Rassenhygiene" ganz im nationalsozialistischen Duktus:

> Unser Volk kann nur weiterleben, wenn es rassisch gesund ist und bleibt. Wer eine eheliche Verbindung eingeht, […] muß wissen, daß sich Erbanlagen ins Unendliche fortpflanzen. Von diesem Verantwortungsgefühl und von der Erkenntnis, daß der Zweck der Ehe allein das Kind ist, hängt die Zukunft unsres deutschen Volkes ab! […] Es wird immer Menschen geben, deren Fortpflanzung in völkischer Beziehung unerwünscht ist. Da vermag allein die Autorität des Arztes eine Eheschließung zu verhindern.

Freilich war Berings Artikel nicht so plump und offen menschenfeindlich, wie man sie häufig im Westdeutschen Beobachter findet. Jedenfalls sind Elemente wie das (vermeintliche) Wohl des Einzelnen, Wissenschaftlichkeit und Humanismus zu finden:

> So erwachsen dem Arzt in gesundheitlicher, rassenhygienischer und dadurch auch politischer Hinsicht neue Aufgaben, zu deren Erfüllung es großer wissenschaftlicher Kenntnis bedarf. Auf den Hochschulen wird eine gründliche ärztliche Ausbildung gesichert, wobei die neuen Aufgaben der neuen Zeit berücksichtigt werden müssen. Aber alle Kenntnisse und alles Wissen ist umsonst, wenn der Arzt nicht das Vertrauen der Hilfesuchenden findet, wenn er nicht mit jedem einzelnen in echter Volksgemeinschaft zusammenlebt. Nur der ist ein wirklicher Arzt, der sein Wissen mit echter, warmer Menschenliebe verbindet.[899]

Im September 1936 korrigierte er im Westdeutschen Beobachter einen Bericht, nach dem „ein amerikanischer Arzt ein neues Verfahren der Hautplastik gefunden habe, indem er bei Entstellungen des Gesichtes künstliche Prothesen aus Gelatine mache". Bering wies darauf hin, dass in der Kölner Hautklinik „schon seit über 25 Jahren" ein solches Verfahren angewandt werde: „Diese Erfindung ist keineswegs neu und auch nicht amerikanischen Ursprungs".[900]

An Berings politischer „Zuverlässigkeit" kamen innerhalb der Partei gleichwohl Zweifel auf, weil er „gute Beziehungen zum Zentrum unterhalten haben" soll und ein Neffe des Kölner Erzbischofs Karl Joseph Kardinal Schulte sei.[901] Tatsächlich besteht wohl eine weitläufige Verwandtschaft, ein direkter Neffe war er gewiss nicht.[902] Folgenschwere Konsequenzen hatten die innerhalb der Partei geäußerten Bedenken nicht. Berings wissenschaftliche Auslandsreisen wurden großzügig genehmigt. Seine überlieferten Reise- und Tagungsberichte verzichten auf politische Polemik.[903]

Berings Forschungsschwerpunkt Röntgentherapien führte dazu, dass man ihn in der Fakultät trotz des Kriegs noch im April 1940 in seinem Wunsch unterstützte, die „Röntgenanlage" in der Hautklinik erweitern zu können.[904] Bering sollte so die Möglichkeit gegeben werden, „seine neuentdeckte Behandlungsmethode der progressiven Paralyse in dem erforderlichen Umfange weiter auszubauen".[905] Inwieweit es zur Realisierung dieses Plans kam, ist unklar.

Nachdem der vorherige Dekan Ernst Leupold am 11. April 1933 zum Rektor bestimmt worden war, übernahm Friedrich Bering das Amt des Dekans. Nach dem Ausscheiden Ernst Leupolds bestätigte der neue Rektor Erwin Geldmacher im März 1934 Bering als Dekan.⁹⁰⁶

Friedrich Carl Antonius Bering

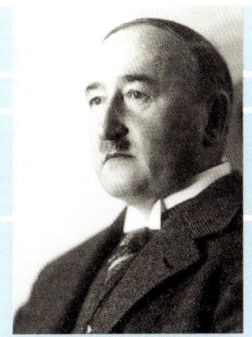

2.2.1878 Fröndenberg/Ruhr – 10.7.1950 Köln
Katholisch
Mutter: Sophie Wiemann 5.2.1853 Halingen bei Menden – 9.2.1917 Fröndenberg
Vater: Friedrich Bering, praktischer Arzt und Sanitätsrat 8.3.1851 Menden/Sauerland – 9.10.1915 Fröndenberg
Ehefrau (Heirat 20.4.1911): Hertha Reinecke 13.6.1889–26.11.1965 Remscheid, Arzttochter, evangelisch
Kinder: Friedrich-Ernst 7.1.1912 (Dr. rer. pol.); Günter 1.10.1913–29.9.1944 (Dr. phil.; als Soldat an der italienischen Front ums Leben gekommen)
Kölner Adresse: Lindenthal, Max-Bruch-Str. 12

Nach dem Abitur am humanistischen Gymnasium Arnsberg studierte Bering Medizin in Tübingen, Bonn, Berlin, Marburg und Kiel 1897–1903. Seine Kieler Dissertation 1903 trägt den Titel „Supramalleolare Längsfracturen der Fibula". Die Kieler Habilitationsschrift 1907 widmet sich der „Verwendung von Lichtstrahlen in der Dermatologie mit besonderer Berücksichtigung des Lupus vulgaris". Sein weiterer Bildungs- und Berufsweg: Assistenzarzt Universitätshautklinik Kiel 1903–1905; Assistenzarzt Abteilung für Innere Medizin Städtisches Krankenhaus Dortmund 1905–1906; Assistenzarzt Chirurgische Abteilung Bergmannsheil Bochum 1907; Privatdozent für Haut- und Geschlechtskrankheiten und Oberarzt Hautklinik Kiel 1907–1912; Titularprofessor Kiel 1912; ao. Professor Kiel 1912–1914; Chefarzt Städtische Klinik für Haut- und Geschlechtskrankheiten Essen 1914–1931; im Ersten Weltkrieg zeitweilig Marinestabsarzt; o. Professor und Direktor Hautklinik Köln 1931 (Berufungsliste 19.1.1930: Erste und gleiche Stelle: Walther Frieboes/Rostock, Paul Mulzer/Hamburg, Walther Schönfeld/Greifswald, Alfred Stühmer/Münster; zweite und gleiche Stelle: Friedrich Bering/Essen, Heinrich Fischer/Köln); Dekan 1933–1935; Rektor 1942–1944; Entlassung durch Militärregierung 1945; praktizierender Arzt in Westfalen 1945–1947; o. Professor und kommissarischer Direktor Hautklinik Köln 1947–1949; zeitweilig Leiter der Dermatologischen Abteilung St.-Elisabeth-Krankenhaus Köln-Hohenlind; Akademische Trauerfeier 16.1.1951 (Trauerrede Franz Koch).

Mitgliedschaften und Ehrungen: Burschenschaft Germania Tübingen; EK II; DVP bis 1931; NSDAP (Nr. 3511120) 1. Mai 1933; Vorsitzender der Rheinisch-Westfälischen Dermatologengesellschaft 1947; Ehrenmitglied Nederlandsche Vereeniging van Dermatologen; Ehrenmitglied Italienische Dermatologengesellschaft 1942; Entnazifizierung Kat. V 1947.

Quellen und Literatur: UA Köln, 17/368; 67/989; 571/9; BA Berlin, R 4901/13259; Professor/innen-Katalog der Universität zu Köln.
Bild: UA Köln, 20/180.

Am 18. Mai 1942 wurde Friedrich Bering als Rektor in sein Amt eingeführt; mit Wirkung vom 10. April war er im Amt. In dieser Funktion entwickelte er sich zu einem lautstarken Propagandisten von Nationalsozialismus und Krieg, auch wenn er in den Akten bemerkenswerte Kritik an Parteivertretern festhalten ließ.⁹⁰⁷ Dozenten und Studenten sprach er nun als „Kameraden" an, den Luftangriff von Ende Mai 1942 bezeichnete er als „ruchlose[n] Fliegerüberfall" und der im Krieg getöteten Wehrmachtssoldaten gedachte er als derjenigen, „die ihr junges Leben für unseren Führer, für unser Vaterland, für uns alle hingegeben haben, so wie der Fahneneid es ihnen befahl".⁹⁰⁸ Während der Feierlichen Immatrikulation am 19. Januar 1943 sagte Bering unter anderem:

> Die Jugend zieht in den Kampf, um die heldischen Aufgaben zu lösen, ihrer selbst sicher, voll Glauben an ihre Sendung. [...] Wiederum stehen so viele Ihrer Kameraden in dieser kalten Winterzeit im Osten und im Norden, fahren auf allen Weltmeeren, ziehen durch die Winteröden Afrikas, bringen dem Feind aus der Luft Tod und Verderben. [...] Ich weiß, daß Sie alle in den Jugendorganisationen Ihre vaterländisch-nationalsozia-

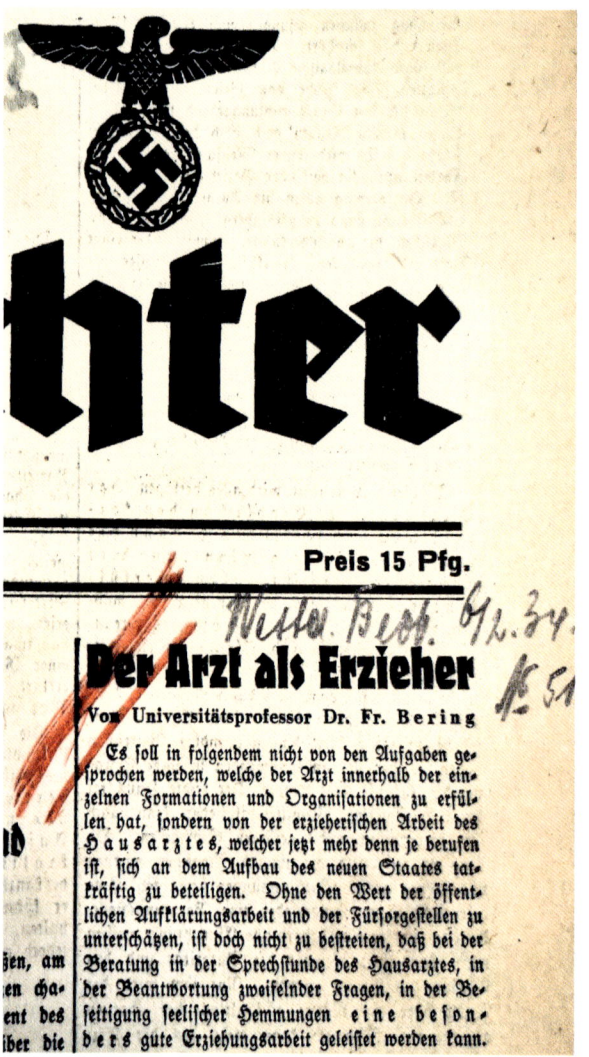
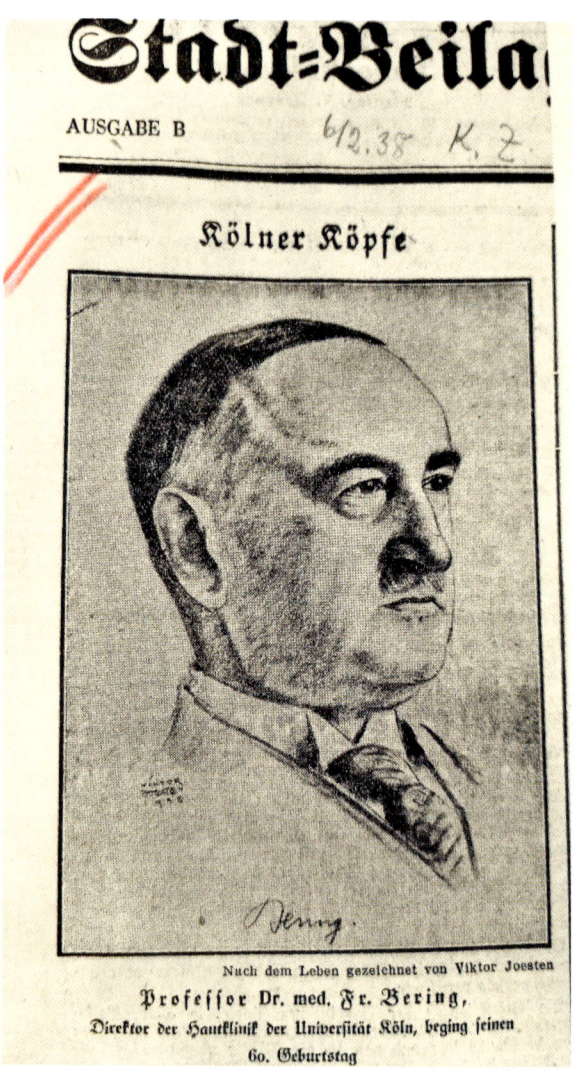

listischen Pflichten kennen gelernt haben. [...] Lernen Sie Dankbarkeit gegenüber den Großen unserer Nation, welchen Standes sie auch waren und haben Sie auch Hochachtung vor denen, die Ihre Lehrer sind. [...] Der feste Glaube an den Führer und die unerschütterliche Treu an ihn muß Sie immer leiten.⁹⁰⁹

Persönlich traf der Krieg Bering und seine Familie schwer. Sohn Günter, Leutnant in einer Flakabteilung, wurde im September 1944 an der italienischen Front getötet. Zu diesem Zeitpunkt war das Haus der Familie in Lindenthal bereits zerstört. Im November 1944 bat Bering den Altphilologen Joseph Kroll, ihn als Rektor zu vertreten.⁹¹⁰ Er selbst zog sich mit seiner Familie nach Alt-Gruland bei Iserlohn zurück.⁹¹¹

Im Oktober 1947 erhielt Bering sein „Entlastungs-Zeugnis" durch den Entnazisierungshauptausschuss.⁹¹²

Abb. 47: Ausschnitt aus der Titelseite des Westdeutschen Beobachters vom 6. Februar 1934.

Abb. 48: Zu seinem 60. Geburtstag am 2. Februar 1938 erschienen in der Kölner Presse zahlreiche Glückwunschartikel. Die Kölnische Zeitung ehrte Friedrich Bering mit einer Zeichnung von Viktor Joesten. (Kölner Köpfe, in: Kölnische Zeitung, 6.2.1938)

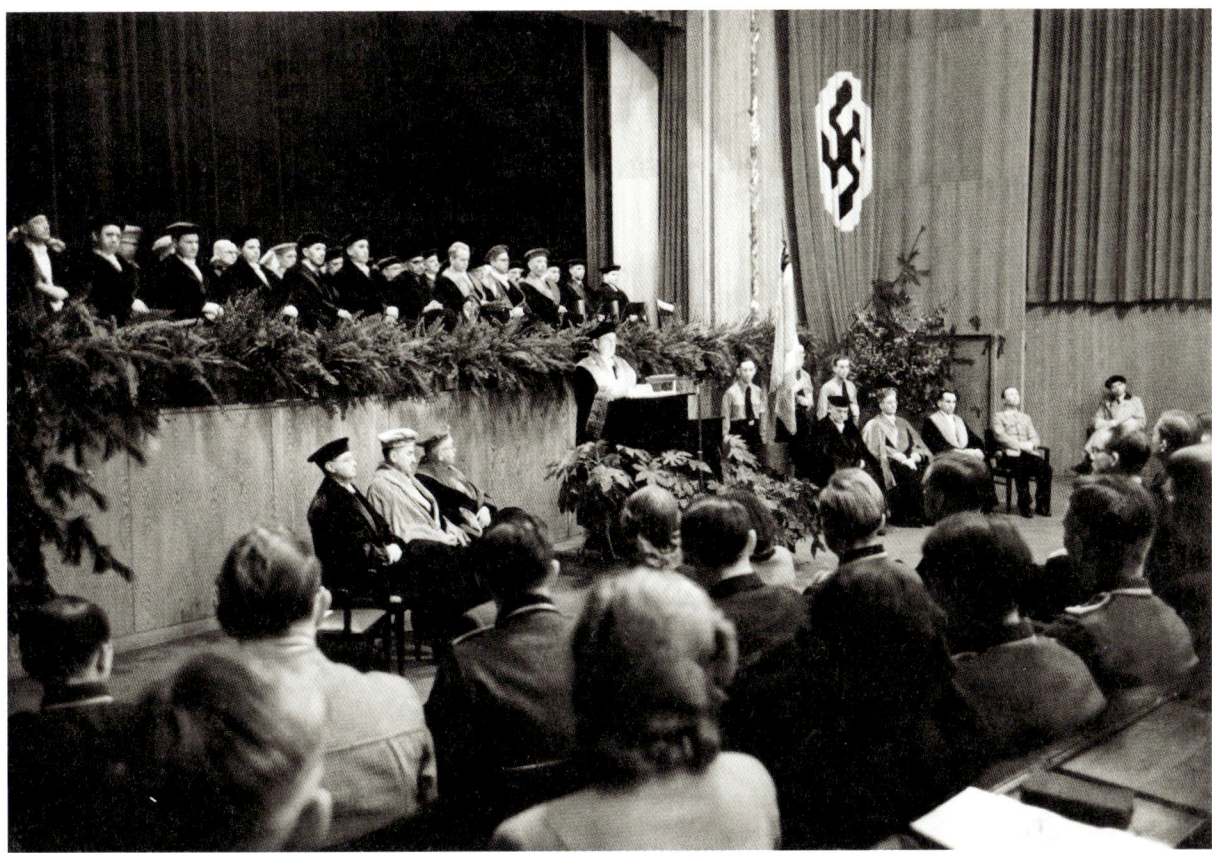

Dies erlaubte es ihm, trotz Überschreiten der Altersgrenze seinen alten Lehrstuhl wieder zu übernehmen.⁹¹³ Zum 1. August 1949 wurde er emeritiert, aber im Wintersemester 1949/50 „bis zur Neubesetzung des Lehrstuhls" mit der „Wahrnehmung der Geschäfte der Universitäts-Hautklinik" beauftragt.⁹¹⁴ Doch bald erkrankte Bering. Am 10. Juli 1950 starb er und wurde auf dem Friedhof Melaten beigesetzt.⁹¹⁵ Am 16. Januar 1951 fand die Akademische Trauerfeier statt. Die Gedenkrede hielt sein Schüler Franz Koch, Chefarzt der Hautklinik der Wuppertaler Krankenanstalten.⁹¹⁶

Franz Koch – Im Nationalsozialismus fest verankert

Im Nationalsozialismus fest verankert war das Parteimitglied NSKK-Oberscharführer Franz Koch, dessen Fachgebiete Spirochäten und die Syphilis waren. Im Oktober 1938 informierte er sich in Frankreich über den dortigen Forschungsstand.⁹¹⁷ Ein halbes Jahr später setzte sich sein Chef Friedrich Bering mit Verweis auf dessen gute Lehre und Forschung erfolgreich für Kochs Ernennung zum „Dozenten neuer Ordnung" ein, jenes nach Kriegsbeginn verfügte NS-Konstrukt zum Ersatz des Privatdozenten.⁹¹⁸ Vorbehalte, die vor allem in seinem früheren Dienstort Tübingen aufgrund von Kochs Katholizismus gehegt worden waren, wies der Kölner Dozentenschaftsleiter Maximinan de Crinis zurück: „Von alten Pg. [...] ist mir versichert worden, daß Koch, obwohl Katholik, den dogmatisierenden und politisierenden Katholizismus

Abb. 49: Rektor Bering spricht. Feierliche Immatrikulation am 19. Januar 1943. (Theo Felten; UA Köln, 20/302)

bedingungslos ablehnt."⁹¹⁹ Die Angelegenheit war nicht ohne Brisanz, warf doch Bering, der de Crinis auf seine Seite hatte bringen können, dem bis 1936 amtierenden Tübinger Dozentenschaftsleiter, dem Mathematiker und späteren Stuttgarter Rektor Erich Schönhardt, in scharfer Form Denunziantentum vor.⁹²⁰

Franz Koch

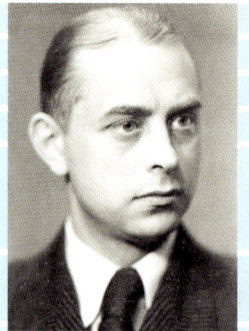

28.10.1905 Bad Driburg – 1956
Katholisch
Mutter: Amalie Pottbrock
Vater: Fritz Koch, Kaufmann
Ehefrau (Heirat 14.3.1932):
Maria Fichtenhagen,
geb. 9.1.1911
Kinder: Franz Georg,
18.12.1935; Dieter, 12.2.1937

Nach dem Abitur am Marien-Gymnasium in Werl 1925 studierte Franz Koch Medizin in Rostock, Tübingen und Würzburg (Staatsexamen und Promotion 1930). Als Praktikant und Assistent war er 1930/31 an der Medizinischen Klinik und der Hautklinik in Tübingen tätig, zuletzt als Assistenzarzt an der Hautklinik. Am 1. Oktober 1931 ging er für ein Jahr als Wissenschaftlicher Hilfsarbeiter an das Reichsgesundheitsamt in Berlin, bevor er nach Tübingen zurückkehrte, wo er sich 1935 habilitierte. Von dort wechselte er am 1. Februar 1936 als Oberarzt an die Hautklinik Köln. 1940 wurde er Dozent neuer Ordnung, 1944 apl. Professor. Nach dem Ende des NS-Regimes wurde er noch 1945 Chefarzt in der Städtischen Hautklinik in Wuppertal-Elberfeld.

Mitgliedschaften und Ehrungen: SA Mai 1933; NSKK Februar 1936 (Oberscharführer, Sturmarzt); NSDAP 1937.

Quellen und Literatur: BA Berlin R 4901/13268; UA Köln 17/2960, 67/1061, 571/258, 28/110; Percy Lehmann, Die Klinik für Dermatologie, Allergologie und Umweltmedizin am Helios Klinikum Wuppertal GmbH, in: Aktuelle Dermatologie 29 (2003), S. 143–144.

Bild (Mai 1938): UA Köln, 20/161.

Das Vertrauen der Kölner Nationalsozialisten in Koch erwies sich als berechtigt. Als er 1942 am Kongress der Spanischen Dermatologischen Akademie in Bilbao teilnahm, verfasste er einen außergewöhnlich detaillierten, fünfseitigen Bericht, in dem er auch über die politischen Haltungen ausländischer Kongressbesucher berichtete.⁹²¹ Dekan Bering musste aber vor der 1944 erfolgten Ernennung Kochs zum außerordentlichen Professor neuerlich de Crinis einschalten: „Seine politische Haltung ist einwandfrei. Sein Ansehen bei der Partei groß. Ich habe den Verdacht, daß alte – damals als durchaus unberechtigt und unwahr erwiesene Berichte, die von einem Dozentenführer in Tübingen ausgingen – irgendwie herausgegriffen worden sind."⁹²² 1945 übernahm Koch die Leitung der Wuppertaler Hautklinik; 1956 starb er im Alter von 53 Jahren.⁹²³

Asta von Mallinckrodt-Haupt – Unterstützer auch in der NSDAP

Die organisierte „Dozentenschaft der Universität Köln" sah in Asta von Mallinckrodt ein Problem. Als sie im Januar 1939 um Genehmigung darum nachsuchte, einer Vortragseinladung des III. Internationalen Erbbiologenkongresses in New York nachkommen zu dürfen, schrieb Dozentenführer Birkenkamp in seiner Stellungnahme, es sei „zu prüfen, ob es zweckmässig ist, als Repräsentant Deutschlands eine Dozentin zu entsenden".⁹²⁴ Auch ihre Tätigkeit als Dozentin neuer Ordnung lehnte der Dozentenführer ab und wurde grundsätzlich: „Die Dozentenführung sieht keine Notwendigkeit, dass Lehraufträge an der Universität Köln von Dozentinnen wahrgenommen werden. Bei aller Anerkennung der Tatsache, dass Frau v. Mallinckrodt Mutter von 5 Kindern ist, so ist die Dozentenführung der Auffassung, dass ihre mütterlichen Pflichten sie voll und ganz in Anspruch nehmen, so dass für eine Dozententätigkeit kein Spielraum mehr bleibt. Jedenfalls muss das Eine unter dem Anderen leiden."⁹²⁵

Dekan Lullies befürwortete jedoch nicht nur die Reise, sondern in Übereinstimmung mit Friedrich Bering zudem die Ernennung von Mallinckrodt-Haupts „zum außerplanmäßigen Professor".⁹²⁶ Auch im Wissenschaftsministerium war man ihr wohlgesonnen. Mit Datum vom

21. August 1941 erfolgte ihre Ernennung „zur außerplanmäßigen Professorin".⁹²⁷ Aus Sicht der Nationalsozialisten sprachen nicht nur ihre Fähigkeiten und ihre Mutterschaft für sie, sondern auch ihre zeitweilige Mitgliedschaft in der NS-Frauenschaft und – seit 1937 – in der NSDAP. Mallinckrodt-Haupt scheute sich nicht, im gesundheitspolitischen Apparat der NSDAP mitzuarbeiten. Sie fungierte im Gau Köln-Aachen als „Sachbearbeiterin" und nahm 1941 an der Tagung des Frauenausschusses der Reichsstelle gegen die Alkohol- und Tabakgefahren teil.⁹²⁸

Asta (Augusta Stephanie) von Mallinckrodt-Haupt, geb. von Haupt

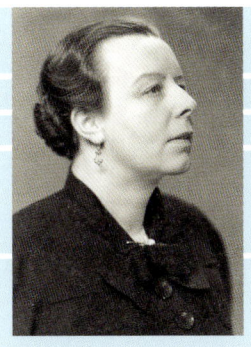

27.11.1896 Bamberg –
23.06.1960 Köln
Katholisch
Mutter: Katharina Löhr
Vater: Dr. Stefan von Haupt, Königlich Bayerischer Amtsgerichtsrat
Ehemann (Heirat 4.9.1922): Hans Dietrich von Mallinckrodt, Oberförster
Kinder: Dr. rer. nat. Maria-Katharina (Marika) verh. Geldmacher, 28.4.1923; Dr. med. Hermann, 31.12.1924 Daun; Dr. iur. Joseph, 1.8.1926 Daun; Barbara verh. Bouter, 5.6.1931 Brühl; Dietrich 5.1.1935 Brühl
Adressen: Brühl, Kaiserstr. 29; Hubertusstr. 1–3

Nach dem Abitur am humanistischen Gymnasium in Bamberg 1915 und dem Studium der Medizin in Erlangen und Berlin wurde sie im Juli 1922 in Berlin bei Franz Blumenthal promoviert („Beitrag zur Frage der Immunitätserscheinungen bei Hyphomycetenerkrankungen"), habilitierte sich 1932 in Düsseldorf bei Hans Theo Schreus (Probevorlesung „Infektionsschutz der Haut"; Antrittsvorlesung „Die praktische Bedeutung der Mykologie") und habilitierte sich 1937 nach Köln um. Ihre beruflichen Stationen: Medizinalpraktikantin, Volontärin und Assistentin Hautklinik Berlin (Arndt) 6/1921–6/1924; Pathologisches Institut der Charité (Rona) 1924–1928; Volontärassistentin Hautklinik Bonn bei Erich Hoffmann 1928–1930; wissenschaftliche Mitarbeiterin Hautklinik Düsseldorf bei Hans Theo Schreus 1.6.1930; zugleich eigene Praxis Brühl seit 1931; Habilitation Düsseldorf 1932 („Der Stoffwechsel der pathogenen Hautpilze und sein Zusammenhang mit der Pathogenie der Mykosen"); Dozentin Düsseldorf 1932; Privatdozentin für Haut- und Geschlechtskrankheiten Köln 1938; apl. Professorin Köln 1941–1960; Gründerin und Leiterin der Privatklinik für Hautkrankheiten Brühl 1950/51–1959.

Quellen und Literatur: UA Köln, 9/2611, 17/3605, 67/1081, 571/897; Institut für Geschichte und Ethik in der Medizin, Charité, Asta von Mallinckrodt-Haupt, in: https://geschichte.charite.de/aeik/biografie.php?ID=AEIK0081, einges. 8.12.2022; M.[arika] Geldmacher-von Mallinckrodt/W.[olf] Meinhof, Asta von Mallinckrodt-Haupt, 1896–1960. Zum Gedenken anlässlich ihres 50. Todestages, in: Hautarzt 61 (2010), S. 534–537.
Foto: UA Köln, 20/221.

Asta von Mallinckrodt-Haupt widmete sich auch in der Nachkriegszeit der Gesundheitsaufklärung, hielt Vorträge und realisierte 1950 ihre Idee, in Brühl eine private Hautklinik zu eröffnen.⁹²⁹ Sie wurde 1953 Gründungsmitglied der International Society for Human and Animal Mycology.⁹³⁰

Zu den Mitarbeitern im Institut zählte auch der frühere Klinikdirektor, Dekan und Rektor Ferdinand Zinsser, seit 1919 durch die Heirat seiner Tochter Gussie Schwiegervater Konrad Adenauers.⁹³¹ Doch schon zu seinem 70. Geburtstag äußerte er gegenüber dem Rektor sein Bedauern, dass es ihm „nicht mehr vergönnt" sei, „durch tätige Mitarbeit" seine „Verbundenheit darzutun".⁹³²

Ferdinand Zinsser

11.2.1865 New York City – 3.1.1952 Tübingen
Altkatholisch, später konfessionslos
Ehefrau: Minnes Tourelle
Vier Kinder: Lotte verh. Oertel; Fritz; Ernst; Auguste („Gussie") Amalie Julie, verh. (1919) Adenauer (7.12.1895–3.3.1948)

Nach dem 1885 aufgenommenen Studium der Medizin in Bonn, München und Heidelberg wurde Zinsser 1891 mit einer Dissertation „Ueber Keratoconus" promoviert. Der Assistentenzeit in Leipzig und Bern folgte 1903 der Ruf nach Köln. Er wurde, ohne habilitiert zu sein, Leiter der Abteilung für Haut- und Geschlechtskrankheiten auf der Lindenburg, seit 1908 als ao. Professor an der Akademie für Praktische Medizin. Mit der Universitätsgründung 1919 wurde er o. Professor für Geschlechts- und Hautkrankheiten und Klinikdirektor. Dekan war er 1923/24. 1931 erfolgte die Emeritierung. Er wurde 1919 der zweite Schwiegervater von Konrad Adenauer.

Mitgliedschaften und Ehrungen: Deutsche Dermatologische Gesellschaft, Rheinisch-Westfälische Dermatologische Gesellschaft, Korrespondierendes Mitglied der Wiener Dermatologische Gesellschaft und der Dänischen Dermatologischen Gesellschaft, Erster Vorsitzender der Kölner Dermatologischen Gesellschaft, Vorsitzender der Ortsgruppe Köln der Deutschen Gesellschaft zur Bekämpfung der Geschlechtskrankheiten; EK I und EK II; Benennung des Zinsser-Engman-Cole-Syndroms (Dyskeratosis congenita).

Literatur und Quellen: UA Köln 28/109, 17/6490, 67/1179, 571/231.

Walther Krantz

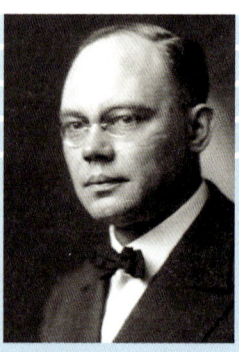

28.9.1891 Döbeln –
27.11.1970 Detmold
Evangelisch

Krantz begann 1911 mit dem Medizinstudium in München; es folgten die Studienorte Jena, Heidelberg und Leipzig (Staatsexamen und Promotion „Sieben Todesfälle nach Salvarsanbehandlung" 1920), unterbrochen vom Kriegseinsatz als Truppenarzt 1915–1918. In Köln 1925 über „Fragen der Syphilis-Immunität" habilitiert, wurde er Privatdozent für Geschlechts- und Hautkrankheiten, Oberarzt in der Hautklinik und 1931 nichtbeamteter ao. Professor für Geschlechts- und Hautkrankheiten. Er bekleidete offizielle Funktionen in der Dozentenschaft (1934/35) und war Mitglied des Senats. 1935 wechselte er nach Göttingen, wo er Klinikdirektor wurde. 1945 von der Militärregierung entlassen, wurde er später wieder angestellt und 1954 regulär emeritiert.

Mitgliedschaften und Auszeichnungen: SA, NS-Frontkämpferbund.

Quellen und Literatur: UA Köln, 17/2096, 27/55, 67/1064; BA Berlin, R 4901/13269; Professor/innen-Verzeichnis der Universität zu Köln.

Bild: UA Köln, 20/18.

Friedrich Marquardt

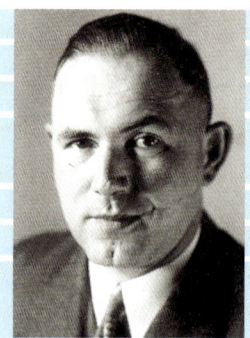

18.3.1901 Stolpe auf Usedom –
Evangelisch
Mutter: Johanna Klamp
Vater: Bernhard Marquardt, Pastor
Verheiratet

Nach dem Abitur am Gymnasium in Anklam 1918 und Militärzeit als Fahnenjunker studierte Marquardt ab dem Sommersemester 1918 Medizin in Greifswald, zeitweilig auch in Rostock. 1921 unterbrach er das Studium, um sich dem Selbstschutz Oberschlesien anzuschließen. Zuvor hatte er sich bereits am Kapp-Putsch beteiligt. 1924 bestand er das Staatsexamen, war an der Chirurgischen Klinik Greifswald, der Inneren Abteilung des Krankenhauses Stettin und ab November 1925 an der Universitätshautklinik Greifswald tätig, wo er im selben Jahr mit der Dissertation „Der Wert der röntgenologisch diagnostizierten Spina bifida" promovierte. 1932 wechselte er an die Universitätshautklink Köln, 1935 mit Umhabilitierung nach Göttingen. Noch in Köln hatte er sich 1935 mit einer Arbeit zur Frage „Welche Bedeutung hat das vegetative Nervensystem für die Entstehung und den Ablauf der Ekzeme?" habilitiert.

Mitgliedschaften und Auszeichnungen: Selbstschutz Oberschlesien 1921; SA 1933.

Quellen und Literatur: UA Köln, 27/67, 67/1085; 261/611.

Bild (1935): UA Köln, 20/21.

Psychiatrische und Nervenklinik

Gustav Aschaffenburg – Flucht über die Schweiz

Gustav Aschaffenburg leitete als Direktor die „Psychiatrische Klinik der Universität Köln", die er 1928 einer allgemeinen Entwicklung folgend in „Psychiatrische und Nervenklinik der Universität Köln" umbenennen ließ, seit ihrer Gründung 1919; zuvor hatte er seit 1906 die gemeinhin als „Irrenanstalt" bezeichnete psychiatrische Abteilung der Akademie für Praktische Medizin geleitet.[933] Bei ihrem Bau war die Klinik für eine „Aufnahmezahl bis etwa 1000" konzipiert worden; Ende der Zwanzigerjahre aber bereits wurden schon deutlich mehr als 3000 Patientinnen und Patienten jährlich aufgenommen. Gleichzeitig sank „die ursprüngliche Zahl von 110 Betten" aufgrund von „Platz- und Personalmangel" auf 80. Die Länge des Durchschnittsaufenthalts der Patientinnen und Patienten war auf acht bis neun Tage gefallen. Aschaffenburg sprach in diesem Zusammenhang von der „Unmöglichkeit, die Kranken ausgi[e]big zu beobachten". „Die wissenschaftliche Arbeit" sei „so gut wie ganz unmöglich geworden", aber auch „für den Unterricht" nicht „richtig gesorgt". Der grundsätzlich bewilligte Bau einer „Frauenabteilung" stand 1928 noch immer aus und Aschaffenburg befürchtete, „dass bei meinem Ausscheiden in einigen Jahren wohl schwerlich ein Psychiater von Namen sich bereitfinden wird, die Klinik zu übernehmen, wenn er Einblick in die hier bestehenden Verhältnisse hat."[934]

Aschaffenburg listete aber nicht nur Mängel auf, sondern sorgte für konkrete Veränderungen. Er richtete seine Klinik auf das „Non-restraint-System" aus, ließ Fenstergitter entfernen und die hohen, an Gefängnisumfassungen erinnernde Mauern abreißen.[935] Anerkennung fand Aschaffenburg, der in Emil Kraepelins Lebenserinnerungen freundschaftlich gewürdigt wird, auch aufgrund seines immer wieder neu und erweitert aufgelegten kriminologischen Lehrbuchs „Das Verbrechen und seine Bekämpfung" (1903) und des von ihm in 21 Bänden herausgegebenen „Handbuchs der Psychiatrie" (1911–1927).[936] Kurt Schneider, damals Oberarzt und später renommierter Heidelberger Psychopathologe der nächsten Generation, habilitierte sich 1919 bei Aschaffenburg.[937]

Nähe und Abgrenzung zur Inneren Medizin

Die zusätzliche Bezeichnung „Nervenklink" berührte vor allem die Innere Medizin, die für sich durchaus den Anspruch erhob, neurologische Erkrankungen behandeln zu können. In Köln war es der Direktor der Medizinischen Klinik, Gerhard Wüllenweber, der noch 1940 feststellte:

> In dem Augenblick, als die Psychiatrische Klinik ihren Titel in ‚Psychiatrische und Nervenklinik' änderte, verminderte sich das Krankengut der Inneren Klinik schnell, die Kranken gingen grossenteils zur Psychiatrischen Klinik [...]. Leider wurde von meinem damaligen Chef Geheimrat Moritz mein Vorschlag, die Innere Klinik ‚Medizinische und Nervenklinik' zu nennen, abgelehnt, indem Geheimrat Moritz erklärte, da die die Neurologie ja Teil der Inneren Medizin sei, könne man diesen Namen nicht einführen.[938]

Verfolgung

Den Nationalsozialisten galt der 1899 zum Protestantismus konvertierte Aschaffenburg als Jude. Die antisemitischen Anfeindungen erreichten einen ersten Höhepunkt, als Aschaffenburg 1932 Kandidat für das Amt des Rektors war. Anonym gebliebene „Studierende der Universität" gaben vor, sich für den Universitätsfrieden einzusetzen, indem sie von einer Wahl Aschaffenburgs abrieten: „So hoch Herr Professor Aschaffenburg zu schätzen ist, so wenig paßt seine evt. Wahl heute in die Zeit [...]. Die Nazi-Studenten und ihre Leute freuen sich schon heute darauf[,] dann Unruhen in der Universität zu stiften, wie man bereits hört. Eine Schließung der Universität ist das Wenigste, was sie bezwecken; auch die Familie und die Wohnung des Herrn Professors Aschaffenburg soll regelrecht ‚belagert' etc. werden."[939] Am Tag nach Eingang des Schreibens trat Aschaffenburg von seiner Kandidatur zurück.[940]

Gustav Aschaffenburg gehörte nicht zu den ersten Fakultätsangehörigen, die ihren Arbeitsplatz verloren. Als „Frontkämpfer" des Ersten Weltkriegs und vor dem 1. August 1914 Verbeamteter galten für ihn zunächst Aus-

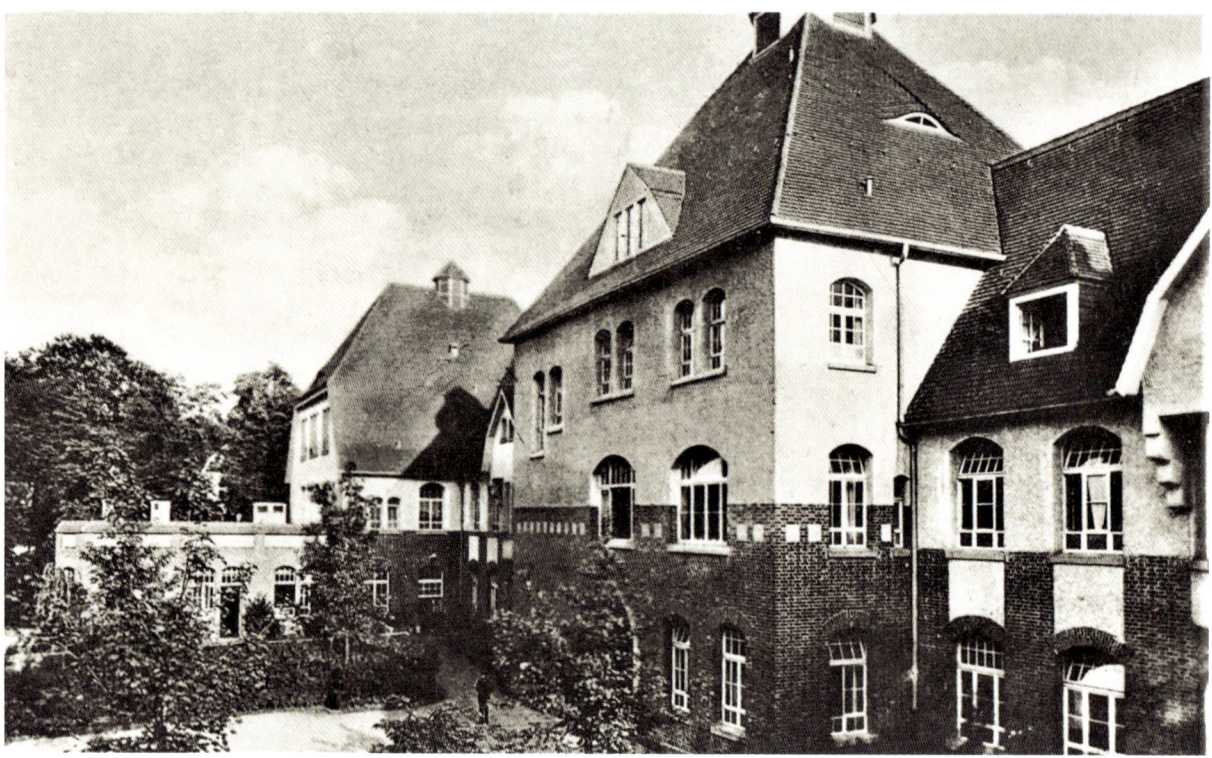

nahmeregelungen. Dennoch wuchs der Druck gegen ihn weiter. Im März 1933 wurde er von den Nationalsozialisten angefeindet, weil er am Tage der Reichstagswahl am 5. März „die Psychiatrische Klinik nicht geflaggt" hatte. Er sah sich zur Rechtfertigung gegenüber dem Dekan veranlasst: „Es ist von keiner Seite der Wunsch an mich herangetreten, die Klinik zu flaggen. Wir haben von uns aus bei dem Verwaltungsdirektor angefragt, der erklärt hat, es sei keinerlei Anordnung getroffen, daß die einzelnen Institute für sich flaggen sollen, es werde offiziell das Verwaltungsgebäude beflaggt. Soviel ich festgestellt habe, hat auch nur das Anthropologische Institut für sich geflaggt."[941] Aschaffenburg fand den vollen Rückhalt von Dekan Leupold. Er habe richtig gehandelt, denn es liege „nicht im Ermessen des einzelnen Instituts- und Kliniksdirektors", Flaggen zu hissen.[942]

Ein Jahr später, am 7. März 1934, suchte Aschaffenburg um seine vorzeitige Emeritierung nach.[943] Diesem Ersuchen entsprach man im Ministerium am 3. April 1934 durch Entbindung von den Amtsgeschäften, bat ihn jedoch, die Institutsleitung und die Lehrtätigkeit bis zur Ernennung eines Nachfolgers weiterzuführen.[944] Parallel und in Unkenntnis dieser Vorgänge entwickelte im Ministerium Ministerialrat Achelis den Plan, Aschaffenburg zu einer freiwilligen Emeritierung zu bewegen.[945] Schon am 28. April 1934 wurde Aschaffenburg „in Abänderung" des Erlasses vom 3. April aufgefordert, „von der vertretungsweisen Leitung der Psychiatrischen und Nervenklinik Lindenburg sowie dem Halten von Vorlesungen an der Universität Köln abzusehen".[946] Am 9. April 1936 erhielt er die Mitteilung, dass ihm mit Ablauf des Jahres 1935 „die Lehrbefugnis an der Universität Köln entzogen" sei.[947]

Abb. 50: Die Psychiatrische und Nervenklinik, o.D. (ca. 1930). (UA Köln, 624-51)

Gustav Aschaffenburg

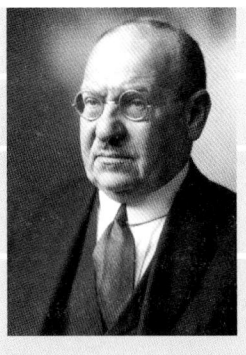

23.5.1866 Zweibrücken –
2.9.1944 Baltimore
Jüdisch, ab 1899 evangelisch, zweites von sechs Kindern
Mutter: Ines Julia Feibes (22.1.1843 Lengerich –10.11.1929 Köln)
Vater: Louis (Lazarus) Aschaffenburg, Kaufmann und Talmudlehrer (17.12.1828 Albersweiler/Pfalz – 27.11.1914 Köln)
Ehefrau (Heirat 23.2.1901): Maria (Maja) Thekla Nebel (26.1.1878–15.2.1966), evangelisch
Kinder: Hans Georg pseud. Amberg, Theater- und Filmwissenschaftler (28.12.1901–1971); Gertrud (26.8.1905–1945), Eva (26.7.1909–1952), Helga Emma (26.7.1909–1999)
Kölner Adressen: Stadtwaldgürtel 30; Oberländerufer 70

Während Gustav Aschaffenburgs früher Kindheit zog die Familie nach Köln, wo der Sohn nach der Pfarrschule St. Maria das Königliche Friedrich-Wilhelm-Gymnasium im Severinsviertel besuchte. Nach dem Abitur 1885 studierte er Medizin in Heidelberg, Würzburg, Freiburg, Berlin und Straßburg. 1890 promovierte er bei Friedrich Jolly in Straßburg („Über die Symptomatologie des Delirium tremens"). Seine weiteren Stationen: Volontärassistent an der I. Psychiatrischen Universitätsklinik des Wiener Allgemeinen Krankenhauses bei Richard Freiherr von Krafft-Ebing und Theodor Meynert 1890/91 und in Paris bei Jean-Martin Charcot, Benjamin B. Ball und Pierre Marie 1890; Assistent an der Psychiatrischen Klinik Heidelberg bei Emil Kraepelin 1891; hier Habilitation und Privatdozent 1895; ao. Professor für Psychiatrie Heidelberg 1900; o. Professor Halle 1901; dort zeitweilig Leitender Arzt der Beobachtungsabteilung für geisteskranke Verbrecher am Stadtgefängnis; o. Professor an der Akademie für praktische Medizin Köln 1904, zugleich Direktor der Psychiatrischen und Nervenklinik Lindenburg ab 1906; o. Professor für Psychiatrie an der neu gegründeten Universität Köln 1919 (Dekan der Medizinischen Fakultät 1929/30; zeitweilig Senator); Leiter des Kriminalwissenschaftlichen Instituts Köln 1928–1933; in den Ruhestand versetzt 1934; Entzug der Lehrbefugnis 1936; Emigration über die Schweiz in die USA 1938/39; Professor für Psychiatrie an der Johns-Hopkins-Universität Baltimore 1939.

Ehrungen und Mitgliedschaften: EK II (Kriegsteilnahme 1914–1918); Société Médico-Psychologique Paris, 1937; Verein für Angewandte Psychopathologie und Psychologie Wien; Freimaurerloge „Zur Wahrheit und Treue" Heidelberg; Comturkreuz des griechischen Phoenix-Ordens; Ehrendoktorgrade Dr. iur. h.c. Heidelberg (1926) und Dr. phil. h.c. Würzburg (1932); Ehrenmitglied des Budapester Ärztevereins, des Vereins für Psychiatrie und Neurologie Wien, der American Psychiatric Society (1942).

Quellen und Literatur: UA Köln, 17II/51, 67/650, 222/986; 27/19; Golczewski, Universitätslehrer; Hans Jürgen Becker, Die neue Kölner Rechtswissenschaftliche Fakultät von 1919 bis 1950, Tübingen 2021 (= Beiträge zur Rechtsgeschichte des 20. Jahrhunderts 118), S. 381; Magnus Schmid, Aschaffenburg, Gustav, in: Neue Deutsche Biographie 1 (1953), S. 410; Dorothea Seifert, Gustav Aschaffenburg als Kriminologe, Freiburg 1981; Falk Busse, Gustav Aschaffenburg (1866–1944) – Leben und Werk, Diss. med. Leipzig Leipzig 1991; Christian Prüter-Schwarte, Das Verbrechen und seine Bekämpfung. Gustav Aschaffenburg und die psychiatrische Kriminalanthropologie, in: Thomas Müller/Christian Prüter-Schwarte (Hg.). Schriftenreihe der Deutschen Gesellschaft für Geschichte der Nervenheilkunde, Bd. 28, Würzburg 2022, S. 329–344; Christian Prüter-Schwarte, Das Verbrechen und seine Bekämpfung. Gustav Aschaffenburg und die Rolle des Psychiaters in der Gestaltung des Strafrechts, in: Matthias Lammel/Steffen Lau/Sabine Rückert/Tatjana Voß (Hg.), Forensische Psychiatrie. Erfahrungswissenschaft und Menschenkunde. Festschrift für Hans-Ludwig Kröber, Berlin 2022, S. 49–61; Christian Prüter-Schwarte, Gustav Aschaffenburg und die Frage der verminderten Zurechnungsfähigkeit, in: Axel Karenberg/Kathleen Haack (Hg.) Schriftenreihe der Deutschen Gesellschaft für Geschichte der Nervenheilkunde, 25, Würzburg 2019, S. 483–502.

Bild: UA Köln, 20/273.

Schon 1935 war Aschaffenburg gezwungen, die Redaktion der von ihm seit über drei Jahrzehnten herausgegebenen „Monatsschrift für Kriminalpsychologie und Strafrechtsreform" abzugeben.[948] Als die Gestapo nach einer Denunziation darauf aufmerksam wurde, dass seine drei Nachfolger Johannes Lange, Franz Exner und Rudolf Sieverts weiter mit Aschaffenburg in Kontakt standen und ihm sogar eine Publikationsmöglichkeit anboten, wollte die neue Herausgebergruppe zurücktreten. Aschaffenburg aber stellte das Weiterbestehen der Zeitschrift über ein Zeichen der Solidarität und bat die neuen Herausgeber, ohne Rücksicht auf ihn die Leitung der Zeitschrift zu behalten.[949]

Während Aschaffenburgs Ruhm im Ausland weiter stieg und er auch noch ins Ausland reisen durfte – unter anderem im September 1933 wurde ihm eine Vortragsreise nach Athen genehmigt –, musste er sich in Köln mit Anfeindungen auseinandersetzen.[950] Sein Nachfolger Maximinian de Crinis glaubte 1936, er übe auf die Mitarbeiter in der Klinik Einfluss in einem „ungünstigen Sinne" aus.[951] Aschaffenburg widersprach entschieden:

> Um auch nicht einmal den Gedanken einer Nebenregierung aufkommen zu lassen, habe ich seit der Übernahme der Klinik durch Herrn de Crinis sogar davon Abstand genommen, den sonst üblichen Verkehr mit meinen Assistenten aufrecht zu erhalten [...]. Ich kann deshalb nach gewissenhaftester Selbstprüfung versichern, dass es auf einem Irrtum beruht, dessen Ursache ich nicht kenne, wenn Herr Kollege de Crinis angenommen hat, von meiner Seite seien Störungen des Arbeitsfriedens in der Klinik ausgegangen.[952]

Noch drei Jahre später, in den ersten Kriegswochen, berichtete der Kurator nach Berlin, von einer politischen Betätigung Aschaffenburgs wisse man nichts. Er fügte die scharf antisemitische Bemerkung an, „in charakterlicher Beziehung" repräsentiere „er als Jude die Merkmale seiner Rasse voll".[953] Zu diesem Zeitpunkt war Aschaffenburg bereits geflohen. Im Januar 1939 hatte er mit seiner Frau Aufnahme bei seinem Züricher Freund Hans Wolfgang Maier, dem Nachfolger Eugen Bleulers, gefunden.[954] Sorgenfrei war sein Leben damit nicht. Der Gesundheitszustand Aschaffenburgs, der zeitlebens an Asthma litt, verschlechterte sich; zugleich beschränkte die Schweiz ihre Aufenthaltsgenehmigung auf ein Jahr.[955] Die Auszahlung seiner Altersbezüge aus Köln wurden am 1. Juni 1939 gestoppt.[956] In dieser Situation wurde Aschaffenburgs Tochter Helga aktiv. Sie war mit ihren beiden Schwestern bereits 1934 in die USA emigriert und bat nun den an der Johns Hopkins University in Baltimore tätigen Schweizer Psychiater Adolf Meyer um Hilfe. Er trug maßgeblich dazu bei, dass der mittlerweile 73-jährige Aschaffenburg einen Ruf als Research Professor für Kriminalpsychologie an der Catholic University of America in Washington erhielt. Mit Kriegsbeginn reiste Aschaffenburg im September 1939 ein, ließ sich in Baltimore (4216 Penhurst Avenue) nieder und nahm mehrere weitere berufliche Angebote unter anderem an der Johns Hopkins University und an einer Privatklinik an.[957] Auf seinen Antrag hin, den Aschaffenburg mit dem Namenszusatz „Israel" aus dem Züricher Hotel Urban am 6. September 1939 stellte, erlaubte ihm das Wissenschaftsministerium die Ausreise in die USA und ordnete die Wiederaufnahme der Zahlung seiner Altersbezüge an.[958] Im Juni 1941 wurde die Zahlung dann endgültig eingestellt.[959]

In Köln und Berlin war Aschaffenburg damit nicht vergessen. Kurz nach seinem 75. Geburtstag wurde ihm 1941 die deutsche Staatsbürgerschaft entzogen.[960] Sein in Deutschland zurückgebliebenes Eigentum wurde beschlagnahmt, darunter seine der Johns Hopkins University vermachte Privatbibliothek.[961] Am 2. September 1944 starb Gustav Aschaffenburg in Baltimore im Alter von 78 Jahren, ohne nach Europa zurückgekehrt zu sein.[962] In Köln wusste man von Aschaffenburgs Tod zunächst nichts: Die Medizinischen Fakultät bot ihm am 15. März 1946 an, sein Ordinariat wieder zu übernehmen.[963]

Walter Jahrreiß – Das Interregnum nach Aschaffenburgs Emeritierung

Nach Aschaffenburgs Emeritierung befand sich die Nervenklinik in einer längeren Umbruchphase. Die Nachfolge blieb zunächst ungeklärt, obwohl Dekan Bering angesichts der Erfahrungen in der Frauenklinik bereits im Dezember 1933 das Ministerium auf die bevorstehende Vakanz hingewiesen hatte.[964] Die unklare Lage führte dazu, dass die Klinikärzte neue Stellen suchten. Hanns Ruffin schied Ende März 1934 aus und ging als Oberarzt an die Psychiatrische und Nervenklinik Freiburg im Breisgau.[965] Zwei weitere Ärzte kündigten an, die Klinik bald zu verlassen und sich mit eigener Praxis niederzulassen.[966]

Da Aschaffenburg die schwierige Übergangsphase so weit wie möglich abmildern wollte, erklärte er sich trotz der wachsenden Verfolgungssituation bereit, „für die Kranken so lange zu sorgen", bis ein „Nachfolger die Leitung der Klinik" übernähme.⁹⁶⁷ Das Wissenschaftsministerium entsprach dieser Bitte zunächst.⁹⁶⁸ Bald aber wurde das offizielle Ersuchen des Ministeriums an Aschaffenburg, die Klinik bis zur Ernennung eines Nachfolgers weiter zu führen, zurückgenommen.⁹⁶⁹ Lehrstuhlvertreter wurde Oberarzt Walter Jahrreiß.⁹⁷⁰

Walt(h)er Otto Jahrreiß

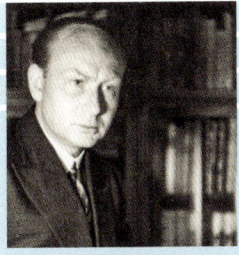

3.3.1896 Dresden – 6.8.1985
Evangelisch

Nach dem Abitur 1914 und dem Studium der Medizin in Leipzig wurde Jahrreiß 1922 approbiert und 1923 promoviert. Als außerplanmäßiger Assistent arbeitete er zunächst an der Nervenklinik München 1924–1926, dann als planmäßiger Assistent an der Psychiatrischen und Nervenklinik Köln 1926–1931. Das Habilitationsverfahren schloss er 1930 in München ab, habilitierte sich aber schon 1931 nach Köln um. Die weiteren Stationen: Oberarzt Psychiatrische und Nervenklinik Köln 1931; Lehrstuhlvertreter Köln 1934; Beurlaubung wegen jüdischer Ehefrau 1936; Instructor Johns Hopkins University Baltimore 1936 (zugleich Tätigkeit an der Catholic University Washington D.C.; apl. ao. Professor für Psychiatrie Köln 1949; Medizinischer Direktor Seton Institute Baltimore 1951; apl. Professor für Psychiatrie Köln 1952.

Mitgliedschaften: NSLB, NSV, Beisitzer Erbgesundheitsobergericht Köln 1934/35.

Quellen und Literatur: Bundesarchiv Berlin, R 4901/13267; Lawrence A. Zeidman, Brain Science under the Swastika. Ethical Violations, Resistance, and Victimization of Neurosientists in Nazi Europe, Oxford 2020, S. 187; Klein, „Euthanasie", S. 205; Golczewski, Universitätslehrer, S. 450.

Bild: UA Köln, 20/22.

Am 16. Mai 1934 konnte der Dekan dem Oberbürgermeister mitteilen, dass Minister Rust „vorläufig als Vertreter für den Lehrstuhl der Psychiatrie Herrn Oberarzt Dr. Jahrreiss in Aussicht genommen hat".⁹⁷¹ Die Entscheidung war aus nationalsozialistischer Sicht nicht vorausschauend, denn Jahrreiß war mit einer Jüdin verheiratet. Dies führte 1936 zu seiner Beurlaubung. Jahrreiß emigrierte mit seiner Frau nach Baltimore, wo er an der Johns Hopkins University und im nahen Washington an der Catholic University tätig wurde. Dabei hatte er sich zuvor durchaus dem Regime angepasst. Er war 1934/35 Beisitzer am Kölner Erbgesundheitsobergericht.⁹⁷² Dort war er an mindestens einem Verfahren beteiligt, an dessen Ende die eingelegte Beschwerde zurückgewiesen wurde. Betroffen war die 1905 in Berg geborene Therese Müller, die 1935 von dem Bonner Anstaltsarzt Lothar Diehm mit der Diagnose Schizophrenie angezeigt worden war. Therese Müller wurde am 5. Dezember 1935 an der Bonner Universitätsfrauenklinik von Hans Rupp zwangsweise sterilisiert und 1941 in der Tötungsanstalt Hadamar ermordet.⁹⁷³

Maximinian de Crinis – Die unerwünschte Berufung

Die Berufung des „als Nationalsozialist aus Graz" bezeichneten Neurologen Maximinian de Crinis, der wenig später zu einem wichtigen Entscheidungsträger im Berliner Wissenschaftsministerium wurde, war eine politische.⁹⁷⁴ Die bei der Ernennung zunächst übergangene Stadt Köln hatte genauso wie die Medizinische Fakultät andere Favoriten.⁹⁷⁵ Auf der von Dekan Bering übermittelten Berufungsliste fanden sich den Anweisungen des Ministeriums entsprechend statt der üblichen drei sieben Vorschläge. Keineswegs war jeder der Genannten in Köln erwünscht. So wurde ausführlich begründet, warum man als Klinikdirektor einen Psychiater und keinen Neurologen brauche: „Im vergangenen Jahre wurden in der Psychiatrischen Klinik 2955 Fälle angenommen. Von diesen 2955 Fällen sind 10 % Erkrankungen neurologischer Art gewesen."⁹⁷⁶ Zudem sei zu berücksichtigen, dass „Prüfungen" im Rahmen der Gesetzgebung zur Zwangssterilisation „hauptsächlich in der Psychiatrie" stattfänden.⁹⁷⁷ Tatsächlich wurden zahlreiche der von der Zwangssterilisation betroffenen Männer und auch einige Frauen nur zu den Operationen in die Chirurgische Klinik und die Frauenklinik gebracht, waren aber ansonsten in der geschlossenen Abteilung der Nervenklinik untergebracht. Dies ist vor allem für die Gruppe der „entmündigten Trinker", die mit dem Vermerk „Vorsicht Fluchtgefahr" aus der Arbeitsanstalt Brauweiler eingewiesen wurden, belegt.978

Ohne eine Rangfolge festzulegen, listete die Fakultät ihre Kandidaten alphabetisch auf: August Bostroem (Königsberg), Maximinian de Crinis (Graz), Hans Gruhle (Bonn), Paul Hilpert (Jena), Ferdinand Kehrer (Münster), Berthold Kihn (Erlangen) und Kurt Schneider (München).979 Dass de Crinis nicht der Favorit der Fakultät, wohl aber der Politik war, macht der knappe Kommentar deutlich:

> Seine Arbeiten bewegen sich auf dem Gebiete der Neurologie, ohne jedoch die Psychiatrie gänzlich zu vernachlässigen. Da er seit einer Reihe von Jahren die Vorlesungen auch auf dem Gebiete der Psychiatrie an der Universität in Graz abhält, wird es ihm nicht an der nötigen Übung, auch psychiatrische Kollege abzuhalten, fehlen. Die Fakultät hat jedoch die Überzeugung, daß er nicht besonders geeignet ist für den Lehrstuhl in Köln, weil das eigentliche Forschungsgebiet die Neurologie und nicht die Psychiatrie ist. de [sic] Crinis steht seit einer Reihe von Jahren in vorderen Reihen des politischen Kampfes und hat sich in Österreich für die nationale Bewegung eingesetzt.980

Dagegen erklärte die Fakultät in den Fällen Bostroem und Gruhle ausdrücklich, dass man deren Berufung „sehr begrüßen" würde.981 Sowohl Bostroem als auch Gruhle waren keine Befürworter der die Psychiatrie betreffenden NS-Medizinverbrechen. Bostroem schrieb zur T4-Aktion, in der über Leben und Tod von Patientinnen und Patienten nur nach Aktenlage entschieden wurde, man könne „über eine Euthanasie [...] nicht nach Fragebogenlektüre bestimmen".982 Gruhle wich in die Leitung von Anstalten und in die Wehrmacht aus, um nicht auf universitärer Ebene mit den „Euthanasie"-Verbrechen konfrontiert zu werden.983

Maximinian Friedrich Alexander de Crinis

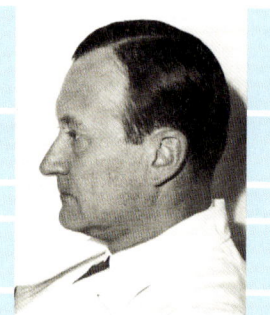

29.5.1889 Ehrenhausen/Steiermark – 2.5.1945 Stahnsdorf

Katholisch, 1907 evangelisch, später gottgläubig

Ehefrau (Heirat 1916): Lily, geb. 14.9.1890

Nach Volksschule in Ehrenhausen 1895–1899 und dem Besuch des k.u.k. II. Staatsgymnasiums in Graz 1899–1907 studierte de Crinis ebenfalls in Graz (Promotion 1912). Hier verbrachte er auch die Assistentenzeit, zeitweise zudem in Innsbruck. Im Krieg wurde er als Landsturmassistenzarzt und als Oberarzt am Landwehrfeldgericht in der Grazer Nervenklinik eingesetzt. 1919 beteiligte er sich als Bataillonsarzt einer Studentenlegion an den „Kärntner Abwehrkämpfen". 1920 habilitierte er sich in Graz („Die Beteiligung der humoralen Lebensvorgänge des menschlichen Organismus am epileptischen Anfall") und wurde 1924 außerordentlicher, 1927 ordentlicher Professor. Wiederholt nahm er an antisemitischen Aktionen teil. 1934 wechselte er als Direktor der Psychiatrischen und Nervenklinik nach Köln 1934, wo er Leiter der Dozentenschaft wurde. 1938 folgte er dem Ruf an die Psychiatrische und Nervenklinik der Charité in Berlin, wo er zugleich als Referent für die Medizinischen Fakultäten im Reichswissenschaftsministerium arbeitete. 1944 wurde er mit der Leitung des Instituts für Allgemeine Psychiatrie und Wehrpsychologie an der Militärärztlichen Akademie Berlin beauftragt. Weitere Funktionen: Gutachterliche Tätigkeit für das Erbgesundheitsgericht Köln; Beteiligung an Planung und Durchführung der „Euthanasie"; Beratender Psychiater der Waffen-SS 1942; Beratender Psychiater beim Wehrkreisarzt III 1941–1944, dann Oberster Beratender Psychiater beim Heer und Beiratsmitglied beim Bevollmächtigten für das Gesundheitswesen Karl Brandt.

Mitgliedschaften und Auszeichnungen: Corps Joannea 1908; Alldeutsche Schönerer-Bewegung 1908; Ehrenzeichen für Verdienste um das Rote Kreuz II. Klasse mit Kriegsdekoration 1916; Großdeutsche Volkspartei 1918; Freikorps 1918; Steirischer Heimatschutz 1918; Deutscher Bund für Volksaufartung und Erbkunde 1927; NSDAP 1931 (Nr. 688 247); NSDDB 1934; SS 1936 (Nr. 276 171; zuletzt Standartenführer); Beirat der Gesellschaft Deutscher Neurologen und Psychiater 1935; Gesellschaft der Ärzte, Wien; Kuratorium Kaiser-Wilhelm-Institut für Hirnforschung 1939; EK II 1939; EK I 1941; Medaille für deutsche Volkspflege 1941; Ehrenmitglied der Wiener Medizinischen Gesellschaft 1942; Leopoldina 1943; Goldenes Parteiabzeichen der NSDAP.

Quellen und Literatur: UA Köln 17/6513, 27/23, 67/197, 67/674, 67/1005; BA Berlin R 4901/13260; Hinrich Jasper, Maximinian de Crinis (1889–1945). Eine Studie zur Psychiatrie im Nationalsozialismus, Husum 1991 (= Abhandlungen zur Geschichte der Medizin und der Naturwissenschaft 63); Golczewski, Universitätslehrer, S. 265f.; Zeidman, Brain Science, S. 187ff.

Bild (15.3.1937): UA Köln, 20/3.

Ähnlich wie de Crinis nicht empfohlen wurde der Neurologe Paul Hilpert. Freundlich, aber wenig nachdrücklich fiel die Bewertung für Ferdinand Kehrer aus.[984] Berthold Kihn, später T4-Gutachter in Jena, hielt Dekan Bering für die Leitung einer großen Klinik noch für zu jung.[985] Kurt Schneider, der sich 1919 bei Gustav Aschaffenburg habilitiert hatte und in Köln als Oberarzt tätig gewesen war, wurde ohne Enthusiasmus bescheinigt, „daß er die Fähigkeiten besitzt, die Kölner Klinik selbständig zu leiten, und daß er nach seiner wissenschaftlichen Befähigung und nach seinen politischen Anschauungen würdig ist, das Amt eines Ordinarius für Psychiatrie zu bekleiden".[986]

Nachdem die Stadt am 18. August ihre endgültige Zustimmung zur Ernennung gegeben hatte, konnte Maximinian de Crinis zum Wintersemester 1934/35 die Lehre in Köln aufnehmen.[987] Fortan fand er die Unterstützung von Carl Coerper.[988] Auch dass bei der Ernennung von de Crinis das Reichsministerium die Stadt völlig übergangen hatte, blieb ohne Folgen für das Verhältnis von Coerper zum neuen Direktor der Psychiatrie.[989] Coerper sicherte seine persönliche Hilfe bei „nötigen Anschaffungen" zu.[990]

Als 1935 Gerüchte aufkamen, de Crinis könne mit der Leitung des Berliner Kaiser-Wilhelm-Instituts für Hirnforschung betraut werden, trat sogar die Fakultät „sehr für sein Hierbleiben ein".[991]

Helmut Selbach

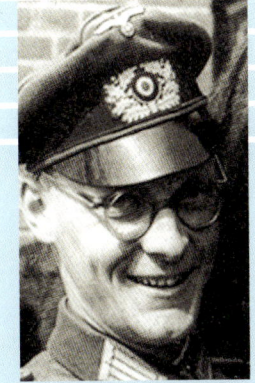

31.5.1909 Köln – 3.1.1987
Mutter: Julie Abi
Vater: Paul Selbach, Kaufmann

Umzugsbedingt besuchte der gebürtige Kölner zahlreiche Schulen: die Vorschule am Ständeplatz Kassel, das Realgymnasium München-Schwabing, das Melanchthon-Gymnasium Nürnberg, das Gymnasium Köln-Mülheim und das humanistische Gymnasium in Linz am Rhein, wo er 1929 das Abitur bestand. Anschließend studierte er Medizin in Bonn und Würzburg, wurde Stipendiat der Notgemeinschaft der Deutschen Wissenschaft und legte Ende 1934 das Medizinische Staatsexamen in Bonn ab. Es folgten Approbation 1935 und Promotion 1936. Nach Assistententätigkeit an der Bonner Medizinischen Poliklinik 1936 wechselte er noch im selben Jahr an die Kölner Psychiatrische und Nervenklinik, wo er in Max de Crinis seinen Mentor fand. Mit ihm ging er nach Berlin. Seine weiteren Stationen: Kriegsdienst im Sanitätsdienst 1939/40; Facharztanerkennung für Psychiatrie 1939 und Leiter der Chemischen Abteilung des Kaiser-Wilhelm-Instituts für Hirnforschung in Berlin-Buch; Habilitation 1940; Leitender Oberarzt und Stellvertreter im Amt des Klinikchefs an der Universitätsnervenklinik Berlin 1941; Kriegsdienst im Sanitätsdienst und anschließende Kriegsgefangenschaft 1944/45; Assistent an der Nervenklinik Marburg (Umhabilitation) 1948; apl. Professor Marburg 1948; Ordinarius und Direktor der Psychiatrischen und Neurologischen Klinik der FU Berlin 1949; Emeritierung 1976.

Mitgliedschaften und Auszeichnungen: SA 1934, NSDAP 1937 (Nr. 4981877), NSV, NSDDB, NSDÄB, NS-Reichskriegerbund; DAF; DRK; Vorsitzender der Berliner Gesellschaft für Psychiatrie und Neurologie 1953–1971; Ehrenmitglied der Berliner Gesellschaft für Psychiatrie und Neurologie 1974.

Quellen und Literatur: Zeidman, Brain Science, S. 192; Hessische Biographie, Datensatz Nr. 16998 (https://www.lagis-hessen.de/pnd/117473413, einges. 26.10.2022).

Bild: Archiv der Max-Planck-Gesellschaft Berlin.

Zu den Mitarbeitern von de Crinis zählte der im österreichischen Linz geborene, bereits 1930 der NSDAP beigetretene und 1938 in Köln habilitierte Arzt Hermann Stefan. Er übernahm im Sommersemester 1937 die Vorlesung „Gerichtliche Psychiatrie".[992] Hinzu kamen die nichtdeutsche Ärztin Helene Davies[993] und der Arzt Konrad Falkenberg, ebenfalls ein österreichisches NSDAP-Mitglied.[994] Letzteren hielt de Crinis aufgrund seiner chirurgischen Ausbildung für besonders geeignet: „Der Aufschwung der Neurologie in den letzten Jahren hat die Notwendigkeit ergeben, dass sich die Assistenten an einer neurologischen Klinik auch mit kleinen chirurgischen Eingriffen vertraut machen müssen".[995] Nur kurz in Köln war Helmut Selbach, der spätere langjährige Direktor der Psychiatrischen und Neurologischen Klinik der FU Berlin. Er und de Crinis lernten sich in Köln schätzen, so dass ihn de Crinis mit nach Berlin nahm und mit ihm erfolgreich Beihilfen für das gemeinsame bereits in Köln begonnene Forschungsprojekt „Untersuchungen über das Problem der Hirnschwellung und des Hirnödems" bei der DFG beantragte.[996] Zuvor hatte Selbach in Köln Mittel für „Kolloidchemische Untersuchungen über die Zustandsänderungen der Hirnsubstanz" erhalten.[997]

Führer der Dozentenschaft

Die Stellung von de Crinis blieb dauerhaft eine besondere, weil er mit seinem Wechsel nach Köln zunächst kommissarischer, dann regulärer „Führer der Dozentenschaft der Universität Köln" wurde.[998] Der Westdeutsche Beobachter berichtete in einem Zweispalter von seiner Antrittsvorlesung „Die Entwicklung des menschlichen Geistes"; „Der Vortrupp", die Zeitung der gleichnamigen Lebensreformbewegung, druckte in einer Überarbeitung von Fachgruppenleiter Janocha einen Großteil der Vorlesung, die um politische Passagen gekürzt und um wissenschaftliche Abschnitte erweitert auch in „Die medizinische Welt" publiziert wurde.[999] Sie begann mit einem „Treuegelöbnis" des Steirers, der sich „glücklich" schätzte, „in einer Front im Kampfe um deutsches Volkstum und Kulturwerte mit unserem Führer stehen zu können".[1000] Es folgten oberflächliche deutschnationale Gedanken, aber auch Reflexionen in Anschluss an Hegel, Friedrich Kraus, Alfred Storch, Ernst Haeckel und Emil Kraepelin. Die Vorlesung mündete in eine Hymne auf den „Führer": „Noch nie hat ein Mann so die deutschen Eigenschaften vom Soldatentum bis zu den höchsten Kulturbedürfnissen in sich vereint wie Adolf Hitler, noch nie war ein Mann so deutsch wie er."[1001]

De Crinis nahm an Tagungen im Ausland teil und übernahm zahlreiche Vortragsverpflichtungen durch das Reichswissenschaftsministerium und als Dozentenführer.[1002]

Gleichwohl blieb de Crinis auch unter den Kölner Nationalsozialisten nicht ganz unangefochten. Aktenkundig wurde dies, als er am 12. Mai 1937 an einem Mensurtag im „Aachenerhof" teilnahm. Die Studenten Rolf vom Dorp und W. Schiller schrieben Studentenführer Wachmann, de Crinis sei als SS-Sturmführer nicht etwa in SS-Uniform anwesend gewesen, sondern „in Band und Mütze und dem SS.-Zivilabzeichen".[1003] Dies und die Dominanz farbentragender Studenten („90 %") entsprach nicht den Vorstellungen des nationalsozialistischen Studentenbunds.[1004] Vier Monate später rechtfertigte sich de Crinis gegenüber dem Rektor, der seinerseits dem Wissenschaftsminister berichtet hatte. De Crinis erklärte, er gehöre einem Corps an, das „wie alle übrigen österreichischen Korporationen im geheimen nationalsozialistisch organisiert" sei. Zwei Mitglieder unterschiedlicher Corps, beide SS-Männer, hätten sich nun in seiner Anwesenheit geschlagen, eine „Privatangelegenheit".[1005] Im Wissenschaftsministerium gab man sich mit dieser Erklärung zufrieden, was die ausdrückliche Zustimmung des Kölner Universitätssenats fand.[1006]

Ärger über den Westdeutschen Beobachter

Maximinian de Crinis focht für seine Klinik, als sie nach seiner Ansicht selbst vom Westdeutschen Beobachter in den Schatten des katholischen Alexianerkrankenhauses gestellt wurde. Er reagierte aufgebracht, weil die NS-Zeitung in einem von ihm „Reklame-Artikel" genannten Bericht das Alexianerkrankenhaus als „Kölns erste Anstalt für Nerven- und Gemütskranke" bezeichnet hatte.[1007] Hintergrund war, dass in dem katholischen Ordenskrankenhaus eine „Abteilung für Nerven- und Gemütskranke" eröffnet worden war, was auch de Crinis angesichts der Überbelegung der Universitätsklinik begrüßt hatte. Dass die nationalsozialistische Propagandazeitung nun aber die katholische Einrichtung vor die Universitätsklinik stellte, empörte ihn, sich mit dem Rektor einig wissend: „Eure Magnifizenz haben [...] die Anschauung vertreten, dass konfessionelle Krankenhäuser doch nicht mehr zu fördern seien, [sic] als städtische. Dabei war auch der Gesichtspunkt für Sie und uns massgebend, dass durch Bevorzugung konfessioneller Krankenhäuser das Ziel der Bewegung: Beseitigung der konfessionellen Gegensätze nicht nur nicht erreicht, sondern im Gegenteil aufgegeben wird."[1008]

Was Aschaffenburg einst intern berichtet hatte, stritt de Crinis nun ab:

> Es ist unrichtig und für das Ansehen meiner Klinik ausserordentlich schädigend, wenn es in dem Artikel heisst, die psychiatrische Klinik der Lindenburg sei in der Hauptsache Aufnahme- und Durchgangsstation. Ich habe unter den Vorurteilen in der Kölner Bevölkerung, dass sich die psychiatrische Klinik nicht mit der Behandlung von Kranksinnigen [sic] beschäftigen kann, genug zu leiden, und die Auffassung, dass die Klinik nur eine Übergangsstation für die Provinzial-Heil-und Pflegeanstalt sei, ist dem klinischen und Unterrichtsbetrieb seit jeher ausserordentlich abträglich gewesen.[1009]

De Crinis' Schreiben endete mit der „Bitte, diese Angelegenheit dem Kuratorium vorzutragen und den Herr Kurator Dr. Winkelkemper, der Hauptschriftleiter des Westdeutschen Beobachters ist, in meinem Namen zu ersuchen, dass in Hinkunft Aufsätze, welche durch aufdringliche und unberechtigte Hervorhebung konfessioneller das Ansehen städtischer Anstalten herabsetzen, in unserer Presse abgelehnt werden".[1010]

Abberufung

Zum 1. November 1938 wurde Max de Crinis nach Berlin als Nachfolger Karl Bonhoeffers berufen, gegen dessen Willen.[1011] De Crinis sandte ein vergleichsweise herzliches Abschiedsschreiben an Dekan Naujoks und betonte, dass ihm der Abschied schwerfalle und er auf weiter gute kollegiale Beziehungen hoffe.[1012] Für die Fakultät wurde vor allem de Crinis' Einfluss als Referent im Wissenschaftsministerium wichtig.[1013]

Der Beringer-Bericht über den Zustand der Nervenklinik

Grundlegend verbessert hatte sich die Lage in der Psychiatrischen und Nervenklinik seit Aschaffenburgs nüchterner Bestandsaufnahme von 1928 nicht. Zehn Jahre später kam der Freiburger Psychiater Kurt Beringer für Berufungsverhandlungen nach Köln[1014]. Nachdem er den Ruf abgelehnt hatte, bat ihn Carl Coerper, seine Eindrücke von der Kölner Klinik in einem Papier zusammenzufassen. Der Bericht gibt einen Einblick in die Lage ein Jahr vor Kriegsbeginn:

> Die Kölner Psychiatrische Klinik hat insgesamt nur 100 Betten. Auf der Nervenklinik 35 Betten. Dabei hat sie eine Aufnahmeziffer von rund 4000 im Jahr. Es ergibt sich daraus, daß sie, wenn man es grob ausdrücken will, eine Poliklinik mit Übernachtungsstation ist. D.h. ihre Aufgabe beruht in erster Linie darin, den Schwall der Aufnahmen aufzufangen, die einzelnen Aufnahmen möglichst rasch diagnostisch zu sichten, um die Kranken sofort wieder an die Anstalten weiter zu leiten, da sie sonst nach wenigen Tagen völlig verstopft wäre. So kamen z.B. [...] an einem Tag nicht weniger als 30 Aufnahmen! Es ist also die so wichtige Beobachtung des Krankheitsverlaufs gar nicht möglich, eine Behandlung auf lange Sicht einzuleiten, durchzuführen und auf ihren Wert hin zu überprüfen. Wie z.B. die jetzt aus fast allen Kliniken geübten Insulinbehandlungen Schizophrener, bei der die Kranken mindestens zwei Monate in der Klinik liegen müssen. Es ist unter den geschilderten Umständen weiterhin unmöglich, eine physiologische Forschung bei den einzelnen Psychosen durchzuführen.[1015]

Entsprechend „eingeengt" seien die Forschungs- und Ausbildungsmöglichkeiten.[1016] Doch auch die Zahl der Assistenten sei mit acht auf 4000 Zugänge zu gering.

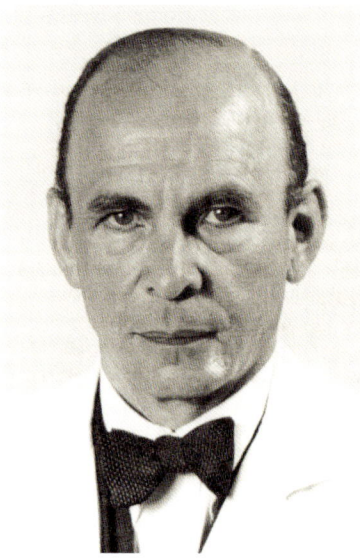

Abb. 51: Der Freiburger Neurologe und Psychiater Kurt Beringer (1893–1949) legte 1938 in einem Gutachten die Defizite der Kölner Nervenklinik offen. (Archiv der Max-Planck-Gesellschaft, Berlin)

Es fehle den Assistenten an Zeit für Behandlung und Forschung. Blicke man auf andere Universitätspsychiatrien, so sei die Lage dort wesentlich günstiger (Heidelberg: 9 Assistenten bei 2000 Zugängen und 200 Betten; München: etwa 14 Assistenten bei 3000 Zugängen und 280 Betten).[1017] Beringer forderte für Köln 200 Betten, 14 Assistenten und etwa sieben „Freibetten" für nicht zahlungskräftige Patientinnen und Patienten.[1018]

Mit Blick auf die 1933 angegliederte Nervenklinik im sogenannten Raupachhaus bezeichnete Beringer deren Einrichtung zwar als „sehr erfreulich", stellte aber auch hier zahlreiche Mängel fest: Mit 35 Betten (statt der nötigen 80) sei die Klinik viel zu klein. Hinzu kämen die schwierigen Verhältnisse in einem ehemaligen Privathaus: enge Stiegen und winklige Korridore, „sodaß kaum eine Bahre hinauftransportiert werden kann".[1019] Eine Röntgenstation fehle ganz.[1020]

Nicht besser fiel das Urteil über die speziellen Laboratorien aus: „Ich habe das Laboratorium für Hirnforschung gesehen, das einem Forschung von anerkannten Ranges [sic], wie de Crinis, zur Verfügung steht. Es ist das Äußerste an Dürftigkeit, was man sich vorstellen kann."[1021] Das serologische Laboratorium bewertete Beringer vergleichsweise gut, doch könne man sich dort anders als beispielsweise in Freiburg neu entwickelte Apparaturen aus Kostengründen nicht anschaffen.[1022] Beringer listete zahlreiche weitere Mängel auf, die unter anderem Handwerkerräume, Tierställe und die wirtschaftlichen Abläufe betrafen. Sein Fazit war eindeutig: „Meines Erachtens sind die geschilderten zum Teil direkt kümmerlichen Verhältnisse an der Kölner Psychiatrischen und Nervenklinik einer Stadt wie Köln durchaus unwürdig. Man darf sich dann auch nicht wundern, wenn die Lehrstuhlinhaber nicht bleiben, wenn ihnen die Möglichkeit geboten wird, unter besseren Arbeitsbedingungen eine Klinik zu führen."[1023]

Beringers Bericht legte konzise offen, was kein Geheimnis war: Es bestand dringender Handlungsbedarf. Der als neuer Ordinarius berufene Ernst Fünfgeld, der in Magdeburg die dortige Klinik „umgebaut und neuorganisiert" hatte, legte im März 1939 auf dieser Basis ein zehnseitiges Papier mit detaillierten Veränderungsvorschlägen im baulichen und organisatorischen Bereich vor.[1024] Zu seinem Beraterkreis zählte Fünfgelds Magdeburger (braune) Oberschwester Anna May, die mit Fünfgeld von Magdeburg nach Köln wechselte.[1025] Weitere Grundlagen für das Memorandum waren Beratungen mit dem interimistischen Klinikleiter Hanns Ruffin und Überlegungen des am 13. März 1939 völlig unerwartet verstorbenen Hallenser Klinikdirektors Paul Hilpert.[1026] Der an einem Wechsel nach Köln durchaus interessiert gewesene Hilpert hatte in den Berufungsverhandlungen gegenüber Kuratoriumsgeschäftsführer Faßl beklagt, praktisch alle seine „Wünsche" würden abgelehnt. Faßl widersprach: Ein Klinikumbau ohne Aufstockung könne „als gesichert gelten", auch zwei zusätzliche Assistenten seien wohl durchsetzbar, nicht aber ein von Hilpert gefordertes Grundgehalt von mehr als 11.600 RM.[1027] Als Faßl sein Antwortschreiben an Hilpert verfasste, war der Adressat bereits tot.[1028]

Nun folgten rasch politische Grundsatzbeschlüsse. Am 26. April 1939 kamen Kuratoriumsgeschäftsführer Faßl, Dekan Lullies und Beigeordneter Coerper zusammen, um festzustellen, dass „der Umbau der Klinik" vom

Oberbürgermeister „prinzipiell genehmigt" sei.[1029] Geplant war der Einbau eines Aufzugs, die Schaffung einer Röntgenabteilung und der Ausbau des Dachgeschosses, so dass das unzweckmäßige Raupach-Haus aufgegeben werden könnte. Das ärztliche Personal (ein Sekundärarzt, sechs Vollassistenten, zwei apl. Assistenten, ein Volontärassistent) sollte um einen Vollassistenten „als wissenschaftlicher Assistent" aufgestockt werden. Zudem sollte die Zahl der Technischen Assistentinnen von zwei auf vier verdoppelt werden. Eingestellt werden sollte zudem eine Heilgymnastin. Festgelegt wurde auch, dass die Klinik „künftighin mit braunen Schwestern besetzt werden" sollte. Diese „Überleitung" war eng mit dem Antritt von Ernst Fünfgeld am 1. Juni 1939 verbunden, mit dem sofort „eine braune Oberin und eine braune Schwester" ihren Dienst aufnehmen sollten. Das Pflegepersonal wurde um zwei Schwestern und zwei Pfleger aufgestockt. Von der Errichtung eines eigenständigen neurologischen Lehrstuhls wurde abgesehen.[1030]

Damit konnte Ernst Fünfgeld von einer deutlichen Verbesserung der Situation in Köln ausgehen. Freilich war auch deutlich geworden, dass es eine klare Reihenfolge bei der Durchführung der Baumaßnahmen gebe. Die bereits laufenden Bauarbeiten „Ohrenklinik, Infektionshaus, Kleinschmidt (Tuberkulose)" hätten Vorrang vor der Nervenklink; dahinter rangierten Augenklinik und Hygienisches Institut.[1031] Tatsächlich wurden die Baumaßnahmen nicht mehr umgesetzt. Als Fünfgeld Anfang 1941 um eine Hilfskraft bat, heißt es in einem ungezeichneten Papier des Dekanats, dieser arbeite „fraglos unter besonders schwierigen Verhältnissen, da von den Zusagen, die ihm bei seiner Berufung nach Köln für Einrichtung und Umbau seiner Klinik gemacht wurden, bisher, zum Teil durch den Krieg bedingt, nur wenig in die Tat umgesetzt werden konnte".[1032]

Ernst Fünfgeld – Kontinuität der Linientreue

Der in Frankfurt am Main geborene und aufgewachsene Ernst Fünfgeld war ähnlich linientreu wie sein Vorgänger de Crinis. 1933 in die NSDAP eingetreten, umgab er sich gerne mit NS-Sympathisanten und bemühte sich in Köln darum, konfessionelle Ordensschwestern durch die nationalsozialistischen braunen zu ersetzen. Ebenfalls wie sein Vorgänger wurde Fünfgeld Beisitzer im Kölner Erbgesundheitsobergericht.[1033] Im Entnazifizierungsverfahren wurde er in Kategorie III eingeteilt; seine Witwe erreichte 1948 eine Einstufung in Kategorie IV.

Fünfgeld sah sich „als den einzigen und alleinigen Vertreter des Faches der Neurologie an der Universität an" und beobachtete die – traditionellen – Aktivitäten von Innerer Medizin und Chirurgie auf diesem Feld aufmerksam.[1034] Als im Bürgerhospital Oberarzt Zumtobel Fünfgelds Mitarbeiter Gretzmacher von der Aufgabe entband, wöchentliche neurologische Untersuchungen in der Chirurgischen Abteilung Bürgerhospital durchzuführen, widersprach Fünfgeld der Lösung, Gretzmacher „nach Bedarf" zu rufen.[1035] Wenn man im Bürgerhospital neurologischen Rat benötige, seien die Kranken der neurologischen Poliklinik zuzuführen.[1036] Gleichzeitig blieb der Direktor der „Medizinischen Poliklinik Bürgerhospital der Universität Köln mit Medizinischer Klinik", Gerhard Wüllenweber, an neurologischen Fragen interessiert und hatte selbst „eine neurologische Sprechstunde eingerichtet".[1037] Wüllenweber sah es als „eine schöne Ergänzung" an, „dass sich in Köln 2 neurologisch besonders interessierte Ordinarien befinden, von denen keiner Nur-Neurologe ist".[1038] Gegen eine „poliklinische Sprechstunde" Fünfgelds oder einer seiner Mitarbeiter im Bürgerhospital legte er „von vornherein Verwahrung" ein.[1039] Umso wichtiger war Fünfgeld eine bessere Ausstattung der Nervenklinik. So setzte er sich für eine eigene Röntgenstation ein, selbst noch im April 1940, als wegen des Kriegs Neuinvestitionen nur noch in Ausnahmefällen erfolgten.[1040]

Der Einsatz Fünfgelds für seine Patienten im letzten Kriegsjahr ist gut dokumentiert und wurde von Auseinandersetzungen mit der Stadt begleitet. Nach schweren Beschädigungen, die bei einem Luftangriff in der Nacht zum 5. April 1944 die Frauenstation betrafen, war die gesamte Klinik nach einem neuerlichen Angriff am 31. Oktober 1944 nicht mehr nutzbar. Zeitweilig wurden Patienten ins oberbergische Marienheide verlegt.[1041]

Ernst Fünfgeld

4.11.1895 Frankfurt am Main – 13.4.1948 Gummersbach
Evangelisch
Verheiratet

Nach dem Abitur am humanistischen Lessing-Gymnasium in Frankfurt am Main 1914 studierte Fünfgeld, unterbrochen von Kriegseinsätzen, in seiner Heimatstadt und in Freiburg im Breisgau. Dort beendete er 1920 das Studium mit Approbation und Promotion („Über myotone Dystrophie, ein Beitrag zur Kasuistik"). Dort auch war er Medizinalpraktikant und Assistent an der Psychiatrischen und Nervenklinik, bevor er 1925 als Oberarzt wieder nach Frankfurt am Main kam. An der dortigen Nervenklinik habilitierte er sich 1926 „Über die pathologische Anatomie der Schizophrenie und ihre Bedeutung für die Abtrennung ,atpischer', periodisch-verlaufender Psychosen". Seine weiteren Stationen: nb. ao. Professor 1933; stellvertretender Direktor 1935; stellv. Beisitzer Erbgesundheitsobergericht 1934; Wechsel als Direktor an die Städtische Nervenklinik Magdeburg-Sudenburg 1935; Lehrstuhlvertretung für Psychologie und Neurologie Köln 1939; o. Professor für Neurologie und Psychiatrie und Direktor der Psychiatrischen und Nervenklinik Köln 1939; Entlassung 1945; im Entnazifizierungsverfahren zunächst Kategorie III, posthum 1948 auf Antrag der Witwe in Kategorie IV geändert.

Mitgliedschaften und Auszeichnungen: EK II, Ehrenzeichen für Frontkämpfer, NSDAP 1933 (Nr. 1811121), NSLB, NSDÄB.

Quellen und Literatur: UA Köln, 57/1025, 194/III/485; BA Berlin, R 4901/13263; LA NRW Duisburg, NW 1037-BIII/5634; Professor/innen-Katalog der Universität zu Köln.

Alfred Busch –
Beisitzer des Erbgesundheitsobergerichts

Alfred Busch gehörte über mehr als ein Jahrzehnt zum engsten Umfeld von Gustav Aschaffenburg, blieb als außerordentlicher Professor in der NS-Zeit an der Kölner Nervenklinik und setzte in derselben Funktion auch nach 1945 hier seine Tätigkeit fort. Seit seiner Umhabilitierung 1921 war Busch im Psychologischen Laboratorium der Klinik tätig. Bekannt wurde er durch die Anwendung psychologischer Methoden in der Psychiatrie sowie Untersuchungen über den Einfluss von Alkohol auf die optische Wahrnehmung und die Leistung Hirnverletzter.[1042] Auch mit Hypnose und Suggestion, Kriminalpsychologie und der Psychopathologie bei Jugendlichen befasste er sich.[1043] Später öffnete er sich der Psychotherapie.[1044]

In der NS-Zeit gehörte Busch zu den Beisitzern im Erbgesundheitsobergericht Köln. Einige auffällige Verfahren, an denen er teilnahm, sind publiziert. So hatte die 1911 geborene Valeria B. aus Troisdorf 1937 im Einvernehmen mit ihrem Hausarzt und dem Direktor der Bonner Medizinischen Klinik, Paul Martini, einen „Selbstantrag" auf Sterilisation gestellt. Die an Muskeldystrophie erkrankte Frau war zwei Jahre vor der Diagnose Mutter eines gesunden Kindes geworden. Knapp drei Monate später zog sie ihren Antrag wieder zurück, doch war das Verfahren nicht mehr aufzuhalten. Das Erbgesundheitsgericht beschloss ihre Sterilisierung. Valeria B. legte Beschwerde ein, so dass das Erbgesundheitsobergericht entscheiden musste. Es bestätigte die Entscheidung der Vorinstanz unter dem Richter Jakob Rennen und den ärztlichen Beisitzern Bernhard Dietrich und Alfred Busch.[1045] In einem anderen Fall urteilte Busch wahrscheinlich zugunsten der Betroffenen. Die Haushälterin Margarete K. aus Rheinbach war wegen Schizophrenie angezeigt worden; das Erbgesundheitsgericht Bonn beschloss die Unfruchtbarmachung. Die Betroffene und ihre Familie erreichten ein Verfahren vor dem Kölner Erbgesundheitsobergericht, das in derselben Besetzung wie im Fall Valeria B. eine Unfruchtbarmachung ablehnte, weil „K. nicht als ,fortpflanzungsgefährlich' anzusehen sei".[1046]

Alfred (Werner) Busch

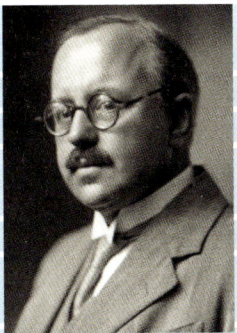

1.10.1876 Mönchengladbach –
26.5.1959 Heidelberg
Evangelisch
Mutter: Johanna Deussen
Vater: Heinrich August Busch,
Fabrikbesitzer
Ledig, kinderlos
Kölner Anschrift:
Salierring 29

Das Studium der Medizin in Heidelberg, Bonn und Berlin beendete Busch in Heidelberg mit Staatsexamen (1902) und Promotion (1904). Bei Emil Kraepelin wurde er Assistent im Psychologischen Laboratorium der Heidelberger Psychiatrischen Klinik und bei Wilhelm Wundt am Institut für Experimentelle Psychologie in Leipzig. Seine weiteren Stationen: Wechsel nach Tübingen; dort Habilitation in Psychiatrie, Experimenteller Psychopathologie und Arbeitspsychologie 1910; im Ersten Weltkrieg Zivilarzt im Reservelazarett Ludwigsburg und bis 1921 Leiter des Hirnverletztenlazaretts Tübingen; ao. Prof. Tübingen 1918; Umhabilitierung nach Köln 1921; nb. ao. Professor für Psychiatrie und experimentelle Psychopathologie 1922; apl. Professor 1940; apl. ao. Professor 1947; apl. Professor 1952.

Ehrungen und Mitgliedschaften: NSLB Nr. 290883, NSV, Beisitzer Erbgesundheitsobergericht; württembergischer Wilhelmsorden mir Schwertern.

Quellen und Literatur: UA Köln, 28/110, 9/2610; BA Berlin, R 4901/13260; Professor/innen-Katalog der Universität zu Köln; Klein, „Euthanasie".

Bild: UA Köln, 20/237.

Hermann Stefan

30.12.1904 Linz/Oberösterreich – 1980
Gottgläubig
Verheiratet

Nach dem Abitur am staatlichen Real-Gymnasium im schlesischen Freudenthal (heute Bruntál) 1925 studierte Stefan Medizin zunächst in Innsbruck, dann in Kiel, wo er 1931 promoviert wurde. Seine weiteren Stationen: Assistent Medizinische Klinik Wien 1931; Assistent Nervenklinik Jena 1932; Oberarzt Nervenklinik Köln 1934; Habilitation Köln 1938 („Zur Frage der exogenen Verursachung von Psychosen"); Leiter der Städtischen Nervenklinik Langenhagen und der Neurologischen und Psychiatrischen Abteilung des Städtischen Krankenhauses Hannover-Nordstadt 1938; parallel Dozententätigkeit in Köln und an der TH Braunschweig 1942; Wehrmacht 1943; ärztlicher Betreuer in einem Berliner Kinderheim 1945/46; neurologische Praxis in Köln 1952.

Mitgliedschaften und Auszeichnungen: NSDAP 1930, NSBO 1932, Deutscher Luftschutzbund 1935.

Quellen und Literatur: UA Köln 67/1144, 571/1550; BA Berlin R 4901/13277; Professor/innen-Katalog der Universität zu Köln.

Klinik für Hals-, Nasen- und Ohrenmedizin (HNO)

Alfred Güttich – Opportunist in allen Systemen

Alfred Güttich prägte von 1928 an für zwei Jahrzehnte als Direktor die HNO-Klinik. Nach Köln war er auch deshalb gekommen, weil ihm Oberbürgermeister Konrad Adenauer die Zusage gegeben haben soll, es werde eine neue HNO-Klinik errichtet.[1047] Als Ende der Dreißigerjahre der Neubau der Ohrenklinik endlich realisierbar schien, stoppte der Krieg die Planungen.[1048] Es blieb bis in die Sechzigerjahre bei Umbauten und Erweiterungen. Die wohl wichtigste Neueinrichtung war 1941 eine klinikeigene Röntgenabteilung, die sich Güttich bei seinen Bleibeverhandlungen nach einem Ruf ins benachbarte Bonn erstritt. Therapeutisch wichtig war Güttich auch eine Abteilung für Stimm- und Sprachheilkunde, die er schon in den Dreißigerjahren eingerichtet hatte. Güttich war in erster Linie Otologe, der sich mit der Physiologie des Ohres und des Gleichgewichtsorgans befasste. Er galt als einziger Arzt in Deutschland, der Operationen hinter dem Innenohrlabyrinth wagte. Diese hatte er in Stockholm bei Herbert Olivecrona gelernt. Aber auch Operationen durch die Nase nahm er vor.[1049]

1944 legte er die seinem „Lehrmeister und Freunde Hermann Beyer" gewidmete Schrift „Neurologie des Ohrlabyrinthes" vor, in dessen Einleitung er völlig unbefangen und offensichtlich ohne Gegenwartsbezug auf Tyranneien zu sprechen kommt: „Wenn ein despotischer Tyrann uns vor die Frage stellen würde, entweder auf unser Augenlicht oder auf unser Hörorgan zu verzichten, dann würden wohl alle sich zunächst für die Erhaltung der Sehkraft entscheiden."[1050] An anderer Stelle betont er, noch immer Gehörlose und Blinde vergleichend, die Bedeutung der Sprache: „Unser herrliches Lied: ‚Deutschland, Deutschland über alles' läßt sich nicht übersetzen. Es wird in anderen Sprachen zu einem Zerrbild. Nicht umsonst sprechen wir von einer inneren Sprache. Sie bedingt bei den einzelnen Nationen Unterschiede im Denken und Handeln."[1051] Obwohl Güttich sich derlei aus dem politischen Raum stammender Beispiele bedient, verzichtet er in seiner Überblicksdarstellung auf Bemerkungen zur aktuellen politischen Situation.

Alfred Johannes Fritz August Güttich

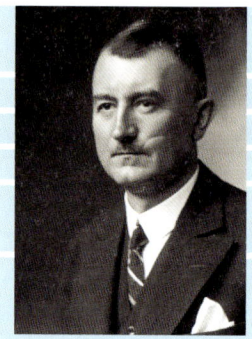

12.4.1883 Hecklingen/Anhalt –
10.1.1948 Köln
Evangelisch
Mutter: Adelgunde Göhl
Vater: Ferdinand Güttich
Ehefrau (Heirat 1919): Elfriede Johanna Erxleben
Zwei Kinder, darunter Hartmut Güttich, HNO-Arzt

Kölner Adresse: Hardefuststraße 7

Nach dem Studium der Medizin in München, Greifswald, Leipzig und Straßburg wurde Güttich 1908 in Halle mit der Dissertation „Ein Fall von Magen- und Leber-Krebs im Kindesalter" promoviert. Als Assistent wurde er am Pathologisches Institut Dresden 1907, an der Ohrenklinik 1910, an der Ohrenklinik Frankfurt 1913 und wieder in Berlin 1914 angestellt. Dort habilitierte er sich 1918 und wurde 1922 zum ao. Professor für Hals-, Nasen- und Ohrenheilkunde ernannt. Seine weiteren Stationen: o. Professor Greifswald 1926; o. Professor und Leiter der Klinik für Hals-, Nasen- und Ohrenkrankheiten Köln 1928 bis zu seinem Tod (Dekan 1930/31 und 1941–1945).

Mitgliedschaften und Auszeichnungen: EK II, Rote Kreuz-Medaille III, Ehrenkreuz für Frontkämpfer; Verein für das Deutschtum im Ausland 1924; NSDFB 1930, NSDAP; Wissenschaftlicher Beirat des Bevollmächtigten für das Gesundheitswesen Karl Brandt; Westdeutsche Gesellschaft für Familienkunde; Leopoldina 1940; Herausgeber „Archiv für Ohrenheilkunde", Redakteur „Zentralblatt für Hals-, Nasen-, Ohrenkrankheiten" und „Beiträge zur Anatomie, Physiologie, Pathologie und Therapie des Ohres, der Nase und des Halses"

Quellen und Literatur: UA Köln, 17/III/1272, 67/1031, 571/233; BA Berlin, R 4901/13264; Konrad Fleischer/Hans Heinz Naumann, Akademische Lehrstätten und Lehrer der Oto-Rhino-Laryngologie in Deutschland im 20. Jahrhundert, Berlin u.a. 1996, S. 187 f.; Professor/innen-Katalog der Universität zu Köln.

Bild: UA Köln, 20/186.

In der NSDAP sah man Güttich zunächst zu Recht als Deutschnationalen, der den Gedanken der akademischen Freiheit verfocht: „Ist im Prinzip einverstanden mit der Führung Adolf Hitlers, hat aber grosse Bedenken bei der Durchführung seiner Anordnungen, z.B. Hochschulreform, wird aber m.E. immer gewillt sein, seine Politik in großen Zügen zu unterstützen."[1052] So erschien Güttich, der schon 1930/31 als Dekan die Medizinische Fakultät geführt hatte, immer wieder als geeigneter kompromissfähiger Kandidat für Universitätsämter. Rektor Geldmacher ernannte ihn 1934 als Prorektor zu seinem Stellvertreter.[1053] Von 1941 bis 1945 war Güttich erneut Dekan.

Seine nationalsozialistische Überzeugung festigte sich im Laufe der Jahre und machte ihn zum Propagandisten. Zum sogenannten Tag der nationalen Erhebung am 30. Januar 1939 hielt Güttich die Festrede. Dabei wandte sich der HNO-Arzt einem fachfremden Thema, nämlich der „Geschichte der Fahnen und Flaggen" zu. Seine vergleichsweise sachlichen Ausführungen mündeten in einen historisch vereinfachten Lobpreis von Hitlers Idee der Hakenkreuzfahne: „Erst Adolf Hitler konnte der Schlange der Zwietracht das Haupt zertreten und es entstand nun in den alten Farben ein neues Symbol: das Hakenkreuz."[1054]

Der anderen Ordinarien der NS-Zeit durchaus wohlgesonnene Otto Veit fällte über Güttich im September 1945 ein hartes Urteil. Es sei „nicht der Character, den wir zur Erziehung der academischen Jugend brauchen", selbst wenn er „wohl kein nationalsozialistischer Activist im strengen Sinne des Wortes" gewesen sei: „Massgebend für ihn ist Einfluss und Einkommen. Mit de Crinis war er persönlich nahe befreundet. Früher ging er mit den Machthabern, nach 1933 mit den dann am Ruder Befindlichen, er wird auch jetzt keine Schwierigkeiten machen."[1055]

Hermann Frenzel – Der Flugbegeisterte

Der außerordentliche Professor für Hals-Nasen-Ohrenmedizin Hermann Frenzel erhielt 1935 einen Lehrauftrag für Luftfahrtmedizin.[1056] Frenzel beschrieb gegenüber Rektor und Ministerium seine Vorlesung auch als „wehrpsychologisch" motiviert und nannte als ein Ziel: „Beeinflussung des Studenten im entmilitarisierten Gebiet zur Beschäftigung mit Wehrfragen besonders der Luftwaffe."[1057] Diese Vorlesung scheint häufig nicht stattgefunden zu haben.[1058] Bei der Umsetzung von Frenzels Flugbegeisterung zugunsten der Studierenden gab es auch in einem anderen Zusammenhang Schwierigkeiten. Der Fachgruppenleiter Medizin der Studentenführung Janocha berichtete Anfang 1938 über Frenzel: „Seine Pläne über Einrichtung besonderer Segelflugkurse für Mediziner und bereits geführte Verhandlungen mit dem Deutschen Luftfahrtverband (DLV) mussten durch die Einrichtung einer neuen Universitäts-Segelflugabteilung scheitern." Janocha wollte mit dieser Einschätzung verdeutlichen, dass es „Frenzel daran gelegen war, nach seiner Übersiedlung nach Dortmund die Verbindung mit der studentischen Jugend aufrechtzuerhalten".[1059]

Hermann Gotthold Walter Frenzel

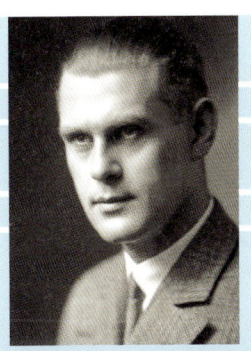

16.5.1895 Berlin-Friedrichshagen – 3.12.1967 Göttingen
Gottgläubig
Vater: Kanzleirat Hermann Frenzel, evangelisch

Frenzel besuchte das humanistische Gymnasium Cottbus und das Realgymnasium Frankfurt an der Oder (Reifezeugnis 1913). Anschließend studierte er Medizin in Greifswald und Göttingen, bevor er 1914/15 als Kriegsfreiwilliger (Feldunterarzt) an der Ostfront und 1918 an der Westfront (Feldhilfsarzt) war. Weitere Stationen: Medizinalpraktikant Stadtkrankenhaus Stralsund und Ohrenklinik Greifswald 1919/20; Promotion Greifswald 1920 („Die Prüfung auf Simulation einseitiger Taubheit in der Universitäts-Ohrenklinik zu Greifswald"); Assistent Greifswald 1920; Habilitation 1925; Oberarzt Köln 1928 (Antrittsvorlesung „Über das Wesen der Schwerhörigkeit"); nb. ao. Professor 1930; Chefarzt HNO-Klinik der Städtischen Krankenanstalten Dortmund 1.2.1935; Lehrauftrag für Luftfahrtmedizin 6.3.1935; apl. Professor Köln 1.1.1939; ordentlicher Professor Göttingen 1.8.1942; Emeritierung 1963; Beisetzung in Göttingen.

Mitgliedschaften und Auszeichnungen: Corps Marchia, Kartellcorps Corps Irminsul; NSDAP 1937; SA 1933; Amtsleiter der

Dozentenschaft Köln 1933; NSFK 1935 (Sanitätssturmbannführer); Schriftführer und Vorsitzender der Gesellschaft Deutscher Naturforscher und Ärzte; Ehrenmitglied Österreichische Oto-Laryngologische Gesellschaft 1950; Collegium Oto-Rhino-Laryngologicum Amicitiae Sacrum 1952; wissenschaftliches Dreier-Gremium für die Zuwahl neuer Mitglieder des Collegium Oto-Rhino-Laryngologicum Amicitiae Sacrum 1952; Leopoldina 1954; Korrespondierendes Mitglied der Société Française d'Oto-Rhino-Laryngologie 1954; Gründungsmitglied der Bárány-Gesellschaft 1960; Ehrendoktor Université Lille Nord de France 1960; Senator und medizinischer Adjunkt der Leopoldina für das Land Niedersachsen 1963; Herausgeber „Archiv für Ohren-, Nasen- und Kehlkopfheilkunde" und „Zeitschrift für Hals-, Nasen- und Ohrenheilkunde", zahlreiche weitere Mitherausgeberschaften.

Quellen: UA Köln, 27/77, 67/1023; Professor/innen-Katalog der Universität zu Köln.

Bild: UA Köln, 20/72.

Frenzel, der 1927 mit Güttich nach Köln gekommen war, blieb offiziell in der Kölner Lehre tätig. Allerdings war dies nur bedingt mit seiner am 1. Februar 1935 angetretenen Stelle als Chefarzt der Dortmunder HNO-Klinik vereinbar. Schon im Januar 1935 brach er seine Vorlesungen ab, die von Leonhard Seiferth übernommen wurden.[1060] Mit Wirkung vom 1. August 1942 wurde er auf den Göttinger Lehrstuhl berufen.[1061] Hier blieb er bis zu seiner Emeritierung 1963, obwohl er 1950 einen Ruf nach Köln erhielt.

Sein Chef Alfred Güttich beschrieb ihn schon 1938, als seine Berufung nach Münster in Vorschlag gebracht wurde, außerordentlich positiv. Er erfreue sich „besten Ansehens bei seinen Kollegen, in den Aerztekreisen der Stadt und vor allen Dingen bei den Patienten"; seine „Zuhörer" wisse er zu „fesseln".[1062] Güttich vergaß aber auch nicht zu erwähnen, dass Frenzel ein „sehr eifriges Mitglied der SA" gewesen sei und eine „leitende Stellung in der Dozentenschaft" innegehabt habe.[1063] Diesen Einsatz für die NSDAP hatte er 1938 aber schon aufgegeben. In der Partei selbst galt er 1935 noch als „bürgerlich", „reaktionär" und „diplomatisch", also eher der DNVP nahe stehend. Er habe den „Umschwung" zwar „begrüßt, aber wohl nichts dafür getan".[1064]

Leonhard Seiferth – Der Angepasste

Zu Güttichs Mitarbeitern zählte seit 1928 Leonhard Seiferth, der aus Würzburg nach Köln gekommen war. Er erhielt die HNO-Oberarztstelle am Bürgerhospital.[1065] Als Güttich 1948 starb, übernahm Seifarth zunächst vertretungsweise die Klinikleitung, bevor er 1951 Ordinarius und Klinikdirektor wurde.[1066] Dies konnte er auch deshalb, weil er politisch zurückhaltend agiert hatte. Für die Nationalsozialisten war er, obwohl Mitglied von NSDAP und SA, lau und ungefährlich: „Er ist politisch wie auch sonst eigentlich wenig begeisterungsfähig, [...] wird aber auch nie gegen die jetzige Richtige arbeiten."[1067]

(Heinrich) Leonhard Seiferth

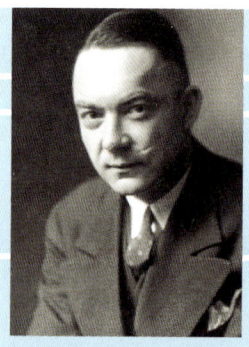

23.6.1899 Neustadt/Saale – 27.4.1990
Evangelisch
Mutter: (Anna Margarete) Josefine Stahl, geb. 19.6.1875, Kaufmannstochter, evangelisch
Vater: Heinrich Seiferth (23.5.1865–5.9.1911), Rentamtsobersekretär, Bauernsohn, evangelisch

Ehefrau (Heirat 7.9.1934): Margot (Emmi Gerta) Quincke, geb. 1.5.1911, evangelisch

Kinder: Jürgen, geb. 2.7.1935; Eva, geb. 15.11.1936; Brigitte, geb. 15.5.1939

Adressen: Köln-Bayenthal, Schillerstr. 105; Köln-Sülz, Lotharstr. 32; Königswinter, Bahnhofstr. 1

Nach Besuch von Gymnasien in Schweinfurt, Münnerstadt und Würzburg und Kriegsdienst studierte Seiferth Medizin in Würzburg, wo er 1923 das Staatsexamen bestand und promoviert wurde („Das respiratorische Verhalten von Kaiserschnittskindern während der ersten Minuten ihres extrauterinen Lebens"). Seine weiteren Stationen: Approbation 1924; Medizinalpraktikant am Pathologischen Institut Würzburg 1924/25, Volontär und Assistent HNO-Klinik in Würzburg 1925–1928; Oberarzt an der HNO-Klinik Köln ab 1.11.1928; Habilitation 23.4.1931; zweimonatige phonetische Ausbildung HNO-Klinik München 1933; nb. ao. Professor 1936; beamt. ao. Professor 1943; o. Professor und Klinikdirektor 1951–1968 (Dekan 1957/58).

Auszeichnungen und Mitgliedschaften: Verwundetenabzeichen in Schwarz; Ehrenkreuz für Frontkämpfer; Wehrmachtssoldat, zuletzt Oberstabsarzt, Beratender HNO-Arzt und Hirnchirurg; KVK II. Klasse mit Schwertern 1940; Ostmedaille; NSDAP 1937 (Nr. 3980150); SA-Truppenführer im Sanitätssturm 136 Köln; Entlastungszeugnis Entnazisierungshauptausschuss Köln, 26.6.1947: „entlastet"; Mitglied und Präsident der Vereinigung Westdeutscher HNO-Ärzte; Präsident der Deutschen Gesellschaft für HNO-Heilkunde 1965; Universitätsmedaille Köln 1974.

Quellen und Literatur: UA Köln, 28/110, 408/1713, 9/2611; BA Berlin, R 4901/13277; Konrad Fleischer/Hans Heinz Naumann, Akademische Lehrstätten und Lehrer der Oto-Rhino-Larynologie in Deutschland im 20. Jahrhundert, Berlin u.a. 1996, S. 188 f.

Bild: UA Köln, 20/209.

Werner Kindler

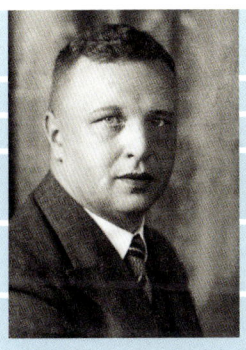

12.1.1895 Gersdorf/Sachsen – 8.10.1976 Heidelberg
Evangelisch
Mutter: Frieda Bauer
Vater: Fritz Kindler, Facharzt für Oto-Rhino-Laryngologie
Erste Ehe (Heirat 1931): Ruth Fischer (1931–1944)
Zweite Ehe (Heirat 1949): Fritzi Emich (1907–2002), Tochter von Friedrich Emich (1860–1940), Professor für Chemie an der TH Graz
Kinderlos

Nach dem Abitur 1913 in Düsseldorf studierte Kindler, von Kriegseinsätzen unterbrochen, in Freiburg im Breisgau, Marburg und Düsseldorf Medizin. Das Staatsexamen legte er 1920 in Düsseldorf ab, in Köln wurde er 1921 promoviert („Die chirurgische Behandlung der Lebercirrhose. Talma'sche Operation"). Seine weiteren Stationen: Medizinalpraktikant Städtische Krankenanstalten Düsseldorf 1920; Assistent am Evangelischen Krankenhaus Düsseldorf 1921; Assistent in Universitäts-HNO-Klinik Graz (Habilitation „Das Nasenbluten" 1928); Chefarzt der HNO-Abteilung an den Städtischen Krankenanstalten Solingen 1935–1944; Umhabilitation Köln 1936; nb. ao. Professor für Hals-, Nasen- und Ohrenheilkunde 1938; apl. Professor 1939; ao. Professor und Direktor der HNO-Klinik Innsbruck 1944; Wehrmacht 1939–1945; HNO-Praxis Solingen 1946; o. Professor und Direktor der HNO-Klinik der FU Berlin und Chefarzt des Städtischen Krankenhauses Berlin-Westend 1949; o. Professor Heidelberg 1954 (Dekan 1958/59); Emeritierung 1963 (eigene Vertretung bis 1965); Urnenbeisetzung in Graz.

Mitgliedschaften und Auszeichnungen: Steirischer Heimatschutz 1927; NSDAP 1933; HJ 1933; Collegium Oto-Rhino-Laryngologicum Amicitiae Sacrum 1952; Korrespondierendes Mitglied der Französischen Gesellschaft für Oto-Rhino-Laryngologie 1955; Ehrenmitgliedschaft Oto-Laryngologische Gesellschaft zu Berlin 1955; Ehrenmitgliedschaft Deutsche Gesellschaft für Hals-Nasen-Ohren-Heilkunde; Ehrenmitgliedschaft Österreichische Oto-Laryngologische Gesellschaft 1962; Großes Verdienstkreuz des Verdienstordens der Bundesrepublik Deutschland 1965.

Quellen und Literatur: UA Köln, 17/2794, 67/1056, 571/244; Dagmar Drull, Heidelberger Gelehrtenlexikon 1933–1986, Heidelberg/Berlin 2009, S. 334 f.; Professor/innen-Katalog der Universität zu Köln.

Bild: UA Köln, 20/194.

Johann Alf Meyer zum Gottesberge

5.4.1908 Herford – 24.9.2001
Evangelisch-lutherisch
Ehefrau: Ella Maria Meyer zum Gottesberge

Nach dem Abitur am Friedrichs-Gymnasium Herford 1926 studierte Meyer Medizin in Bonn, München, Berlin, Innsbruck und Freiburg, wo er als Assistent am Pathologischen Institut 1932 mit der Dissertation „Zwei Fälle von Orbitatumoren" promoviert wurde. Seine weiteren Stationen: Assistent, später Oberarzt an der HNO-Klinik Köln 1933; Habilitation Köln 1939; apl. Professor für Hals-, Nasen- und Ohrenheilkunde Köln 1948; o. Professor und Direktor der HNO-Klinik der Medizinischen Akademie Düsseldorf 1953 (Rektor 1956/57); Ärztlicher Direktor der Städtischen Krankenanstalten Düsseldorf 1958; Emeritierung 1977.

Mitgliedschaften und Auszeichnungen: NSKK 1933 (Sanitäts-Oberscharführer 1938), NSDAP 1937, NSLB 1938, VDA 1938, NSAHB, Reichsluftschutzbund; KVK II 1943; Entnazifizierung Kategorie IV 1947 und Kategorie V 1948; Leopoldina 1953 (Obmann der Sektion Oto-Rhino-Laryngologie 1956–1963); Ehrenmitglied von Deutscher Gesellschaft für HNO-Heilkunde, Österreichischer Gesellschaft für HNO-Heilkunde, Deutscher Gesellschaft für Audiologie (Vorsitzender 1950–1953) und International Society of Audiology; Kreierung des Meyer-zum-Gottesberge-Preises der Deutschen Gesellschaft für Audiologie; Präsident der Deutschen Gesellschaft der HNO-Ärzte 1962/63; Gründer der Arbeitsgemeinschaft zur Biochemie des Innenohrs/Workshop of Inner Ear Biology 1963; Vorsitzender der Gesellschaft Deutscher Naturforscher und Ärzte 1969/70.

Quellen und Literatur: UA Köln 67/1091, 17/III/2578, 571/945; LA NRW Duisburg, NW 1048-33/250, NW 1037-BIII/2399; Professor/innen-Verzeichnis der Universität zu Köln.

Geschichte der Medizin

Fritz Lejeune – Antisemitischer Multifunktionär

Der dreifach promovierte (Dr. med.; Dr. phil.; Dr. med. dent.) Fritz Lejeune vertrat die Medizingeschichte in Köln seit den Zwanzigerjahren. Im Dezember 1926 leitete die Fakultät das Verfahren in die Wege, das 1927 zu einem regulären Lehrauftrag und 1928 zu einer außerordentlichen Professur für Lejeune führte. Dessen Lebenssituation beschrieb der Dekan eindrücklich:

> Herr Dr. Lejeune war früher an der Greifswalder Universität habilitiert und hatte dort einen Lehrauftrag als Vertreter der Geschichte der Medicin, während er in Köln bisher noch keinen Lehrauftrag erhalten hat. Er hatte gehofft, durch praktische Tätigkeit so viel zu verdienen, daß es ihm möglich sein würde, die Lehrtätigkeit in dem Fache der Geschichte der Medizin durchzuführen. Die in der wissenschaftlichen Vereinigung vereinigten Aerzte haben den neuhinzugezogenen jungen Aerzten für die erste Zeit ihres Aufenthaltes in Köln jede Kassenpraxis untersagt. Viele junge Aerzte haben sich zusammengeschlossen und eine Notgemeinschaft für Aerzte gegründet, die sich zu einer Reichsnotgemeinschaft ausgebaut hat. Herr Dr. Lejeune befindet sich nun z. Zt. sehr in Not; er könne nicht so viel verdienen wie zur Bestreitung des Lebensunterhaltes und zur Beschaffung der für seine Lehrtätigkeit unbedingt erforderlichen Bücher vonnöten sei.[1068]

Fritz Lejeune als Anwalt der Jungärzte

Lejeunes Schicksal als „Jungarzt" in einer Zeit, in der die Gesellschaft über ausreichend Ärztinnen und Ärzte zu verfügen glaubte – in den 1970er Jahren sprach man in einer anderen, aber vergleichbaren Situation von „Ärzteschwemme" –, war durchaus typisch. Nicht wenige dieser „Jungärzte" wurden empfänglich für den Antisemitismus der Nationalsozialisten, die später scheinbar neue Stellen schufen, indem sie jüdische Ärztinnen und Ärzte zunächst mit beruflichen Einschränkungen, dann mit Berufsverbot und Verfolgung belegten. In der Weimarer Republik nahm die 1926 gegründete Reichsnotgemeinschaft Deutscher Ärzte (RNG) als „Sondergruppe des Hartmannbundes" die Sorgen junger Ärzte auf.[1069] Dabei war diese aufgrund ihrer „Vielfalt" bis zur NS-Machtübernahme nicht antisemitisch orientiert, zumal ihr auch Juden angehörten.[1070] Lejeune war Gründungsvorsitzender der RNG und blieb dies bis zu ihrer erzwungenen Selbstauflösung am 7. Januar 1934. Vier Tage später schrieb Lejeune dem „Reichsführer der Deutschen Ärzteschaft" Gerhard Wagner:

> Die RNG hat unter meiner Führung in den Jahren ihres Bestehens ohne jeden Eigennutz für Recht und Gerechtigkeit gekämpft, hat in der Frage der Kriegsopfer und Kriegsteilnehmerbetreuung früher nie Erreichtes erreicht und ist schließlich seit dem Jahre 26 Trägerin des Fortschrittes innerhalb der deutschen Ärzteschaft gewesen. Wenn sie dabei auch oft allzu deutliche und etwas rauhe Töne anschlug, so entsprach dies der Tatsache, daß ihre Mitglieder so gut wie restlos der Kriegsgeneration angehörten. Mit der Auflösung der RNG hat die Jungärzteschaft keinerlei eigene Organisation mehr, sie vertraut aber darauf, daß die Berufsvertretung im neuen Reich dafür sorgen wird, daß das Recht der Jugend auf Arbeit und Leben nicht wieder mit Füßen getreten wird, wie es im marxistischen Zeitalter der Fall war.[1071]

Lejeune hatte bereits 1919 als Vorsitzender der „Rheinländervereinigung" nationalistisch-restaurative Propaganda verbreitet und trat der extremrechten Splittergruppierung Nationaldemokratische Partei (NDP) bei, die sich Ende 1919 in Großdeutsche Freiheitspartei umbenannte.[1072] Lejeunes völkische Haltung mündete spätestens im Mai 1925 in den Beitritt zur NSDAP.[1073]

Antisemitische Äußerungen

Lejeune wurde trotz der Förderung durch den Doyen der Medizingeschichte, Karl Sudhoff, auch in Köln „keine einflussreiche Forscherpersönlichkeit"; seine Arbeiten genossen „in der zeitgenössischen Fachwelt […] einen zweifelhaften Ruf".[1074] Es gelang ihm weder vor noch nach 1933, ein Medizinhistorisches Institut mit einem Ordinarius an der Spitze zu etablieren.[1075]

Gleichwohl stieg als alter Kämpfer der Partei sein Einfluss nach 1933, zumal er einen parteiinternen Frontalangriff des „braunen Querulanten" Hermann Haberland abwehren konnte.[1076] Als er für Dozentenschaftsführer Max de Crinis über Haberland gutachtete, schrieb er zu seiner Befangenheit, offenbarte den eigenen Antisemitismus und zweifelte an Haberlands Zurechnungsfähigkeit:

> Man wird vielleicht sagen, ich sei in der ganzen Angelegenheit Partei, weil ich ja selbst von Ha. in den letzten Jahren genugsam angegriffen und verdächtigt worden bin, und mich mehr als einmal mit Erfolg meiner Haut wehren musste. Das Beste, was er sich gegen mich geleistet hat, ist ja die Anzeige bei der Partei gewesen, dass ich Jude sei. Wenn ich den Skandal nicht hätte vermeiden wollen, so hätte ich damals schon das gleiche Verfahren gegen ihn eröffnet, wie es jetzt schwebt, nämlich bei der Staatsanwaltschaft eine Anzeige wegen wissentlich falscher Beschuldigung erhoben, da ja Ha. ganz genau wusste, dass ich bereits 23 in die Partei eingetreten war und in den Jahren 23 bis 26 in vorderster Linie für die NSDAP gekämpft habe. […] Ich bin fest davon überzeugt, dass es weder innerhalb der Universität noch innerhalb der Ärztekammer oder sonstirgendwo Jemanden geben wird, der Günstigeres über Ha. zu sagen hat als ich. […] Es ist tief bedauerlich, dass Parteiführer jahrelang von diesem minderwertigen Menschen eingewickelt werden konnten und auch heute noch von ihm getäuscht werden. […] Nach all dem, was vorgefallen ist, müsste Ha. meiner Überzeugung nach längst aus der Partei ausgeschlossen sein. Da ich der festen Überzeugung bin, dass ein vollkommen normaler Mensch sich einfach nicht so benehmen kann, wie Ha. es viele Jahre hindurch getan hat, so möchte ich hier einmal ganz offen aussprechen, dass es im Sinne der endgültigen Klärung liegt, Ha. […] einmal psychiatrisch eingehend untersuchen und begutachten zu lassen. Es läge eine diesbezügliche Klärung nicht nur im Interesse der Universität Köln und der gesamten Ärzteschaft, sondern auch im Interesse der leidenden Volksgenossen und nicht zuletzt im Interesse der staatlichen Behörden und der Partei.[1077]

Von der Idee deutscher Größe geleitet, wachte der zum „Gaufachberater für Hochschulwesen und besonders für die medizinischen Fakultäten" ernannte Lejeune im NS-Sinne über die politische Zuverlässigkeit des Lehrpersonals. 1933 brachte er mit einer Anfrage an Dekan Bering das zu dessen Versetzung in den Ruhestand führende Verfahren gegen Walter Brandt in Gang, weil dieser in zweiter Ehe eine Jüdin geheiratet hatte.[1078]

Der zurückhaltende Beschluss des Senats unter Rektor Leupold vom 27. Juni 1933, wonach „frühere kommunistische Studierende nicht grundsätzlich vom Studium auszuschließen" seien, stieß in Übereinstimmung mit Studentenschaftsführer Müller auf den Widerspruch Lejeunes:[1079]

> Ich kann mir nicht vorstellen, dass ein Student, der über alle Waffen des Geistes verfügt, aus den gleichen Motiven heraus Kommunist wird, wie der Proletarier, der schließlich zum größten Teil aus materieller Not zum Bolschewismus getrieben wird. […] Wer als Student bisher Kommunist war, hat bereits als gebildeter Mensch seine Entscheidung getroffen. Man soll ihn zwar nicht bestrafen […], ihn aber ausschalten aus einer Laufbahn, in der er später in alte Fehler zurückfallen könnte zum schweren Schaden der Allgemeinheit.[1080]

Lejeune wurde zudem eines von elf Mitgliedern des Verwaltungsausschusses (bis 1939) sowie Vertreter der nichtbeamteten außerordentlichen Professoren im zwanzigköpfigen Senat der Universität (bis Wintersemester 1933/34).[1081] Ab dem Wintersemester 1934/35 agierte Lejeune über die Dozentenschaft, zunächst bis zur Ablösung durch den Chirurgen Uebel im Sommersemester 1935 als Fachschaftsführer der Medizinischen Fakultät, im Sommerhalbjahr 1935 wiederum als Mitglied des Senats und von 1935 bis Anfang 1939 als Leiter des sogenannten Amtes für Auslandsfragen.[1082]

Fritz (Friedrich August Josef) Lejeune

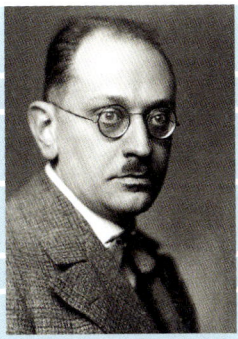

1.7.1892 Köln–26.10.1966 Villach
Katholisch
Mutter: Maria Waidele, Dentistin
Vater: Fritz Lejeune sen., Kaufmann
Erste Ehefrau: Maria Müller
Kinder aus erster Ehe: Ingeborg (geb. 1919); Helga (geb. 1921)

Nach dem Abitur am Kölner Realgymnasium 1912 nahm der sprachbegabte Lejeune das Studium der Medizin und der Romanistik in Bonn auf. Zum Wintersemester 1914/15 wechselte er nach Greifswald, wo er zusätzlich Zahnmedizin und Geschichte studierte. 1915/16 war er als Unterarzt Kriegsteilnehmer. Wegen einer rheumatischen Erkrankung schied er aus dem Militär aus und kehrte nach Greifswald zurück (Dr. phil. 1916, „Die deutsch-spanischen Freundschaftsbestrebungen von Johannes Fastenrath"; Staatsexamen Medizin 1917; Staatsexamen Zahnmedizin 1918; Dr. med. 1918, „Die Albee'sche Operation, ihre Erfolge und Anwendung an der Chirurgischen Klinik zu Greifswald"). Dort war er 1916 Hilfsassistent an der Chirurgischen Klinik (Friedrich Pels-Leusden) und 1917/18 an der Augenklinik (Paul Römer). Im April 1918 trat er eine Assistentenstelle am Kölner Augustahospital (Franz Külbs) an, kehrte aber nach Kriegsende nach Greifswald zurück und ließ sich als praktischer Arzt nieder. Weitere Stationen: Habilitation Greifswald 1922 („Die Zahnheilkunde im dreizehnten Jahrhundert mit besonderer Berücksichtigung Guglielmo da Salicetos und Lanfranchis [nach lateinischen, italienischen und spanischen Inkunabeln])", Privatdozent Geschichte der Medizin Greifswald 1922 (Antrittsvorlesung „Die Bedeutung des Paracelsus für die Medizin der Neuzeit"); seine weiteren Stationen: Umhabilitation Köln 1925; Lehrauftrag Köln 1927; nb. ao. Professor für Geschichte der Medizin Köln 1928; Direktor des Portugiesisch-brasilianischen Instituts Köln 1934/35; Flugzeugabsturz und erhebliche Verletzungen 20.6.1935; beamteter apl. Professor für Geschichte der Medizin und Institutsdirektor Wien 1939; Suspendierung und Entlassung 1945; Internierungslager Glasenbach/Salzburg 1945/46; Beratender Arzt der DAK Hamburg 1953; Mitbegründer und Präsident des Deutschen Kinderschutzbundes 1953.

Mitgliedschaften und Auszeichnungen: Rheinländervereinigung (Vorsitzender) 1919; Nationaldemokratische Partei (NDP)/Großdeutsche Freiheitspartei (GDFP) 1919; Mitgründer und Vorsitzender Reichsnotgemeinschaft Deutscher Ärzte 1928–1934; NSDAP 11.5.1925, Ortsgruppe Greifswald (möglicherweise auch schon 1922/23, Nr. 3 964; zeitweilig keine Zahlung von Mitgliedsbeiträgen, so dass später festgelegt wurde: „ausgeschieden am 2. August 1926 wiederaufgenommen am 1. Oktober 1932", (Nr. 1348128),[1083] Stellvertretender Gauleiter in Pommern; Reichsausschuss für Ärzte und Krankenkassen; SA, SS, Deutscher Reichskriegerbund „Kyffhäuser", NSV, NSDÄB, NSLB; Akademie der Wissenschaften der Medizin Lissabon 1935; Senat deutsch-iberoamerikanische Ärzte-Akademie zu Berlin 1935; Korrespondierendes Mitglied Instituto de Coimbra, Portugal 1936; Korrespondierendes Mitglied Portugiesische Akademie für Geschichte; Medizinische Akademie Zaragoza 1936; Korrespondierendes Mitglied Pro Arte Sociedade, Rio de Janeiro 1937; Mitglied Instituto Italianao di Storia della Chimica 1942; Academia Pro Arte Rio de Janeiro; Senator Deutsche Gesellschaft für Wissenschaft und Forschung 1952; Ibero-amerikanische Medaille für die Arbeit auf dem sprachwissenschaftlichen Gebiet 1919; Rumänisches Verdienstkreuz I. Klasse 1933; Ehrenmitglied Rumänische Ärzte-Gesellschaft 1933; Ehrendoktorwürde Madrid 1936; Ehrenpräsidentschaft des Deutschen Kinderschutzbundes (Aberkennung 2017).

Quellen und Literatur: BA Berlin, R 4901/13270, UA Köln 27/27, 67/679, 28/110; Golczewski, Universitätslehrer; Professor/innen-Katalog der Universität zu Köln; Klaus Schmierer, Medizingeschichte und Politik. Karrieren des Fritz Lejeune in der Weimarer Republik und im Nationalsozialismus, Husum 2002 (= Abhandlungen zur Geschichte der Medizin und der Naturwissenschaften 96).

Bild: UA Köln, 20/74.

Antrag Dr. Krämer
Einstimmiger Beschluß des Altherrenconventes der K. D. St. V. Rheinland, Köln

Köln, 12. Juni.

Die Katholische Deutsche Studentenverbindung „Rheinland" im CV, die älteste farbentragende katholische Verbindung an der Universität Köln, verfolgt mit tiefer Trauer den Bruderzwist zwischen Oesterreich und dem Deutschen Reich.

Mit schmerzlichem Bedauern müssen wir sehen, daß in Oesterreich unsere katholischen Volksgenossen und leider auch große Teile der katholischen Geistlichkeit den Nationalsozialismus immer noch in seinem idealen Gehalt verkennen, und noch heute gemeinsam mit seinen internationalen Feinden mit Terrormethoden gegen ihn kämpfen, die 14 Jahre bei uns in Reichsdeutschland üblich waren. Wir katholischen Rheinlanden, die wir das wahre Wesen des Nationalsozialismus nunmehr alle klar erkannt haben, sind als deutsche Männer nicht gewillt, hier stillschweigend zuzuschauen. Wir verurteilen als deutsche Katholiken diesen Kampf gegen die deutsche Freiheitsbewegung, die allein unser Volk und den christlichen Gedanken in Deutschland retten wird, aufs schärfste. Wir rufen unseren Volksgenossen in Oesterreich, unseren dortigen Kartellbrüdern und nicht zuletzt der katholischen Geistlichkeit in Oesterreich zu:

Macht Schluß mit Euren Vorurteilen gegenüber dem Nationalsozialismus! Zerschlagt den jüdisch-marxistischen Einfluß mit seiner Gottlosigkeit und seiner Religionsfeindlichkeit! Reiht euch ein in die nationale deutsche Einheitsfront! Helft unser großdeutsches Volk und Vaterland wieder aufbauen unter dem Führer, den der Herrgott auch uns Katholiken als Retter gesandt hat:

Adolf Hitler!

Der k. Philistersenior
Dr. Lejeune, Universitätsprofessor.

Abb. 52: Fritz Lejeune unterzeichnete einen Beschluss, der die katholischen Studentenverbindungen und die gesamte katholische Kirche „in die nationale Einheitsfront" einzureihen versucht. (UA Köln, 933/58, Antrag Dr. Krämer. Einstimmiger Beschluß des Altherrenconventes der K.D.St.V. Rheinland, Köln, 12. Juni 1933)

Für die Akzeptanz des Nationalsozialismus durch die katholische Kirche

Lejeune stand als Verbindungsmitglied für den Versuch, den Gegensatz zwischen katholischer Kirche und Nationalsozialismus aufzuheben. Im Juni 1933 unterzeichnete er in seiner Funktion als Philistersenior einen einstimmig verabschiedeten Beschluss des Altherrenconventes der Katholischen Deutschen Studenten-Verbindungen Rheinland, der die katholische Kirche in die „nationale deutsche Einheitsfront" einreihen wollte.[1084] Er stellte sich damit in „eine ganze Reihe von Aktiven und Philistern", die „lautstark den Brückenschlag zum neuen Regime" forderten, weil sie den Nationalsozialismus „auf ähnlichem geistesgeschichtlichen Fundament" wie den „Gegenwartskatholizismus" verorteten.[1085]

Nach der Vertreibung der als Juden verfolgten und nach England emigrierten Max Neuburger, dem Medizinhistoriker, und Stefan Jellinek, dem Leiter des Elektropathologischen Museums, folgte Lejeune 1940 einem Ruf zum außerplanmäßigen Professor und Direktor des Instituts für Geschichte der Medizin in Wien.[1086] Im selben Jahr habilitierte sich in Heidelberg Lejeunes Kollege Albert Esser im Fach „Geschichte der Medizin". Der 55-jährige Augenarzt hatte sich schon 1933 in Köln um seine Habilitation bemüht, die Fakultät aber war seinem Ansinnen nicht gefolgt.[1087]

Doch auch der Verlust von Lejeune und Esser führte in Köln nicht zur Schaffung einer „Planstelle zur Vertretung der Geschichte". Sie wurde zwar von der Fakultät in Aussicht genommen, doch eine definitive Entscheidung „bis nach Beendigung des Krieges" zurückgestellt. Bis dahin sollte „der Unterricht in der Geschichte der Medizin vorläufig aushilfsweise von einem Dozenten der Fakultät" übernommen werden.[1088] Tatsächlich übernahmen nach Lejeunes Weggang Paul Uhlenbruck und der Kollege Creutz die medizingeschichtliche Lehre.[1089] Anfang 1942 erhielt der Internist Paul Uhlenbruck für zwei Semester einen „Lehrauftrag für ‚Geschichte der Medizin'".[1090] Uhlenbruck war ehemaliges Zentrumsmitglied, leitete das Caritas-Krankenhaus in Hohenlind und wurde von der NSDAP misstrauisch beäugt.[1091]

1945 wurde Lejeune in Wien entlassen. Er kehrte nach Deutschland zurück, beriet die Deutsche Angestellten-Krankenkasse (DAK) und wurde Präsident des von ihm mitbegründeten Deutschen Kinderschutzbundes. Die Kolleginnen und Kollegen in der Medizingeschichte versuchten ihn zu vergessen.[1092]

Die Studierenden

Im Sommersemester 1933 studierten in Köln 5% der im Deutschen Reich an Universitäten (ohne Hochschulen) Eingeschriebenen, insgesamt 4445 Personen, davon 874 Frauen (= 5,4% der reichsweit an Universitäten eingeschriebenen Frauen; zum Vergleich: Berlin 13,7%; Hamburg 4,9%; München 9,8%; Bonn 6,4%). 126 der 4445 in Köln Studierenden hatten eine ausländische Staatsbürgerschaft (= 2,6% der reichsweit an Universitäten eingeschriebenen Ausländerinnen und Ausländer; zum Vergleich: Berlin 29,2%; Hamburg 5,1%; München 12,8%; Bonn 6,3%). Die benachbarte Universität Bonn war mit 4946 Studierenden (= 5,6% der Studierenden reichsweit) etwas größer. Bei diesen Angaben sind beurlaubte Studierende, in Köln waren dies 574, nicht berücksichtigt.

Die Zahl der im Sommersemester 1933 in Köln Allgemeine Medizin Studierenden lag bei 755; darunter waren 178 Frauen (23,6%). Das waren 3% der im Deutschen Reich an Universitäten (ohne Medizinische Akademie Düsseldorf) eingeschriebenen Studierenden der Medizin (zum Vergleich: Berlin 10,3%, Hamburg 2,9%, München 10,2%, Bonn 5,8%).

Hinzu kamen 144 Studierende der Zahnheilkunde, darunter 30 Frauen (20,8%). Diese 144 Studierenden entsprachen 2,3% aller an reichsdeutschen Universitäten (ohne Medizinische Akademie Düsseldorf) eingeschriebenen Zahnmedizinerinnen und -mediziner (zum Vergleich: Berlin 7,7%, Hamburg 3,2%, München 11,2%, Bonn 5,6%).[1]

In den ersten Jahren des NS-Regimes nahm die Zahl der an der Kölner Universität Studierenden ab. Im Wintersemester 1937/38 waren es nur noch 2610 (Sommersemester 1933: 4445). In der Medizinischen Fakultät sank die Zahl der tatsächlich Studierenden nur geringfügig. 886, nach einer anderen Aufstellung 884 Personen studierten Medizin oder Zahnmedizin (Sommersemester 1933: 899).[2] Nach Studierendenzahlen entwickelte sich die Medizinische Fakultät folglich im Vergleich zu den übrigen Fakultäten zu Beginn der Dreißigerjahre deutlich besser. Sie blieb zwar die kleinste, gewann aber relativ nach dem Anteil an der Gesamtstudierendenzahl deutlich an Bedeutung. Die in den Akten vorhandenen Aufstellungen divergieren teilweise um eine niedrige zweistellige Zahl, offenbar aufgrund unterschiedlicher Stichtage.

Die ideologischen Vorbehalte der Nationalsozialisten gegen das Studium von Frauen macht sich in der Statistik bemerkbar. Im letzten Friedenssemester, im Sommer 1939, waren von den 784 Allgemeine Medizin Studierenden noch 107 (13,6%) weiblich, in der Zahnmedizin von 71 Studierenden 18 (25,4%) weiblich. Damit war der Frauenanteil in den ersten sechs Jahren der NS-Herrschaft um zehn Prozentpunkte gesunken. Aufgrund der Halbierung der Zahl der Zahnmedizin Studierenden (von 144 auf 71) ist die positive Veränderung beim Frauenanteil hier kaum von Bedeutung (von 30/20,8% auf 18/25,4%).[3] Bald nach Kriegsbeginn stieg der Frauenanteil wieder an. Zum einen studierten während des Kriegs weniger Männer Medizin; zum anderen erkannten auch die Nationalsozialisten, wie wichtig gerade in Kriegszeiten die ärztliche Tätigkeit von Frauen war. Im dritten Trimester 1940 studierten an der Medizinischen Fakultät insgesamt 578 Männer (76,4%) und 179 Frauen (23,6%).[4] Für die unübersichtliche Kriegsendsituation im Sommersemester 1944 hat Monika Frank sogar einen Frauenanteil von 41,8% errechnet.[5]

Tabelle 2: Studierende nach Fakultäten und Geschlecht ohne Beurlaubte[6]

	Medizinische Fak. m + w	Wiso-Fakultät m + w	Juristische Fakultät m + w	Philosophische Fak. m + w
Sommer 1932	693 + 185 = 878	1328 + 326 = 1654	1116 + 75 = 1191	1078 + 513 = 1591
Winter 1932/33	714 + 209 = 923	1214 + 298 = 1512	999 + 69 = 1068	936 + 440 = 1376
Sommer 1933	692 + 207 = 899	1140 + 270 = 1410	927 + 49 = 976	814 + 346 = 1160
Winter 1933/34	698 + 206 = 904	1025 + 212 = 1237	791 + 32 = 823	747 + 272 = 1019
Sommer 1934	649 + 170 = 819	854 + 133 = 987	648 + 23 = 671	569 + 221 = 790
Winter 1934/35	745 + 182 = 927	809 + 120 = 929	629 + 27 = 656	554 + 190 = 744
Sommer 1935	654 + 143 = 797	650 + 103 = 753	496 + 19 = 515	451 + 166 = 617
Winter 1935/36	795 + 176 = 971	782 + 108 = 890	600 + 15 = 615	483 + 177 = 660
Sommer 1936	717 + 155 = 872	703 + 103 = 806	476 + 11 = 487	346 + 136 = 482
Winter 1936/37	755 + 160 = 915	773 + 110 = 883	426 + 5 = 431	345 + 122 = 467
Sommer 1937	692 + 137 = 829	795 + 123 = 918	352 + 3 = 355	306 + 78 = 384
Winter 1937/38	727 + 157 = 884	906 + 134 = 1040	335 + 4 = 339	296 + 77 = 373
Sommer 1938	687 + 118 = 805	836 + 157 = 993	296 + 2 = 298	265 + 67 = 332
Winter 1938/39	678 + 132 = 810	879 + 175 = 1054	344 + 1 = 345	312 + 75 = 387
Sommer 1939	719 + 123 = 842	862 + 187 = 1049	312 + 0 = 312	314 + 71 = 385
1. Trimester 1940	708 + 117 = 825	381 + 81 = 462	179 + 2 = 181	244 + 51 = 295
2. Trimester 1940	571 + 119 = 690	306 + 124 = 430	168 + 4 = 172	251 + 119 = 370
3. Trimester 1940	578 + 179 = 757	442 + 185 = 627	229 + 3 = 232	316 + 211 = 527
Trimester 1941	419 + 191 = 610	399 + 179 = 578	199 + 3 = 202	258 + 208 = 466
Sommer 1941	439 + 190 = 629	241 + 173 = 414	102 + 6 = 108	181 + 205 = 386
Winter 1941/42	419 + 179 = 598	527 + 166 = 693	219 + 6 = 225	240 + 196 = 436
Sommer 1942	483 + 236 = 719	290 + 231 = 521	97 + 8 = 105	132 + 283 = 415
Winter 1942/43	567 + 253 = 820	457 + 270 = 727	137 + 13 = 150	179 + 283 = 462
Sommer 1943	523 + 308 = 831	264 + 236 = 500	88 + 13 = 101	122 + 308 = 430
Winter 1943/44	557 + 283 = 840	276 + 229 = 505	89 + 15 = 104	130 + 215 = 345
Sommer 1944	544 + 391 = 935	263 + 263 = 526	92 + 16 = 108	152 + 310 = 462

Tabellen 3–6: Statistiken der Universität zum Sommersemester 1933 und den Wintersemestern 1933/34, 1937/38 und 1938/39 (Zahlen teilweise geringfügig divergierend zu Tabelle 2)[7]

	Sommer 1933
Zahl der Studierenden an der *Universität* zu Köln (exkl. Beurlaubungen)	4503 (4445)
Zahl der Studierenden an der *Medizinischen Fakultät* der Universität zu Köln (exkl. Beurlaubungen), Geschlecht und Konfession	906 (755) - männlich 696 - weiblich 210 - katholisch 588 (= 64,9 %) - evangelisch 279 (= 30,8 %) - jüdisch 25 (= 2,8 %) - sonstige Konfessionen/Religionen oder ohne Religion 14 (= 1,5 %)
Territoriale Herkunft der Studierenden der Medizinischen Fakultät	- Rheinland 745 (= 82,2 %), darunter: Stadt Köln 369, übriger Reg.-Bez. Köln 57, Reg.-Bez. Düsseldorf 244, Reg.-Bez. Aachen 57, Reg-Bez. Koblenz 15, Reg.-Bezirk Trier 14 - Westfalen 74 (= 8,2 %), darunter: Reg.-Bez. Arnsberg 59, Reg.-Bez. Münster 11, Reg.-Bez. Minden 4 - übriges Deutschland 62 (= 6,8 %) - Saargebiet 8 (= 0,9 %) - Ausland 17 (= 1,9 %)
Soziale Herkunft der Studierenden der Medizinischen Fakultät	- Vater in der Landwirtschaft 31 (= 3,4 %) - Vater im selbständigen Gewerbe 82 (= 9,0 %) - Vater selbständig in Handel und Verkehr 134 (= 14,8 %) - Vater Angestellter oder Arbeiter 151 (= 16,7 %) - Vater Beamter 387 (= 42,7 %) - Vater in freiem Beruf 116 (= 12,8 %) - Vater ohne Beruf oder ohne Berufsangabe 5 (= 0,6 %)
Zahl der Promotionen an der Medizinischen Fakultät	11 Mediziner (alle männlich): Willibald Arnold, Joseph Deppe, Mathias Glees, Hans Hoffmann, Manfred Hoffmann, Gerhard Rauschke, Daniel Schmitt, Vitalis Schulz, Robert Steinsch, Leo Terwey, Franz Uhrmacher 10 Zahnmediziner/innen (8 männlich, 2 weiblich): Günther Bidder, Hermann Frank, Charlotte Janson, Karl Kerckel, Hanns Netzer, Friedrich Peil, Willi Ritter, Hermann Roskothen, August Siebert, Therese Wiedmann-Schwermer

	Winter 1933/34
Zahl der Studierenden an der *Universität* zu Köln (exkl. Beurlaubungen)	3574 (3206)
Zahl der Studierenden an der *Medizinischen Fakultät* der Universität zu Köln (exkl. Beurlaubungen), Geschlecht und Konfession	905 - männlich 697 - weiblich 208 - Allgemeine Medizin 767 (männlich 587, weiblich 180) - Zahnmedizin 138 (männlich 110, weiblich 28) - Allgemeine Medizin 767 - katholisch 601 (= 66,4 %) - evangelisch 283 (= 31,3 %) - jüdisch 15 (= 1,7 %) - sonstige Konfessionen/Religionen oder ohne Religion 6 (= 0,7 %)
Territoriale Herkunft der Studierenden der Medizinischen Fakultät	- Rheinland 719 (= 79,4 %) - Westfalen 82 (= 9,1 %) - übriges Deutschland 85 (= 9,4 %) - Ausland 19 (= 2,1 %)
Soziale Herkunft der Studierenden der Medizinischen Fakultät	- Vater in der Landwirtschaft 30 - Vater im selbständigen Gewerbe 88 - Vater selbständig in Handel und Verkehr 126 - Vater Angestellter oder Arbeiter 144 - Vater Beamter 391 - Vater in freiem akademischen Beruf 84 - Vater in sonstigem freien Beruf 34 - Vater ohne Beruf oder Berufsangabe 8
Zahl der Promotionen an der Medizinischen Fakultät	13 Mediziner/innen (davon 4 weiblich): Hugo Bökemann, Walther van Bragt, Josef Brusis, Elisabeth Cantus, Josef Dengel, Hertha Gerdes, Friedrich Paul Kalthoff, Karl Heinz Preusse, Hermine Rasche, Kurt Sasse, Hermann Schepers, Karl Schlags, Käthe Schwamborn 5 Zahnmediziner/innen (davon 3 weiblich): Olga Dischler, Hedwig Evers, Magdalene Haas, Hubert Hilgers, Josef Jütten

	Winter 1937/38
Zahl der Studierenden an der *Universität* zu Köln (exkl. Beurlaubungen)	2690
Zahl der Studierenden an der *Medizinischen Fakultät* der Universität zu Köln (exkl. Beurlaubungen), Geschlecht und Konfession	901 - männlich 742 - weiblich 159 (= 17,6%) - Allg. Medizin 789 (männlich 649, weiblich 140 = 17,7%) - Zahnmedizin 112 (männlich 93, weiblich 19 = 17,0%) - katholisch 651 (= 72,3%) - evangelisch 210 (= 23,3%) - gottgläubig 26 (= 2,9%) - sonstige und ohne Angabe 14 (= 1,6%)
Territoriale Herkunft der Studierenden der Medizinischen Fakultät	- Rheinland 742 (= 82,4%), darunter Reg.-Bez. Köln 433, Reg.-Bez. Düsseldorf 222, Reg.-Bez. Aachen 55, Reg.-Bez. Koblenz 18; Reg.-Bez. Trier 14 - Westfalen 79 (= 8,8%), darunter Reg.-Bez. Arnsberg 49; Reg-Bez. Münster 22; Reg. Bez. Minden 8 - übriges Deutschland 67 (= 7,4%) - Ausland 13 (= 1,4%)
Soziale Herkunft der Studierenden der Medizinischen Fakultät	- Vater in der Landwirtschaft 42 (= 4,7%) - Vater im selbst. Gewerbe 90 (= 10,0%) - Vater selbständig in Handel, Bank, Verkehr 100 (= 11,1%) - Vater Angestellter oder Arbeiter 142 (= 15,8%) - Vater Beamter 392 (= 43,5%) - Vater Freiberufler 121 (= 13,4%) - Vater ohne Beruf oder Berufsangabe 14 (= 1,6%)

	Winter 1938/39
Zahl der Studierenden an der *Universität* zu Köln (exkl. Beurlaubungen)	2615
Zahl der Studierenden an der *Medizinischen Fakultät* der Universität zu Köln (exkl. Beurlaubungen), Geschlecht und Konfession	819 - männlich 685 - weiblich 134 (= 16,4%) - Allg. Med. 731 (männlich 620, weiblich 111 = 15,2%), - Zahnmedizin 88 (männlich 65, weiblich 23 = 26,1%) - katholisch 574 (= 70,1%) - evangelisch 194 (= 23,7%) - gottgläubig 31 (= 3,8%) - sonstige oder ohne Angabe 20 (= 2,5%)
Territoriale Herkunft der Studierenden der Medizinischen Fakultät	- Rheinland 646 (= 78,9%), darunter Reg.-Bez. Köln 363, Reg.-Bez. Düsseldorf 210, Reg.-Bez. Aachen 43, Reg.-Bez. Koblenz 16, Reg.-Bez. Trier 14 - Westfalen 69 (= 8,4%), darunter: Reg.-Bez. Arnsberg 49, Reg.-Bez. Münster 14, Reg.-Bez. Minden 6 - übriges Deutschland 94 (= 11,5%) - Ausland 10 (= 1,2%)

Tabelle 7: Zahl der Promotionen an der Kölner Medizinischen Fakultät 1939 bis 1942

Se-/Trimester	Dr. med.	Dr. med. dent.
Sommer 1939	58	-
1. Trimester 1940	105	11
2. Trimester 1940	48	7
3. Trimester 1940	43	3
1. Trimester 1941	43 [sic]	3 [sic]
Sommer 1941	29	2
Winter 1941/42	50	7

Die Kölner Universität stand vor 1933 nicht im Verdacht, die nationalsozialistische Ideologie zu stützen. So sprach sich Rektor Bruno Kuske, ein Wirtschaftshistoriker, trotz gegenteiligem Drängen von Nationalsozialisten noch im Sommer 1932 dafür aus, Uniformen von der Universität „fernzuhalten".[8] Wenn auch in der NS-Zeit ein solches Uniformverbot fiel, so wurde die gerade von nationalsozialistischen Studierenden erhoffte stärkere politische Macht an den Universitäten nicht zur Realität. Bei Senatssitzungen wurde nur bei studentischen Fragen neben dem Studentenschaftsführer ein weiterer Studierender zugelassen. Dabei handelte es sich um einen „Vertreter der Aeltesten" oder bei Fakultätsfragen um einen Vertreter der jeweiligen Fachschaft. An Fakultätssitzungen durften Fachschafts- und Studentenschaftsführer teilnehmen.[9]

Die zuvor unklare Situation, die an manchen Universitäten zu Unruhe geführt hatte, entschied das Wissenschaftsministerium am 3. April 1935 per Richtlinie. Die Leiter der Studentenschaft wurden wie die der Dozentenschaft „dem Rektor unterstellt".[10] Bald darauf wurde festgelegt, dass Studentenschafts- und Dozentenschaftsleiter dem Senat anzugehören hatten.[11]

Im Sommer 1939 wurde erstmalig und wohl auch einmalig erhoben, wie viele Kölner Studierende der NSDAP beziehungsweise ihren Gliederungen und Verbänden angehörten. Von den 842 Studierenden der Medizinischen Fakultät waren demnach 194 Mitglieder der NSDAP, 105 der SA, 27 der SS, 52 des NSFK, 66 des NSKK, 203 der HJ, 63 des BDM und 20 der NS-Frauenschaft. Daraus ergibt sich, dass mit etwa 600 Personen eine deutliche Mehrheit der Medizinstudierenden 1939 der Partei oder einer ihrer Gliederungen und Verbände angehörte.[12] Im Vergleich zu den anderen Kölner Fakultäten lag der Anteil der Mitgliedschaften in NSDAP bei den Studierenden der Philosophischen Fakultät am niedrigsten, bei denen der Medizinischen Fakultät am zweitniedrigsten. Der vergleichsweise hohe Anteil bei den Mitgliedschaften in NS-Jugend- und Motorsportorganisationen kann möglicherweise mit deren großen Bedarf an medizinischer Betreuung in den jeweiligen Sanitätsdiensten erklärt werden.

Individuell konnte der Druck, einer nationalsozialistischen Organisation beizutreten, gleichwohl als groß empfunden werden. So spricht der spätere Gründungsvorsitzende des Marburger Bundes, Herbert Britz, davon, dass ihm der Pedell bei der beabsichtigten Immatrikulation im letzten Semester vor dem Physikum mitgeteilt habe, er dürfe ohne eine NS-Mitgliedschaft nicht mehr weiter studieren. Britz ist damals mit anderen Kameraden aus dem verbotenen Bund Neudeutschland in das NSKK eingetreten.[13]

Selbst bei nah am Nationalsozialismus liegenden Arbeitsthemen wurden viele medizinische Dissertationen der NS-Zeit in einem sachlichen wissenschaftlichen Ton verfasst.[14] Das gilt beispielsweise selbst für „aus dem Gesundheitsamt der Hansestadt Köln" von Carl Coerper betreute und der „Hohen Medizinischen Fakultät der Universität Köln" vorgelegte Arbeiten.[15] So widmete sich Adolf Gille, ein Schüler Coerpers, in seiner 1940 publizierten medizinischen Doktorarbeit der „Entwicklung der Nervösenfürsorgestelle zu der Beratungsstelle für Erb- und Rassenpflege in der Hansestadt Köln". Er wertete das in den städtischen Verwaltungsberichten enthaltene Zahlenmaterial aus und schildert in der Schrift die Beteiligung der Fürsorgestelle für Nervöse und Geisteskranke an der „erbbiologische[n] Erfassung der ganzen Bevölkerung".[16]

Tabelle 8: Mitgliedschaften von Studierenden der Universität zu Köln im Sommersemester 1939[17]

	Medizinische Fakultät 842 Stud.	WiSo-Fakultät 1049 Stud.	Rechtswiss. Fakultät 312 Stud.	Philosoph. Fakultät 385 Stud.
Nur NSDAP	68	152	55	38
NSDAP + SA	35	89	31	29
NSDAP + SS	12	17	8	7
NSDAP + NSFK	6	21	5	2
NSDAP + NSKK	17	22	10	1
NSDAP + HJ	45	49	28	26
NSDAP + BDM	7	11	0	6
NSDAP + Frauenschaft	4	9	0	2
Gesamt NSDAP	194	370	137	111
SA ohne NSDAP	70	99	45	39
SS ohne NSDAP	15	17	3	9
NSFK ohne NSDAP	46	41	9	8
NSKK ohne NSDAP	49	32	16	8
HJ ohne NSDAP	158	88	52	61
BDM ohne NSDAP	56	57	0	18
Frauenschaft ohne NSDAP	16	62	0	9
Gesamt Verbände/Gliederungen ohne NSDAP	410	396	125	152
Gesamt NS-Bindung	604 (= 71,7%)	766 (= 73,0%)	262 (= 84,0%)	263 (= 68,3%)

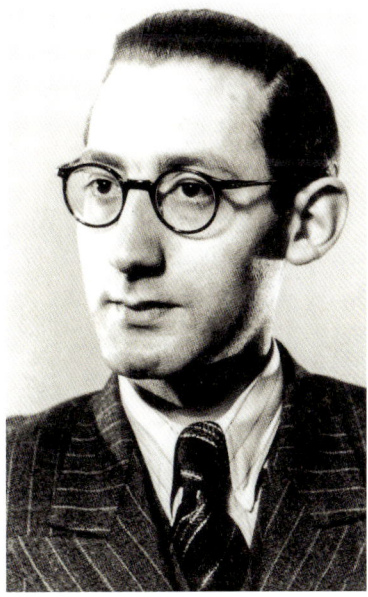

Abb. 53: Der am 17. Dezember 1917 geborene Herbert Britz, Sohn eines Bankdirektors, wuchs unter anderem in Ehrenfeld auf und besuchte das Realgymnasium in Nippes. Das Mitglied des katholischen Bunds Neudeutschland nahm 1937 in Köln das Studium auf, wurde 1941 bei Carl Coerper mit einer Arbeit über das Kölner Hebammenwesen promoviert und kriegsbedingt schnell im Mülheimer Krankenhaus als Chirurg tätig. Nach der Zerstörung des Mülheimer Krankenhauses am 28. Oktober 1944 wurde er am Westwall als Arzt eingesetzt. Nach Köln zurückgekehrt, war er Chirurg am Ehrenfelder Franziskushospital, dann an den Krankenanstalten in Merheim. Von hier aus engagierte er sich für Jungärzte und wurde 1948 der erste Vorsitzende des Marburger Bundes. 1952 legte er dieses Amt nieder, als er eine eigene Praxis in Ehrenfeld eröffnete. Von 1952 bis 1969 war er für die CDU Kölner Ratsmitglied. Er starb am 29. März 2011. Das Bild zeigt Britz als Student, wohl 1941.[18] (NS-Dokumentationszentrum der Stadt Köln)

Nach außen freilich war das Auftreten der nationalsozialistischen Studierenden martialisch. Am 17. Mai 1933 organisierte die „Studentenschaft" die „Verbrennung zersetzender jüdischer Schriften vor der Universität".[19] Schon drei Monate vorher hatte eine Kundgebung des NSDStB vor dem Universitätshauptgebäude zu Einschränkungen des Lehrbetriebs geführt.[20] Eine besondere Rolle der Mediziner ist hier nicht erkennbar.

Im Alltag der medizinischen Lehre blieben offen antisemitische Aktionen anscheinend die Ausnahme. Der noch bis 1935 lehrende, als Jude verfolgte Physiologe Bruno Kisch berichtet in seinen Memoiren, die Studierenden hätten sich ihm gegenüber „unglaublich anständig" verhalten.[21]

Beeinträchtigung des Studiums

Der NS-Staat beanspruchte von den Studierenden, zunächst von den an die Partei oder deren Gliederungen Gebundenen, später von allen, sehr viel Zeit. Darunter musste das Studium leiden. Das Problem war rasch offensichtlich.[22] Das Protokoll einer Fakultätssitzung im Oktober 1933 vermerkt: „Ausbildung der Studenten im Wehrsport soll etwas abgebaut und mit Neuorganisation der Reichswehr neu gestaltet werden".[23] Plänen, nicht nur den Mittwoch- und Samstagnachmittag, sondern auch den Samstagvormittag „mit Rücksicht auf das Programm des Kameradschaftshauses etc." vorlesungsfrei zu geben, versuchte sich die Fakultät zu widersetzen. Für SS-Mitglieder (Sturmbann II, Standarte 58) sah der Dienstplan im November 1933 dienstags, donnerstags und freitags einen Truppappell von 19.45 Uhr bis 23 Uhr vor. Hinzu kamen Nachtstreifen, Nachtwachen und „Sturmappelle".[24]

Aus dem Wissenschaftsministerium wurde im Juni 1934 eine Umfrage initiiert, die nach den „Schwierigkeiten" fragte, die „durch die Heranziehung der Studenten" zu „pflichtmäßigen Leibesübungen", die SA-sportliche „Ausbildung durch die S.A.-Hochschulämter", „die Zugehörigkeit der Studenten zu S.A.-Stürmen", „die Heranziehung zum Arbeitsdienst durch die Studentenschaft" und durch „die nationalpolitische Schulung durch die Fachschaften" entstanden waren.[25] Die ausführlichste Antwort lieferte der Direktor des Anatomischen Instituts, Otto Veit, die einen Eindruck von den vielfältigen Belastungen der Studierenden vermittelt. Demnach hatten einzig die samstags stattfindenden „pflichtmässigen Leibesübungen der Studenten" keine negativen Folgen für die Lehre. Dagegen sei der SA-Sport von den SA-Hochschulämtern „ohne Rücksicht auf den Unterricht festgesetzt" worden. „Sehr störend für einen guten Unterricht" seien „die Abkommandierungen zu Übungslagern" der SA während des Semesters. Die Studierenden könnten „nach ihrer Rückkehr nur schwer dem Unterricht folgen". Die SA-Männer könnten die Lehre des Tages am Abend nicht repetieren und seien durch „die abendlichen und nächtlichen S.A. Übungen" so übermüdet, dass sie morgendlichen Vorlesungen nicht folgten oder ihnen sogar fernblieben. Veit fasst zusammen: „Grade [sic] die besten Studenten, die studieren wollen, klagen sehr darüber, dass sie einfach zu müde sind zu gutem Studium".²⁶

Auch der „Arbeitsdienst" wurde „ohne Rücksicht auf den Studiengang" festgesetzt und sollte nach Ansicht Veits für Medizinstudierende verlegt werden. Die „nationalpolitische Schulung durch die Fachschaften" hätte mit ihren später abgeschafften „Zwangsarbeitsgemeinschaften und Pflichtvorlesungen" zunächst sehr gestört. Grundsätzlich warnte Veit vor einer Überforderung der Studierenden, insbesondere der jungen, die in ihre neue Lebenssituation „erst allmählich hereinwachsen". Er erinnerte daran, dass die nun in die Universitäten strömenden Jahrgänge in „schwierigen Kriegs- und Nachkriegsjahren mit ihrer materiellen und geistigen Not" groß geworden seien: „Wir müssen mit den jungen Leuten etwas schonend umgehen. Wir sollten der Jugend nicht zu viel aufbürden. [...] Eine zu grosse körperliche Beanspruchung neben der geistigen sollte vermieden werden, wenn die Jugen[d] gesund bleiben soll."²⁷

Auch Hans von Haberer sah vor allem im SA-Dienst eine Überlastung der Studenten, worauf auch die „wenig günstigen Prüfungsresultate" hindeuteten.²⁸ Während Veit und von Haberer nicht im Sinne der nationalsozialistischen Ideologen antworteten, sahen andere Instituts- und Klinikdirektoren keine „Schwierigkeiten", so der Direktor des Pharmakologischen Instituts Joseph Schüller und der Direktor der Medizinischen Klinik Lindenburg, Franz Külbs.²⁹

Die reichsweite Umfrage führte dazu, dass ab Oktober 1934 SA- und SS-Angehörige „für die Dauer des Examens" Urlaub erhielten.³⁰ Gleichwohl griffen Staat und Partei weiterhin in das reguläre Studium ein. Dies entsprach den Vorstellungen eines Nationalsozialisten wie Carl Coerper, der in seiner Denkschrift von 1937 betonte, dass „die nationalsozialistische Weltanschauung [...] dem Studenten am eindrucksvollsten durch den Arbeitsdienst, den Landdienst und die Kameradschaften des NS-Studentenbundes, die SS. und SA., HJ. nahegebracht" werde.³¹ „Zu diesem praktischen Erfahrungserwerb" trete „an zweiter Stelle die Vermittlung des Geistesgutes unseres Volkes durch die Universität".³² Dass für sie das Studium von sekundärer Bedeutung war, erlaubte nationalsozialistischen Ideologen wie Carl Coerper die Forderung, „das medizinische Studium so weit wie nur möglich" abzukürzen.³³

Hier sah er die Möglichkeit, die Dauer von „12 ½ Jahre" vom Abitur bis zur Niederlassung als Arzt zu verringern (½ Jahr Arbeitsdienst; 2 Jahre Militär; 5 ½ Jahre Studium; ½ Jahr Examen; 1 Jahr Medizinpraktikant; 3 Jahre Assistent).³⁴ Coerpers Darstellung war freilich überzeichnet. Der Anatom Otto Veit wies darauf hin, dass „begabte Schüler [...] mit 17 Jahren das Abitur" machten und die Militärzeit für Mediziner nur 1 ½ Jahr dauere.³⁵

Gleichwohl kam es noch vor dem Zweiten Weltkrieg zu einer Verkürzung des Medizinstudiums auf zehn Semester, „aus bevölkerungspolitischen und wirtschaftlichen Gründen".³⁶ Innerhalb der fünf Studienjahre mussten „sechs Wochen Fabrik- oder Landdienst sowie eine Famulus-Tätigkeit von insgesamt 6 Monaten" absolviert werden.³⁷ Weitere „praktische Tätigkeit" wurde in der Studienordnung erwähnt, aber nicht konkret geregelt, etwa Krankenpflege- und Luftschutz-Sanitätsdienst.³⁸ Offen ideologisch geprägte Lehrbereiche waren weiter Bestandteil der Studienordnung, so „Vererbungslehre und Rassenkunde" (2. Sem.), „Wehrphysiologie" und „Wehrchemie" (3. Sem.), Bevölkerungspolitik (3. Sem.), Wehrpathologie (4. Sem.), „Wehrhygiene" und „Wehrtoxikologie" (7. Sem.), „Menschliche Erblehre als Grundlage der Rassenhygiene" (9. Sem.) und „Rassenhygiene" (10. Sem.).³⁹ Das „Praktische Jahr" entfiel und die „Bestallung" wurde unmittelbar nach der ärztlichen Prüfung erteilt; allerdings begann dann eine einjährige Pflichtassistentenzeit. Vor dem Studium musste ein halbjähriger Krankenpflegedienst absolviert werden.⁴⁰

Für Studierende des zehnten Semesters sah eine neue, im dritten Trimester 1940 in Kraft tretende Studienordnung eine einstündige Vorlesung „Ärztliche Rechts- und Standeskunde" vor. Mit deren Abhaltung wurde Rudolf Hartung beauftragt, der hohe NS-Ärzteschaftsfunktionär. Er fungierte zeitweise als Leiter des Amtes für Volksgesundheit der NSDAP in Köln, der ärztlichen Bezirksvereinigung Köln, der Kassenärztlichen Vereinigung sowie als stellvertretender Leiter der Ärztekammer Rheinland.⁴¹ Mit nach der Studienordnung dreimal am Ende eines Semesters abzuhaltenden „Betriebsbegehungen und -besichtigungen" wurde der Arzt Hans Lücke betraut, der bis Kriegsbeginn „hauptamtlich beim Amt für Volksgesundheit tätig" war und „über Beziehungen zu großen Kölner Betrieben" verfügte.⁴² Der Dekan betonte gegen-

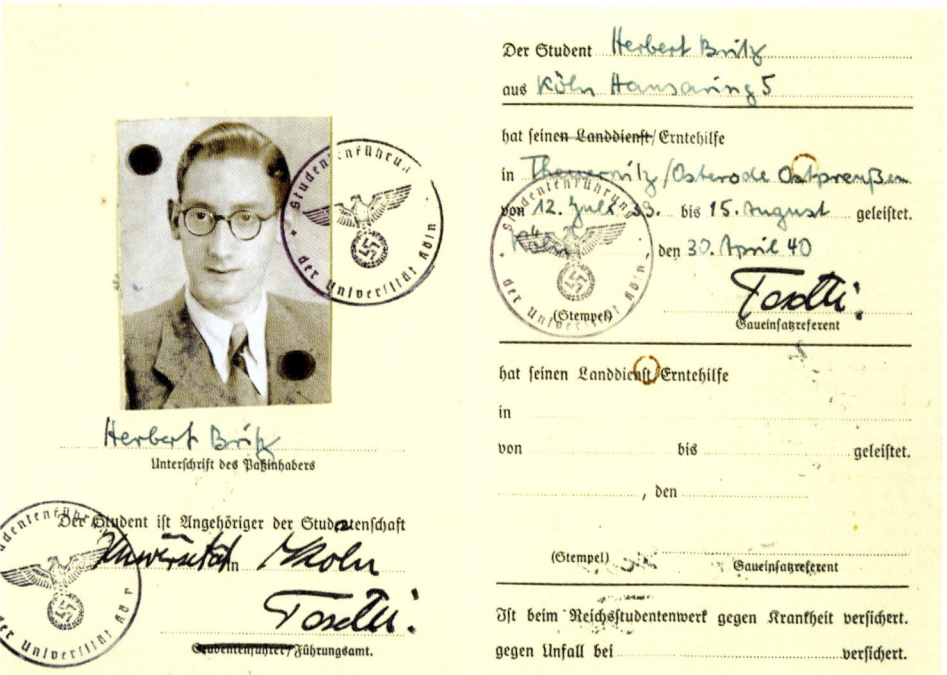

über dem Rektor, das Ministerium wünsche für derartige Lehrveranstaltungen „geeignete Kräfte, die außerhalb der Universität" stünden.⁴³

Während des Kriegs kam es zu weiteren Modifizierungen der Bestimmungen. So wurde der Krankenpflegedienst schon im Januar 1940 auf drei Monate reduziert und im Wesentlichen auf Wehrunfähige und Frauen beschränkt.⁴⁴ Der Krankenpflegedienst war in Köln im Sommer 1935 auf freiwilliger Basis eingeführt worden. Dekan Kleinschmidt berichtete dem Ministerium im März 1936, „nur ganz wenige" Studierende hätten sich „für den Pflegedienst gemeldet", wären in der Chirurgischen Klinik zum Einsatz gekommen und hätten sich „durchaus bewährt".⁴⁵

Für alle „männlichen und weiblichen Studierenden" endete zeitweilig das Semester mit einer „Leistungsprüfung" im „Pflichtsport". Im Müngersdorfer Stadion begann nach Geschlechtern getrennt ein Geländelauf, für den bei den Herren ein Zeitfenster von zwei Stunden zur Verfügung stand.⁴⁶

Die Belastungen der Studierenden waren so groß, dass von einem klassischen „Studentenleben" kaum noch die Rede sein konnte. Im Rückblick sprach Joseph Kroll davon, dass in der NS-Zeit „das studentische Bild verödet" sei: „Es war kaum Leben zu bemerken. Man sah natürlich SA-Leute herumlaufen, aber sie spielten in der Universität keine Rolle. Sie war eine Arbeitsuniversität geworden".⁴⁷

Abb. 54: Eine der vielen Belastungen jenseits des Studiums: Der Kölner Medizinstudent Herbert Britz leistete im Sommer 1940 im ostpreußischen Theuernitz „Erntehilfe", wie ihm ein Ausweis der Kölner „Studentenführung" bestätigte. (NS-Dokumentationszentrum der Stadt Köln)

Bevorzugung nationalsozialistischer Studierender

Der preußische Wissenschaftsminister Bernhard Rust verfügte drei Wochen nach der Regierungsübernahme, nationalsozialistische Studierende „bei der Vergebung von Vergünstigungen (Gebührenerlass, Stipendium usw.) besonders zu berücksichtigen".[48] Ausdrücklich wurden „jüdische oder marxistische Studierende" von diesen „Vergünstigungen" ausgeschlossen.[49] Es existierte ein „Gebühren- und Stipendien-Ausschuss", in dem der Führer der Dozentenschaft maßgeblichen Einfluss hatte, nicht aber der jeweilige Vertreter der Fakultäten (zeitweilig war dies unter anderem Karl vom Hofe), der „zu den Beratungen" und ausdrücklich nicht zur „Prüfung der Gesuche" eingeladen wurde.[50] Grundsätzlich sollte in dem Ausschuss über die Unterstützung „für bedürftige Studierende" entschieden werden.[51]

„Alte Kämpfer der Partei" wurden in besonderer Weise durch nationalsozialistische oder NS-nahe Klinik- und Institutsangehörige auf das Examen vorbereitet. Namentlich waren solche Studienhelfer im März 1934 die Doktoren Dienst (Medizinische Klinik Lindenburg), Holland (Medizinische Klinik Bürgerhospital), Kraft (Chirurgische Klinik Lindenburg), Thoenes (Kinderklinik), Jahrreiß (Nervenklinik), Holtermann (Frauenklinik), Wirz (Frauenklinik), Seiferth (HNO-Klinik), Marquardt (Hautklinik), Greth (Zahnärztliches Institut), Weissberg (Anatomisches Institut) und Kolb (Pathologisches Institut). Eine entsprechende Liste hatte der Dekan unterzeichnet und verbreitet.[52] In den folgenden Monaten wurden weitere Personen zwecks Unterstützung der Examensvorbereitung von langjährigen Nationalsozialisten durch den Führer der Studentenschaft Köln, Manfried Garben, benannt: Mathias Niessen (Anatomie, Physiologie u.a.), Kurt Gerecht (Pathologie u.a.), Heinrich Jentgens (Anatomie, Physiologie u.a.), W. Ackermann („sämtliche"), W. Schimmel („sämtliche"), Schorre und Müller.[53]

Die von Nationalsozialisten geprägte Medizinische Fachschaft fand besondere Unterstützung durch den Direktor des Anthropologischen Instituts, Walter Brandt. Brandt stellte der Fachschaft mit Walter Janocha an der Spitze sowie der studentischen „Medizinischen Arbeitsgemeinschaft" unter Friedrich Potthoff einen Raum, das

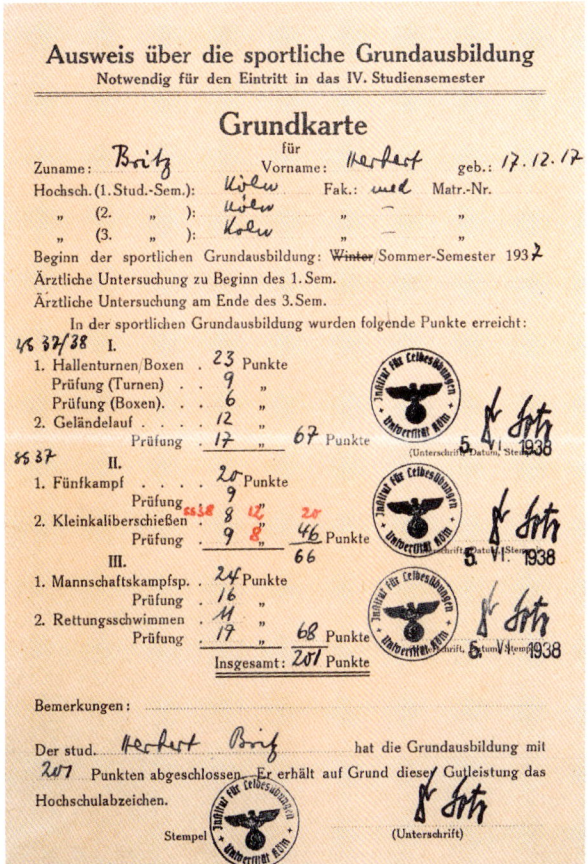

fotografische Atelier und „Instrumente" zur Verfügung.[54] Janocha durfte zudem bei Bedarf über den Hörsaal verfügen.

Der am 26. Oktober 1908 in Remscheid geborene Potthoff war ein „Spätberufener", der nach redaktioneller Tätigkeit erst als 23-Jähriger im Wintersemester 1931/32 das Medizinstudium in Köln aufnahm. Er profilierte sich mit anthropologischen Untersuchungen. Seine in einem „Reichsleistungswettbewerb" mit dem ersten Preis ausgezeichnete Arbeit über das Eifeldorf Berk wurde von

Abb. 55: Die ausgefüllte „Grundkarte" war zeitweilig Voraussetzung für die Fortsetzung des Medizin-Studiums. (NS-Dokumentationszentrum der Stadt Köln)

Brandt zur Ausarbeitung als Dissertation angenommen.⁵⁵ Potthoff wollte mit seiner Doktorarbeit einen Beitrag dazu leisten, „praktische Rassenpflege zu treiben", weil den Menschen in der Eifel es angesichts der Grenznähe schwerer als der Bevölkerung „im Herzen unseres Vaterlandes" falle, „ihre rassischen und völkischen Eigenarten zu wahren".⁵⁶ Potthoff kam unter anderem zu dem Ergebnis, dass die überdurchschnittlich großen Frauen und Männer in Berk „den nordischen Typus am reinsten darstellen".⁵⁷

Insgesamt war das Verhältnis zwischen der Fakultät und der Fachschaft von dem Bemühen um ein einvernehmliches Miteinander geprägt. Dies kam auch durch Kleinigkeiten wie die Stiftung einer Schreibmaschine für die Fachschaft durch Hans von Haberer zum Ausdruck.⁵⁸

Jüdische Studierende

Das Medizinstudium für von den Nationalsozialisten als „jüdisch" oder „jüdische Mischlinge" klassifizierte Menschen blieb unter immer schwierigeren Bedingungen bis Ende der Dreißigerjahre möglich. Dies betraf auch ihre Anstellung als „Medizinalpraktikanten".⁵⁹ Gleichwohl gab es subtilen Druck auf die als jüdisch bezeichneten Studierenden. Der Physiologe Bruno Kisch berichtet in seinen Erinnerungen:

Der Stadtverordnete in Medizinal-Angelegenheiten, Dr. Cörper, ersuchte sie, ihm doch den Gefallen zu tun und freiwillig auf dieses Recht zu verzichten. Die Studenten, die inzwischen von mir schon den Auftrag hatten, nichts Berufliches ohne meine Zustimmung zu tun, kamen zu mir, und ich machte ihnen klar, daß sie natürlich auf ein ihnen zustehendes Recht in keinem Falle verzichten dürften, um diesem Herrn einen Gefallen zu tun; denn die Beendigung des Medizinalpraktikanten-Jahres war für ihre berufliche Zukunft im Auslande von größter Wichtigkeit.⁶⁰

Das „Gesetz gegen die Überfüllung deutscher Schulen und Hochschulen" legte ab 1934 eine maximale Quote von 1,5 % jüdischer Studierender fest.⁶¹ An der Kölner Universität lag der Anteil jüdischer Studierender im Wintersemester 1932/33 bei 3,85 % (188 von 4883 Studierende), in der Medizinischen Fakultät bei 5,972 % (55 von 921).⁶² Höher war der Anteil an der Juristischen Fakultät (6,367 %), am niedrigsten an der Philosophischen Fakultät (2,035 %).⁶³ Rektor Leupold legte in Übereinstimmung mit seinem juristischen Berater Hans Carl Nipperdey und dem Senat fest, dass es aufgrund dieser Situation keine Neuimmatrikulationen jüdischer Studierender geben könne. Die Möglichkeit, die 1,5-%-Grenze auf einzelne Semester oder Fakultäten zu beziehen, wurde verworfen. Auch zählte man in Köln jüdische Ausländer zu den 1,5 %, obwohl dies nicht notwendig war, wie ein Erlass aus dem Wissenschaftsministerium im August 1933 bestätigte.⁶⁴ In der Praxis ist es freilich wohl doch zu als vorläufig deklarierten Einschreibungen jüdischer Studierender gekommen, Zwangsexmatrikulationen hat es nicht gegeben.⁶⁵ Nach 1934 sind keine Jüdinnen und Juden mehr immatrikuliert worden.⁶⁶

Schon zum Sommersemester 1933 sank die Zahl der Studierenden an der Medizinischen Fakultät, die als aktuelle Religion das Judentum angegeben hatten, deutlich, und zwar von 55 (von 921) auf 25 (von 906), so dass der Anteil jüdischer Studierender nun bei 2,8 % lag. Diesen Zahlen liegt noch nicht der nationalsozialistische „Rasse"-Begriff zugrunde, der später zu der Kuriosität führte, dass der Kölner Synagogengemeinde seitens der Universität katholische und evangelische Studierende zur seelsorgerischen Betreuung gemeldet wurden – weil sie trotz teilweise Generationen zurückliegender Konversionen den Nationalsozialisten als „Juden" und „Nichtarier" galten.⁶⁷ Nach allerdings mit Vorsicht zu betrachtenden Zahlen aus dem unübersichtlichen und teilweise widersprüchlichen statistischen Aktenmaterial waren im Sommersemester 1933 21 der 120 von den Nationalsozialisten als jüdisch angesehenen Studierenden der Universität christlich oder konfessionslos, im Wintersemester 1936/37 zwölf von 14 und im Sommersemester 1937 neun von elf.⁶⁸ Dabei wurden zu den „Nichtariern" auch Personen gezählt, die nur ein von den Nationalsozialisten als jüdisch angesehenes Großelternteil hatten. Von den elf „Nichtariern" des Sommersemester 1937 waren sieben „Mischlinge".⁶⁹

Im Wintersemester 1938/39, als nach den Pogromen vom 9. November auch an der Universität zu Köln die Ermächtigung des Wissenschaftsministers einging, „inländischen jüdischen Studierenden […] das Betreten der Hochschule zu verbieten", stellte Rektor Kuhn fest, „daß sich an der Universität Köln keine jüdischen Studenten befinden".⁷⁰

Die grundsätzliche Möglichkeit des Medizinstudiums implizierte nicht die Aussicht auf eine Approbation. Selbst Studierende mit nur einem von den Nationalsozialisten als jüdisch angesehenen Elternteil konnten nicht mehr mit der Approbation rechnen. Konkret wurde eine Mitteilung des Wissenschaftsministeriums betreffend das „Studium der Medizin und Zahnmedizin durch reichsdeutsche jüdische Mischlinge" vom 20. Oktober 1937, wonach „reichsdeutsche jüdische Mischlinge, die das Studium der Medizin oder Zahnmedizin beginnen wollen", bei der Immatrikulation den Hinweis erhalten sollten, „dass sie voraussichtlich keine Aussicht haben, zu einer ärztlichen oder zahnärztlichen Vorprüfung und Prüfung zugelassen zu werden".⁷¹

Ab dem Wintersemester 1933/34 wurden bei der namentlichen Erfassung der Doktoranden, „welche nach Ablegung des praktischen Jahres bzw. nach Aushändigung des Diploms zur Führung des Doktortitels berechtigt sind", die „nicht arischen Kandidaten" mit einem „+" gekennzeichnet. Diesen war es grundsätzlich verwehrt, den Doktortitel zu tragen. Im Wintersemester 1933/34 wurden von den 60 aufgelisteten Personen auf diese Weise sechs Mediziner und eine Medizinerin diskriminiert: Gerhard Bendix, Klaus Dreyer, Karl Herz, Wilhelm Levison, Ludwig Pincus, Alice Schneider und Alfred Schweitzer.⁷² Bei den separat aufgeführten 26 Doktorandinnen und Doktoranden der Zahnmedizin gab es keine Kennzeichnung.⁷³

Vergleiche mit der Zeit der Weimarer Republik sind schwierig. Als im Juni 1939 Reichsamtsleiter Karl Pieper aus dem Hauptamt für Volksgesundheit anfragte, „wieviel Juden" von 1930 bis 1933 Zahnmedizin studiert hätten, konnte wegen nicht erfolgter Erfassung dieser Daten keine Antwort gegeben werden.⁷⁴

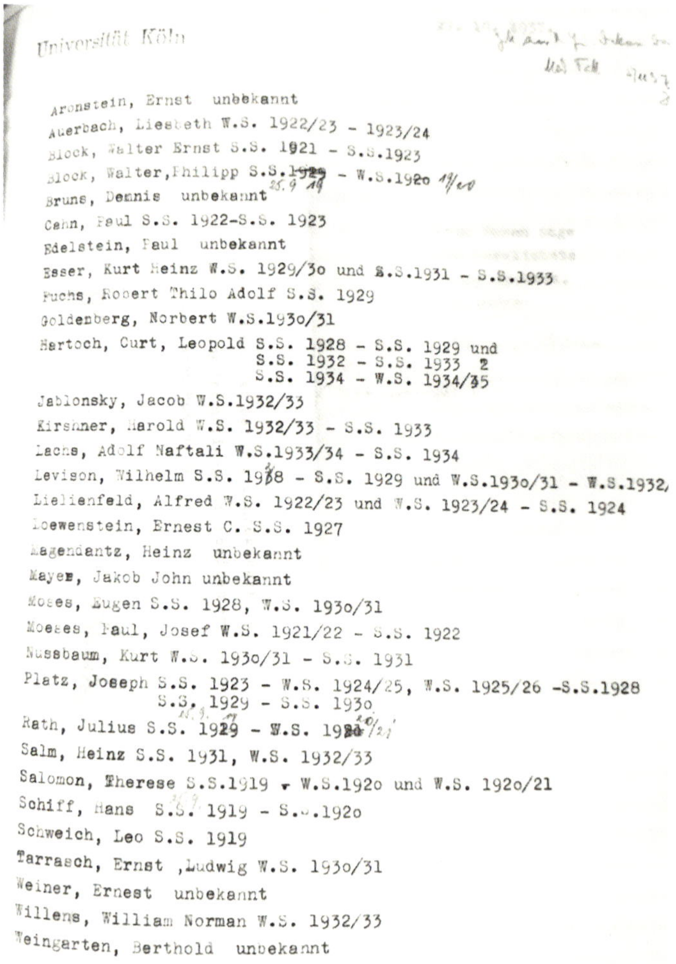

Universität Köln

Aronstein, Ernst unbekannt
Auerbach, Liesbeth W.S. 1922/23 – 1923/24
Block, Walter Ernst S.S. 1921 – S.S.1923
Block, Walter, Philipp S.S.1929 – W.S.1920
Bruns, Dennis unbekannt
Cahn, Paul S.S. 1922–S.S. 1923
Edelstein, Paul unbekannt
Esser, Kurt Heinz W.S. 1929/30 und S.S.1931 – S.S.1933
Fuchs, Robert Thilo Adolf S.S. 1929
Goldenberg, Norbert W.S.1930/31
Hartoch, Curt, Leopold S.S. 1928 – S.S. 1929 und
S.S. 1932 – S.S. 1933 2
S.S. 1934 – W.S. 1934/35
Jablonsky, Jacob W.S.1932/33
Kirshner, Harold W.S. 1932/33 – S.S. 1933
Lachs, Adolf Naftali W.S.1933/34 – S.S. 1934
Levison, Wilhelm S.S. 1928 – S.S. 1929 und W.S.1930/31 – W.S.1932/
Lielienfeld, Alfred W.S. 1922/23 und W.S. 1923/24 – S.S. 1924
Loewenstein, Ernest C. S.S. 1927
Magendantz, Heinz unbekannt
Mayer, Jakob John unbekannt
Moses, Eugen S.S. 1928, W.S. 1930/31
Moeses, Paul, Josef W.S. 1921/22 – S.S. 1922
Nussbaum, Kurt W.S. 1930/31 – S.S. 1931
Platz, Joseph S.S. 1923 – W.S. 1924/25, W.S. 1925/26 –S.S.1928
S.S. 1929 – S.S. 1930
Rath, Julius S.S. 1929 – W.S. 1920/21
Salm, Heinz S.S. 1931, W.S. 1932/33
Salomon, Therese S.S.1919 – W.S.1920 und W.S. 1920/21
Schiff, Hans S.S. 1919 – S.S.1920
Schweich, Leo S.S. 1919
Tarrasch, Ernst ,Ludwig W.S. 1930/31
Weiner, Ernest unbekannt
Willens, William Norman W.S. 1932/33
Weingarten, Berthold unbekannt

Abb. 56: Eine Liste ohne weitere Angaben, die offenbar frühere jüdische Studierende der Medizin verzeichnet. (UA Köln, 571/240, Rektor Haberer an Dekan MF, 5.11.1937)

Politisch unliebsame Studierende

Universität, Rektor Leupold und Fakultät zeigten kein Interesse, als Kommunisten geltende Studierende zu relegieren. Zwar verlangte dies ein Erlass des Wissenschaftsministeriums vom 29. Juni 1933, doch konstatierten die Kölner Verantwortlichen in einem am selben Tag noch in Unkenntnis des Erlasses verabschiedeten Senatsbeschluss: „Nach eingehender Besprechung stellt der Rektor fest, daß Übereinstimmung darin besteht, frühere kommunistische Studierende nicht grundsätzlich vom Studium auszuschließen. Die Entscheidung soll im einzelnen Falle den betr. Instanzen überlassen bleiben".[75] Obwohl Studentenschaftsführer Hermann Müller, ein Medizinstudent, und Fritz Lejeune, der Vorsitzende der Reichsnotgemeinschaft Deutscher Ärzte, eine striktere Linie anstrebten, wurde im November 1933 – nach der Ausweitung des Berliner Erlasses auf Pazifisten und „gehässig[e]" Gegner der „nationale[n] Bewegung" – lediglich ein zu meldender Medizinstudent ausfindig gemacht:[76] Der Katholik Hubert Pauli war früheres Vorstandsmitglied der Sozialistischen Hochschulgruppe und „noch immatrikuliert".[77] Ob eine Meldung tatsächlich erfolgte, ist unklar.[78] Die Zurückhaltung Leupolds und des Senats ist umso auffälliger, als die Universitätsverwaltung sehr wohl über eine Liste mit den Namen führender linker Studierender verfügte.[79] Allerdings fand die „Obstruktion" 1938 ihr Ende, als Rektor Hans von Haberer dem Sicherheitsdienst der SS vorhandene Universitätsakten mit „Korporations- und Studentenlisten", die unter anderem die Namen von Angehörigen konfessioneller, marxistischer und demokratischer Studentengruppen enthielten, zwar nicht sofort nach Aufforderung aushändigte, dies nach einer entsprechenden Genehmigung des Wissenschaftsministeriums dann aber doch tat.[80]

Die „katholischen Studenten- und Altakademikerverbände" waren endgültig am 20. Juni 1938 verboten worden.[81] Schon in den ersten Monaten der NS-Herrschaft hatten sich auf Anordnung drei jüdische Studentenvereinigungen – K.C. Rheno-Guestphalica, Hatikwah und Vereinigung jüdischer Akademiker – und „die kommunistischen u. sozialdemokratischen Organisationen" aufgelöst[82] Im Dezember 1935 unterzeichnete Rektor Hans von Haberer mit dem Gaustudentenbundführer und dem

Universitätsrat ein Rundschreiben, in dem er sich klar auf die Seite der Nationalsozialisten stellte: „Das hiesige Korporationswesen steht mit dem Geist des Nationalsozialismus nicht im Einklang. Es stört die Volksverbundenheit und hemmt die politische Erziehung. Massgebliche politische Führer haben in klarer Weise zum Ausdruck gebracht, dass der Weiterbestand der Korporationen unerwünscht ist. Wir erwarten von allen verantwortungsbewussten Korporationsführern, dass sie den Belangen des heutigen Staates Rechnung tragen."[83] In den folgenden Monaten wurde das faktische Verbot durchgesetzt, zumal Rudolf Heß im März 1936 die Mitgliedschaft von Studenten verbot.

Dass sich Freundeskreise, die aus Jugendgruppen oder studentischen Verbindungen hervorgegangen waren, weiter trafen, konnten auch die totalitäre Diktatur nicht verhindern. So berichtete in der Rückschau der seit 1937 Medizin studierende Ehrenfelder Herbert Britz, studentische Mitglieder der verbotenen katholischen Gruppe Neudeutschland hätten sich bis zum Krieg immer wieder „um 11 Uhr" getroffen, auch um politisch zu debattieren und über ein „Viertes Reich" nachzudenken.[84] Es habe Kontakte nach München gegeben, auch zu dem Medizinstudenten Willi Graf, das aus Euskirchen-Kuchenheim stammende Mitglied der „Weißen Rose".[85]

Exmatrikulationen wegen Homosexualität

Verstöße gegen den Paragrafen 175 waren Anlass, die Betroffenen aus „der Liste der Studenten" zu streichen. Dokumentiert ist der Fall von Hans Joachim Wüsthoff, der am 24. April 1937 „in der Liste der Studenten gestrichen wurde".[86] Er war zuvor bereits aus der SS ausgeschlossen worden, wo er den Rang eines Scharführers erreicht hatte.[87] Ein Berliner Schöffengericht verurteilte ihn am 18. Dezember 1937 wegen Vergehen gegen den Paragrafen 175 in vier Fällen zu einer Gefängnisstrafe von zwei Jahren.[88]

Studentenschaft und NSD Studentenbund

Dem NSD Studentenbund und der von ihm dominierten Medizinischen Fachschaft oblag es nach nationalsozialistischer Auffassung in besonderer Weise, angehenden Ärztinnen und Ärzten ihre politisch-gesellschaftliche Verantwortung zu verdeutlichen. In seiner Denkschrift von 1937 schreibt Carl Coerper im Kapitel „Aufgaben der Fachschaft": „Entweder reinigt sich der Student, der Volksarzt werden soll, von den Schlacken einer irreführenden, isolierenden Erziehung, legt die Hüllen einer von dem Volke sich abschließenden ichhaften Haltung ab und findet den Zugang zu den Kameraden – oder er bleibt ein Einzelgänger, ein Standesdünkler, ein Januskopf und damit ein Mensch, der im Beruf als Volksarzt versagt."[89]

„Führer der Studentenschaft" war 1933 der Medizinstudent Hermann Müller. Als am 1. Mai jenes Jahres feierlich das neue „Studentenrecht" mit seinen antisemitischen Diskriminierungen bekanntgegeben wurde, hielt er nach Rektor Leupold und Staatskommissar Winkelnkemper eine kurze Ansprache an „deutsche Männer und Frauen". Irrtümlich glaubte er, das neue Recht habe den „Studenten eine gewaltige Macht" zukommen lassen, und beteuerte mit viel Pathos, dem „Führer" zu folgen: „Wir Studentenschaft sind kein Wohlfahrtsinstitut, sondern ein Kampfinstrument in der Hand unseres Führers zur Errichtung des völkischen und sozialen Staates. [...] Und in dieser Etappe des Kampfes, da muß der deutsche Student an der Spitze marschieren. [...] Das sei offen gesagt, wenn wir deutsche Studenten jetzt versagen, dann ist das bolschewistische Chaos das Ende." Müller erklärte „das Prinzip des alten ASTA" für „überholt"; es gelte nun „das Gegenteil".[90] Den „Richtlinien" der „Ministerien" wolle man folgen, in „Kameradschaftlichkeit" verbunden mit dem „Arbeitsmann", „jener prachtvolle treudeutsche Mensch, der durch sein blindes Vertrauen zu Adolf Hitler [...] das deutsche Vaterland machtpolitisch zurückerobert" habe.[91]

Rektor Leupold und Studentenführer Müller kooperierten gut. Beide hatten sich erfolgreich gegen den Versuch des Chirurgen Hermann Haberland gewandt, mit den Nationalsozialisten an Einfluss in Fakultät und Universität zu gewinnen. Beide aber verloren noch 1933 an Rückhalt in der NSDAP, der Idealist Leupold wegen seiner Kritik an einer bildungsfeindlichen Rede Julius Streichers, Müller aufgrund seiner Rivalität mit dem Führer der Hochschulgruppe des Nationalsozialistischen Deutschen Studentenbunds Manfried Garben. Mit Leupold im Rücken konnten sich Müller und die Deutsche Studentenschaft zunächst gegen Garben und den NS-Studentenbund durchsetzen. Müller konnte erreichen, dass Garben im Juli 1933 seine Funktion verlor. Als aber mit dem Beginn des Wintersemesters Studentenschaft und Studentenbund verschmolzen, kehrte sich die Situation um. Garben wurde Führer der Deutschen Studentenschaft, Müller sein machtloser Berater. Dies war auch eine Niederlage für Leupold.[92] Im Protokoll einer Fakultätssitzung im Oktober 1933 heißt es: „Die Studentenschaft ist z.T. dem Einfluß des Rektors teilweise entzogen."[93] Zugleich blieb man in der Fakultät gegenüber ehrgeizigen nationalsozialistischen Projekten zur Infiltrierung der Studierenden skeptisch: Die Einrichtung von nationalsozialistisch geprägten „Kameradschaftshäusern" betrachtete man jedenfalls distanziert als „Versuch".[94]

Eine im weiteren Verlauf der NS-Diktatur an Bedeutung gewinnende Person war der „Leiter der Fachgruppe Medizin der Studentenführung der Universität Köln" (gebräuchlich waren unter anderem die Kurzbezeichnungen „Fachschaftsleiter", „Fachschaftsführer" und „Fachgruppenleiter"), Walter Janocha.[95] Er stand in regem Austausch mit Walter Brandt, Maximinan de Crinis und den jeweiligen Dekanen, sorgte für die Verbreitung nationalsozialistischer Propaganda und half bei organisatorischen Fragen des Studiums. Der Katholik Janocha, geboren am 9. Juli 1919 in Kassel, war der Sohn eines Polizeikommissars, in Kassel und Münster aufgewachsen und Medizinstudent zunächst in Würzburg (3 Semester) und dann in Köln (9 Semester). Seine Fachschaftsmitarbeit endete mit der ärztlichen Prüfung am 17. März 1938 und der anschließenden Medizinalpraktikantenzeit im Bürgerhospital, die mit der „Bestallung" am 1. April 1939 ihren Abschluss fand. Nicht untypisch für seinen Jahrgang war die anschließende Übernahme von Praxisvertretungen, die Einziehung zur Wehrmacht und die Kriegsgefangenschaft. Am 31. Januar 1946 erhielt er von der Ärztekammer Westfalen die Erlaubnis zur Niederlassung als praktischer Arzt in Emsdetten; im selben Jahr wurde er in Münster promoviert.[96]

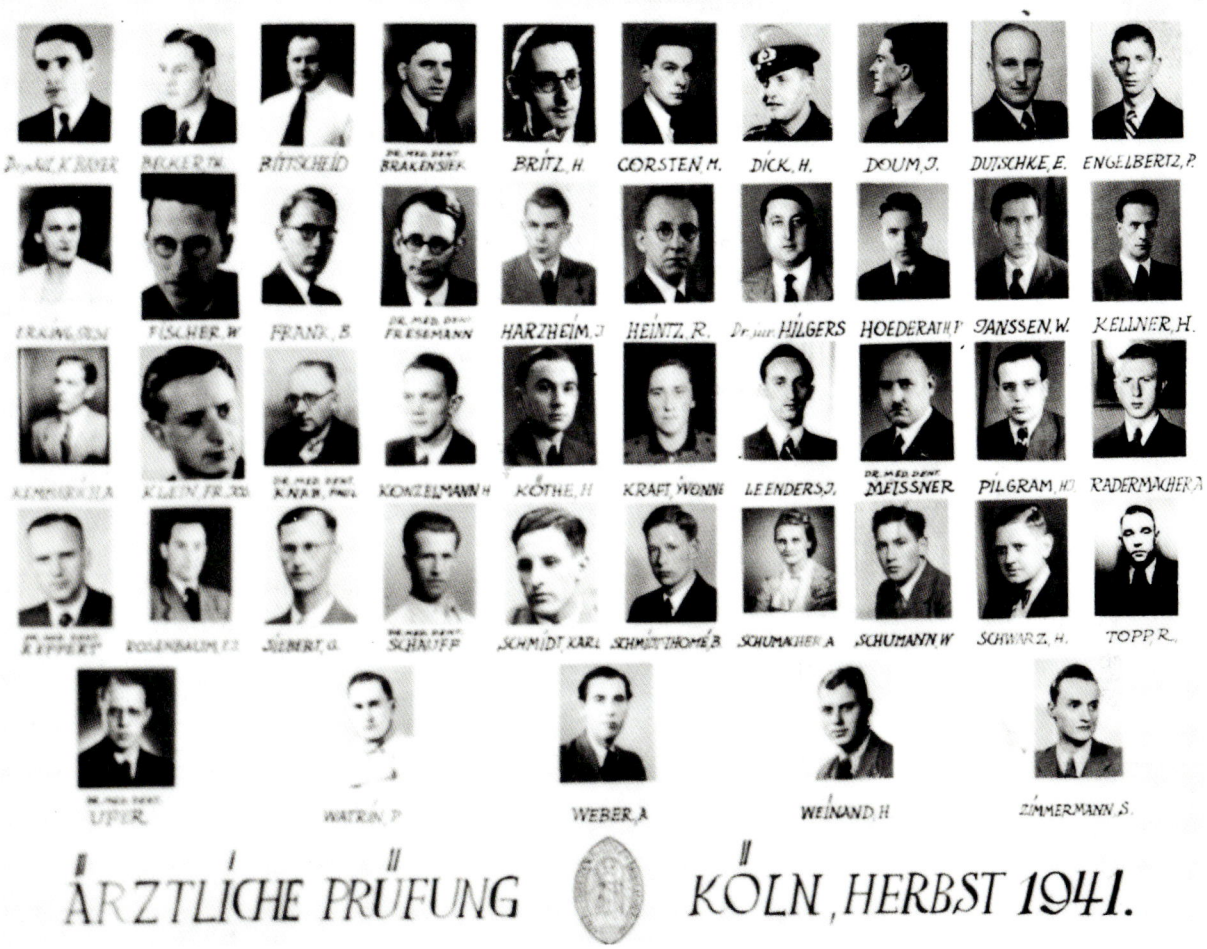

„Sextanerhafter Unsinn"

Das Benehmen der Studierenden gefiel nicht immer den Lehrenden. Der nur wenige Monate in Köln wirkende Ordinarius für Anatomie Hans Böker beklagte sich im November 1938 bitter bei Dekan Lullies, dass seine Bereitschaft, den Hörsaal, die Aula der Lindenburg, für eine Fachschaftssitzung zur Verfügung zu stellen, „in gröblichster Weise missbraucht worden" sei.⁹⁷ Studierende der klinischen Semester hatten Bökers vor der Fachschaftssitzung terminierte Vorlesung besucht und von der Galerie aus Schneebeeren auf die regulären Vorlesungsbesucher geworfen. Nach diesem „sextanerhaften Unsinn" sei „der ganze Hörsaal nachher besät […] mit zertretenem Beeren" gewesen.⁹⁸ Mit einem Aschenbecher sei „Fußball gespielt worden bis er zerbrach". Wandtafeln wurden nach dem Berichts Bökers „heruntergerissen und beschädigt".⁹⁹ Trotz Verbots sei geraucht und der mahnende Anatomieangestellte Bungartz angepöbelt worden.

Als im Februar 1941 Rektor Kuhn die Dekane wegen „Disziplinlosigkeiten und Ungezogenheiten Studierender" anschrieb, konnte die Medizinische Fakultät nur einen Fall aus dem vorangegangenen Semester melden.¹⁰⁰ Erstsemester, denen der „Unterschied eines Hörsaals und

Abb. 57: Es war zeitweilig üblich, dass der Pedell für die erfolgreichen Absolventinnen und Absolventen der Ärztlichen Prüfung ein Erinnerungsplakat anfertigte. (NS-Dokumentationszentrum der Stadt Köln)

einem Klassen- oder Versammlungsraum" noch nicht aufgefallen war, hatten beim Verdunkeln des Hörsaals die Botanik-Vorlesung von August Brewig „durch Unruhen, Pfeifen usw." gestört. Diese Störung sei aber nicht auf „Gesinnungsmangel" zurückzuführen. In den „höheren Semestern" sei „das Verhalten der Mediziner [...] einwandfrei, das Verhalten derjenigen, die ihren Dienst bei der Wehrmacht abgeleistet haben, meist vorbildlich".[101]

Elfriede Cohnen – Rechtsanwältin und Ärztin mit Ariernachweis

Eine der außergewöhnlichsten Medizinstudierenden in Köln war von 1935 an die bereits promovierte Juristin und Rechtsanwältin Elfriede Cohnen.[102] Wegen ihres Namens kam die am 15. Juni 1901 in Grevenbroich Geborene in den Verdacht, Jüdin zu sein. Sie blieb den Nationalsozialisten als ehemaliges Zentrumsmitglied und Verteidigerin von Kommunisten aber auch suspekt, nachdem sie ihren „Ariernachweis" erbracht hatte. 1933 mit Berufsverbot belegt und nach einem vergeblichen Kampf um Wiederzulassung, der sie auch mit Roland Freisler korrespondieren ließ, nahm sie das Studium der Medizin auf, das sie 1940 mit dem Staatsexamen abschloss. Im Jahr darauf wurde sie mit einer Dissertation „Über die Organisation der Inanspruchnahme der Sozialversicherung" bei Carl Coerper und Hugo Wilhelm Knipping als Zweitgutachter promoviert. 1941 mit der hohen Mitgliedsnummer 8790716 doch noch in die NSDAP und auch in den NSD Ärztebund eingetreten, fand sie Anstellung am St.-Franziskus-Hospital. Weil ihr als 13-Jährige nach einem Bahnunfall ein Bein amputiert werden musste, schien eine Krankenhaustätigkeit auf Dauer nicht sinnvoll. So ließ sie sich bei Rudolf Grashey zur Fachärztin für Röntgenologie weiterbilden. Nach dem Ende des NS-Regimes praktizierte sie bis zu ihrem Tod 1979 zunächst als praktische Ärztin, ab 1956 ausschließlich als Röntgenfachärztin in Grevenbroich. 1947 unterstützte sie im Entnazifizierungsverfahren Ernst Leupold, dessen Vorlesungen sie regelmäßig gehört hatte.[103]

Unrecht und Verbrechen

Medizinische Fakultäten beziehungsweise an ihr tätige Mitarbeiterinnen und Mitarbeiter verantworteten in der NS-Zeit in vielfacher Hinsicht Verbrechen, Unrecht und ethisch nicht vertretbares Handeln. Dazu gehören die Beteiligung an den Morden der „Euthanasie", die Unfruchtbarmachung von Menschen, die Benutzung von Leichen Hingerichteter sowie die Durchführung und das Profitieren von verbrecherischen Humanexperimenten und unethischer Forschung.

Anders als im benachbarten Bonn, wo es mit Kurt Pohlisch und Friedrich Panse derer zwei gab, waren in Köln keine Gutachter tätig, die psychisch Kranke und geistig Behinderte nach Durchsicht der Patientenakte in den Tod schickten. Viele der in der Kölner Region vor allem in der Tötungsanstalt Hadamar an der Lahn Ermordeten sind zuvor zwangsweise sterilisiert worden.[1] Die entsprechenden Operationen wurden in jeweils vierstelliger Zahl an der Universitätsfrauenklinik und in der Chirurgischen Klinik der Universität durchgeführt. Eine vergleichsweise kleine Zahl von Menschen wurde im Radiologischen Institut und wohl auch in den Kliniken durch Bestrahlung unfruchtbar gemacht.

Das Anatomische Institut bemühte sich ohne erkennbare Skrupel um die Leichen oft aus politischen Gründen Hingerichteter.[2] Einige Universitätsmediziner führten Forschungsprojekte durch, die die nationalsozialistische „Rassenhygiene" belegen sollten oder als „kriegswichtig" eingestuft waren.[3] Junge Schwesternschülerinnen wurden zur Hilfe bei der Deportation von Sinti verpflichtet.

Zwangssterilisationen

Nervösenfürsorgestelle

Die wichtigen Orte zur Erfassung von nach der NS-Gesetzgebung zu sterilisierenden Personen lagen außerhalb der Universität. Zu ihnen zählte die 1922 im Bürgerhospital am Neumarkt untergebrachte „Fürsorgestelle für Nervöse", die „von Anfang an eher ein Erfassungs-, Kontroll- und Überwachungsinstrument der Stadtverwaltung hinsichtlich psychisch kranker und auffälliger Personen und weniger eine Einrichtung zur individuellen Unterstützung der betroffenen Menschen" war.[4] Seit 1932 war ihr Leiter Otto Hülsemann, der die Umsetzung des Zwangssterilisationsgesetzes ab 1934 aktiv betrieb.[5] Bis 1939 wurden von der „Nervösenfürsorgestelle" 1259 „Anzeigen auf Unfruchtbarmachung" an den Kreisarzt beziehungsweise „Anträge auf Unfruchtbarmachung" an das Erbgesundheitsgericht eingereicht.[6] Unter Berücksichtigung des Zwangssterilisationsgesetzes „erbbiologisch durchuntersucht" wurden von der Fürsorgestelle unter anderem „Waisenhauszöglinge" und die „Jugendlichen des Waldschulhofs Köln-Brück".[7]

Eheberatungsstelle

Gegen den Willen des später als Jude verfolgten Universitätspsychiaters Gustav Aschaffenburg ist 1927 eine – sehr schlecht besuchte – „Eheberatungsstelle" am Gesundheitsamt der Stadt Köln eingerichtet worden, 1929 zudem eine Außenstelle im rechtsrheinischen Köln-Mülheim.[8] Hier wurde im Sinne der Eugenik vor Eheschließungen gewarnt, wenn der Nachwuchs von „Erbkrankheiten" bedroht sein könnte.[9] In der NS-Zeit baute man die vorhandenen Strukturen aus und machte die Eheberatung obligatorisch. Dies konnte für im Sinne des Zwangssterilisationsgesetzes Auffällige zur entsprechenden Operation führen.[10]

Walter Auer als Leiter der Abteilung Erb- und Rassenpflege

Zentrale Figur wurde der doppelt promovierte Stadtarzt Walter Auer. Schon 1924 hatte er sich für die Unfruchtbarmachung von „Blödsinnigen, Geisteskranken und Epileptikern etc." ausgesprochen.[11] Seit März 1933 war Auer linientreues Mitglied der NSDAP.[12] Zuvor Leiter der Erziehungsberatungsstelle im Jugendamt, übernahm er in der NS-Zeit die am 1. Januar 1934 gegründete „Beratungsstelle für Erbgesundheitsfragen", die 1935 in der neu eingerichteten „Abteilung Erb- und Rassenpflege" aufging.[13] Durch Verfügung des Gesundheitsdezernenten Carl Coerper wurden Auer und seine Abteilung mit der „Durchführung des Gesetzes zur Verhütung erbkranken Nachwuchses einschließlich der nach diesem Gesetz bisher den Kreisärzten übertragenen Aufgaben" betraut.[14] Zu Auers Abteilung gehörten nun alle städtischen Einrichtungen, die sich mit der „Erbgesundheit", der Eheberatung, der Jugendfürsorge und der ärztlichen Betreuung der „Hilfsschulen" befassten.[15] Zugeordnet waren ihr zudem die „Fürsorgestelle für Nervöse und Geisteskranke", die Fürsorgestelle für Alkoholiker und Süchtige (beide Assistenzarzt Otto Hülsemann), die „Beratungsstelle für Gesundheitserziehung der Kleinkinder" (Assistenzärztin Budde) und die „Anstaltsfürsorge für Geisteskranke" (Medizinalrat Dietrich von der Bonner Heil- und Pflegeanstalt).[16] Die meisten dieser Stellen trugen dazu bei, eine „erbbiologische Bestandsaufnahme" vorzunehmen und eine „Erbkartei" aufzubauen, die von angeblichen Erbkrankheiten betroffene Familien erfasste.[17] Sie verzeichnete 1945 etwa 400.000 Personen.[18]

Walter Auer selbst war in seiner Funktion als Abteilungsleiter im Gesundheitsamt nicht nur Antragsteller nach den Vorgaben des Zwangssterilisationsgesetzes, sondern auch Gutachter vor Gericht.[19] Nach einer Erhebung von Sonja Endres stammten 26,7 % aller Anzeigen nach dem Zwangssterilisationsgesetz aus der Abteilung/ Beratungsstelle für Erb- und Rassenpflege, zu einem großen Teil von Auer persönlich.[20]

Neben diesem Netz städtischer Einrichtungen standen die Heil- und Pflegeanstalten im Kölner Umland und zunächst noch die staatlichen Kreisärzte Engering (Köln-Nord), Lohmer (Köln-Mitte) und Krause-Wichmann (Köln-Süd).[21] Mit dem Inkrafttreten des „Gesetzes zur Vereinheitlichung des Gesundheitswesens" übernahm das städtische Gesundheitsamt den Aufgabenbereich der Kreisärzte bei der Ermittlung von Personen, die zwangsweise zu sterilisieren waren.[22]

Von Seiten der Medizinischen Fakultät war es der außerordentliche Professor am Hygieneinstitut Karl Pesch, der im Sinne des Zwangssterilisationsgesetzes agierte. Er bot eine „Sprechstunde in Vererbungs- und Erbgesundheitsfragen" an, die, so Johannes Vossen, „zu einer Begutachtungsstelle für besonders schwierige Fälle" mutierte.[23]

Das System etablierte sich rasch. Wenn die Zahl der Meldungen hinter den Erwartungen blieb, wurde ermahnt. So erinnerte Carl Coerper sechs Wochen nach Inkrafttreten des Zwangssterilisationsgesetzes die städtischen Fürsorgerinnen an ihre Meldepflicht und wies auf die zentrale Position Walter Auers hin, der je nach Fall einen Sterilisationsantrag an das Erbgesundheitsgericht stellte.[24]

Johannes Vossen hat den Ablauf auf der Basis von Akten der „Beratungsstelle für Erb- und Rassenpflege" rekonstruiert. Demnach gingen in der Beratungsstelle Anzeigen „in relativ großem Umfang von den Behörden der städtischen Gesundheits- und Sozialverwaltung, neben dem Gesundheitsamt auch vom Jugendamt und Wohlfahrtsamt ein".[25] Hinzu kamen die Anzeigen von Stadtärzten und städtischen Fürsorgerinnen, wobei sich einzelne stärker hervortaten als andere.[26] Auer selbst stellte Anzeigen unter anderem in seiner Funktion als Arzt der Hilfsschulen und des Jugendamts.[27] Weitere Anzeigen kamen aus den Krankenanstalten, auch aus den katholisch geführten.[28] Dies ist insofern bemerkenswert, als die katholische Kirche grundsätzlich Sterilisationen ablehnte und in ihren Krankenhäusern entsprechende Operationen in der NS-Zeit nicht durchführte.[29] Zu den Anzeigenden gehörten außerdem neben den bereits erwähnten Heil- und Pflegeanstalten die NSDAP mit dem „Amt für Volksgesundheit" und dem „Rassenpolitischen Amt" sowie ab 1940 das Sanitätswesen der Wehrmacht. Meldungen privater Einzelpersonen waren die große Ausnahme und konnten von Vossen nur in einem (unbegründeten) Fall nachgewiesen werden.[30]

Alle Anzeigen wurden von den Psychiatern Auer und Hülsemann gesichtet und „auf ihre Stichhaltigkeit im Sinne des Sterilisationsgesetzes überprüft".[31] Dabei unterstützten sie mehrere Mitarbeiterinnen und Mitarbeiter, so ein Geschäftsführer im Range eines Stadtinspektors und – offiziell seit dem 1. Juli 1935 – drei Fürsorgerinnen, die von Anzeigen Betroffene auch in ihren Wohnungen aufsuchten.[32]

Vorentscheidend wurde für die Angezeigten die Untersuchung in der Beratungsstelle. Wohl ungefähr bei der Hälfte der Vorgeladenen mündeten Anzeige und Untersuchung in einen von Carl Coerper unterzeichneten Sterilisationsantrag an das Erbgesundheitsgericht.[33] Auch Zurückstellungen kamen vor, vor allem bei Jugendlichen.[34]

Erbgesundheitsobergericht

Am für Berufungsverfahren zuständigen Kölner Erbgesundheitsobergericht waren fünf Angehörige der Medizinischen Fakultät als Beisitzer tätig: Maximinian de Crinis und Ernst Fünfgeld als aufeinanderfolgende Direktoren der Psychiatrischen und Nervenklinik, Alfred Busch als Leiter des Psychologischen Labors der Klinik, Walther Jahrreiß als Privatdozent und Oberarzt, bis zu seiner Beurlaubung ebenfalls an der der Psychiatrischen und Nervenklinik tätig, und der Internist Gerhard Wüllenweber, Direktor der Medizinischen Klinik II.[35]

Arbeitsanstalt Brauweiler

Seit 1815 war die heute zum Köln benachbarten Pulheim gehörende „Provinzial-Arbeitsanstalt Brauweiler" für „Obdachlose, Landstreicher*innen, Prostituierte und Spielsüchtige" Ort der Disziplinierung und Umerziehung.[36] Zu Beginn der NS-Zeit bestand ein Großteil der Untergebrachten aus männlichen, entmündigten Alkoholkranken.[37] Sie kamen nicht nur aus dem Rheinland, sondern vielfach aus weit entfernt gelegenen Reichsteilen, vor allem aus „Trinkerheilstätten".[38]

417 der weit über 1000 zu über 90 % männlichen Insassen wurden in der Lindenburg von 1934 bis 1940 zwangssterilisiert, 381 Männer in der Chirurgischen Klinik und 36 Frauen in der Frauenklinik.[39] Die Operationen verteilen sich nach den Erhebungen von Hermann Daners und Josef Wißkirchen wie folgt:[40]

1934: 38 Männer, 4 Frauen
1935: 93 Männer, 13 Frauen
1936: 95 Männer, 6 Frauen
1937: 75 Männer, 7 Frauen
1938: 54 Männer, 2 Frauen
1939: 21 Männer, 4 Frauen
1940: 5 Männer

Heil- und Pflegeanstalt Galkhausen

Die 1900 eröffnete Heil- und Pflegeanstalt im heute zu Langenfeld gehörenden Galkhausen war de facto die Nachfolgeeinrichtung der einstigen „Kranken-Heil- und Irren-Verpflegungsanstalt" auf dem Gelände der Lindenburg.[41] Die Mehrzahl der psychisch kranken Patientinnen und Patienten, bei denen man in der Kölner Psychiatrischen- und Nervenklinik keine Heilerfolge mehr erwartete und die keine Aufnahme in ihren Familien fanden, gelangten nach Galkhausen.[42] So verwundert es nicht, dass ein Teil der vom Zwangssterilisationsgesetz Betroffenen aus Galkhausen zur Operation in die Kölner Universitätskliniken gebracht wurden.[43] Obwohl sterilisiert nach Galkhausen zurückgekehrt, waren die Betroffenen dort nicht sicher vor der Ermordung in der „Euthanasie". Am 28. April 1941 begannen die Deportationen von Galkhausen in die Tötungsanstalt Hadamar/Lahn. Unter den Deportierten befanden sich allein 103 Menschen, die einst im Kölner Stadtgebiet wohnhaft waren, viele weitere aus dem über die Stadtgrenzen hinausgehenden Einzugsgebiet der Kölner Universitätskliniken.[44] Weitere Menschen, darunter 59 Kölner und Kölnerinnen, passierten Galkhausen als „Zwischenanstalt" auf dem Weg in die Gaskammer von Hadamar.[45]

Zahl der Fälle

Das Kölner Erbgesundheitsgericht war entsprechend dem Landgerichtsbezirk zuständig für die Amtsgerichtsbezirke Köln, Bensberg/Bergisch Gladbach, Bergheim, Brühl, Gummersbach, Kerpen, Lechenich, Lindlar, Mülheim/Rhein, Wiehl und Wipperfürth.[46] Vor dem Kölner Erbgesundheitsgericht wurden etwa 6094 Fälle aufgrund von Sterilisationsanträgen verhandelt; etwa 4070 Personen rechnet Werner Jung zu den „Opfern der Zwangssterilisation in Köln".[47] In den Universitätskliniken sind etwa 2500 Personen zwangssterilisiert worden, etwa zur Hälfte in der Chirurgischen Klinik und der Frauenklinik mit einem leichten Übergewicht in der Chirurgischen Klinik.[48] Irene Franken nennt auf der Basis der Aufnahmebücher von Juni 1934 bis August 1944 für die Frauenklinik die Zahl von 1218 Fällen; die Aufnahmebücher aus den ersten fünf Monaten der Gültigkeit des Zwangssterilisationsgesetzes sind verschollen.[49] Bei diesen Angaben handelt es sich um Hochrechnungen, weil neben den Patientinnenakten der Frauenklinik und Unterlagen der Arbeitsanstalt Brauweiler offenbar nur die auf den Amtsgerichtsbezirk Köln bezogenen Akten des Erbgesundheitsgerichts erhalten geblieben sind. Dabei geht es um 2096 Fälle.[50] Von diesen standen 1075 in einem direkten Zusammenhang mit Kölner Universitätskliniken, nämlich der Chirurgischen Klinik (516, davon 2 Frauen / 24,61%) beziehungsweise der Frauenklinik (559, davon 3 Männer / 26,66%). Weitere 535 Fälle (25,52%) sind dem Evangelischen Krankenhaus Weyertal zuzuordnen. Es lässt sich also festhalten, dass jeweils rund ein Viertel der im Kölner Amtsgerichtsbezirk verhandelten Fälle mit der Zwangssterilisation der betroffenen Personen in Chirurgischer Klinik, Frauenklinik und Krankenhaus Weyertal endeten.

40 Personen (darunter 2 Männer) (1,91%) gelangten an die Bonner Universitätsfrauenklinik, 83 Personen (darunter eine Frau) (4,01%) an die Chirurgische Universitätsklinik Bonn, 282 Personen (darunter 89 Frauen) (13,45%) an Operationsstätten außerhalb von Köln und der Universitätskliniken Bonn. In 24 Fällen (11 Männer, 13 Frauen) (1,15%) wurde die Zwangssterilisation trotz Gerichtsbeschlusses nicht durchgeführt, in 56 Fällen (23 Männer, 33 Frauen) (2,67%) ist der Verlauf nach dem Gerichtsbeschluss für eine Zwangssterilisation unklar.

Aus den 2096 Sterilisationsbeschlüssen geht hervor, dass – in der NS-Terminologie des Zwangssterilisierungsgesetzes – 1187 Personen wegen „angeborenen Schwachsinns", 403 Personen wegen „Schizophrenie" und 338 Personen wegen „erblicher Fallsucht" (Epilepsie) operiert werden sollten. Die selteneren Begründungen waren: „Schwerer Alkoholismus" (60 Personen), „Erbliche Taubheit" (35 Personen), „Zirkuläres Irresein" (29 Personen), „Erbliche Blindheit" (25 Personen), „Schwere erbliche körperliche Mißbildung" (14 Personen), „Erblicher Veitstanz" (5 Personen).[51] 2072 Operationen wurden tatsächlich durchgeführt.

Die meisten Operationen erfolgten im ersten Jahr seit Inkrafttreten des Zwangssterilisationsgesetzes am 1. Januar 1934 (auf der Basis von etwa 800 Anträgen). Nach vier Jahren war deren Zahl etwa auf die Hälfte gesunken (etwa 440 Anträge) und betrug im letzten Jahr der Erfassung 1943 noch etwa ein Achtel (etwa 108 Anträge).[52]

Tabelle 9: Operationsort der 2096 (1091 Männer, 1005 Frauen) nach Erbgesundheitsgerichtsbeschluss für die Zwangssterilisation vorgesehenen Personen aus dem Amtsgerichtsbezirk Köln.[53] Die tatsächliche Zahl der durchgeführten Operationen in den Kliniken der Universität Köln liegt wahrscheinlich etwa doppelt so hoch. Hinzuzurechnen ist die nicht bekannte Anzahl von operierten Personen aus den Kommunen, die zwar nicht zum Amtsgerichtsbezirk Köln, wohl aber zum Landgerichtsbezirk Köln gehörten. Zudem ist die Zahl der von außerhalb des Landgerichtsbezirks Köln in die Kölner Universitätskliniken überwiesenen Personen unbekannt.[54]

Operationsort	Zahl der Personen	Männer	Frauen
Chirurgische Klinik der Universität Köln	516 (24,62%)	514	2
Frauenklinik der Universität Köln	559 (26,67%)	3	556
Ev. Krankenhaus Weyertal, Köln	535 (25,52%)	262	273
Chirurgische Klinik der Universität Bonn	84 (4,01%)	83	1
Frauenklinik der Universität Bonn	40 (1,91%)	2	38
Andere Einrichtungen[54]	282 (13,45%)	193	89
Operation nicht durchgeführt	24 (1,15%)	11	13
Unklare Angaben	56 (2,67%)	23	33

Chirurgische Klinik

Wie die Bonner war auch die Kölner Chirurgische Universitätsklinik dem Reichsinnenministerium vom Reichswissenschaftsministerium 1935 nicht genannt worden, als es um „Unfruchtbarmachungen auf chirurgischem Wege in Durchführung des Gesetzes zur Verhütung erbkranken Nachwuchses" ging.[55] Im entsprechenden Verzeichnis der „zur Unfruchtbarmachung ermächtigten Krankenanstalten" wurde die Klinik deshalb zunächst nicht genannt. Offenbar auf Intervention von Kuratoriumsgeschäftsführer Winkelnkemper korrigierte das Innenministerium seine Entscheidung und erklärte sich „damit einverstanden, dass in den Chirurgischen Kliniken in Köln und Bonn" nun chirurgische Zwangssterilisationen vorgenommen wurden.[56]

In der Chirurgischen Klinik unter der Leitung des in Wien geborenen Hans von Haberer war es vor allem dessen österreichischer Landsmann, der am 25. September 1902 ebenfalls in Wien geborene Karl Freiherr von Ferstel, der die Operationen durchführte. Der nach dem Ende der NS-Zeit als leitender Primararzt des Landeskrankenhauses im steirischen Rottenmann tätige Ferstel war Chirurg und Urologe, war 1927 in Berlin promoviert worden und hatte dort anschließend bis 1933 in der Chirurgischen Abteilung des St.-Hildegard-Krankenhauses bei Bruno Oskar Pribram und dann 1933/34 in der Urologischen Abteilung des St.-Hedwig-Krankenhauses bei Alexander von Lichtenberg gearbeitet. 1934 kam er an die Kölner Universitätschirurgie, die er 1938, als die Hochphase der Zwangssterilisationen ausgelaufen war, verließ, um Leitender Arzt der urologischen Abteilung des St.-Marien-Hospitals zu werden.[57] Dort wurden keine Zwangssterilisationen vorgenommen.

Ferstel hatte eine eigene Operationsmethode der Vasektomie entwickelt, die „Kölner Technik nach Dr. von Ferstel". Von den 1091 dokumentierten Fällen des Amtsgerichtsbezirks Köln wurden 384 nach dieser Methode sterilisiert, wohl ausschließlich an der Chirurgischen Klinik mit ihren dokumentierten 514 Operationen an Männern. Damit war Ferstels Methode die in Köln am zweithäufigsten angewandte. Aus den Kölner Erbgesundheitsgerichtsakten für den Amtsgerichtsbezirk lässt sich für 1055 zwangssterilisierte Männer die Operationsme-

thode erkennen. Am häufigsten wurde die konventionelle Vasoresektion (538 Operationen) angewandt, also wie bei der Methode Ferstls die Durchtrennung der Samenleiter. Bei 70 Männern wurden die Samenleiter entfernt („reseziert und unterbunden"), bei 58 Männern die konventionelle Vasotomie angewandt, bei fünf weiteren Männern die Vasotomie nach Friedrich Voelcker".[58] Ob sich hinter den Zuordnungen „konventionelle Vasoresektion" und „konventionelle Vasotomie" tatsächlich unterschiedliche Operationsmethoden verbergen, muss offenbleiben.

Bei einer der 1080 dokumentierten Zwangssterilisationen an Männern starb der Operierte. Als Ursache wurde eine Lungenentzündung angegeben.[59] Dieser Fall ereignete sich in der Chirurgischen Klinik der Universität.[60]

Betrachtet man geschlechterübergreifend alle 2072 dokumentierten Zwangssterilisationen, so kam es zu 118 Komplikationen. Davon ereigneten sich 31 an der Chirurgischen Klinik mit den folgenden Zuordnungen:[61]

Tod 1 (von 4 in Köln dokumentierten Zwangssterilisationen mit Todesfolge)
Infektion 13 (von 55)
Hämatom 10 (von 28)
Schock 1 (von 1)
Psychisch 0 (von 1)
Heilungsverzögerung 0 (von 3)
Sonstige 5 (von 23)
Unbekannt 1 (von 3)

Ein persönliches Schicksal ist vom Betroffenen selbst öffentlich gemacht worden. Der am 19. Mai 1915 geborene, von einem Sozialdemokraten adoptierte Paul Ludwig Quetting war nach nationalsozialistischer Definition ein Jude. Er arbeitete im Zoo und wollte Tierpfleger werden.

> Ich wurde 37 geholt und von da aus zur Staatspolizei und von da aus zur Lindenburg. Da wurde ich fertig gemacht. [...] Ein Sterilisationsverfahren – es spielt keine Rolle, wie es gemacht wird oder wie es ist. Wenn man die Befruchter wegholt und die Hoden einspritzt, dass sie wie Steine sind – diese Menschen sind meistens gestorben. Ich staune über mich selbst, dass ich heute noch lebe. Aber viele meiner Freunde haben sich am Fensterkreuz oder sind aus dem Fenster. [...] Es war kei-

5. „Eileiter exstirpiert" (45 Fälle)
6. „Eileiter reseziert" (19 Fälle)
7. „Eileiter reseziert und unterbunden" (9 Fälle)
8. „Eileiter geknotet und unterbunden" nach Flatau-Döderlein (8 Fälle)
9. „Eileiter doppelt unterbunden und durchschnitten" (8 Fälle).⁶³

928 der 992 tatsächlich vorgenommenen Operationen verliefen komplikationslos, in 47 Fällen (5,06 %) aber gab es Komplikationen, die in drei Fällen sogar zum Tod führten; einer dieser Fälle lässt sich der Frauenklinik zuordnen.⁶⁴ Bei den drei Todesfällen wurden TBC, Bauchfellentzündung und Krebs als Mitursache genannt.⁶⁵ In den übrigen Fällen mit Komplikationen wurden genannt: Infektion (34), Hämatom (5), verzögerte Wundheilung (3) und unbekannt (2).⁶⁶

Betrachtet man geschlechterübergreifend wiederum alle 2072 dokumentierten Zwangssterilisationen mit 118 genannten Komplikationen, so lassen sich 30 davon der Frauenklinik mit den folgenden Detailangaben zuordnen:⁶⁷

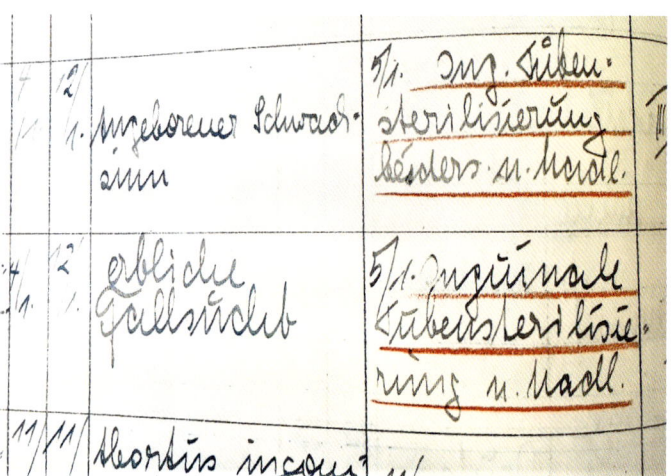

ne Sterilisation, es war eine Hodenkupie, wo man die Hoden herausgenommen hatte, die Hoden eingespritzt, sie waren wie Steine und die Befruchter weggenommen. Das hatte ich natürlich alles erfahren. Mit diesen schweren Verletzungen musste ich Schwerstarbeit leisten.⁶²

Frauenklinik

Bei den 992 (davon 556 an der Universitätsfrauenklinik) tatsächlich durchgeführten Zwangssterilisationen, die in den Erbgesundheitsgerichtsakten für den Amtsgerichtsbezirk Köln dokumentiert sind, werden in den Akten neun Operationsmethoden unterschieden:
1. „Eileiter unwegsam gemacht" (468 Fälle)
2. „Inguinale Methode nach Menge" (246 Fälle)
3. „Inginuale Methode nach Madlener" (94 Fälle)
4. „Tuben keilförmig aus dem fundus uteri excidiert" (50 Fälle)

Abb. 58: Ausschnitt aus dem Aufnahmealbum 1934/35 der Frauenheilkundlichen Abteilung der Universitätsfrauenklinik Köln (UA Köln, 55/530): Die beiden Patientinnen waren vom 4.–12. Januar 1935 mit den Diagnosen „Angeborener Schwachsinn" beziehungsweise „erbliche Fallsucht" in der Frauenklinik. Am zweiten Tag ihres Aufenthalts wurden sie nach der Madlener-Methode zwangsweise sterilisiert (inguinale Tubensterilisierung).

Tod 1 (von 4 in Köln dokumentierten Zwangssterilisationen mit Todesfolge)
Infektion 17 (von 55)
Hämatom 1 (von 28)
Schock 0 (von 1)
Psychisch 0 (von 1)
Heilungsverzögerung 2 (von 3)
Sonstige 8 (von 23)
Unbekannt 1 (von 3)

Irene Franken spricht in diesem Zusammenhang „von einer gewissen Verantwortlichkeit" der operierenden Ärzte an der Frauenklinik, weil die vorwiegend angewandte Methode – „Quetschung und Verlegung der Tuben" unter Anwendung des Operationswegs „Leistenkanal" – „weniger infektionsanfällig als der offiziell empfohlene Bauchschnitt" war.⁶⁸

Dokumentiert ist zudem, dass 39 Frauen bei der Zwangssterilisation auch eine Zwangsabtreibung erdulden mussten, darunter zehn Abtreibungen im 5. Schwangerschaftsmonat, sechs im 6. Schwangerschaftsmonat, zwei im 7. Schwangerschaftsmonat und eine im 9. Schwangerschaftsmonat. Unklar ist, wie viele dieser Zwangsabtreibungen in der Frauenklinik erfolgt sind.[69]

Sämtliche nach den erhalten gebliebenen Erbgesundheitsgerichtsakten erhobenen Zahlen für die Frauenklinik dürften in etwa zu verdoppeln sein. Die Erbgesundheitsgerichtsakten dokumentieren 556 tatsächlich durchgeführte Operationen an der Frauenklinik, Irene Franken hat aber auf der Basis von Patientinnenakten dort die Zahl von mindestens 1218 Fällen (einschließlich ganz weniger nicht durchgeführter Operationen; ausschließlich der von Januar bis Mai 1934 durchgeführten, aber wegen fehlender Aufnahmebücher heute nicht mehr dokumentierten Eingriffe) ermittelt.[70] Die jüngste zwangssterilisierte Patientin war elf Jahre alt.[71] Mindestens sieben Jüdinnen wurden zur Zwangssterilisation eingeliefert. Von diesen wurden vier in der Shoah ermordet:

– Hilde Buschhoff, geb. Strauss am 4. Februar 1910 in Betzdorf, gehörlos, Schwester von Hedwig Strauss. Sie wurde am 30. Oktober 1941 zunächst ins Ghetto Litzmannstadt, dann ins Vernichtungslager Kulmhof verbracht, wo sie wohl im September 1942 umgebracht wurde.[72]
– Hedwig Strauss, geb. am 24. Dezember 1906 in Betzdorf, gehörlos, Schwester von Hilde Buschhoff. Sie wurde am 7. Dezember 1941 ins Ghetto Riga verbracht und später für tot erklärt.[73]
– Henriette (Henni) Wolff, geboren um 1920[74]
– Rosa Nathan, geboren um 1909[75]

Zwangssterilisationen mit Röntgenstrahlen

In Köln waren insgesamt sechs Ärzte berechtigt, „Unfruchtbarmachungen mittels Bestrahlungen" durchzuführen, darunter niemand aus der Chirurgischen Klinik: der Leiter des Strahleninstituts der Allgemeinen Ortskrankenkassen, Werner Teschendorf, der Direktor des Röntgen- und Lichtinstituts der Universität, Rudolf Grashey, der Direktor der Frauenklinik, Hans Naujoks, und seine Mitarbeiter Georg Kaboth, Carl Holtermann und Friedrich Wahl. Außer Teschendorf, der auf die Verwendung von Röntgenstrahlen beschränkt war, durften die übrigen Berechtigten auch Radium einsetzen.[76]

Angesichts der auf Reichsebene öffentlich bekanntgemachten Berechtigung für den Oberarzt Georg Kaboth verwundert es, dass es dem Katholiken gelungen sein soll, „sich nicht an der Durchführung von Zwangssterilisationen zu beteiligen – im Gegensatz zu seinem ebenfalls katholischen Kollegen" Carl Holtermann.[77]

Alle fünf direkt der Universität zuzurechnenden, bestrahlungsbefugten Ärzte traten in der NS-Zeit der Partei bei. In der Bewertung der NS-Dozentenschaft war freilich keiner der vier Frauenärzte ein überzeugter Nationalsozialist. Naujoks galt trotz seiner SA-Mitgliedschaft als „ehrgeizig" und „geltungsbedürftig"[78], Wahl zwar als „anständig", aber auch als „ehrgeizig" und „streberhaft"[79] und Holtermann, ebenfalls SA-Mitglied, als „egoistisch" und nach oben buckelnder und nach unten tretender „Radfahrer".[80] Am ehesten erschien Kaboth als brauchbarer Nationalsozialist. Er habe zwar „noch Bedenken", sei aber „ehrlich national", „aufrichtig", „kameradschaftlich", „anständig" und ein „Idealist", der „wertvoll" für die „Verwendung an der Hochschule" sei.[81]

Wahrscheinlich fand die „Sterilisation durch Strahlen" höchst selten statt.[82] Ob die dazu Berechtigten sie tatsächlich durchgeführt haben, ist unklar.[83] In den erhaltenen Anträgen, deren Zahl für Frauen bei 1232 liegt, ist sie lediglich zweimal vermerkt.[84] Im Aufnahmealbum der Frauenheilkundlichen Abteilung der Frauenklink wird im Mai 1941 eine „Röntgenkastration" nach der Diagnose „Erbliche Migräne" bei einer 38-jährigen Frau erwähnt.[85] Dass es sich hierbei um einen Fall von Zwangssterilisation handelt, ist eher unwahrscheinlich, wird doch die Migräne nicht im Zwangssterilisationsgesetz genannt. Irene Franken hat einen Fall nachgewiesen, bei dem die betroffene Frau den Wunsch nach Radiumbestrahlung geäußert hat.[86] Weiter stellt Franken mit Blick auf den die Bestrahlung anordnenden Klinikdirektor fest: „Führte Naujoks bei Patientinnen höheren Alters oder bei Nicht-Operierbarkeit eine Röntgen- oder Radiumkastration durch, so beruhte diese Entscheidung in der Regel auf einer Anregung des einweisenden Gesundheitsamtes, nicht auf seiner persönlichen Urteilsfindung".[87]

Tabelle 10: In den erhalten gebliebenen Aufnahmealben der Frauenheilkundlichen Abteilung der Universitätsfrauenklinik Köln (UA Köln, 55/525-531) von Juni 1934 bis 1942 sind die vorgenommen Zwangssterilisationen dokumentiert. Angaben zu den ersten fünf Monaten der Gültigkeit des Zwangssterilisationsgesetzes scheinen nicht überliefert zu sein. Auch existiert offenbar kein Äquivalent für die Chirurgische Klinik. Nachfolgend sind die ersten dokumentierten Fälle aus dem Zeitraum vom 19. Juni bis zum 1. Oktober 1934 (Aufnahmedaten) unter Auslassung der Patientennamen aufgelistet. Der letzte hier aufgelistete Fall (Nr. 1438) betraf ein 14-jähriges Mädchen aus Köln-Ehrenfeld.

Lfd. Nr./Jr.	Diagnose	Behandlungsmethode
804/1934	Angeborener Schwachsinn	Tubensterilisierung nach Madlener
822/1934	Angeborener Schwachsinn	Tubensterilisierung nach Madlener
833/1934	Angeborener Schwachsinn	Tubensterilisierung nach Madlener
838/1934	Angeborener Schwachsinn	Tubensterilisierung nach Madlener
876/1934	Epilepsie	Tubensterilisierung nach Madlener
886/1934	Manisch-depressives Irresein	Tubensterilisierung nach Madlener
890/1934	Schizophrenie	Tubensterilisierung nach Madlener
891/1934	Schizophrenie	Tubensterilisierung nach Madlener
968/1934	Schizophrenie	Tubensterilisierung nach Madlener
978/1934	Schizophrenie	Tubensterilisierung nach Madlener
980/1934	Schizophrenie (aus Galkhausen)	Tubensterilisierung nach Madlener
1002/1934	Angeborener Schwachsinn	Tubensterilisierung nach Madlener
1038/1934	Angeborener Schwachsinn	Tubensterilisierung nach Madlener
1051/1934	Angeborener Schwachsinn (aus Galkhausen)	Tubensterilisierung nach Madlener
1063/1934	Angeborener Schwachsinn	Tubensterilisierung nach Madlener
1064/1934	Angeborener Schwachsinn	Tubensterilisierung nach Madlener
1081/1934	Epilepsie	Tubensterilisierung nach Madlener
1082/1934	Epilepsie	Tubensterilisierung nach Madlener
1087/1934	Angeborener Schwachsinn	Tubensterilisierung nach Madlener
1092/1934	Schizophrenie	Tubensterilisierung nach Madlener
1103/1934	Manisch-depressives Irresein	Durch Keilexzision beider Tuben
1106/1934	Epilepsie	Tubensterilisierung nach Madlener
1108/1934	Schizophrenie	Tubensterilisierung nach Madlener
1109/1934	Angeborener Schwachsinn	Tubensterilisierung nach Madlener
1124/1934	Epilepsie	Tubensterilisierung nach Madlener
1141/1934	Epilepsie	Tubensterilisierung nach Madlener
1145/1934	Epilepsie	Tubensterilisierung nach Madlener
1179/1934	Angeborener Schwachsinn	Tubensterilisierung nach Madlener
1180/1934	Epilepsie	Tubensterilisierung nach Madlener
1181/1934	Epilepsie	Tubensterilisierung nach Madlener
1185/1934	Schizophrenie	Leparatomie, Exstirpation der linken Tube
1186/1934	Imbezillität	Ingurinale Sterilisierung
1196/1934	Spaltfuß und Spalthand	Ingurinale Sterilisierung
1298/1934	Schizophrenie	Tubenresektion
1310/1934	Schizophrenie	Exzision eines Tubenstückes re., li. nach Madlener
1363/1934	Angeborener Schwachsinn	Tubenresektion
1371/1934	Schizophrenie	Tubensterilisierung nach Madlener
1372/1934	Schizophrenie	Ingurinale Tubensterilisierung
1402/1934	Schizophrenie	Ingurinale Sterilisierung
1414/1934	Angeborener Schwachsinn	Ingurinale Sterilisierung
1430/1934	Schizophrenie	Ingurinale Tubensterilisierung
1438/1934	Epilepsie	Ingurinale Tubensterilisierung

Verzeichnis der Institute und Ärzte 377

Bezeichnung des ermächtigten Instituts	Das Institut ist ermächtigt zur Ausführung von Strahlenbehandlung mittels (Rönt.=Röntgenbestrahlung, Rad.=Radiumbestrahlung)	Name des ermächtigten Arztes	Die Ermächtigung des nebenbezeichneten Arztes erstreckt sich auf die Ausführung von Unfruchtbarmachungen mittels Bestrahlungen durch
1	2	3	4
d) Städt. Krankenanstalten in Remscheid	Rönt.	Dr. Pilger	Rönt.
e) Städt. Krankenanstalten in Solingen	Rönt. u. Rad.	Dr. Schugt Dr. Braun	Rad. Rönt.
f) Evang. Krankenhaus Bethesda in M.-Gladbach	Rönt.	Dr. Müller-Bardey	Rönt.
Reg.-Bez. Köln:			
a) Universitäts-Frauenklinik in Köln	Rönt. u. Rad.	Dir. Prof. Dr. Naujoks Oberarzt Prof. Dr. Kaboth Prof. Dr. Holtermann Dozent Dr. Wahl	Rönt. u. Rad.
b) Röntgen- und Lichtinstitut der Universität in Köln	Rönt. u. Rad.	Dir. Prof. Dr. Grashey	Rönt. u. Rad.
c) Universitäts-Frauenklinik in Bonn	Rönt. u. Rad.	Prof. Dr. Siebke	Rönt. u. Rad.
d) Röntgeninstitut der Chirurg. Universitätsklinik in Bonn	Rönt. u. Rad.	Prof. Dr. Janker	Rönt. u. Rad.
e) Strahleninstitut der AOK. in Köln	Rönt.	Dr. Teschendorf	Rönt.
Reg.-Bez. Aachen:			
a) Städt. Krankenhaus in Aachen	Rönt. u. Rad.	Chefarzt Dr. Möhlmann	Rönt. u. Rad.
b) Röntgen- und Lichtheilinstitut des Krankenkassenverbandes im Reg.-Bez. Aachen in Aachen	Rönt. u. Rad.	Chefarzt Dr. Irle Oberarzt Dr. Lawaczeck	Rönt. u. Rad.
c) Röntgeninstitut Dr. Kreuzwald in Aachen	Rönt.	Dr. Kreuzwald	Rönt.

Abb. 59: Ausriss aus der für die Strahlenbehandlung maßgeblichen, 1936 veröffentlichten Ausführungsverordnung. (Arthur Gütt/Ernst Rüdin/Falk Ruttke [Bearb.], Gesetz zur Verhütung erbkranken Nachwuchses vom 14. Juli 1933 nebst Ausführungsverordnungen, 2., neubearb. Aufl., München 1936, S. 377)

Sterilisationen nach 1945

Das Unrechtsbewusstsein hinsichtlich der Folgen des 1934 in Kraft getretenen Gesetzes zur Verhütung erbkranken Nachwuchses war 1945 nicht groß. In Vorbereitung auf eine Konferenz der Oberlandesgerichtspräsidenten wandte sich der Kölner Oberlandesgerichtspräsident Rudolf Schetter im März 1946 zur Beratung an den Dekan der Medizinischen Fakultät. Auf die Frage, ob das „Erbgesundheitsgesetz" aufrechterhalten werden solle, antwortete die Fakultät mit einem klaren „ja". Die Begründung erinnert noch stark an den Duktus der Nationalsozialisten: „Es ist für die Volksgesundheit der künftigen Geschlechter sehr wichtig, die Fortpflanzung erbkranker Menschen zu verhindern also nach Möglichkeit einzuschränken. [...] Die Zwangssterilisierung ist [...] die einzige Massnahme, die durchgreifenden Erfolg hat."[88] Auf die Frage, ob „aus der Aufstellung der Erbkrankheiten in § 1 des Gesetzes die eine oder andere Krankheit gestrichen werden" könne, antwortete die Fakultät mit einem ebenso klaren „nein". Die Medizin könne zwar die Symptome bessern, doch gerade dadurch werde „die Gefahr der Fortpflanzung und so der Vererbung der Anlage [...] noch grösser, da ein solcher erblich Belasteter im symptomfreien Zustand leichter einen Geschlechtspartner findet".[89] Das gelte insbesondere für die vererbbaren Formen der Epilepsie und der Schizophrenie.[90] Dabei hatte der Fakultät die Stellungnahme von Wilhelm Beyel vorgelegen, der de facto die Nervenklinik leitete. Beyel trat strikt gegen das Erbgesundheitsgesetz ein, habe doch „in der Natur seit Jahrmillionen nirgends eine Vermehrung, geschweige ein Überwuchern des Kranken und Erbminderwertigen" stattgefunden.[91]

Verweigerung und Entziehung von Doktorgraden

Schon 1933 war die Fakultät durch das Ministerium aufgefordert worden, Doktorgradentziehungen klar zu regeln.[92] Seit 1935 stand der NS-Logik folgend fest, dass aus der Gruppe der von den Nationalsozialisten als jüdisch Eingestuften die Doktorurkunde nur Approbierte oder Nichtdeutsche, also in der Regel aus der deutschen Staatsangehörigkeit Entlassene, erhalten konnten.[93] Erst im sechsten Jahr der NS-Herrschaft und nach mehreren bereits ausgesprochenen Depromotionen – Otto Panzer war im November 1934 wohl der Erste, dem in Köln nach Ministerialverfügung der Doktorgrad entzogen wurde[94] – wurde in der vom Reichswissenschaftsminister am 15. März 1938 genehmigten Promotionsordnung das neue Unrecht festgeschrieben.[95] Neben sprachlichen Anpassungen an die Lingua Tertii Imperii, beispielsweise „Bestallung" statt „Approbation", fanden sich zahlreiche vor allem für jüdische Doktorandinnen und Doktoranden diskriminierende beziehungsweise exkludierende Bestimmungen:

– „Ein reichsdeutscher Bewerber darf nicht Jude [...] sein, auch nicht mit einer Jüdin [...] verehelicht sein."[96]
– „Dem Zulassungsgesuch sind beizufügen: [...] der Nachweis der arischen Abstimmung bei Inländern, gegebenenfalls auch der Ehefrau. Fragebogen über die arische Abstammung sind kostenlos beim Dekanate erhältlich."[97]
„Die Promotionsgebühr kann nur in Ausnahmefällen [...] erlassen werden. Voraussetzung ist hierfür [...] bei Reichsdeutschen politische Zuverlässigkeit."[98]
– „Entbehrliche Fremdwörter sind zu meiden; darunter sind nicht die medizinischen Fachausdrücke verstanden. [...] Die Tatsache der Verwendung jüdischer Literatur darf nicht unerwähnt bleiben."[99]
– „Das Doktordiplom kann zu bestimmten Zeitpunkten erneuert werden, wenn dies mit Rücksicht auf die besonderen [...] nationalpolitischen Verdienste [...] des Jubilars angemessen erscheint."[100]

Habilitationen wurden durch die Reichs-Habilitations-Ordnung vom 17. Februar 1939 geregelt, die unter anderem „die Meldung zur Teilnahme an einem Lehrgang des dem Stellvertreter des Führers unterstehenden Reichslagers für Beamte" vorsah.[101] Hier gab es keine universitäts- und fakultätsspezifischen Regelungen. Schon am 27. April 1933 hatte Rektor Leupold auf der Fakultätssitzung darauf hingewiesen, „daß in Zukunft bei Habil.-Gesuchen die arische Abstammung nachgewiesen werden muß".[102]

Als Anlage zu einem Rundschreiben wurden den Medizinischen Fakultäten „nur zum internen Dienstgebrauch" Richtlinien zur „Approbation nichtarischer Kandidaten der Medizin, Zahnheilkunde, Tierheilkunde und Pharmazie" mitgeteilt. Danach durfte „auf je 100 Approbationen arischer Kandidaten" nur „je ein jüdischer Kandidat entfallen". Als Juden galten nach dieser 1934 in Kraft getretenen Bestimmung auch „Halbjuden".[103]

An der Universität Köln wurden während der NS-Zeit insgesamt 66 Doktorgrade entzogen, davon mit 24 die meisten an der Medizinischen Fakultät. Von diesen 24 Promovierten waren 22 Männer und zwei Frauen; drei der Männer waren als Zahnärzte zum Dr. med. dent. promoviert worden.[104]

Folgenden ehemaligen Medizinstudierenden der Universität zu Köln wurden die Doktorgrade entzogen:

(1) Werner Bloch (22. September 1898 Köln – 15. Dezember 1968 East Orange/New Jersey, USA) wurde am 22. Juni 1923 promoviert („Über Mikrosporie-Epidemien in Köln und Umgebung") und am 28. August 1941 depromoviert.[106]

(2) Christian Böhmer jun. (30. Dezember 1899 Köln – ?) wurde am 28. Juli 1923 zum Dr. med. dent. promoviert („Über die durch Zahnerkrankungen bedingten Augenleiden") und am 27. Oktober 1936 depromoviert. Sein Widerspruch beim Reichswissenschaftsminister wurde abgelehnt. Am 29. Juli 1946 stellte er einen Antrag auf Rehabilitierung.[107]

(3) Albert Cramer (6. August 1897 Bonn – 27. September 1948 auf See) wurde am 30. Mai 1922 promoviert („Über die Frakturen der Scapula") und am 8. März 1940 depromoviert. Cramer wollte im September 1948 auf der SS General Gordon mit seiner Frau Maria Elisabeth Mürlebach, geboren am 18. Mai 1905 in Köln, nach San Francisco ausreisen. Er starb während der Überfahrt. Seine Frau, eine Krankenschwester, ließ sich in Palo Alto nieder.[108]

Tabelle 11: Entziehung von Doktorgraden an der Universität Köln nach Fakultäten[105]

Fakultät	ingesamt	davon infolge Ausbürgerung	davon infolge Verurteilung
WiSo	16	7	9
Rechtswissenschaftliche	17	8	9
Medizinische	24 (davon zahnmedizinische 3)	13	11
Philosophische	9	7	2
	= 66	= 35	= 31

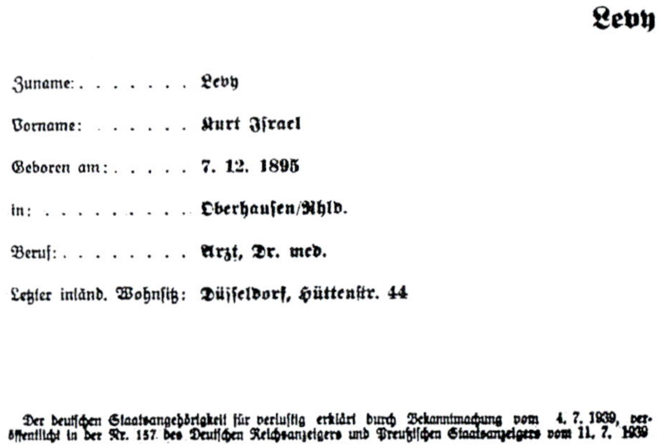

Levy

Zuname: . . . . Levy
Vorname: . . . . . Kurt Israel
Geboren am: 7. 12. 1895
in: . . . . Oberhausen/Rhld.
Beruf: . . . . Arzt, Dr. med.
Letzter inländ. Wohnsitz: Düsseldorf, Hüttenstr. 44

Der deutschen Staatsangehörigkeit für verlustig erklärt durch Bekanntmachung vom 4. 7. 1939, veröffentlicht in der Nr. 157 des Deutschen Reichsanzeigers und Preußischen Staatsanzeigers vom 11. 7. 1939

(4) Fritz (Maria Josef) Dubbel (11. April 1908 Aachen – 8. Oktober 1964 Kolo/Oppland, Norwegen) wurde am 29. November 1935 promoviert („Ueber einen Fall von Perniciöser Anämie mit spinaler Erkrankung und einem schizophrenen Syndrom") und am 8. März 1940 depromoviert. 1939/40 kam er wegen „außerehelichen Beischlafs" in Untersuchungshaft und saß zeitweise im Zuchthaus Zwickau ein.[109] Am 20. März 1948 beantragte er bei der Medizinischen Fakultät seine Rehabilitierung.[110] Er wanderte nach Norwegen aus, wo aus seiner Verbindung mit der in Kolo geborenen Therese Josefa Greven (18. Juli 1913–21. Juli 2002) zwei Söhne und eine Tochter hervorgingen.[111]

(5) Der Kaufmannssohn Josef Elkan (9. Januar 1885 Wesel – 19. September 1972 London) wurde am 5. Juli 1921 bei Karl Zilkens „Ueber die Häufigkeit des Zungencarcinoms auf luetischer Grundlage" promoviert und am 8. März 1940 depromoviert.[112] Er hatte 1905 in Heidelberg mit dem späteren Doyen des Fachs Hermann Euler das Staatsexamen abgelegt. Nach Assistentenzeiten in Berlin und Lüneburg eröffnete er an der Düsseldorfer Königsallee eine Praxis.

Abb. 60: Karteikarte des „der deutschen Staatsangehörigkeit für verlustig" erklärten Kurt Levy. (Index von Juden, deren deutsche Staatsbürgerschaft vom Nazi-Regime annulliert wurde, 1935–1944 [ehem. BDC] via Ancestry)

Im Ersten Weltkrieg war er Sanitätsunteroffizier und Zahnarzt an der Ostfront; er wurde mit dem Eisernen Kreuz II. Klasse ausgezeichnet. Von Düsseldorf aus trat er mit Karl Zilkens in Kontakt und verfasste im vierten Lebensjahrzehnt stehend seine Doktorarbeit. In Fachkreisen bekannt wurde er als Parodontose-Experte. 1928 trat er dem Beirat der Arbeitsgemeinschaft für Parodontose-Forschung bei. Als Jude verfolgt, emigrierte er 1935 zunächst nach London, wo er heiratete und bis 1964 eine Praxis führte, zunächst gemeinsam mit seinem aus Breslau geflohenen Kollegen Richard Engel.[113]

(6) Hermann Fink (1. Juni 1896 Metzkausen, heute zu Mettmann – ?) wurde 1923/24 promoviert („Ueber Carcinome und Sarkome des Hodens") und am 15. Januar 1936 depromoviert. Der Bielefelder Arzt war im August 1934 „wegen gewerbsmäßiger Abtreibung in Tateinheit mit fahrlässiger Tötung" zu vier Jahren Zuchthaus verurteilt worden.[114] 1942 soll ihm der Doktortitel durch die Parteikanzlei zwar wiederzuerkannt worden sein, doch wurde er am 24. Juli 1952 wegen „unberechtigter Führung des Doktortitels" verurteilt; gegen das Urteil legte er vergeblich Berufung ein.[115] 1956 teilte ihm das nordrheinwestfälische Kultusministerium mit, es bestünde in seinem Fall „nur die Möglichkeit eines Neuerwerbs des Doktorgrades nach erneuter Zulassung zur Promotion".[116] Er war zuletzt in der Düsseldorfer Karolingerstraße 56 wohnhaft.

(7) Wilhelm Folkert (20. Juli 1893 Berlin – 16. Juni 1972?[117]) wurde am 22. März 1920 promoviert („Über operative Behandlung der Uterusmyome mit besonderer Berücksichtigung der Enukleation") und am 19. Dezember 1940 depromoviert. Am 14. Mai 1957 rehabilitierte ihn die Kölner Medizinische Fakultät.[118] Folkert widmete sich der Verbindung von Homöopathie und Astronomie/Astrologie.[119] Er lebte in Bad Kreuznach, Frankfurt am Main und Kelkheim im Taunus.[120]

(8) Anshelm Wolfgang Frank (28. Februar 1897 Halle/Saale – ?), Sohn eines jüdischen Lehrers und Kantors, wurde am 6. März 1925 promoviert („Herzfehler und Schwangerschaft") und am 21. Januar 1938 depromoviert.[121]

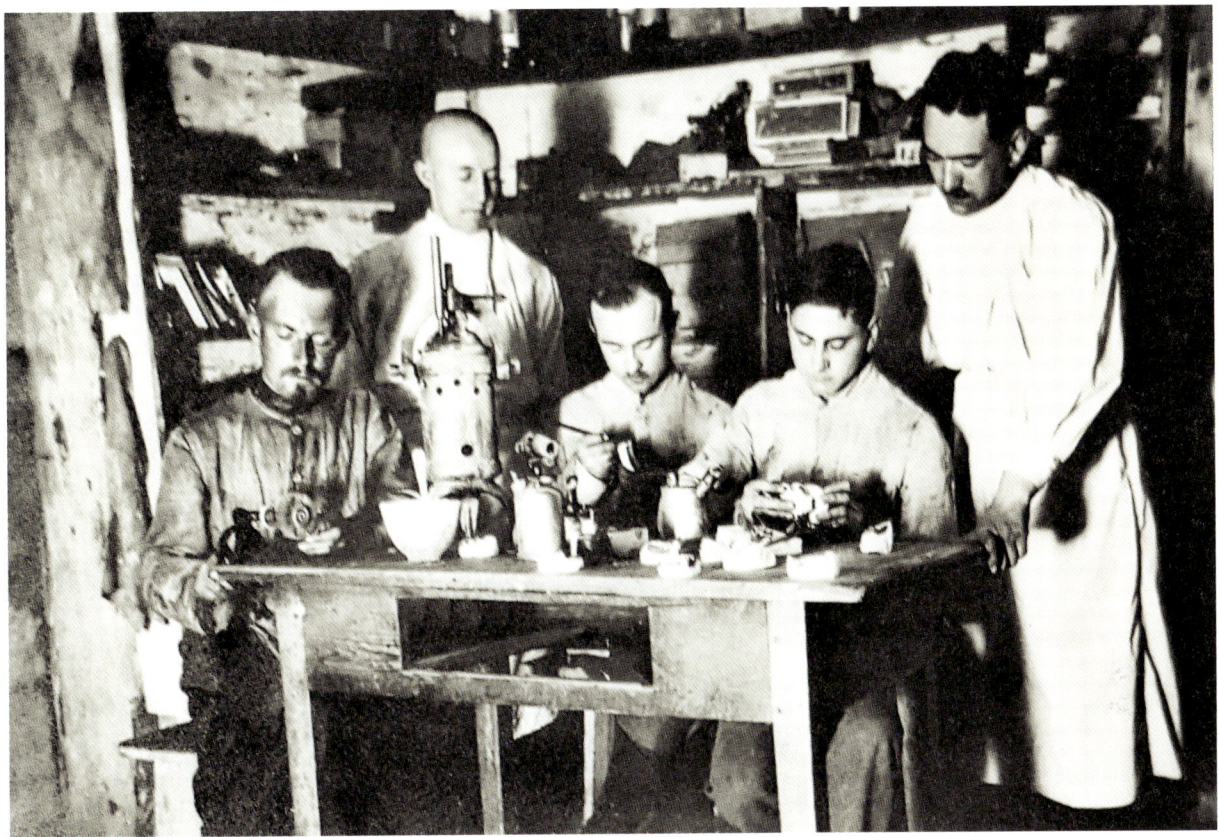

(9) Heinrich Fuchs (14. August 1893 Köln-Ehrenfeld – ?) wurde am 17. März 1921 promoviert („Ein Beitrag zur Kasuistik des primären Lungenkarzinoms") und am 29. April 1940 depromoviert.[122] Er war im Dezember 1936 „wegen gewerbsmäßiger Abtreibung in 10 Fällen" und fünf weiterer versuchter Fälle zu vier Jahren und sechs Monaten Zuchthaus verurteilt worden.[123]

(10) Karl Gaul (26. Juni 1908 Köln – ?) wurde am 18. Juni 1934 promoviert („Versuche über die Wirkung von abgebauten Organextrakten auf den arteigenen Organismus") und am 18. Juni 1941 depromoviert. Nach Wiederverleihung der Approbation wurde ihm auf dem Gnadenweg durch die Fakultät der Doktortitel wieder zuerkannt.[124] Er wurde praktischer Arzt in Köln-Müngersdorf.[125]

(11) Leopold Hoffmann (15. Mai 1886 Wolbeck, heute zu Münster – 2. Februar 1979? San Francisco?[126]) wurde am 8. Juli 1921 zum Dr. med. dent. promoviert („Ueber die Sarcome der Mundhöhle") und am 28. November 1940 depromoviert.[127] Zuletzt in der Essener Huyssenallee gemeldet, emigrierte er 1950 mit seiner Frau Hedwig, geboren am 18. September 1897 in Rahden, über New York nach San Francisco, wo er 1956 die amerikanische Staatsangehörigkeit erhielt.[128]

(12) Julius Kahn (30. Mai 1896 Dortmund – ?) wurde am 13. Januar 1922 promoviert („Vergleichende Untersuchungen über die narkotische Wirksamkeit einiger Phenetidinderivate") und am 22. April 1939 depromoviert.[129] Zu diesem Zeitpunkt war er am Dortmunder Schwanenwall 46 gemeldet.[130]

Abb. 61: Josef Elkan (rechts) bei der Zahnersatzherstellung während des Ersten Weltkriegs in Russland, wohl 1916. (Historisches Archiv der Bundeszahnärztekammer, auch in: Krischel/Halling, Elkan)

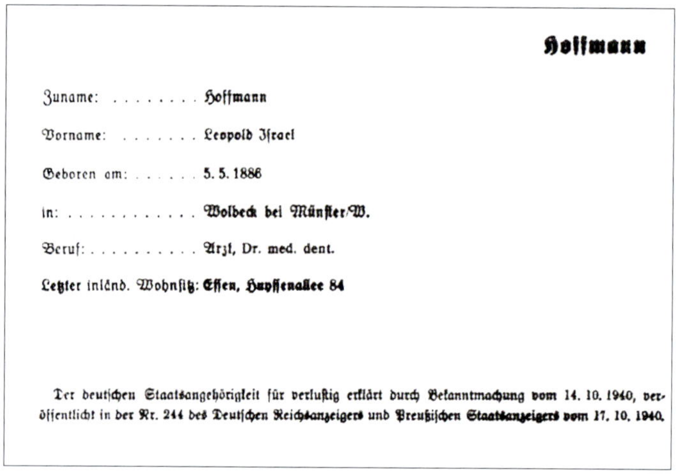

Fällen aus dem Augusta-Krankenhaus Düsseldorf-Rath") und am 19. September 1939 depromoviert.[131] Am 14. Juli 1939 war der Augenarzt „der deutschen Staatsangehörigkeit für verlustig" erklärt worden.[132] Zu diesem Zeitpunkt war er in der Düsseldorfer Brehmstraße 22 gemeldet.[133] Er floh nach England, wo er in West Hampstead (London) Wohnung nahm. Im Sommer 1940 war er als „feindlicher Ausländer" drei Monate lang interniert.[134] 1947 lebte er in Swansea.[135]

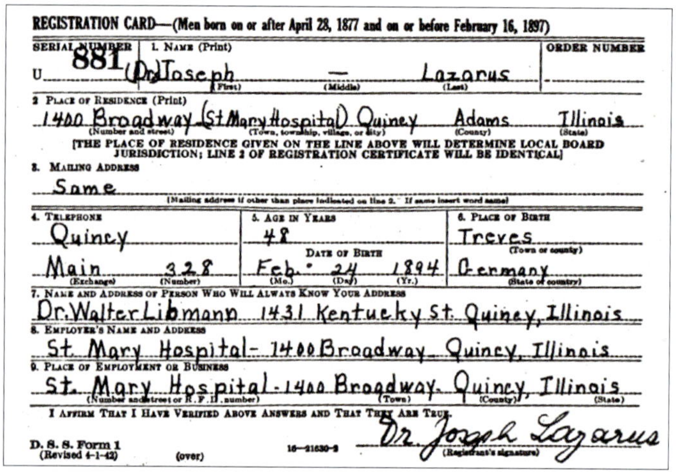

(14) Alwin Kresse (21. Januar 1895 Köln-Deutz – ?) wurde am 26. Juli 1921 promoviert („Ueber einen Fall von follikulärer Keratose mit Haarausfall") und am 17. April 1939 depromoviert.[136] Kresse war im Dezember 1938 nach Kontakten mit einem „Strichjungen" wegen „widernatürlicher Unzucht zu zwei Monaten und drei Wochen Gefängnis" verurteilt worden.[137] Im Juni 1939 folgte eine Verurteilung „wegen gewerbsmäßiger Abtreibung in drei Fällen" und einem weiteren Versuch zu zweieinhalb Jahren Zuchthaus.[138] Kresses Antrag auf Wiederverleihung des Doktorgrads wurde 1946 abgelehnt.[139] Zuletzt lebte er in der (Troisdorf-)Altenrather Kirchstraße 31.[140] Kresse und sein Bruder Hans kämpften bis in die Sechzigerjahre vergeblich um die Wiederzuerkennung des Doktortitels; das Düsseldorfer Kultusministerium stellte sich hinter die Entscheidungen von Fakultät und Universität.[141]

(15) Joseph Lazarus (24. Februar 1894 Trier – 20. Juli 1958 New York) wurde am 21. Oktober 1920 promoviert („Temperatursteigerungen nach Lumbalpunktion") und am 10. Mai 1939 depromoviert. Er emigrierte im Juni 1941 mit einer Frau Johanna auf der Serpa Pinto von Lissabon aus in die USA.[142] Er fand im St. Mary Hospital in Quincy/Illinois eine Anstellung.[143]

(16) Kurt Levy (7. Dezember 1895 Oberhausen – 28. August 1969 Baltimore) wurde am 8. März 1923 promoviert („Die Genese der Konkremente in den Harnwegen") und am 20. Oktober 1939 depromoviert.[144] Am 4. Juli 1939 wurde er „der deutschen Staatsangehörigkeit für verlustig" erklärt.[145] Zuletzt war er in der Düsseldorfer Hüttenstraße 14 gemeldet, aber bereits im Mai 1937 mit seiner in Hagen geborenen Frau Gertrud von Le Havre aus in die USA geflüchtet.[146] Mittlerweile amerikanischer Staatsbürger und

(13) Gustav Kaldenbach (2. Juni 1888 Grevenbroich – 1981), der 1901 von Grevenbroich nach Euskirchen gezogen war, wurde am 4. Juli 1922 promoviert („Die Erfolge der chirurgischen Behandlung der Magen- und Zwölffingerdarmgeschwüre: Ergebnisse von 100

Abb. 62: Karteikarte des „der deutschen Staatsangehörigkeit für verlustig" erklärten Leopold Hoffmann, von den Nationalsozialisten mit dem zusätzlichen Vornamen „Israel" als Jude gekennzeichnet. (Index von Juden, deren deutsche Staatsbürgerschaft vom Nazi-Regime annulliert wurde, 1935–1944 [ehem. BDC] via Ancestry)

Abb. 63: Registrierungskarte für den nach seiner Flucht aus Deutschland im St. Mary Hospital St. Quincy angestellten Joseph Lazarus. (National Archives and Records Administration via Ancestry)

Arzt an der Universitätsklinik von Baltimore wurde er 1942 in die amerikanische Armee eingezogen.[147] Er starb am 28. August 1968 in Baltimore.[148]

(17) Otto Moses (24. August 1900 Mülheim an der Ruhr – 1986) wurde am 18. Juli 1923 promoviert („Über psychische Störungen bei Schilddrüsenausfall") und am 6. Dezember 1937 depromoviert. Er war bereits zuvor 1936 nach Großbritannien emigriert.[149] Zuletzt hatte er in Mülheim an der Ruhr, Hindenburgstraße 32, gewohnt. Am 10. November 1937 wurde ihm die deutsche Staatsbürgerschaft entzogen.[150] Als er starb, war er in Hammersmith (London) gemeldet.[151]

(18) Otto Panzer (25. September 1897 Siegburg – ?) wurde am 28. November 1922 mit einer Dissertation „Ueber die Zwerchfellfurchen der Leber" promoviert und am 27. Januar 1936 depromoviert. Im September 1934 wurde er wegen regimekritischer Äußerungen (Verstoß gegen das „Heimtückegesetz") festgenommen und ins Messelager Köln verbracht, wo er als Lagerarzt tätig war. Nach dem Krieg trat er wiederholt als Zeuge der Staatsanwaltschaft in Prozessen gegen NS-Täter auf.[152]

(19) Der 1925 am Bonner Platz 8 in Düren gemeldete Lorenz Pelzer (6. August 1896 Düren – ?) wurde am 14. März 1923 („Über multiple cartilaginäre Exostosen an Hand eines Falles von cartilaginärer Exostose der Wirbelsäule") promoviert und am 1. Juli 1942 depromoviert. 1946 stellte er einen Antrag auf Rehabilitierung.

(20) Anna Therese Salomon, geb. Lobbenberg (12. April 1895 Köln – wohl 17.2.1956 New York) wurde am 13. Januar 1922 promoviert („Ueber das weitere Schicksal operativ behandelter Magenkranker") und am 14. Mai 1941 depromoviert.[153] Am 20. Juni 1940 war sie bereits der deutschen Staatsangehörigkeit „für verlustig erklärt" worden. Sie wohnte unter der Kölner Adresse Lindenthalgürtel 15, bevor sie wohl in die USA emigrierte.

(21) Irma Schmidt, geb. Hoeter (2. Januar 1895 Hannover – ?) wurde am 22. Dezember 1921 promoviert („Beitrag zur Klinik des otitischen Kleinhirnabscesses") und am 22. Juni 1942 depromoviert.[154]

(22) Berthold Schüler (17. September 1897 Düsseldorf – 1970/71 London) wurde am 11. Februar 1921 zum Dr. med. dent. („Über zahnärztlich-orthopädische Hilfsmaßnahmen zur Wiederherstellung normaler Formen bei großen Weichteilverletzungen des Gesichtes: unter besonderer Berücksichtigung von Unterlagen bei Weichteilplastiken") promoviert und am 6. Juni 1940 depromoviert. Er praktizierte in Magdeburg, bevor er nach Großbritannien emigrierte. Auch dort arbeitete er als Zahnarzt.[155]

(23) Herbert Louis Selo (22. August 1898 Düsseldorf – 9. April 1953 Findlay/Ohio) wurde am 17. Mai 1923 promoviert („Ueber einen Fall von Zwangslachen und Zwangsweinen") und am 28. Juli 1938 depromoviert. Zuletzt wohnhaft in der Neuen Linnerstraße 61 emigrierte er gemeinsam mit seiner Frau Alice Ellen über die Niederlande in die USA.[156] Am 20. Juli 1938 kam er mit der „Nieuw Amsterdam" aus Southampton in New York an.[157] Das Ehepaar ließ sich später in Findlay/Ohio nieder.[158] Dort arbeitete er als Arzt für Allgemeinmedizin.[159]

(24) Friedrich Siegfried Stern (7. März 1899 Schwerte – ?) wurde am 21. Dezember 1923 promoviert und am 20. Dezember 1939 depromoviert. Zuvor war ihm am 21. Juni 1939 die Staatsbürgerschaft entzogen worden. Zu diesem Zeitpunkt war er in Bochum, Brüderstraße 51, gemeldet.[160]

Beteiligung von Schwesternschülerinnen an der Deportation von Sinti

1940 wurden Schwesternschülerinnen der Lindenburg dazu herangezogen, bei der Deportation von Sinti zu helfen. Ein Zeitzeuginnenbericht der damals 19-jährigen Marielies Herrmann wurde folgendermaßen zusammengefasst:

> Es kam ein Anruf von der Krankenpflegeschule, sich in der Schule zu versammeln. Nachdem sie sich im Schwesternhaus in der Theresienstraße umgezogen hatten, wurden sie mit einem Kleinbus in einen Vorort Kölns zu einem Behördenhaus gefahren. In einem großen Saal waren viele Männer in Zivil anwesend. Ihnen wurde erklärt, dass beim Überfliegen feindlicher Flieger Zigeuner Blinkzeichen gegeben hätten und so den feindlichen Fliegern die Bombenabwürfe ermöglicht hätten. Sie würden am nächsten Tag bei der Zusammenfassung der Zigeuner aus Köln und Umgebung gebraucht. Am nächsten Tag wurden die Schwestern abgeholt. Bewaffnete Polizei stand vor einem Haus. Die Bewohner wurden aufgefordert, persönliche Dinge in ein Bündel zu packen und sie sollten ihre Musikinstrumente mitnehmen. [...] In einem Schlafraum lagen Kinder weinend in den Betten.

Herrmann berichtete, sie habe „in der Küche alles inventarisieren und zusammen mit einer weiteren Schwesternschülerin beim Anziehen der Kinder helfen" sollen. In der Interviewzusammenfassung heißt es über das Geschehen danach:

> Die Menschen wurden dann aus der Wohnung nach unten geführt, wo bereits auf Lastwagen weitere Menschen mit Bündeln warteten. Die Schwesternschülerinnen fuhren ebenfalls auf den Lastwagen mit. Vermutlich war das ganze Haus und weitere Häuser in der Straße von Zigeunern bewohnt. Die Lastwagen holten weitere Menschen von einer Wagenburg ab. Weitere Zigeuner wurden in einer Kaserne verhaftet. Sie kann sich an einen Mann in kompletter Künstlergarderobe erinnern, der ebenfalls verhaftet worden war. Die Lastwagen fuhren zum Messegelände Köln-Deutz. Die Schwestern führten die Frauen zum Duschen und Desinfizieren. Jede einzelne Person bekam einen Drahtkorb, in den die komplette Kleidung gelegt werden musste, der dann zur Desinfizierung gegeben wurde. Die weiblichen Personen blieben nackt und wurden von einem Arzt untersucht. Nach der Untersuchung erhielten sie ihre desinfizierte Kleidung zurück. Auch die Bündel wurden nummeriert und desinfiziert. Die männlichen Inhaftierten wurden von Polizisten oder Soldaten begleitet. Anschließend wurden alle Menschen, unter Berücksichtigung ihrer Sippenzugehörigkeit, in verschiedene Boxen in einer Messehalle untergebracht. Es war Stroh eingebracht worden, auf das sie ihr Bettzeug ausbreiten konnten. Die Unterbringung dauerte weitere zwei Tage. Essen wurde altersgerecht zubereitet und ausgegeben. Morgens und abends gab es Brote. Vor den Boxen standen Tische und Stühle, wo gegessen werden konnte. Die Menschen wurden dann vom Gelände zu einem Sammeltransport gen Osten zur Bahn gebracht. Diese Information hatte sie von der examinierten Schulschwester Gerda, die mit weiteren Schwestern diesen Transport, vermutlich bis zur Grenze, begleitete. [...] Ihnen wurde gesagt, die Zigeuner würden nach Polen geschickt, zum Urbarmachen von Sumpfgebieten. Sie sollten sich nützlich machen. [...]. Sie hat zunächst nicht gewusst, dass die Zigeuner ins KZ Auschwitz deportiert worden sind.[161]

Krieg

Schließungen und Unabkömmlichkeiten

Mit Kriegsbeginn erging auf der Basis von Absprachen zwischen der Wehrmacht sowie dem Wissenschafts- und dem Innenministerium die Anordnung, die Universität Köln solle aufgrund der Mobilmachung „ihren Lehr- und Forschungsbetrieb schließen".[1] Die Medizinische Fakultät intervenierte sofort, betonte, dass sich „deren Tätigkeit" außerhalb des „zur Bedarfsstelle 2. Ordnung erklärten Universitätsgebäudes" befinde und sie „zweifellos in der Lage sei, „ihre Lehrtätigkeit weiter auszuüben".[2] Das Schreiben an den Wissenschaftsminister beinhaltete zugleich eine Liste von Personen, die „unentbehrlich" oder „nicht wehrdienstfähig" seien und der Lehre deshalb zur Verfügung stünden.[3] Lediglich für die Zahnklinik könne man niemanden benennen. Im Einzelnen sollten demnach auch in Kriegszeiten lehren:

Anatomie: Starck
Allgemeine Physiologie: Mies, Niederhoff
Physiologische Chemie: Schuwirth
Physik: Rinkel, Kirchner
Chemie: Darapsky
Zoologie: Rotmann
Botanik: Sierp
Pathologische Anatomie und allgemeine Pathologie: Leupold
Topografische Anatomie: Starck
Pathologische Physiologie: Mies
Pharmakologie: Schüller
Innere Medizin: Knipping, Hopmann, Wedeking, Dienst, Holland
Chirurgie: Haberer, Straaten, Kroh
Geburtshilfe und Frauenheilkunde: Wahl
Augenheilkunde: vom Hofe
Ohren-, Hals- und Nasenheilkunde: Güttich
Kinderheilkunde: Kleinschmidt
Haut- und Geschlechtskrankheiten: Bering
Psychiatrie und Neurologie: Fünfgeld, Busch
Hygiene: Dahr
Rassenhygiene: Dahr
Gerichtliche Medizin: Schwellnus
Strahlenkunde: Grashey.[4]

In universitärer Solidarität bat die Medizinische Fakultät nicht nur darum, von ihrer eigenen Schließung „Abstand nehmen zu wollen", sondern bat das Ministerium darüber hinaus „zu erwägen, ob nicht auch gewichtige Gründe gegen eine Schließung der anderen Fakultäten", insbesondere der Wirtschafts- und Sozialwissenschaftlichen Fakultät, sprächen.[5]

Die Intervention blieb zunächst erfolglos, obwohl Hans Kleinschmidt als Prorektor zu deren Untermauerung persönlich nach Berlin reiste.[6] Ganz aussichtslos erschien dies nicht, hatten doch die Universitäten Berlin, Wien, München, Leipzig und Jena ihren Lehrbetrieb nicht einstellen müssen.[7] Kleinschmidt wurde tatsächlich in Aussicht gestellt, dass bei je nach Kriegslage anstehenden Öffnungen die Kölner Universität „bevorzugt herangezogen werden würde".[8]

Nach außen vertrat Kleinschmidt die Berliner Linie. Er veranlasste möglichst rasche Prüfungen und die Räumung des – von der Medizin nicht genutzten – Universitätshauptgebäudes. Über die Presse wurden „Medizinstudierende, die ihr viertes klinisches Semester beendet haben", aufgefordert, sich im Dekanat zu melden.[9] Sein Schreiben an „sämtliche Dozenten" endete mit den Worten: „Unsere Aufgabe ist es jetzt, in der äusseren oder inneren Front so wachsam wie nur irgend möglich an dem Abwehrkampf Deutschlands teilzunehmen. Heil Hitler!"[10] Aus Zeitzeugenberichten ist bekannt, dass mehrere Medizinstudenten sich nun an den noch geöffneten Universitäten einschrieben, so gemeinsam mit einem Freund der spätere Ehrenfelder Chirurg Herbert Britz für das erste klinische Semester in München.[11]

Intern aber setzte sich Kleinschmidt weiter intensiv für eine Wiedereröffnung wenigstens der Medizinischen Fakultät in Köln ein. Er argumentierte mit der Überlastung der fünf offen gebliebenen Universitäten. „Daß in Jena 1200 Studenten auf dem anatomischen Präparierboden sein sollen", sei „ein ganz unmöglicher Zustand".[12]

Alle Bemühungen erlitten Ende September 1939 einen Rückschlag. Die Hoffnung, dass Köln zur Gruppe der ersten, am 2. Oktober wieder zu eröffnenden Universitäten gehören würde, erfüllte sich nicht. Bevorzugt wurden hingegen die Universitäten Königsberg, Breslau, Göttingen, Erlangen und Marburg. Entlang des Rheins blieben alle Universitäten geschlossen.[13] Auch Kleinschmidts weitergehender Einsatz für das Studium der Mediziner im Heeresdienst führte zunächst nicht zum Erfolg.[14] Nur die „in klinischen Semestern stehenden Soldaten des Heeres" durften studieren, „Soldaten als Studierende der Medizin in vorklinischen Semestern" wurden „nach ihrer Waffenausbildung beim Feld- oder Ersatzheer im Sanitätsdienst verwendet".[15]

Parallel zu diesen von Kleinschmidt forcierten Bemühungen wurde im Rektorat eine Liste mit unabkömmlichen Angehörigen der Universität aufgestellt. Für die Medizinische Fakultät wurde zunächst um die Freigabe von Ernst Klenk (Direktor des Physiologischen Instituts, Leutnant d. R., Artillerie) gebeten, der einzige im November 1939 eingezogene Ordinarius und als „an der Universität unbedingt gebraucht" bezeichnet.[16] Priorität wurde auch um die Nichteinberufung von Dekan Lullies gebeten, ein Oberarzt d. R.[17] Auf einer zweiten Liste finden sich die Klinik- und Institutsdirektoren, die als „für den Universitätsbetrieb unbedingt erforderlich" eingestuft wurden: Haberer/Chirurgie (Oberstarzt d. R., beratender Chirurg der Wehrmacht), Müller/Hygiene (Stabsarzt d. R., beratender Hygieniker der Wehrmacht), Leupold/Pathologie (Stabsarzt d. R., beratender Pathologe der Wehrmacht), Naujoks/Frauenklinik (Stabsarzt d. R. Chefarzt eines Reservelazaretts), Wüllenweber/ Medizinische Poliklinik Bürgerhospital (Stabsarzt, Leiter der Inneren Abteilung eines Reservelazaretts) Groß/ Zahnmedizin, Hackenbroch/Orthopädie und Bering/ Hautklinik (Marineoberstabsarzt d. R. a. D.).[18] Als „für den vollständigen Unterricht in der Medizinischen Fakultät [...] notwendig" wurden zusätzlich genannt: Schüller/ Pharmakologie, Kleinschmidt/Kinderklinik, Güttich/ HNO, Grashey/Röntgen, Knipping/Medizinische Klinik (Leiter der Forschungsstelle des Luftfahrtministeriums und der Flieger-N-Stelle), Fünfgeld/Psychiatrie, Claußen/Rassenhygiene.[19]

Der Bedarf wurde im weiteren Verlauf immer wieder überprüft. Ende November 1939 begann man konkret, ein im Januar 1940 beginnendes Trimester vorzubereiten und ein Vorlesungsverzeichnis aufzustellen. Dekan Lullies schlug dem Rektor vor, zunächst auch mit Lehrkräften zu planen, „die zur Zeit fehlen".[20] Dies waren ausdrücklich der Pathologe Leupold, der Hygieniker Müller und der Chirurg von Haberer.[21] Auf immer wieder aktualisierten Listen trug man alle potenziell zur Verfügung stehenden Hochschullehrer mit ihren militärischen und zivilen Abordnungen zusammen: 23 ordentliche Professoren, darunter sieben Emeriti. Hinzu kamen drei beamtete außerordentliche Professoren, 28 nichtbeamtete außerordentliche Professoren und 20 Privatdozenten.[22]

Die erlösende Nachricht erreichte Köln am 11. Dezember 1939. Köln durfte mit einem Trimester am 8. Januar 1940 den Lehrbetrieb wiederaufnehmen, gemeinsam mit einer Reihe anderer Hochschulen, darunter der Universität Bonn und der Medizinischen Akademie Düsseldorf.[23] Obwohl eine nachträglich aus Berlin eingegangene Weisung, die Gesamtstudierendenzahl nicht über 1200 steigen zu lassen, für vorübergehende Verwirrung sorgte, studierten am 20. Januar 1940 insgesamt 1630 Frauen und Männer an der Kölner Universität.[24] Die Medizinische Fakultät war nun die mit Abstand größte. Immatrikuliert waren 787 Studierende der Medizin sowie 399 Studierende an der Wirtschafts- und Sozialwissenschaftlichen, 278 an der Philosophischen und 166 an der Juristischen Fakultät.[25]

Die Bemühungen um uk.-Stellungen wurden im Mai 1940 erschwert. Der Geschäftsführende Kuratoriumsvorsitzende Faßl ordnete an, dass entsprechende Gesuche zunächst an ihn zur Prüfung gesandt würden, um sie dann gegebenenfalls weiterzuleiten.[26] Der Rektor wurde ausgeschaltet.[27]

Im Januar 1941 waren in der HNO-Klinik fünf Ärzte zur Wehrmacht einberufen (Professor Seiferth; die Assistenzärzte Kolb, Müller und Schmidt; Dr. Hannemüller)[28], am Hygienischen Institut zwei (Professor R. Müller; Assistenzarzt Karl Lembach)[29], am Physiologisch-Chemischen Institut der Volontärassistent H. Dahmann[30], am Pharmakologischen Institut Adolf Guntermann[31] und an der Zahnärztlichen Klinik sieben Assistenten (Max Abb, Rudolf Richter, Herbert Schmitz, Fritz Schroeder, Heinz Petermann, Franz-Wilhelm Gripp, Hans-Joachim Kutzleb)[32]. Von den Ärzten am Pathologischen Institut standen vier „im Felde" (Professor Guillery, die Doktoren Volland, Rogge und Hesse)[33], am Röntgen- und Lichtinstitut ebenfalls (Teufel, Popken, Bützler, Glauner)[34]. Die Chirurgie in der Lindenburg und im Bürgerhospital musste auf neun Ärzte verzichten (E. Witteler, W. Kufferath, P. Uebel, E. Weber, R. Hartje, J. Lampert, G. Stefan, H.J. Becker, H. Engels)[35], die Medizinische (Innere) Klinik auf elf (Fritz Meyer, Paul Scheer, Adolf Watterott, Karl Vaahsen, Karl Heinz Behr, Wolfgang Vorwerk, Günther Zaeper, Adolf Schweers, Hans-Jochen von Kusserow, Hans Brans, Häbisch)[36] und die Psychiatrische und Nervenklinik auf drei (Schüler, Schimmelpfeng, Hampe)[37]. Stark betroffen war auch das Physiologische Institut mit sieben Einberufungen (Joppich, Loeschke, E.G. Byns, E. Hoen, K. Riethmüller, K. Longrée, H.E. Wedemeyer)[38].

Luftschutz

Luftschutzmaßnahmen wurden seit dem Beginn des NS-Regimes verstärkt in den Blick genommen. Schon im Oktober 1933 beschloss die Fakultät, dass ihre Mitglieder Külbs und Schüller entsprechende Aufgaben übernähmen.[39] Parallel war die Fakultät „geschlossen der neugegründeten D.[eutschen] Ges.[ellschaft] f.[ür] Wehrpolitik u.[nd] Wehrwissenschaften" beigetreten, einer bellizistischen NS-Propagandaorganisation.[40] Auch die Langemarck-Spende zur Erhaltung des dortigen Soldatenfriedhofs und Luftschutzabgaben wurden von der Fakultät für ihre Mitglieder „korporativ übernommen".[41]

Im Sommer 1941 wurden besonders schwer zugängliche Dachstühle auf dem Klinikgelände „mit einer gegen Feuer bis zu gewissem Grade schützenden Lösung bespritzt".[42] Diese von der Stadt Köln veranlasste Maßnahme löste entsprechende Erwartungen auch für andere Räumlichkeiten aus. So sorgte der Direktor des Anatomischen Instituts, Franz Stadtmüller, dafür, dass die „Flammschutz-Imprägnierung" auch in der Institutsbibliothek und in den Sammlungsräumen erfolgte.[43] Beauftragt wurde das am Sachsenring ansässige Malergeschäft Peter Koulen, das mit entsprechenden Arbeiten unter anderem im Bürgerhospital und im Schauspielhaus warb.[44]

„Brennbare oder giftige Flüssigkeiten und Gase" mussten sicher untergebracht werden. So meldete das Anatomische Institut dort lagernden Alkohol, Xylol, Benzol, Äther, Celloidin und Pikrinsäure, doch wurden die Räumlichkeiten als „nicht unmittelbar gefährdet" eingestuft.[45] Auch um Akten sorgte man sich. Für das nicht unterkellerte und als leicht brennbar geltende „Alte Herrenhaus", in dem sich die Geschäftszimmer der Fakultät befanden, gab es Überlegungen, einen Stahlschrank für die Unterbringung von Promotions- und Prüfungsakten anzuschaffen.[46] Ende 1941 erstatteten die Instituts- und Klinikdirektoren dem Dekan Bericht, wie sie Kunstwerke und anderes wertvolle Gut gesichert hatten.[47]

Im Februar 1943 stellte die Medizinische Abteilung der Universitäts- und Stadtbibliothek die Ausleihe ein. Aktuelle Zeitschriften und „Einzelwerke" konnten noch im Lesesaal eingesehen werden, die übrige Literatur wurde „zur Sicherung […] gegen Fliegerschäden […] nach auswärts geschafft".[48]

Der Keller des durch einen Luftangriff weitgehend zerstörten Theresienhauses, in dem das Anatomische Institut untergebracht war, wurde auf Anweisung von Dezernent Coerper zur Unterbringung einer „Akkubatterie" genutzt.[49] Diese sollte die Notbeleuchtung der Lindenburg sichern.

Erst im März 1943 – drei Jahre nach dem Beginn öffentlicher Schutzraumprojekte in Köln – wandte sich der Dekan über den Rektor mit der Bitte an den Oberbürgermeister, „den Bau eines regelrechten bombensicheren Bunkers [...] erwägen zu wollen".[50] Die „vorhandenen Luftschutzräume" seien nicht sicher, zumal dort „Rohre für heißes Wasser, Dampf, Gas und elektrischen Strom" verliefen.[51] Es verging wiederum ein halbes Jahr, bis Hans von Haberer gegenüber dem Oberbürgermeister die Form eines Protestschreibens wählte, in dem er „dringend um die Erstellung eines ausreichenden Luftschutzraumes für unsere Kranken" bat.[52] Die Kölner könnten „daheim bei Luftangriffen in einem guten Bunker" unterkommen, bei einem Klinikaufenthalt müssten sie in „unsere völlig unzureichenden Räume" flüchten.[53] Franz Stadtmüller legte im Dezember 1943 eindrücklich die Problematik aus der Perspektive der Anatomen dar. Er sah im Falle von Luftangriffen keine ausreichenden Schutzmöglichkeiten für seine 330 Studierenden, die sich bei Alarm Keller und unterirdische Gänge mit Patienten teilen mussten.[54]

Ein zentraler bunkerartiger Schutzraum wurde nicht mehr errichtet. Dies lag nicht nur an mangelnden Ressourcen, sondern entsprach den ideologisch-politischen Maßgaben des Nationalsozialismus: „Wer nicht mehr in der Lage war, aktiv zur Rüstungsproduktion oder an anderer Stelle zum Funktionieren der Kriegsmaschinerie beizutragen, war es in den Augen der Verantwortlichen auch nicht mehr wert, gesundheitlich betreut und versorgt zu werden."[55] Allerdings wurde selbst der bereits 1941 begonnene Bau eines als bombensicher geltenden Krankenhauses in Köln-Mülheim, das „in erster Linie" für „Rüstungsarbeiter" gedacht war, nicht vollendet.[56]

Ausweichkrankenhäuser

Vor allem im Schatten des Siebengebirges, u.a. in Schul- und Hotelgebäuden in Königswinter, Rolandseck und Godesberg mit Mehlem, wurden mit der Verschärfung des Luftkriegs Ausweichkrankenhäuser eingerichtet, in die auch Kölner Kriegsverletzte gebracht wurden.[57] Überliefert ist der Fall des Vaters der Fernmeldeassistentin Christel Weber, der am 30. Oktober 1944 in einem Luftschutzkeller verschüttet wurde, von Hermann Guillery wohl in der Lindenburg versorgt und dann nach Rolandseck gebracht wurde.[58]

Selektion im Krankenhaus

Die vom Nationalsozialismus vertretene Idee vom Unwert des Schwachen setzten im Kölner Gesundheitswesen der Kriegszeit Rudolf Hartung und Carl Coerper um. In dieser Politik nahmen die Universitätskliniken keine Sonderstellung ein. Bis zu den schweren Luftangriffen im Sommer 1943 war die Zahl der Krankenhausbetten stadtweit von etwa 7500 zu Kriegsbeginn auf mehr als 9600 erhöht worden. Dann aber gingen nach den Zählungen der Behörden 3674 Krankenbetten verloren.[59] Daraufhin forderte Coerper, seine früheren Überlegungen aufgreifend, schärfste Selektion. „Die Aufnahme hoffnungslos Kranker" wurde ebenso untersagt wie die Betreuung von Kranken, „deren Versorgung und pflegerische Betreuung an einem anderen Ort möglich sei".[60] Schon seit 1942 wurden in diesem Sinne „Sieche" in die Riehler Heimstätten gebracht.[61] Diese Einrichtung für Senioren und Pflegebedürftige entwickelte sich im Kriegsverlauf zu einer Notunterkunft für unterschiedliche Bevölkerungsgruppen, so für die ausquartierten Bewohner von in Kriegslazarette umgewandelten Altenheimen wie auch für „ausgebombte" obdachlos gewordene Kölnerinnen und Kölner. Zahlreiche der ursprünglichen Bewohner wurden anfangs (1942) in durch die „Euthanasie"-Aktion T4 frei gewordene Zimmer vor allem in der Provinzialanstalt Düren und das Pflegeheim der Augustinerinnen in Zülpich-Hoven (Kloster Marienborn) verlegt, später (1943) aber auch in als Hungeranstalten bekannte Häuser in Tworki, Kulparkow oder Jaroslaw. Mindestens 600 Menschen aus den Riehler Heimstätten wurden auf diese Weise ermordet.[62] Doch auch wer innerhalb Kölns als „Siecher" in die Riehler Heimstätten verlegt worden war, konnte vor tödlicher Vernachlässigung nicht sicher sein. Ein Sechstel dieser Patienten verstarb „innerhalb weniger Wochen".[63]

Zwangsarbeit

In den Kliniken wurden während des Kriegs Zwangsarbeiterinnen eingesetzt, so in der Kinderklinik, wo sie zum „Stationsputzen" gezwungen wurden, und in den Küchen.[64]

Überliefert ist eine Zeitzeuginnenaussage der Ukrainerin Marta Arsentjewna Senkowitsch: „Vom Arbeitsamt hat man uns dann zur Lindenburg gebracht. Das war ein großes Krankenhaus. 15 oder noch mehr Baracken. [...] Ukrainer und Russen [waren dort], viele aus Kiew". Als Einsatzort erwähnt Senkowitsch ausdrücklich die „Augenklinik". Sie selbst habe in einer Küche der Universität Kartoffeln schälen müssen. „Angst" hätten alle vor einer „Oberschwester" eines katholischen Pflegeordens gehabt, die abends auch die Quartiere kontrolliert hätte. Sie habe aber nicht geschlagen, sondern nur „fest zugepackt".[65] Den Schwestern war die religiöse Unterweisung der Zwangsarbeiterinnen nicht wichtig. Zur Heiligen Messe sei zumindest sie, die sich aufgrund ihrer sowjetischen Erziehung als ungläubig beschreibt, nicht geführt worden. Sonntags hätte sie Ausgang gehabt, an den Wochentagen ohne Kontrolle von der Unterkunft zur Arbeit gehen können.[66]

In der Ehrenfelder Geisselstraße 96–98 wurde ab Januar 1940 ein ehemaliges Kloster als Hilfskrankenhaus genutzt; es war ab Oktober 1940 ausdrücklich als für ausländische Arbeiter („Ostarbeiter") deklariert. Die Zwangsarbeiter waren zuvor in das ehemalige Israelitische Asyl an der Ottostraße gebracht worden.[67] Das Hilfskrankenhaus Geisselstraße war spätestens ab Februar 1941 „der Krankenanstalt Lindenburg angegliedert".[68] In dem Hilfskrankenhaus selbst waren wiederum russische Männer als Zwangsarbeiter eingesetzt, darunter Iwan Gniedowski und Nikolai Maksemenko, die wegen widerständigen Verhaltens im Zusammenhang mit den „Edelweißpiraten" verhaftet und ermordet wurden.[69]

316 Zwangsarbeiterinnen waren zeitweilig in der Frauenklinik als Patientinnen untergebracht. Dort wurden sie auf niedrigstem Unterbringungsniveau nach den Standards der Klinik behandelt.[70] Humanexperimente konnten nicht nachgewiesen werden, wohl aber für Köln „elf durch die Kassenärztliche Vereinigung Deutschlands legitimierte Zwangsabtreibungen"; wie viele von diesen

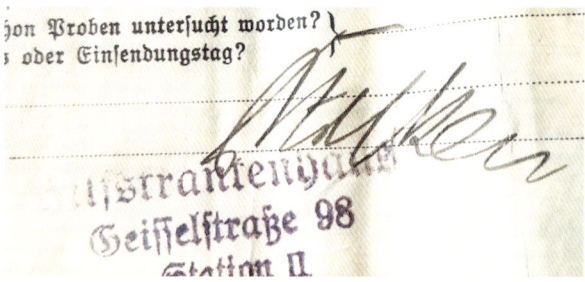

Abb. 64: Stempel des Hilfskrankenhauses in der Geisselstraße. (NS-Dokumentationszentrum der Stadt Köln, E 327)

elf Operationen in der Universitätsfrauenklinik durchgeführt wurden, ist unklar.[71] Irene Franken hat bei der Durchsicht der Krankenakten von Zwangsarbeiterinnen in der Frauenklinik Mängel in der Dokumentation und „abqualifizierende Untertöne" festgestellt.[72] Noch schlimmer wiegt, dass eine Ärztin eine Frau nach einer deutschfeindlichen Bemerkung der Gestapo meldete; die Folgen sind unbekannt.[73] Wie weit das rassistisch-biologistische Denken vorgedrungen war, zeigt das Bemühen der Ärztinnen und Ärzte, bei Transfusionen den Zwangsarbeiterinnen „gruppengleiches" Blut zu geben, also Blut von Frauen derselben Nationalität.[74]

Als die übrigen Patientinnen der Frauenklinik während des Kriegs weitgehend nach Mehlem evakuiert wurden, mussten die Zwangsarbeiterinnen im massiv gefährdeten Kölner Klinikgebäude verbleiben.[75]

Lehrbetrieb

Selbst nach der weitgehenden Zerstörung der Kölner Innenstadt durch Luftangriffe wurde die medizinische Lehre aufrechterhalten, wenn auch unter erheblichen Schwierigkeiten. So sprach Franz Stadtmüller im Juni 1944 von der „unter den derzeitigen Verhältnissen besonders umständlichen Vorbereitung des histologischen Kurses".[76] Der Mikroskopierkurs fand „in einem Hörsaal des Universitätshauptgebäudes" statt.[77] Wenige Monate zuvor hatte er 380 Studierende in den Kursen und 180 bis 200 Studierende in den meisten Vorlesungen gemeldet.[78] Liest man ein ebenfalls im Juni 1944 verfasstes Dankschreiben Ernst Leupolds nach seinem 60. Geburtstag an Rektor Bering, so könnte man annehmen, dass Normalität zelebriert wurde: „Ihnen persönlich möchte ich nochmals meinen Dank für die Worte, die Sie im Hörsaal vor den Studenten an mich gerichtet haben, sowohl für die Blumen und den kostbaren Wein aussprechen."[79]

Auch gab es weiterhin akademische Abendveranstaltungen. So sprach sechs Wochen vor dem „1000-Bomber-Angriff" auf Köln der Pathologe und vormalige Rektor Ernst Leupold vor der Medizinisch-Wissenschaftlichen Gesellschaft der Universität Köln. An jenem 3. März 1943 hielt er einen Vortrag über Krebs, insbesondere dessen Ursachen.[80] Von der Universität wurde eine Veranstaltungsreihe organisiert, die einerseits Normalität signalisieren sollte, andererseits aber immer stärker von Ideologie und Durchhalteparolen bestimmt war.

Von Normalität konnte freilich längst nicht mehr die Rede sein. Seit dem Winter 1941/42 mussten wegen der Verdunklungsmaßnahmen zum Luftschutz die regulär vor 9 Uhr stattfindenden Lehrveranstaltungen verschoben werden.[81] Luftangriffe und kriegsbedingte Maßnahmen wie die allgemeine „Eisenbahnsperre" vom 18. Dezember 1941 bis zum 5. Januar 1942 führten zum Ausfall von Lehrveranstaltungen.[82]

Die letzte Fakultätssitzung in der NS-Zeit fand am 24. Juli 1944 in der Bibliothek der Psychiatrischen und Nervenklinik statt.[83] Es war die 283. Sitzung seit Wiederbegründung der Universität. Die 284. Sitzung fand am 5. November 1945 statt.[84]

Ende Oktober 1944 verschärfte sich die Lage nach neuerlichen schweren Bombenangriffen nochmals. Die Versorgung mit Wasser, Strom und Gas brach zusammen.⁸⁵ Verbliebene Mitarbeiter und nach Möglichkeit Inventar der Universität wurden nun evakuiert, auch aus anderen Fakultäten. Der Universitätsbetrieb war offiziell seit dem 10. Oktober 1944 eingestellt.⁸⁶

Am 6./7. März 1945 zogen die amerikanischen Truppen in Köln ein und erreichten auch die Universität mit ihren medizinischen Einrichtungen.⁸⁷ Am 24. Oktober 1945 genehmigte die Alliierte Militärregierung die Wiedereröffnung der Universität.⁸⁸ Die Vorlesungen wurden am 26. November 1945 wieder aufgenommen.⁸⁹

Kriegseindrücke

Die Kriegsereignisse prägten zunehmend auch die dienstliche Post zwischen Köln und Berlin.⁹⁰ So schreibt Dekan Bering am 15. August 1944 Maximinan de Crinis in einem Brief, in dem es um die Ernennung von Franz Koch zum Professor ging: „Gerade haben wir wieder einen schweren Angriff hinter uns. Diesmal ist das rechtsrheinische Stadtgebiet gefaßt worden. In Berlin können Sie sich ja auch nicht beklagen, daß Sie von den Anglo-Amerikanern vergessen worden wären. Wir haben hier die feste Zuversicht, daß es bald anders werden wird, trotz der furchtbaren Ereignisse, die uns alle auf das schwerste erschüttert haben. [...] Unser ältester Sohn ist nach seinen schweren Operationen noch nicht wieder Soldat; unser zweiter ist inzwischen in Italien."⁹¹ Bering behauptete nach außen seinen Durchhaltewillen, so auch in einem Schreiben an Ministerialdirektor Menzel am 28. September 1944: „Wir haben gestern wieder einen schweren Angriff auf Köln erlebt. Die Universität ist nur ganz wenig getroffen, trotz der zahllosen Bomben, die die Amerikaner geworfen hatten. Wir verlieren aber den Mut nicht und sind der Überzeugung, daß bald die Wendung unseres Schicksals kommen wird."⁹²

Eine zerstörte Klinik: Ernst Fünfgelds Bemühungen um ein Ausweichkrankenhaus

Anhand erhalten gebliebener Akten der Psychiatrischen und Nervenklinik lässt sich exemplarisch und atmosphärisch dicht die katastrophale Lage im letzten Kriegsjahr nachzeichnen. Ende 1944 war die „Nachrichtenverbindung" zwischen den Ministerien und dem Rektor so sehr beeinträchtigt, dass Klinikdirektor Fünfgeld seinem nun im Wissenschaftsministerium die medizinische Lehre koordinierenden Vorgänger Maximinian de Crinis riet, „diejenigen Kräfte, von denen wir wissen, daß sie ohne Beschäftigung außerhalb Kölns sind, vorbehaltlich anderweitiger Bestimmung zunächst irgendwo, wo Bedarf ist einzusetzen".[93] Fünfgeld setzte sich noch für den NS-Staat und ein von diesem geführtes Gesundheitswesen ein, als um ihn herum die Strukturen zusammenbrachen. Am 7. November 1944 beklagte er sich über „die nach Königswinter geflüchtete Stadtverwaltung Köln", weil diese es „trotz vielfacher Ermahnungen, Anfragen und Bitten […] nicht fertig gebracht" habe, Fünfgeld „ein auch nur einigermaßen brauchbares Ausweichkrankenhaus einzurichten".[94] An Coerper schrieb Fünfgeld, der privat in Gummersbach bei „Dr. Luyken" untergekommen war: „Wie dort bekannt ist, ist die Klinik praktisch zerstört und arbeitsunfähig. Richtlinien oder Maßnahmen, den Wiederaufbau in die Wege zu leiten [,] sind bisher von der dortigen Stelle nicht gemacht worden […]. Das Personal, das in den halb zerstörten Kellern unter unwürdigsten Verhältnissen hausen musste, habe ich unter Überschreitung meiner Kompetenzen beurlaubt […]. Der Apparat der Nervenklinik ist damit zerschlagen […]."[95] Angesichts dieser Lage erwog Fünfgeld, zur Forschung nach Tübingen zu wechseln.[96]

Am 1. Dezember 1944 verfasste Fünfgeld in Gummersbach eine „Niederschrift über die Zerstörung der Nervenklinik und das Verhalten der Stadtverwaltung bei dem Abbau und Wiederaufbau der Klinik":

> Die Klinik konnte bis zur Nacht vom 4./5. April fast friedensmäßig geführt werden. Zwar war die Zahl der Aufnahmen von rund 200–250 im Monat auf ca. 170–180 zurückgegangen, der Betrieb war jedoch so, dass er meiner Assistenten und meine volle Kraft in Anspruch nahm. In der Nacht vom 4./5. April 44 wurde die Frauenseite der Klinik durch einen Bombenvolltreffer in das Nachbarhaus unbenutzbar gemacht. Personalverluste entstanden dabei nicht. Auch die Männerseite war zunächst so schwer beschädigt, dass sie nicht mehr benutzt werden konnte. Die in der Klinik anwesenden etwa 90 Kranken mussten daher umgehend in die Heilanstalt verlegt oder abtransportiert oder entlassen werden. Einige wenige Kranke, 4 Kranke 3. Klasse und 4 Private, die mich klinisch besonders interessierten, konnte ich durch das Entgegenkommen der zuständigen Direktoren in der Medizinischen, bezw. [sic] in der chirurgischen [sic] Klinik unterbringen. Ich hatte mich bisher im Gegensatz zu den anderen Direktoren um ein Ausweichkrankenhaus nicht bemüht […], auch, weil ich die Fliegersicherheit der Ausweichkrankenhäuser am Rhein für problematisch hielt. […] Der zuständige Gesundheitsdezernent Beigeordneter Professor Coerper machte mich auf das Sonderkrankenhaus der Aktion Brand [sic] in Marienheide, etwa 60 km von Köln aufmerksam. Dort war eine Baracke gerade fertiggestellt. Ich erhielt von dieser Baracke zunächst etwa 24 Betten.[97]

Im Sommer steigerte sich Zahl der behandelten Patientinnen und Patienten auf „90 bis 100". In Marienheide aber stand kein Labor zur Verfügung, so dass Fünfgeld nach eigenen Aussagen „9 Arbeitsstunden wöchentlich" im Auto auf Fahrten zwischen Marienheide und Köln verbrachte. Coerper nahm daraufhin ein Haus in Bad Neuenahr in Aussicht. Dieses Vorhaben wurde nie verwirklicht. Auch aufgrund der Benzinknappheit und des kommenden Winters gab Fünfgeld das Ausweichkrankenhaus in Marienheide Ende September 1944 auf. Seit Anfang Oktober waren dann in der Kölner Nervenklinik wieder etwa 55 Kranke untergebracht. Fünfgeld berichtet:

> Infolge der steigenden Luftangriffe verringerten wir den Krankenbestand ständig, sodass am 29.10. nur noch etwa 12 Kranke sich in der Klinik befanden. In der Nacht vom 30./31.10. wurde die Klinik durch einen Volltreffer neben den Mittelbau auf der Frauenseite unbenutzbar gemacht. Einer der Luftschutzräume lag völlig offen, der Eingang war teilweise verschüttet. Die Eisentür zum Hauptluftschutzraum war aufgerissen und durch

Trümmer nicht mehr schließbar. Sonst war im Hause der Dachstuhl schwer beschädigt, Türen und Fenster herausgerissen, Gas, Wasser und Licht fehlten seit längerer Zeit. Die noch vorhandenen 9 Kranken wurden am 31.10. sofort abtransportiert. Das Personal, ca. 16 Schwestern, 1 Ärztin und eine wissenschaftliche Assistentin sowie 2 Hausmädchen mussten in dem aufgerissenen Luftschutzkeller ohne Licht, ohne Heizung unter fortwährenden Alarmen ihr Dasein verbringen.[98]

Fünfgeld suchte erfolglos Kontakt zur Stadtverwaltung; Coerper war in Königswinter. Rektor Bering beurlaubte am Morgen des 31. Oktober den Dekan der Medizinischen Fakultät und erteilte die Genehmigung, dass Fünfgeld seinerseits sein Personal beurlaubte. Coerper blieb nach Auskunft von Verwaltungsdirektor Rodenberg unerreichbar, auch nach dem weiteren schweren Angriff in der Nacht auf den 1. November. Am 13. November traf Fünfgeld Coerper im Gesundheitsamt an und es kam zu einer Auseinandersetzung. Coerper warf Fünfgeld sein nicht erfolgtes Vorsprechen und die Beurlaubung seiner Mitarbeiter vor. „Der Dezernent teilte mir dann grossmütig mit, er habe in Rolandseck 42 Betten für die Nervenklinik bereitgestellt. Hier sei mein Assistent Dr. Mollweide derzeit tätig." Es kam zu weiteren Auseinandersetzungen unter anderem über den Abtransport von Apparaten, Wäsche und der Bibliothek.

Das Ausweichkrankenhaus in Rolandseck konnte ich infolge der schwierigen Reiseverhältnisse und eines sehr unangenehmen Hexenschusses erst am Dienstag, den 21.11. besuchen. [...] Ich muss [...] feststellen, dass die mir zugewiesene Ausweichabteilung nach jeder Richtung hin unzureichend ist, zumal vorläufig keine Möglichkeit besteht, die in der Lindenburg ruhenden Unterlagen und diagnostischen Hilfsmittel nach Rolandseck zu transportieren und dort sicher zu stellen. [...] Die Nervenklinik ist durch das inaktive Verhalten der Kölner Stadtverwaltung praktisch ausgeschaltet, eine wissenschaftliche Arbeit unmöglich, auch die ärztliche Tätigkeit infolge Fehlen eines ausreichenden Laboratoriums und des Abgeschnittenseins von allen Verbindungen sehr eingeschränkt. Was an Ärztlichem in dieser Abteilung zu tun ist, kann jeder einige Jahre ausgebildete Assistent erledigen. Ein Professor ist dazu nicht notwendig. Gummersbach, Fünfgeld, 1/12.44[99]

Versorgung

Im Februar 1940 wurde die „Lebensmittelversorgung der Krankenanstalten" auf ein Sammelbezugsscheinsystem umgestellt. Der Ernährungsminister teilte mit, dass künftig pro Krankenverpflegungstag 20 g Fleisch, 5 g Butter, 10 g andere Fette, 0,2 l Vollmilch, 20 g Käse, 15 g Nährmittel (Haferflocken, Reis, Grieß u.Ä.), 10 g Zucker und 15 g Marmelade zur Verfügung stünden.[100]

Von den Kraftstoffrationierungen waren nicht nur Fahrzeuge betroffen. Im Anatomischen Institut beispielsweise konnte der Knochenentfettungsapparat nicht mehr im erforderlichen Umfang betrieben werden, weil das Kölner Wirtschaftsamt nur Bezugsscheine für monatlich 10 Liter Benzin bereitstellte, obwohl die Kriegswirtschaftsstelle in Berlin den Bezug von 40 Litern als berechtigt anerkannt hatte.[101] Trotz eindringlicher Bitten billigte die „Stelle für Treibstoffe und Reifen" des Kölner Wirtschaftsamts nur eine Verdoppelung des Kontingents auf 20 Liter.[102]

Arbeitszeitverlängerung

Die millionenfachen Einziehungen unter anderem zur „Wehrmacht" führten zu einem Arbeitskräftemangel im Zivilleben. Im Mai 1942 wurde gemäß einer Verfügung des Kuratoriums der Universität die wöchentliche Regelarbeitszeit auf 53 Stunden für Frauen beziehungsweise 56 Stunden für Männer erhöht.[103] Aus dem Anatomischen Institut erhob dessen Direktor Franz Stadtmüller große Bedenken und erläuterte sie in einem doppelseitigen Brief. Unter anderem erschien es ihm wenig sinnvoll, die meist älteren und zum Teil kranken Beschäftigten, die nicht an die Front einberufen worden waren, durch eine körperliche Überforderung zu schwächen.[104]

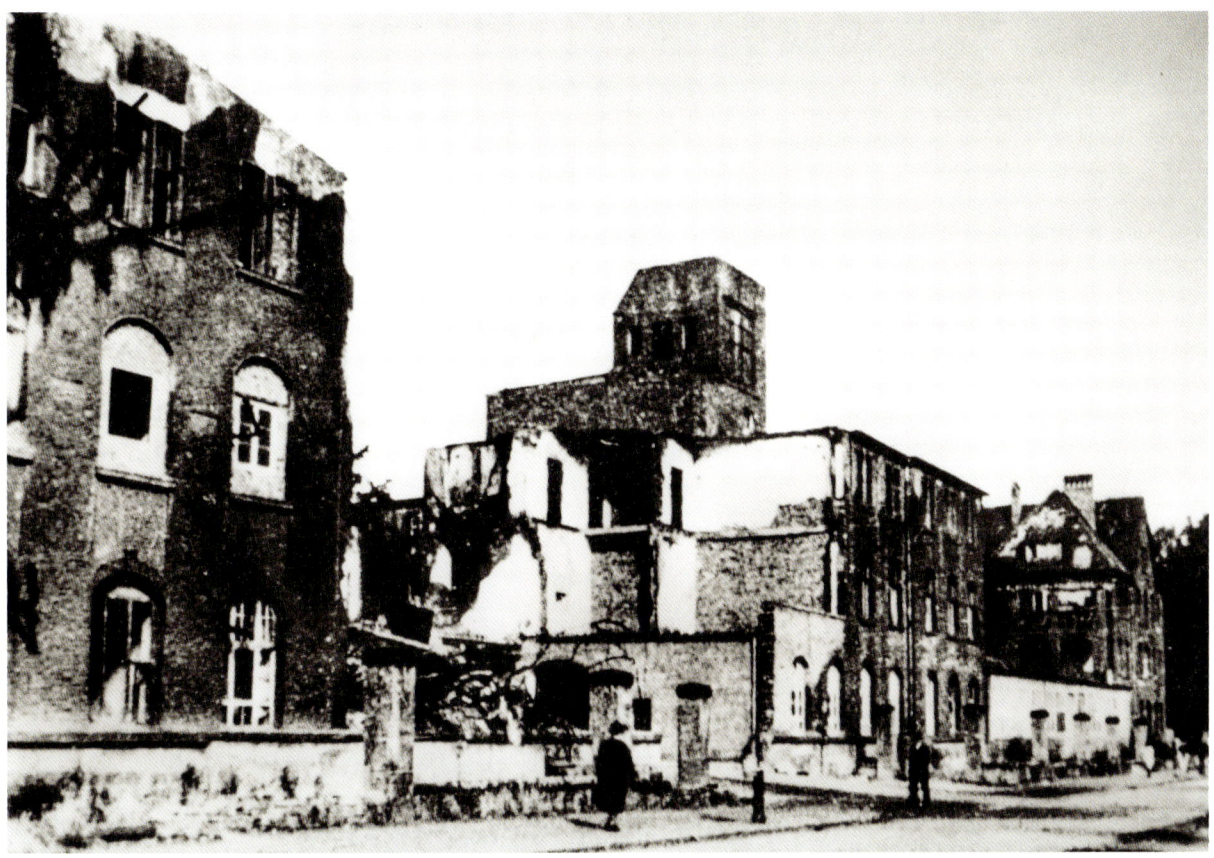

Zerstörungen

Unmittelbare Auswirkungen hatte der Kriegsbeginn im September 1939 auf die Baumaßnahmen. Während die Arbeiten an der Frauenklinik sowie der Umzug des Physiologischen und des Physiologisch-Chemischen Instituts sowie der Zahnklinik noch abgeschlossen werden konnten, wurde der Neubau der HNO-Klinik verschoben.[105] Auch die geplanten baulichen Veränderungen an der Kinderklinik und am Anatomischen Institut mussten einstweilen aufgegeben werden.[106]

Diesen indirekten baulichen Konsequenzen des Krieges folgten in den letzten drei Kriegsjahren massive Beschädigungen und Zerstörungen.[107] In der Nacht zum 31. Mai 1942 wurden das Physiologische und das Physiologisch-Chemische Institut beschädigt, das Physiologische erneut am 17. Juni 1943.[108] Am Abend des 26. Februar 1943 wurde „der größte Teil" des Anatomischen Instituts im Theresienhaus „vollständig zerstört".[109] 31 Räume standen nicht mehr zur Verfügung. Man zog behelfsweise in zwölf kleinere Räume ins „Weiße Haus" des Pharmakologischen Instituts.[110] Durch den Angriff wurden im Anatomischen Institut neun große wissenschaftliche Modelle stark beschädigt „bzw. ganz zerstört".[111] Die im Keller des Theresienhauses untergebrachte Institutsbibliothek wurde gerettet und behelfsmäßig in der Nervenklinik, wo es leichtere Schäden gegeben hatte, untergebracht.[112] Von Beschädigungen betroffen waren an jenem Abend auch die Chirurgische, die Medizinische, die Kinder-, die Haut-, die Nerven- und die HNO-Klinik sowie das Pathologische Institut.[113] Am 29. Juni 1943 wurde das Physiologische Ins-

Abb. 65: Die schwer beschädigte Lindenburg um 1945. (NS-Dokumentationszentrum der Stadt Köln)

titut „fast zerstört", das Physiologisch-Chemische Institut „sehr beschädigt", die Zahnklinik „völlig zerstört" und das Bürgerhospital mit der Medizinischen Klinik „vollständig vernichtet".[114] Weitere Schäden gab es an der Orthopädischen Klinik und am Röntgen- und Lichtinstitut.[115] Der nächste schwere Angriff traf in der Nacht zum 21. April 1944 neben dem Institut für Erbbiologie und Rassenhygiene das Pharmakologische Institut, in dem freilich „einige Räume noch behelfsmäßig brauchbar" blieben.[116] Einen Monat später, am 28. Mai 1944, wurden die Reste des Anatomischen Instituts zerstört.[117] Schon vorher hatte sich der Direktor des Anatomischen Instituts, Franz Stadtmüller, einmal mehr für neue Räumlichkeiten eingesetzt. Daraufhin stellte der Beigeordnete Coerper fest, dass „angesichts der umfangreichen Zerstörungen im Gelände der Krankenanstalt Lindenburg durch Feindeinwirkung und wegen des Arbeiter- und Materialmangels" keine Baumaßnahmen mehr möglich seien.[118] Auch das Hygienische Institut wurde Ende Mai 1944 „schwerstens geschädigt".[119]

Am Abend des 30. Oktober 1944 traf ein weiterer Luftangriff die Lindenburg. Die Chirurgie verlor den Pavillon VII mit seiner Frauenstation. Auch der Pavillon VIII, die Augenklinik, wurde zerstört.[120] Das gleiche gilt für den größten Teil der Kinderklinik.[121]

Schlussbemerkungen

Was Irene Franken für die Frauenklinik festgestellt hat, wird man für die meisten Kölner Universitätskliniken sagen können: Die Kliniken bildeten „keine zentrale Schaltstelle des nationalsozialistischen Unrechts- und Vernichtungsstaates, aber sie drehte[n] das Rad des ‚Rasse'-Staates einen Zahn weiter – mit lebenslangen, gegebenenfalls tödlichen Folgen für die rassisch markierten Patientinnen".[1] Dabei war das Spektrum der individuell handelnden Ärztinnen und Ärzte groß. Der fanatische Nationalsozialist und die fanatische Nationalsozialistin waren selten, es gab sie aber – auch zu Lasten der Patientinnen und Patienten. Erinnert sei an die Ärztin, die eine Zwangsarbeiterin aus der Sowjetunion wegen einer deutschfeindlichen Äußerung der Gestapo meldete. Die meisten Ärzte und Ärztinnen lavierten sich durch das System, vermieden es, sich selbst zu gefährden, aber auch, von den medizinisch-klinischen Standards abzuweichen. Vielfach wurde zwar eine rassistisch-biologische Denkweise verinnerlicht, doch blieben die medizinische Perfektion, der persönliche Ruf und derjenige der Spezialklinik und bisweilen auch ein manifester religiöser, oft katholischer Glauben wichtige Orientierungslinien des individuellen Handelns.[2] Solidarität mit Verfolgten, wie sie an der Frauenklinik die Assistenzärztin Ottilie Budde mit ihrem jüngeren Kollegen Helmut Seckel zeigte, aber blieb die große Ausnahme – auch wenn sich nicht jeder Fall in den Akten niedergeschlagen haben mag.

Mochte der einzelne Arzt und die einzelne Ärztin auch keine verbrecherische Ideologie umsetzen wollen, vielfach wirkten sie doch an dem NS-Unrecht mit, das in den Kliniken und Instituten vollzogen wurde: Menschen wurden zwangssterilisiert, mussten Zwangsabtreibungen erleiden, wurden denunziert, hatten als Zwangsarbeiterinnen und Zwangsarbeiter harte Arbeit zu verrichten; anderen Menschen verweigerten sie aufgrund ihrer Abstammung die medizinische Behandlung. Zugleich profitierten die Kliniken und Institute durch höhere Fallzahlen (vor allem durch die Zwangssterilisierungen in Chirurgischer und Frauenklinik) oder durch bessere Lehr- und Forschungsmöglichkeiten (vor allem im Anatomischen Institut).

Die Medizinische Fakultät gewann innerhalb der Universität zu Köln während der NS-Zeit an Bedeutung. Der Anteil ihrer Studierenden stieg. Sie stellte drei Rektoren (Leupold, Haberer, Bering), die insgesamt länger als die Hälfte der NS-Zeit der Universität vorstanden. Hinzu kamen die Prorektoren Güttich und Kleinschmidt und der Dozentenschaftsleiter de Crinis. Die Genannten wurden zu Exponenten des NS-Regimes, selbst wenn sie wie Leupold in Konflikt mit dem Gauleiter gerieten. Hans von Haberer, der distinguiert auftretende österreichische Hofrat, war aus dieser Gruppe derjenige, der nach außen Wissenschaft und Universität mit ihren hohl gewordenen Werten zu repräsentieren verstand, nach innen aber als Direktor der Chirurgischen Klinik, an der über ein Jahrzehnt lang Männer zwangsweise sterilisiert wurden, eines der schlimmsten NS-Medizinverbrechen mitverantwortete. Die gleiche Schuld lud an der Frauenklinik Hans Naujoks auf sich, wie die Vorgenannten Mitglied der NSDAP. Hans Eppinger, der schon 1933 aus Köln nach Wien gewechselte Direktor der Medizinischen Klinik, war anders als von Haberer ein in vielerlei Hinsicht offen jenseits moralisch gebotener Grenzen agierender Mensch und später ein Hauptverantwortlicher der Dachauer Salzwassertrinkversuche. Profiteur der mörderischen Gewaltherrschaft war das Anatomische Institut. Dessen Direktor Otto Veit war kein Nationalsozialist, wurde verfolgt und 1937 des Amtes enthoben. Und doch nutzte er die ungewohnte Möglichkeit, die Leichen von hingerichteten jungen gesunden Menschen in Lehre und Forschung zu verwenden. Erst recht taten dies seine nationalsozialistischen Nachfolger Hans Böker und Franz Stadtmüller. Wie schief Kategorisierungen, die nicht nur der Historiker aus Gründen der Praktikabilität gerne vornimmt, sein können, zeigt das Beispiel des Anthropologen Walter Brandt. In der Weimarer Republik noch SPD-Mitglied lehrte er bald „Erb- und Rassekunde" und trat in die NSDAP ein. 1936 aber wurde er wegen seiner von den Nationalsozialisten als Jüdin angesehenen Ehefrau entlassen und emigrierte. Ein anderes NSDAP-Mitglied war der schon 1931 der Partei beigetretene Chirurg Hermann Franz Haberland, dessen sich unter anderem in der Freude an juristischen Auseinandersetzungen spiegelnder Aktivismus selbst seinen Parteigenossen missfiel, ihn häufig zum Thema in Fakultätssitzungen machte und ihn nie in die Nähe eines Ordinariats gelangen ließ. Ein Propagandist des Nationalsozialismus, der die „Säuberung" der Universität als Ziel verfocht, war der Medizinhistoriker Fritz Lejeune, der zugleich dem Bild eines hochgebildeten Akademikers zu entsprechen suchte. Ein anderer Charakter war der Ophthalmologe Karl vom Hofe. Er betrachtete sich zwar als Nationalsozialist, warnte aber mit Blick auf vermeintlich erbliche Augenkrankheiten vor einer undifferenzierten Anwendung des Zwangssterilisationsgesetzes. Die Psychiatrische und Nervenklinik, von wo aus andernorts häufig „Euthanasie"-Verbrechen gesteuert wurden, wurde in Köln mit Gustav Aschaffenburg und Walter Jahrreiß zunächst von Männern geleitet, die bald in die Emigration gezwungen wurden. Ihr Nachfolger Maximinian de Crinis verließ Köln, bevor er zum Mitorganisator der „Euthanasie" wurde. Das NSDAP-Mitglied Ernst Fünfgeld führte die Klinik anschließend eher unauffällig durch den Krieg. Sucht man nach einem Kölner Original, wird man beim langjährigen Direktor des zahnmedizinischen Instituts, Karl Zilkens, fündig. Auch aufgrund seines Alters sah er sich nicht mehr veranlasst, in die NSDAP einzutreten, und konnte sich bei Studierenden und in der Bürgerschaft als einstiger Prinz Karneval im Dreigestirn hoher Popularität sicher sein. Dass gebürtiger Kölner zu sein im Nationalsozialismus zum Nachteil gereichen konnte, zeigt die parteiinterne Bewertung des außerordentlichen Professors für Chirurgie Hermann Paas. Er hatte sich zwar in vielfältiger Weise den Nationalsozialisten angeschlossen, wurde aber als „typischer Kölner in seiner oberflächlichen Art" negativ bewertet.

Zu denen, die Distanz zum Nationalsozialismus zu halten versuchten, zählt der Direktor der Augenklinik, Ernst Engelking, der klar die Form der Rektorenwahl missbilligte. Von den 38 Professoren der NS-Zeit, die einer Klinik, einem Institut oder einem de facto eigenständigen Fach vorstanden, konnte bei zehn keine Mitgliedschaft in der NSDAP nachgewiesen werden; hinzu kommen die beiden als Juden verfolgten Professoren Gustav Aschaffenburg und Bruno Kisch. Im Vergleich ragt die Kölner Medizinische Fakultät weder im Guten noch im Schlechten heraus. Sie versammelte weder Widerstand und Opposition, noch fällt sie durch menschenverachtende Forschungsprojekte oder eine exponierte Beteiligung an der NS-„Euthanasie" auf. Anders als an der Bonner Medizinischen Fakultät, wo zwei Psychiater im Rahmen der T4-Aktion über Leben und Tod entschieden, gab es in Köln keinen T4-Gutachter.

Im Krieg waren an den medizinischen Universitätseinrichtungen ausländische Zwangsarbeiterinnen und Zwangsarbeiter beschäftigt. Hier wurden sie auch als Patientinnen und Patienten versorgt, oft aber größeren Gefahren als deutsche Kranke und Verletzte ausgesetzt, die teilweise in als sicher geltende Gebäude außerhalb der Stadt evakuiert wurden. Den Lehrbetrieb und die Gesundheitsversorgung aufrechtzuerhalten beziehungsweise nach Zerstörungen rasch wieder herzustellen, blieb für viele Verantwortliche in der Medizinischen Fakultät während des Krieges ein hochrangiges Ziel, das durch Einberufungen zur Wehrmacht, Absetzbewegungen und Aufgaben an den Evakuierungsorten zum Ende des Krieges kaum noch zu erreichen war.

Welche dramatischen Folgen schon das für die Kölner Medizinische Fakultät zu konstatierende durchschnittliche Mitmachen am verbrecherischen System hatte, ist immer wieder vor Augen zu führen. Betroffen waren gegen ihren Willen mit nachhaltigen Folgen Operierte, gegen ihren Willen aus ideologischen Gründen Nichttherapierte, die unterschiedlicher Rechte Enthobenen, die zwangsweise zur Arbeit Verschleppten und in den Reihen der Mitarbeiterinnen und Mitarbeiter die Entlassenen oder von der Lehrtätigkeit Entbundenen. Zum Schluss soll aus den Reihen dieser vielen Tausend Menschen, die in der NS-Zeit schreckliche Erfahrungen an den Einrichtungen der Kölner Medizinischen Fakultät machen mussten, der aus Köln vertriebene Dermatologie-Professor Emil Meirowsky zitiert sein. Als er 1946 von der Fakultät das Angebot erhielt, nach Köln zurückzukehren, reagierte er entschieden ablehnend:

I regret to be unable to accept your offer. The atrocities which were commit[t]ed after Hitler become your leader were mainly due to the lack of resistance by those who were ‚Professors', that means ‚Bekenner' of truth and decency. You stood for freedom of science and research but you did not hesitate to give up your privilege of being a team of ‚Bekenner' and to betray the ideals which once made Germany a forward fortress of science. You did not protest against the removal of your Colleagues of Jewish extraction who have contributed so very much to the outstanding success of German science in pre-Hitler times. You even silently and without opposition accepted the fact that members of your Faculties were murdered in Concentration Camps together with millions of innocent men, women and children. For all these reasons you have forfeited your call as Professors in the sense of „Bekenner" or your call as doctors as protagonists of humanity irrespective of races, creeds and colour. I am called upon my conscience to ask you to delete my name from the Archives of your Faculty.[3]

Tabelle 12: Direktoren/Leiter von Kliniken, Instituten und eigenständigen Fächern in der NS-Zeit

Name	NSDAP	SA	SS	Bemerkungen
Aschaffenburg, Gustav, Nerven 23.5.1866 Zweibrücken – 2.9.1944 Baltimore Köln 1904–1934	nein			Als Jude verfolgt und emigriert
Bering Friedrich, Haut 2.2.1878 Fröndenberg – 10.7.1950 Köln Köln 1931–1949	1.5.1933 (Nr. 3511120)			Burschenschaft Germania Tübingen; bis 1931 DVP; NSDDV, NSAHB, NSV, RLB, VDA, Deutsche Jägerschaft, Reichsdozentenschaft
Böker, Hans, Anatomie 14.11.1886 Ciudad de México/Mexiko – 23.4.1939 Köln Köln 1938/39	1.7.1934	1.7.1934 (Nr. 2112104)	FM 2.5.1934 (Nr. 1011297)	NSV 1934, Reichsbund der Kinderreichen 1934; Reichsluftschutzbund 1935; Opferring der NSDAP
Brandt, Walter, Anthropologie 26.1.1889 Berlin – 16.7.1971 Camberg Köln 1926–1936	3/1933–1934			SPD 1931; wg. „jüdischer Versippung" 1936 entlassen und emigriert
Claußen, Ferdinand, Erbbiologie 7.7.1899 Mölln – 9.1.1971 Benrath Köln 1939–1945	1933	1934		NSDÄB 1935; NSV 1936; Reichsdozentenschaft 1939; RDF 1941; Ortsvorsitzender Köln der Dt. Ges. f. Rassenhygiene 1941
Crinis, Maximinian de, Nerven 29.5.1889 Ehrenhausen – 2.5.1945 Stahnsdorf Köln 1934–1938	21.12.1931 (Nr. 688247)		18.2.1936 (Nr. 276171)	1943 SS-Standartenführer; Mitorganisator der „Euthanasie"; Referent für die Medizinischen Fakultäten im Reichswissenschaftsministerium
Engelking, Ernst, Augen 5.5.1886 Gadderbaum – 20.4.1974 Heidelberg Köln 1930–1935	nein			Oppositionelle Äußerungen gegen die Form der Rektorenwahl
Eppinger, Hans, Innere 5.1.1879 Prager Neustadt – 25.9.1946 Wien Köln 1930–1933	1.5.1937 (Nr. 6164614)			1944 mitverantwortlich für die Salzwassertrinkversuche im KZ Dachau

Name	NSDAP	SA	SS	Bemerkungen
Fünfgeld, Ernst, Nerven 4.11.1895 Frankfurt am Main – 13.4.1948 Gummersbach Köln 1939–1945	1933 (Nr. 1811121)			NSLB, NSDÄB
Grashey, Rudolf, Röntgen 24.2.1876 Deggendorf – 24.9.1950 Bad Tölz Köln 1928–1944/45	1937			Stahlhelm; NSKK 1933; NSLB; Reichskriegerbund; Reichsdozentenschaft; Ermächtigung zur Zwangssterilisation durch Bestrahlung
Guillery, Hermann, Pathologie 28.11.1898 Köln – 6.11.1961 Köln Köln 1931–1961	wohl nicht			DNVP 1919; NSV 1935
Güttich, Alfred, HNO 12.4.1883 Hecklingen – 10.1.1948 Köln Köln 1928–1948	1937			Turnverbindung Markomannia Greifswald; DVP; VdA 1924; NSdFB 1930; RDB 1933; Reichsdozentenschaft 1937; NSV 1937
Haberer, Hans von, Chirurgie 12.3.1875 Wien – 29.4.1948 Düren Köln 1930–1948	1.5.1937 (Nr. 4066128)		FM 1933	NSV 1935; Deutsche Jägerschaft 1935; NSDÄB 1937; RDB; NSAHB
Hackenbroch, Matthias, Orthopädie 5.7.1894 Köln – 3.9.1979 Köln Köln 1919–1966	1937	1934		Vorstandsmitglied Katholische Gesellschaft für Krüppelfürsorge 1931; Stahlhelm 1933; NSLB 1933; SA-Oberscharführer; NSDÄB 1934; NSV 1934; NSKOV 1935
Hering, Heinrich Ewald, Physiologie 3.5.1866 Wien – 16.12.1948 Papenhusen Köln 1919–1935	wohl nicht			NSLB 1934; Reichsdozentenschaft 1934; NSV
Hofe, Karl vom, Augen 6.3.1898 Lüdenscheid – 20.8.1969 Düsseldorf Köln 1938–1966	12/1937–10/1939 (Anwärter)			Nach NSDAP-Austritt vergebliches Bemühen um Wiedereintritt; Stahlhelm; RLB 1937; NSV 1935; NSKK
Jahrreiß, Walter Otto, Nerven 3.3.1896 Dresden – 6.8.1985 Köln 1926–1936 (Lehrstuhlvertreter 1934–1936)				Wegen jüdischer Ehefrau verfolgt; Emigration 1936; NSLB, NSV
Kaboth, Georg, Frauen 31.5.1892 Nimptsch – Köln 1926–1936	NSDAP 1937	1934–1937		Für Zwangssterilisation mit Strahlen berechtigt; Stahlhelm; SA-Sturmbannarzt
Kisch, Bruno, Physiologie 28.8.1890 Prag – 12.8.1966 Bad Nauheim Köln 1925–1935				Als Jude verfolgt und emigriert
Kleinschmidt, Hans, Kinder 18.6.1885 Elberfeld – 4.1.1977 Bad Honnef Köln 1931–1949	1937			Reichsdozentenbund

Name	NSDAP	SA	SS	Bemerkungen
Klenk, Ernst, Physiologische Chemie 14.10.1896 Pfalzgrafenweiler – 29.12.1971 Köln Köln 1936–1965	1.5.1933	1.4.1934		VDA 1933–1936; NSDDB 1934; Reichsdozentenschaft 1934; NSV 1935; NSDÄB 1934; NS-Reichskriegerbund 1940
Knipping, Hugo, Innere 9.7.1895 Dortmund – 25.12.1984 Bonn Köln 1939–1964	1933			NSV 1934; NSDÄB 1934; Reichsdozentenschaft
Külbs, Franz, Innere 31.12.1875 Rheine – 1.1.1964 Hoffnungsthal Köln 1917–1939				Stahlhelm, NSKK
Lejeune, Fritz, Medizingeschichte 1.7.1892 Köln – 26.10.1966 Villach Köln 1925–1940	1922 (Nr. 3964, bis 1925); 1932 (Nr. 1348128)	ja	ja	stellv. Gauleiter in Pommern; NSV; NSDÄB; NSLB; Kyffhäuser
Leupold, Ernst, Pathologie 15.6.1884 Plauen – 5.5.1961 Köln Köln 1930–1957	10/1923–1924; 1925/26; 1937–1945		FM 1935	Freikorps Epp 1919; Stahlhelm; NSDBB 1937; NSV 1937
Lullies, Hans, Physiologie 31.8.1898 Königsberg – 5.8.1982 Berlin Köln 1935–1941	1937	1933		NSLB; SA-Sturmbannarzt
Meisner, Wilhelm, Augen 5.10.1881 Wanne – 2.1.1956 München Köln 1935–1937	1937 (Nr. 4187447)	1934		DNVP
Müller, Reiner, Hygiene 20.5.1879 (Linnich)-Tetz – 5.7.1953 Köln Köln 1913–1951	nein			Kolonialverein/RKB 1908; Kriegerverein/NS-Reichskriegerbund 1910; DAF 1933; NSLB 1933; NSV 1934; RDB 1934; Beisitzer in Erbgesundheits- und Erbgesundheitsobergericht
Naujoks, Hans, Frauen 2.9.1892 Jessen/Landkreis Insterburg – 29.9.1959 Frankfurt am Main Köln 1934–1945	1933 (Nr. 2828601)	ja	FM	Stahlhelm; NSDDB; NSDÄB; NSLB; NSV; an Zwangssterilisationen beteiligt
Pesch, Karl, Hygiene 30.4.1889 Köln – 16.5.1941 Prag Köln 1913–1938	1937	11/1933		SA-Scharführer, Adjutant des SA-Brigadearztes; NSDÄB; NSDDB
Schneider, Max, Physiologie 21.10.1904 Radelfingen/Schweiz – 13.8.1979 Losone/Schweiz Köln 1943–1971	1937 (Nr. 5074728)		1933 (Nr. 90112)	NSDDB, NSDÄB, Reichsdozentenschaft, SS-Oberscharführer
Schüller, Joseph, Pharmakologie 21.2.1888 Köln – 13.9.1968 Köln Köln 1922–1956	nein			

Name	NSDAP	SA	SS	Bemerkungen
Schulten, Hans, Innere 25.7.1899 Elberfeld – 5.3.1965 Köln Köln 1943–1965	1937	1933		Corps Rhenania Tübingen; Stahlhelm SA-Sanitätssturmführer; NSDÄB 1937; Reichsdozentenschaft 1936
Stadtmüller, Franz, Anatomie 20.1.1889 Kassel – 25.03.1981 Hof/Saale Köln 1940–1945	1933	nein	FM seit Dezember 1933	NSDÄB 1935; NSLB 1934; NSDoB; NSAHB; Reichsdozentenschaft; RLB; Deutsche Jägerschaft; DRK; Deutscher Luftsportverband
Veit, Otto, Anatomie 17.10.1884 Berlin – 17.10.1972 Köln Köln 1925–1937, 1945–1957	nein			DNVP 1920–1933; wegen jüdischen Großvaters entlassen; Einsatz für die Zuteilung der Leichen hingerichteter politischer Gefangener
Velhagen, Karl, Augen 22.9.1897 Chemnitz – 19.12.1990 Berlin Köln 1937/38 (Lehrstuhlvertreter)	1937 (Nr. 4482514)	1933		NS-Fliegerkorps; NS-Lehrerbund; NS-Ärztebund 1938; Reichsluftschutzbund
Wüllenweber, Gerhard, Innere 8.11.1894 Berlin – 20.12.1942 Köln Köln 1922–1942		ja		DNVP; Stahlhelm 1933; SA-Sturmbannarzt
Zilkens, Karl, Zahn 9.1.1876 Köln – 1.5.1967 Köln Köln 1912–1960	nein			RDB 1934; NSV 1934; RLB 1938; NS-Reichskriegerbund 1938

Anmerkungen

Einleitung

1. UA Köln, 28/3, Vertrag vom 27./29.5.1919, § 1.
2. UA Köln, 28/3, Vertrag vom 27./29.5.1919, § 1. – Zum Augustahospital vgl. Kristin Becker, Öffentliche Gebäude des 20. Jahrhunderts in Köln – mit Ausnahme der Schulbauten, Diss. phil. Bonn 1996, S. 189 f.
3. UA Köln, 28/3, Vertrag vom 27./29.5.1919, § 1.
4. UA Köln, 28/3, Vertrag vom 27./29.5.1919, § 13.
5. Anonymus, Vom Gutshof zur Krankenstadt. 25 Jahre Krankenanstalt Lindenburg, in: Kölnische Zeitung, 15.11.1933. Vgl. Becker, Gebäude, S. 189 ff.; Axel Hinrich Murken, Vom Armenhospital zum Großklinikum. Die Geschichte des Krankenhauses vom 18. Jahrhundert bis zur Gegenwart, Köln 1988, S. 209 f.; Konrad Adenauer/Volker Gröbe, Lindenthal. Die Entwicklung eines Kölner Vororts, Köln 1987, S. 150 ff.
6. Anonymus, Gutshof.
7. Zur (Vor-)Geschichte der Lindenburg vgl. Vorstand der Uniklinik Köln (Hg.), 100 Jahre Klinik „auf der Lindenburg". Festschrift des Universitätsklinikums Köln, Köln 2008, vor allem die Beiträge von Monika Frank.
8. Heidrun Edelmann, Die Adenauers und die Universität zu Köln, Wien/Köln/Weimar 2019, S. 191.
9. Vgl. Edelmann, Adenauers, S. 191–196; Monika Frank, Medizinisches Lehren und Lernen in Köln. Von Missionaren, Bahnärzten und Gesundheitsökonomen, in: Vorstand, 100 Jahre, S. 57–74, S. 72.
10. Vgl. Peter Liebermann, „Die Minderwertigen müssen ausgemerzt werden". Beispiele aus der medizinischen Fakultät, in: Heilen und Vernichten im Nationalsozialismus. Ausstellung im VHS-Forum, Köln 1985, o.S. (nach S. 140).
11. Vgl. Liebermann, Die Minderwertigen, o.S. (nach S. 140).
12. Vgl. Liebermann, Die Minderwertigen, o.S. (nach S. 140).
13. UA Köln, 28/51, Jansen/Wissenschaftsministerium an Medizinische Fakultät Köln durch Rektor, 1.12.1934.
14. Vgl. Kim Opgenoorth, Gemeinschaft und Gegner in der HJ-Zeitung „Die Fanfare", in: Geschichte in Köln 65 (2018), S. 111–144, S. 140 ff.
15. UA Köln, 9/28, zit. n. [Andreas Freitäger], Der Name der Universität in: https://uniarchiv.uni-koeln.de/geschichtsort-benutzung-und-forschung/forschung-im-archiv/symbole-und-insignien-der-universitaet, einges. 25.8.2021. Vgl. Andreas Freitäger, 100 Jahre Neue Universität zu Köln 1919–2019. Begleitband zur Ausstellung des Historischen Archivs der Universität und der Universitäts- und Stadtbibliothek 8. Mai – 31. Oktober 2019, Köln 2019, S. 42.
16. [Andreas Freitäger], Der Name der Universität, in: https://uniarchiv.uni-koeln.de/geschichtsort-benutzung-und-forschung/forschung-im-archiv/symbole-und-insignien-der-universitaet, einges. 25.8.2021.
17. Liebermann, Minderwertigen.
18. Monika Frank, Medizinische Forschung in Köln bis zum Zweiten Weltkrieg. Zwischen Krankenbett und Laboratorium, in: Vorstand, 100 Jahre, S. 75–98; Irene Franken, „dass ich kein rabiater Nationalsozialist gewesen bin." NS-Medizin an Kölner Unikliniken am Beispiel von Hans C. Naujoks (1892–1959), Direktor der Universitäts-Frauenklinik, in: Vorstand, 100 Jahre", S. 99–134; Irene Franken, Varianten des Rassismus – Zwangssterilisierte, Jüdinnen und Zwangsarbeiterinnen als Patientinnen der Kölner Universitäts-Frauenklinik 1934 bis 1945, in: Jost Dülffer/Margit Szöllösi-Janze (Hg.), Schlagschatten auf das „braune Köln". Die NS-Zeit und danach, Köln 2010 (= Veröffentlichungen des Kölnischen Geschichtsvereins e.V. 49), S. 179–201.
19. Wilfent Dalicho, Sterilisationen in Köln auf Grund des Gesetzes zur Verhütung erbranken Nachwuchses vom 14. Juli 1933 nach den Akten des Erbgesundheitsgerichts von 1934 bis 1943. Ein systematischer Beitrag zur gerichtsmedizinischen, sozialen und soziologischen Problematik, – erstellt mit Hilfe der elektronischen Datenverarbeitung durch den Siemens-Computer 4004/55, Diss. med. Köln 1971.
20. Sonja Endres, Zwangssterilisationen in Köln 1934–1945, Köln 2010 (= Schriften des NS-Dokumentationszentrums der Stadt Köln 16).
21. Ansgar Sebastian Klein, „Euthanasie", Zwangssterilisation, Humanexperimente. NS-Medizinverbrechen an Rhein und Sieg 1933–1945, Wien/Köln/Weimar 2020 (= Stadt und Gesellschaft 8).
22. Margit Szöllösi-Janze/Andreas Freitäger, „Doktorgrad entzogen!" Aberkennungen akademischer Titel an der

Universität Köln 1933 bis 1945. Dokumentation, Köln 2005.
23 Christian Gebauer, Die Universitätskliniken Köln. Die Baugeschichte der Lindenburg von 1848 bis 1965, Diss. med. dent. Köln 1980 (= Kölner medizinhistorische Beiträge 11).
24 Marielene Putscher (Hg.), Rheinische Splitter und Augenblicke, Köln 1976.
25 Rolf Ortmann, Die jüngere Geschichte des Anatomischen Instituts der Universität zu Köln 1919–1984. 65 Jahre in bewegter Zeit, Köln/Wien 1986 (= Studien zur Geschichte der Universität zu Köln 3).
26 Arifa Hesso/Markus A. Rothschild, Über die Anfänge der Rechtsmedizin an der Universität zu Köln. Zur Entstehungsgeschichte des Instituts für Rechtsmedizin am Kölner Melatengürtel, in: Rechtsmedizin 31 (2021), S. 520–525.
27 Horst Schütz, Gesundheitsfürsorge zwischen humanitärem Anspruch und eugenischer Verpflichtung. Entwicklung und Kontinuität sozialhygienischer Anschauungen zwischen 1920 und 1960 am Beispiel von Prof. Dr. Carl Coerper, Husum 2004 (= Abhandlungen zur Geschichte der Medizin und der Naturwissenschaften 98).
28 Klaus Schmierer, Medizingeschichte und Politik. Karrieren des Fritz Lejeune in der Weimarer Republik und im Nationalsozialismus, Husum 2002 (= Abhandlungen zur Geschichte der Medizin und der Naturwissenschaften 96).
29 Horst Kraft, Karl Zilkens (1876–1967) und die Kölner Zahnklinik, Diss. med. dent. Köln 1982.
30 Hinrich Jasper, Maximinian de Crinis (1889–1945). Eine Studie zur Psychiatrie im Nationalsozialismus, Husum 1991 (= Abhandlungen zur Geschichte der Medizin und der Naturwissenschaft 63).
31 Hans-Georg Schuh, Hans von Haberer (1875–1958) und die Chirurgie in Köln, Diss. med. Köln 1986.
32 Horst Matzerath, Köln in der Zeit des Nationalsozialismus 1933–1945, Köln 2009 (= Geschichte der Stadt Köln 12).
33 Frank Golczewski, Kölner Universitätslehrer und der Nationalsozialismus, Köln 1988 (= Studien zur Geschichte der Universität zu Köln 8).

Die Fakultät im NS-Staat

1 Vgl. Golczewski, Universitätslehrer, S. 50; Klaus Schmierer, Medizingeschichte und Politik. Karrieren des Fritz Lejeune in der Weimarer Republik und im Nationalsozialismus, Husum 2002 (= Abhandlungen zur Geschichte der Medizin und der Naturwissenschaften 96), S. 131 f.
2 Vgl. ausführlich Golczewski, Universitätslehrer, S. 50 ff.; Schmierer, Medizingeschichte, S. 51 f. sowie unten in den Kapiteln zu Lejeune und den Studierenden.
3 Vgl. Jochen von Lang, Der Hitlerjunge. Baldur von Schirach. Der Mann, der Deutschlands Jugend erzog, Neuaufl. München 1991, S. 56 ff.; Erich Meuthen (Hg.), Kölner Universitätsgeschichte III. Die neue Universität. Daten und Fakten, Köln/Wien 1988, S. 35.
4 Zit. n. Bernd Heimbüchel, Die neue Universität. Selbstverständnis – Idee und Verwirklichung, in: ders./Klaus Pabst, Das 19. und 20. Jahrhundert, Köln 1988, S. 101–692, S. 589. Vgl. Liebermann, Minderwertigen, S. 141.
5 UA Köln, 28/3, Anonymus, „Die Gleichschaltung der Hochschulen. Das Kölner Beispiel wird anempfohlen", Kölner Stadt-Anzeiger, 12.4.1933. Vgl. auch Anonymus, Die revolutionären Auswirkungen der Kölner Tat: Kultusminister Rust empfiehlt allen Hochschulen, dem Kölner Beispiel zu folgen, in: Westdeutscher Beobachter, 13.4.1933 (auch in: UA Köln, 571/130).
6 UA Köln, 28/3, Auszug aus dem Beschlussbuche des Senats, 8.11.1933.
7 Vgl. ausführlich Birgit Bernard/Jürgen Müller, Oberbürgermeister der Stadt Köln 1941–1944 – biographische Annäherungen an einen NS-Funktionär, in: Geschichte in Köln 64 (2017), S. 155–189; Birgit Bernard, Peter Winkelnkemper, in: Internetportal Rheinische Geschichte (https://www.rheinische-geschichte.lvr.de/Persoenlichkeiten/peter-winkelnkemper/DE-2086/lido/57c932053b9326.79453837, einges. 10.8.2022). Zu den vom Oberbürgermeister als Vorsitzendem bestimmten Geschäftsführenden Vorsitzenden des Kuratoriums und deren zeitweilig in die Führungsposition gelangten Stellvertretern in der NS-Zeit (Christian Eckert, Günter Riesen, Peter Winkelnkemper, Erwin Faßl, Wolfgang Utendörfer, Erich Evertz und Julius Ludwig) vgl. Andreas Freitäger, „K. und K. op kölsch" – Vom Geschäftsführenden Vorsitzenden des Kuratoriums zum Kanzler der Universität. Prolegomena zu einer Verwaltungsgeschichte der Universität zu Köln, in: Peter Hanau/Carl August Lückerath/Wolfgang Schmitz/Clemens Zintzen (Hg.), Engagierte Verwaltung für die Wissenschaft. Festschrift für Johannes Neyses, Kanzler der Universität zu Köln zum 60. Geburtstag, Köln 2007, S. 81–102, S. 86 ff.

8 UA Köln, 9/8.
9 Vgl. Wolfgang F. Meier/Werner Schäfke, Kölns Weg in die Gegenwart. Vom Ende des Kaiserreichs bis ins 21. Jahrhundert, Wien/Köln/Weimar 2020, S. 27.
10 UA Köln, 67/239, Dekan Dietrich an Kuratorium, 11.6.1920.
11 Vgl. Edelmann, Adenauers, S. 272.
12 Vgl. Sabine Eichler, Das Abraham von Oppenheim'sche Kinderhospital im Vringsveedel in: Jahrbuch des Kölnischen Geschichtsvereins 83 (2019), S. 191–216, S. 214; Johannes Vossen, „Ausmerze und Auslese". Das Kölner Gesundheitsamt im Nationalsozialismus, in: Thomas Deres (Hg.), krank/gesund. 2000 Jahre Krankheit und Gesundheit in Köln, Köln 2005, S. 270-293, S. 277; Endres, Zwangssterilisation, S. 83.
13 Für viele: UA Köln, 28/17, Grohé an Rektor Haberer, 6.4.1935. Zu Grohé vgl. Daniel Meis, Josef Grohé (1902–1987). Ein politisches Leben? Berlin 2020, passim; Birte Klarzyk, Vom NSDAP-Gauleiter zum bundesdeutschen Biedermann: der Fall Josef Grohé, in: Jost Dülffer/Margit Szöllösi-Janze (Hg.), Schlagschatten auf das „braune Köln". Die NS-Zeit und danach, Köln 2010 (= Veröffentlichungen des Kölnischen Geschichtsvereins e.V. 49), S. 307–326, passim.
14 UA Köln, 28/17, i.V. gez. Stuckert/Wissenschaftsministerium an Medizinische Fakultäten, 29.1.1934, Abschrift.
15 UA Köln, 28/17, i.V. gez. Stuckert/Wissenschaftsministerium an Medizinische Fakultäten, 29.1.1934, Abschrift.
16 UA Köln, 28/17, Hartung an Kurator Winkelnkemper, 15.3.1934, Abschrift; ebd., 67/673, Dekan an Winkelnkemper, 9.11.1933, Durchschlag. Zu Hartung vgl. auch NS-Dokumentationszentrum der Stadt Köln, Interview Herbert Britz, geb. 17.12.1917 (https://eg.nsdok.de/default.asp?typ=interview&pid=101&aktion=erstes, einges. 29.11.2022).
17 UA Köln, 28/17, Dekan Bering an Kuratorium durch Rektor, 24.3.1934, Abschrift; ebd., i.V. gez. Stuckart/Wissenschaftsministerium an Medizinische Fakultäten, 23.4.1934, Abschrift.
18 UA Köln, 28/51, Bering an Wissenschaftsminister durch Rektor, 18.6.1934, Abschrift.
19 UA Köln, 28/102, Dekan Bering an Rektor, 30.7.1934. Siehe auch: UA Köln, 67/158, Protokoll der 224. Fakultätssitzung, 3.5.1934.
20 UA Köln, 28/17, Rektor von Haberer an Kuratorium, 2.5.1934, Durchschlag; ebd., 28/51, Hartung an Geldmacher, 11.3.1935.
21 UA Köln, 28/51, Dekan Bering an Hartung, 21.3.1935, Abschrift.
22 UA Köln, 67/697, 213. Fakultätssitzung, 7.4.1933, Verlaufsprotokoll.
23 Zu Haberland vgl. ausführlich Golczewski, Universitätslehrer, S. 321 ff., zur parteiinternen Auseinandersetzung mit Fritz Lejeune Schmierer, Medizingeschichte, S. 124 ff.
24 UA Köln, 67/697, 213. Fakultätssitzung, 7.4.1933, Verlaufsprotokoll.
25 UA Köln, 67/697, 213. Fakultätssitzung, 7.4.1933, Verlaufsprotokoll.
26 Vgl. oben
27 Vgl. Golczewski, Universitätslehrer, S. 56.
28 Vgl. Forsbach, Fakultät, S. 63; Höpfner, Universität, nach S. 302.
29 UA Köln, 67/697, 213. Fakultätssitzung, 7.4.1933, Verlaufsprotokoll; siehe auch UA Köln, 67/158, Protokoll der 213. Fakultätssitzung, 7.4.1933.
30 UA Köln, 67/697, 213. Fakultätssitzung, 7.4.1933, Verlaufsprotokoll.
31 UA Köln, 67/697, 213. Fakultätssitzung, 7.4.1933, Verlaufsprotokoll.
32 UA Köln 67/697, 213. Fakultätssitzung, 7.4.1933, Verlaufsprotokoll.
33 Hermann Haberland, Zahnerkrankungen als Ursache und Folge anderer Erkrankungen, München 1927 (= Der Arzt als Erzieher 55).
34 UA Köln 27/82, Müller an Leupold, 12.7.1933. Vgl. Golczewski, Universitätslehrer, S. 328.
35 Vgl. Golczewski, Universitätslehrer, S. 328.
36 UA Köln, 564/21, Lejeune an de Crinis, 8.12.1934.
37 UA Köln, 28/27, Stuckart/Wissenschaftsministerium an Kuratorium Köln, 12.1.1934, Abschrift.
38 UA Köln, 28/27, Achelis/Wissenschaftsministerium an Rektor, 1.2.1934.
39 UA Köln, 28/27, Aufstellung des Dekans der Medizinischen Fakultät, o.D. [13.3.1934].
40 UA Köln, 28/28, Dekan Lullies an Rektor Köln, 1.11.1938.
41 UA Köln, 67/158, Protokoll der 238. Fakultätssitzung, 8.10.1936.
42 UA Köln, 67/158, Protokoll der 251. Fakultätssitzung, 13.10.1938.
43 UA Köln, 67/158, Protokoll der 252. Fakultätssitzung, 17.11.1938.
44 UA Köln, 571/241, Pressemitteilung der Universität Köln, o.D. – Einige Zeitungen berichteten im Sinne der Pressemitteilung: Anonymus, Facharztfortbildungskurs in Köln. Auszeichnung der Universität. Ausländische Beteiligung, in: Der Neue Tag, 5.8.1938; Anonymus, Internationaler Facharztfortbildungskurs in Köln, in: Kölnische Zeitung, 5.8.1938; Anonymus, Der internationale

Facharztfortbildungskursus in Köln, in: Westdeutscher Beobachter, 9.8.1938.
45 UA Köln, 571/241, Pressemitteilung der Universität Köln, o.D.
46 UA Köln, 564/17, Fragebogen über Straaten, 11.2.1935.
47 UA Köln, 571/241, Pressemitteilung der Universität Köln, o.D.
48 UA Köln, 571/241, Pressemitteilung der Universität Köln, o.D.
49 Vgl. ausführlich Bernard/Müller, Winkelnkemper, S. 172.
50 UA Köln, 67/673, Dekan Bering an Rektor Geldmacher, 24.12.1934, Durchschlag.
51 UA Köln, 67/673, Dekan Bering an Rektor Geldmacher, 24.12.1934, Durchschlag.
52 UA Köln, 67/673, Dekan Bering an Rektor Geldmacher, 24.12.1934, Durchschlag.
53 UA Köln, 67/673, Dekan Bering an Rektor Geldmacher, 24.12.1934, Durchschlag; ebd., Rektor an Winkelnkemper, 9.1.1935.
54 UA Köln, 67/673, Rektor Geldmacher an Winkelnkemper, 9.1.1935.
55 UA Köln, 67/673, Rektor Geldmacher an Winkelnkemper, 9.1.1935.
56 Vgl. Freitäger, K. und K., S. 92.
57 UA Köln, 62/674, Rektor Geldmacher an Dekan MF, 9.2.1935.
58 Bernard/Müller, Winkelnkemper, S. 173.
59 Vgl. Bernard/Müller, Winkelnkemper, S. 172 f.
60 UA Köln, 28/3, Vertrag vom 27./29.5.1919.
61 UA Köln 67/697, 213. Fakultätssitzung, 7.4.1933, Verlaufsprotokoll.
62 Vgl. unten.
63 UA Köln, 67/644, Rundschreiben Berings, 19.1.1934.
64 HASt Köln, 690/273, Angelegenheiten der bei der MF angestellten Professoren, Aktennotiz Coerpers, 13.7.1934.
65 HASt Köln, 690/273, Angelegenheiten der bei der MF angestellten Professoren, Aktennotiz Coerpers, 13.7.1934.
66 HASt Köln, 690/273, Angelegenheiten der bei der MF angestellten Professoren, Aktennotiz Cocrpers, 17.7.1934.
67 HASt Köln, 690/273, Angelegenheiten der bei der MF angestellten Professoren, OB Köln an Reichswissenschaftsminister, 18.8.1934, Entwurf, Abschrift.
68 HASt Köln, 690/273, Angelegenheiten der bei der MF angestellten Professoren, Riesen an Reichswissenschaftsminister, 10.9.1934, Abschrift.
69 HASt Köln, 690/273, Angelegenheiten der bei der MF angestellten Professoren, Bericht Coerpers an den Oberbürgermeister, 26.7.1933, Auszug, vertrauliche Abschrift.
70 HASt Köln, 690/273, Angelegenheiten der bei der MF angestellten Professoren, Bericht Coerpers an den Oberbürgermeister, 26.7.1933, Auszug, vertrauliche Abschrift.
71 HASt Köln, 690/273, Angelegenheiten der bei der MF angestellten Professoren, Bericht Coerpers an den Oberbürgermeister, 26.7.1933, Auszug, vertrauliche Abschrift.
72 Vgl. unten.
73 HASt Köln, 690/273, Angelegenheiten der bei der MF angestellten Professoren, Aktennotiz Riesens, 3.2.1934.
74 HASt Köln, 690/273, Angelegenheiten der bei der MF angestellten Professoren, OB Köln an Reichswissenschaftsministerium, 19.8.1934, Entwurf Coerpers.
75 UA Köln, 17/III/4060, OB Schmidt an Wissenschaftsminister, 11.10.1937 unter Bezug auf Verfügung des Wissenschaftsministeriums vom 6.10.1937; ebd., 67/673, Unterlagen zum Tod Schmidts.
76 UA Köln, 67/650, Dekan Bering an Wissenschaftsminister durch Rektor, 21.12.1933.
77 UA Köln, 67/95, Rundschreiben i.V. Zschintzsch/REM, 23.2.1939.
78 Hans von Haberer, Verwaltungsbericht des scheidenden Rektors Hofrat Professor Dr. med. Dr. med. h.c. Hans von Haberer (Sommer-Semester 1935 bis Sommer-Semester 1938 einschl.) bei der feierlichen Übergabe des Rektorats vom 18.11.1938, Köln 1939 (= Kölner Universitätsreden 36), S. 43.
79 UA Köln, 67/95, Dekan an Rektor, 22.5.1939, Durchschlag.
80 UA Köln, 28/5, Rektorat an Richard Ohling/Leiter des Reichspropagandaamtes Köln-Aachen, 16.6.1939.
81 UA Köln, 67/1037, Protokoll Besprechung Kurator Winkelnkemper mit 4 Dekanen und Dozentenschaftsführer de Crinis am 13.2.1935, o.D.
82 UA Köln, 67/697, Mitteilungen Dekan Berings an Fakultätsmitglieder, 29.3.1935.
83 UA Köln, 67/697, Mitteilungen Dekan Berings an Fakultätsmitglieder, 29.3.1935.
84 Vgl. Edelmann, Adenauers, S. 225.
85 UA Köln, 67/95, Coerper an Dekan MF, 13.2.1928. Siehe auch ebd., Coerper an Dekan MF, 6.2.1928.
86 UA Köln, 67/95, Coerper an Dekan MF, 6.2.1928.
87 UA Köln, 67/95, Coerper an Dekan MF, 6.2.1928.
88 UA Köln, 67/95, Coerper an Dekan MF, 6.2.1928.
89 UA Köln, 67/95, Dekan MF an Coerper, 27.5.1928, Durchschlag. Vgl. Edelmann, Adenauers, S. 225.
90 Edelmann, Adenauers, S. 225.
91 Verzeichnis der Vorlesungen der Universität Köln im Sommer-Semester 1933, S. 9; ebd., im Sommer-Semester 1934, S. 9; Verzeichnis der Vorlesungen der Universität Köln im Winter-Semester 1934, S. 9; Personal- und Vor-

lesungsverzeichnis der Universität Köln für das Sommer-Semester 1935, S. 23; ebd., Wintersemester 1939/40, S. 27; ebd., Wintersemester 1942/43, S. 35.

92 Vgl. Nicola Wenge, Kölner Kliniken im Nationalsozialismus. Zur tödlichen Dynamik im lokalen Gesundheitswesen 1933–1945, in: Monika Frank/Fritz Moll (Hg.): Kölner Krankenhausgeschichten. Festschrift zum 200-jährigen Gründungsjubiläum der Kliniken der Stadt Köln, Köln 2006, S. 546–569, S. 548.

93 Personal- und Vorlesungsverzeichnis der Universität Köln für das Sommersemester 1935, S. 40; ebd., Wintersemester 1939/40, S. 42; ebd., Sommersemester 1940, S. 53; ebd., Trimester 1941, S. 42; ebd., II. Trimester 1941, S. 42; ebd., Wintersemester 1942/43, S. 51; vgl. Peter Liebermann, Carl Coerper (1886–1960), in: Thomas Deres (Hg.), krank/gesund, S. 294–295, S. 294. Vgl. Vossen, Ausmerze, S. 277; Endres Zwangssterilisation, S. 81ff. – In den Sommersemestern 1933 und 1934 bot Coerper laut Vorlesungsverzeichnis keine Lehrveranstaltung an.

94 Personal- und Vorlesungsverzeichnis der Universität Köln für das Wintersemester 1939/40, S. 97 (1 St., Di 18–19, Zoologisches Institut); ebd., Trimester 1941, S. 97; ebd., II. Trimester 1941, S. 95; ebd., Sommersemester 1942, S. 99 (1 St., Fr 12 ½–13 ¼, Bürgerhospital); ebd., Wintersemester 1942/43, S. 109 (1 St., Mo 16 ¾–17 ½, Hautklinik).

95 Personal- und Vorlesungsverzeichnis der Universität Köln für das Wintersemester 1939/40, S. 100 (1 St., Hygienisches Institut); ebd., Trimester 1941, S. 85 und S. 106; ebd., II. Trimester 1941, S. 103 und S. 123; ebd., Sommersemester 1942, S. 119 (1 St., Bürgerhospital); ebd., Wintersemester 1942/43, S. 97 (1 St., Bürgerhospital); ebd., Wintersemester 1942/43, S. 117 (1 St., Bürgerhospital). Die Veranstaltung wurde zeitweise nicht als Angebot der Medizinischen, sondern der Wirtschafts- und Sozialwissenschaftlichen Fakultät ausgewiesen.

96 Personal- und Vorlesungsverzeichnis der Universität Köln für das Wintersemester 1939/40, S. 100 (1 St., Hygienisches Institut).

97 Personal- und Vorlesungsverzeichnis der Universität Köln für das Wintersemester 1939/40, S. 105.

98 Personal- und Vorlesungsverzeichnis der Universität Köln für das Wintersemester 1939/40, S. 131.

99 Personal- und Vorlesungsverzeichnis der Universität Köln für das Trimester 1941, S. 101; ebd., II. Trimester 1941, S. 98 („Vorweisungen aus der Familiengesundheitspflege").

100 Personal- und Vorlesungsverzeichnis der Universität Köln für das Sommersemester 1942, S. 114 (1 St., Di 14 ¼–15, Gesundheitsamt Neumarkt); ebd., Wintersemester 1942/43, S. 112.

101 Personal- und Vorlesungsverzeichnis der Universität Köln für das Trimester 1941, S. 101 und S. 128; ebd., II. Trimester 1941, S. 98; ebd., Sommersemester 1942, S. 114 u. S. 141 (für Hörer aller Fakultäten, 1 St., Do 18–19, Physiologisches Institut); ebd., Wintersemester 1942/43, S. 112 u. S. 138.

102 UA Köln, 67/95, Coerper an Dekan MF, 13.2.1928. Ebd. findet sich auch ein Schriftenverzeichnis Coerpers.

103 Vgl. Liebermann, Carl Coerper, S. 294; Vossen, Ausmerze, S. 277.

104 Vgl. Liebermann, Carl Coerper, S. 294.

105 Vgl. Endres, Zwangssterilisation, S. 256 (LA NRW Düsseldorf, NW1057, PH3477; BA Berlin, BDC-Dossier Coerper); Schütz, Coerper, S. 22.

106 [Carl] Coerper, Die Grenzen der Fürsorge, in: Sozialhygienische Mitteilungen 15 (1931), S. 65–73, S. 69; vgl. Liebermann, Carl Coerper, S. 294; Endres, Zwangssterilisation, S. 83.

107 Vgl. Karl [sic] Coerper, Die sozialen Aufgaben des Arztes, in: Deutsche Medizinische Wochenschrift 31 (1932), S. 1214–1216.

108 Dr. Senckenbergisches Institut für Geschichte und Ethik der Medizin, Goethe-Universität Frankfurt am Main, Nachlass Alfons Fischer, Korrespondenz Coerper, Coerper an Fischer, 29.3.1933 (unkorrekt zitiert in Endres, Zwangssterilisation, S. 83).

109 Dr. Senckenbergisches Institut für Geschichte und Ethik der Medizin, Goethe-Universität Frankfurt am Main, Nachlass Alfons Fischer, Korrespondenz Coerper, Coerper an Fischer, 29.3.1933.

110 Dr. Senckenbergisches Institut für Geschichte und Ethik der Medizin, Goethe-Universität Frankfurt am Main, Nachlass Alfons Fischer, Korrespondenz Coerper, Coerper an Fischer, 29.3.1933.

111 C.[arl] Coerper, Zahnheilkunde und Sozialhygiene, in: Rudolf Weber (Hg.), Arbeit und Fortschritt. Festschrift zum 25jährigen Bestehen der Zahnklinik Köln und zu Ehren des 15jährigen Amtsjubiläums von Professor Dr. Karl Zilkens, Leipzig 1933 (= Deutsche Zahnheilkunde 86), S. 8–11.

112 Vgl. Vossen, Ausmerze, S. 275.

113 Vgl. ausführlich Klaus Schmidt, Franz Vonessen, in: Internetportal Rheinische Geschichte (http://www.rheinische-geschichte.lvr.de/Persoenlichkeiten/franz-vonessen/DE-2086/lido/57c9389eda8a84.52218603, einges. 21.9.2020).

114 Vgl. Vossen, Ausmerze, S. 275.

115 Vgl. Vossen, Ausmerze, S. 276.

116 Vgl. Vossen, Ausmerze, S. 276 f.
117 Vgl. Vossen, Ausmerze, S. 278. Ebd., S. 278 f. werden für das Jahr 1939 aufgelistet: Bezirk I: Med.-Rat Dr. Janssen; Bezirk II: Med.-Rat Prof. Dr. Niederhoff; Med.-Rätin Dr. Rohling; Bezirk III: Med.-Rat Dr. Kisgen; Fürsorgeärztin Dr. Düntzer; Bezirk IV: Fürsorgearzt Dr. Kleinofen; Fürsorgeärztin Dr. Rosell; Bezirk V: Stadtarzt Dr. Klein; Bezirk VI: Med.-Rat Dr. Creischer; Bezirk VII: Med.-Rat Dr. Meerbeck.
118 Vgl. Vossen, Ausmerze, S. 277.
119 Vgl. Wenge, Kliniken, S. 547.
120 Carl Coerper, Zum 25jährigen Jubiläum der Anstalt Lindenburg an der Universität Köln, in: Zeitschrift für das gesamte Krankenhauswesen 1943, Heft 3, S. 57–59, S. 58. Vgl. Wenge, Kliniken, S. 547.
121 Coerper, Jubiläum, S. 58. Vgl. Wenge, Kliniken, S. 547 ff.
122 Coerper, Jubiläum, S. 58.
123 Coerper, Jubiläum, S. 58.
124 UA Köln, 67/185, Carl Coerper, Die Neugestaltung der ärztlichen Ausbildung, Entwurf Mai 1937, S. 1.
125 UA Köln, 67/185, Carl Coerper, Die Neugestaltung der ärztlichen Ausbildung, Entwurf Mai 1937, S. 1.
126 UA Köln, 67/185, Carl Coerper, Die Neugestaltung der ärztlichen Ausbildung, Entwurf Mai 1937, S. 8.
127 UA Köln, 67/185, Carl Coerper, Die Neugestaltung der ärztlichen Ausbildung, Entwurf Mai 1937, S. 4.
128 UA Köln, 67/185, Carl Coerper, Die Neugestaltung der ärztlichen Ausbildung, Entwurf Mai 1937, S. 7 f.; siehe auch unten im Kapitel „Die Studierenden".
129 UA Köln, 67/185, Carl Coerper, Die Neugestaltung der ärztlichen Ausbildung, Entwurf Mai 1937, S. 17; siehe auch unten im Kapitel „Die Studierenden".
130 UA Köln, 67/185, Carl Coerper, Die Neugestaltung der ärztlichen Ausbildung, Entwurf Mai 1937, S. 19.
131 UA Köln, 67/185, Carl Coerper, Die Neugestaltung der ärztlichen Ausbildung, Entwurf Mai 1937, S. 20.
132 UA Köln, 67/185, Carl Coerper, Die Neugestaltung der ärztlichen Ausbildung, Entwurf Mai 1937, S. 25 ff.
133 UA Köln, 67/185, Carl Coerper, Die Neugestaltung der ärztlichen Ausbildung, Entwurf Mai 1937, S. 54.
134 UA Köln, 67/185, Carl Coerper, Die Neugestaltung der ärztlichen Ausbildung, Entwurf Mai 1937, S. 54.
135 UA Köln, 67/185, Carl Coerper, Die Neugestaltung der ärztlichen Ausbildung, Entwurf Mai 1937, S. 54.
136 UA Köln, 67/185, Carl Coerper, Die Neugestaltung der ärztlichen Ausbildung, Entwurf Mai 1937, S. 55.
137 UA Köln, 67/185, Otto Veit, Einige Bemerkungen zum „Entwurf Mai 1937" des Herrn Dr. Coerper: Die Neugestaltung der ärztlichen Ausbildung, S. 1.
138 UA Köln, 67/185, Otto Veit, Einige Bemerkungen zum „Entwurf Mai 1937" des Herrn Dr. Coerper: Die Neugestaltung der ärztlichen Ausbildung, S. 2.
139 UA Köln, 67/185, Otto Veit, Einige Bemerkungen zum „Entwurf Mai 1937" des Herrn Dr. Coerper: Die Neugestaltung der ärztlichen Ausbildung, S. 4.
140 UA Köln, 67/185, Otto Veit, Einige Bemerkungen zum „Entwurf Mai 1937" des Herrn Dr. Coerper: Die Neugestaltung der ärztlichen Ausbildung, S. 8.
141 UA Köln, 67/185, Otto Veit, Einige Bemerkungen zum „Entwurf Mai 1937" des Herrn Dr. Coerper: Die Neugestaltung der ärztlichen Ausbildung, S. 11.
142 UA Köln, 67/185, Ernst Leupold, Kritisches Referat, o.D., S. 1. Siehe auch: UA Köln, 67/158, Protokoll der 244. Fakultätssitzung, 24.6.1937.
143 UA Köln, 67/185, Ernst Leupold, Kritisches Referat, o.D., S. 2 ff. (Zitate S. 2 und S. 26).
144 UA Köln, 67/185, Papier „Entwicklung der Angelegenheit ‚Neugestaltung der ärztlichen Ausbildung'" (Aufzeichnung Naujoks'), o.D., S. 3.
145 UA Köln, 67/185, Papier „Entwicklung der Angelegenheit ‚Neugestaltung der ärztlichen Ausbildung'" (Aufzeichnung Naujoks'), o.D., S. 3.
146 UA Köln, 67/185, Papier „Entwicklung der Angelegenheit ‚Neugestaltung der ärztlichen Ausbildung'" (Aufzeichnung Naujoks'), o.D., S. 4.
147 UA Köln, 67/185, Dekan an Leupold, Meisner, Bering, 25.6.1937, Durchschlag.
148 UA Köln, 67/185, Dekan an Leupold, Meisner, Bering, 25.6.1937, Durchschlag; ebd., UA Köln, Papier „Entwicklung der Angelegenheit ‚Neugestaltung der ärztlichen Ausbildung'" (Aufzeichnung Naujoks'), o.D., S. 3; ebd., 28/51, Dekan an Coerper, 26.6.1937, Abschrift.
149 UA Köln, 67/185, Papier „Entwicklung der Angelegenheit ‚Neugestaltung der ärztlichen Ausbildung'", o.D., S. 4 ff.
150 UA Köln, 67/185, Rektor Haberer an Coerper, 9.7.1937, Durchschlag. Siehe auch: ebd., 28/51, Coerper an Dekan Naujoks, 30.6.1937, Abschrift.
151 UA Köln, 67/185, Coerper an Rektor, 16.7.1937.
152 UA Köln, 67/185, Naujoks an Coerper, 8.11.1937, Abschrift.
153 UA Köln, 67/185, Naujoks an Coerper, 8.11.1937, Abschrift; ebd., Verfügung des Wissenschaftsministeriums, 25.10.1937.
154 UA Köln, 67/185, Coerper an Faßl, 9.12.1937, Anlage.
155 UA Köln 67/697, 213. Fakultätssitzung, 7.4.1933, Verlaufsprotokoll.
156 HASt Köln, 690/273, Angelegenheiten der bei der MF angestellten Professoren, Riesen an Reichswissenschaftsminister, 15.4.1933, Abschrift.

157 Vgl. Wolfgang Benz, Vom Freiwilligen Arbeitsdienst zur Arbeitsdienstpflicht, in: Vierteljahrshefte für Zeitgeschichte 16 (1968), S. 517–546, S. 534: „Ende des Jahres 1933 war der FAD ein unter Kontrolle der NSDAP stehender Verein, dessen regionale Vorsitzende in Personalunion Leiter staatlicher Dienststellen waren und dessen Reichsvorsitzender Hierl auf Reichsebene Staatssekretär beim Reichskommissar für FAD und auf Parteiebene Beauftragter des Führers war."
158 Vgl. Wenge, Kliniken, S. 552.
159 HASt Köln, 690/273, Angelegenheiten der bei der MF angestellten Professoren, Dekan Bering an Wissenschaftsministerium über Kuratorium, 29.5.1933, Abschrift; ebd., Dekan Bering an Coerper, 9.5.1933.
160 HASt Köln, 690/273, Angelegenheiten der bei der MF angestellten Professoren, Coerper an Kuratorium, 14.6.1933, Konzept.
161 HASt Köln, 690/273, Angelegenheiten der bei der MF angestellten Professoren, Coerper an Kuratorium, 14.6.1933, Konzept; ebd., Coerper an OB Riesen, 9.5.1933, Konzept.
162 HASt Köln, 690/273, Angelegenheiten der bei der MF angestellten Professoren, Dekan Bering über Kuratorium an Wissenschaftsministerium, 20.10.1933.
163 UA Köln, 67/644, Dekan Bering an Coerper, 15.3.1934; siehe auch: UA Köln, 67/158, Protokoll der 224. Fakultätssitzung, 3.5.1934.
164 HASt Köln, 690/273, Angelegenheiten der bei der MF angestellten Professoren, Dekan Bering über Kuratorium an Wissenschaftsministerium, 20.10.1933.
165 UA Köln, 28/51, Bering an Wissenschaftsministerium durch Rektor und Kuratorium, 13.11.1934, Durchschlag.
166 HASt Köln, 690/273, Angelegenheiten der bei der MF angestellten Professoren, Aktennotiz Coerpers, 6.3.1934.
167 HASt Köln, 690/273, Angelegenheiten der bei der MF angestellten Professoren, Aktennotiz Coerpers, 6.3.1934.
168 HASt Köln, 690/273, Angelegenheiten der bei der MF angestellten Professoren, Ludwig an Coerper, 28.7.1933, Abschrift.
169 HASt Köln, 690/273, Angelegenheiten der bei der MF angestellten Professoren, Bericht Coerpers über „Besprechung im Kultusministerium" am 21.7.1933, 26.7.1933, Auszug, vertraulich.
170 HASt Köln, 690/273, Angelegenheiten der bei der MF angestellten Professoren, Bericht Coerpers über „Besprechung im Kultusministerium" am 21.7.1933, 26.7.1933, Auszug, vertraulich.
171 HASt Köln, 690/273, Angelegenheiten der bei der MF angestellten Professoren, Coerper an Ludwig, 4.9.1933, Konzept.
172 Golczewski, Hochschullehrer, S. 104.

173 UA Köln, 67/697, 213. Fakultätssitzung, 7.4.1933, Verlaufsprotokoll.
174 UA Köln, 67/697, 213. Fakultätssitzung, 7.4.1933, Verlaufsprotokoll. Vgl. auch Kapitel „Die Fakultät im NS-Staat".
175 UA Köln, 67/239, Dekan an Eckert/Kuratorium, 8.4.1933.
176 UA Köln, 67/239, Dekan an Eckert/Kuratorium, 8.4.1933.
177 Vgl. Golczewski, Hochschullehrer, S. 104; Peter Liebermann, „Die Minderwertigen müssen ausgemerzt werden". Beispiele aus der medizinischen Fakultät, in: Heilen und Vernichten im Nationalsozialismus. Ausstellung im VHS-Forum, Köln 1985, o.S. (nach S. 140).
178 UA Köln, 28/27, Universitätssekretariat an Weyl, 3.7.1933.
179 UA Köln, 28/98, Universitäts-Sekretariat am Verlag J.A. Barth, 22.11.1935.
180 Zu den scheinrechtlichen Instrumenten des NS-Staats zur Entfernung unliebsamer Mitarbeiter vgl. Michael Martin/Heiner Fangerau/Axel Karenberg, Der Ausschluss „nichtarischer" Wissenschaftler: Universitäten, Kliniken, Standesorganisationen, in: Nervenarzt 93 (2022), Supplement 1, S. S16–S23, S. S16 ff.
181 Auflistung von Wenge, Kliniken, S. 548.
182 Vgl. ausführlich oben.
183 UA Köln, 67/1030, Lebenslauf Max Günther, o.D. (auch in UA Köln, 17/1843).
184 UA Köln 67/1030, Aschaffenburg an Dekan, 27.1.1931.
185 UA Köln, 67/1030, Windelband/Wissenschaftsministerium an Kuratorium Köln, 29.6.1931.
186 UA Köln, 67/1030, Bering an Coerper, 18.4.1933, Durchschlag.
187 UA Köln, 67/1030, Günther an Bering, 18.4.1933.
188 UA Köln, 67/1030, Bering an Coerper, 18.4.1933, Durchschlag.
189 UA Köln, 67/1030, Coerper an Bering, 22.4.1933.
190 UA Köln, 67/1030, Eckert an Bering, 29.4.1933, Abschrift.
191 UA Köln, 67/1030, Günther am Dekan Bering, 1.5.1933.
192 UA Köln, 67/1030, Schreiben des Dekans, 29.9.1933.
193 UA Köln, 67/1030, gez. Jansen/Wissenschaftsministerium an Kuratorium Köln, 10.1.1936, Abschrift (auch in UA Köln, 17/1843).
194 Zu den biografischen Angaben vgl. UA Köln, 67/1070.
195 UA Köln 17/3320.
196 UA Köln, 67/1070, Arzt an Bering, 5.10.1933.
197 UA Köln, 67/1070, Bering an Arzt, 12.10.1933, Durchschrift. Vgl. Golczewski, Universitätslehrer, S. 124 f.
198 UA Köln, 67/95, Bachér/REM an Dekan MF durch Rektor, 16.1.1936 (auch in: UA Köln, 317-III/1219). Mit demselben Schreiben wurde die Lehrbefugnis folgenden Kölner Wissenschaftlern entzogen: Hanns Ruffin, Christof Wilhelm Ewig, Franz Schlumm, Eduard Krapf.

199 UA Köln, 317-III/1219, Wissenschaftsministerium an Kuratorium, 8.10.1932; ebd., Notiz, eingeg. 11.11.1932.
200 Rudolf Leuchtenberger, Shock (Kollaps) und natürliche Immunität, Heidelberg 1933.
201 UA Köln, 317-III/1219, „Bestätigung" von A. Thurnherr/Chef der medizinischen Abteilung des St.-Claraspitals, 18.8.1957, Abschrift; ebd., Einschreiben an Kultusminister NRW, 2.1.1958, Durchschlag.
202 UA Köln, 317-III/1219, „Bestätigung" von A. Thurnherr/Chef der medizinischen Abteilung des St.-Claraspitals, 18.8.1957, Abschrift.
203 UA Köln, 317-III/1219, Dekan Seiferth an Kanzler Schneider, 8.11.1957, Abschrift.
204 Vgl. auch Professor/innen-Katalog der Universität zu Köln, Rudolf Leuchtenberger.
205 UA Köln, 317-III/1219, „Erklärung von Dr. Leuchtenberger", o.D. [wohl 1958].
206 UA Köln, 317-III/1219, Knipping an Dekan Seiferth, 11.6.1958, Abschrift.
207 UA Köln, 317-III/1219, „Wiedergutmachungsbescheid", 23.12.1958, Durchschlag.
208 UA Köln, 67/95, Bachér/Wissenschaftsministerium an Dekan MF durch Rektor, 16.1.1936. Mit demselben Schreiben wurde die Lehrbefugnis folgenden Kölner Wissenschaftlern entzogen: Hanns Ruffin, Rudolf Leuchtenberger, Christof Wilhelm Ewig, Franz Schlumm.
209 Eduard Krapf, Über katatone Symptome beim manisch-depressiven Irresein unter besonderer Berücksichtigung der Depressionen, Diss. med. Leipzig 1923; UA Köln, 571/856, Nekrologe, 1963/64. Der von W. Scheid entworfene Nachruf wurde Grundlage des offiziellen, von Rektor Theodor Schieder unterzeichneten Nekrologs der Universität vom 3.1.1964. Vgl. Günter Krämer, Eduard Heinrich Krapf (1901–1963). Ein vergessener deutscher Nervenarzt, der der Epileptologie 1933 verloren ging, in: Zeitschrift für Epileptologie 34 (2001), S. 229–331; Michael Martin/Axel Karenberg/Heiner Fangerau, „Weder menschlich noch beruflich, noch wissenschaftlich würdige Lebensmöglichkeiten". Vertriebene Neurologen außerhalb der Zentren der deutschsprachigen Neurowissenschaft, in: Der Nervenarzt 93 (2022), Supplement 1, S. 112–123.
210 Vgl. Krämer, Krapf.
211 UA Köln, 27/71, Dekan an Rektor, 7.3.1933.
212 UA Köln, 27/71, Aktennotiz, 9.6.1933, Durchschlag.
213 Eduard Krapf, Die Seelenstörungen der Blutdruckkranken. Beiträge zur psychiatrischen Alterspathologie und zu einer Psychiatrie auf pathophysiologischer Grundlage, Leipzig/Wien 1936, S. VI.
214 UA Köln 28/102, Dekan Bering an Rektor, 15.11.1933.
215 UA Köln, 67/1065, Krapf an Dekan an MF, 22.11.1946. Vgl. Golczewski, Hochschullehrer, S. 113.
216 UA Köln, 571/856, Personalbogen, o.D. [1948].
217 UA Köln, 317-II/953, Lebenslauf, o.D. [1948]. Vgl. Golczewski, Hochschullehrer, S. 113.
218 UA Köln, 571/856, Nekrologe, 1963/64. Der von W. Scheid entworfene Nachruf wurde Grundlage des offiziellen, von Rektor Theodor Schieder unterzeichneten Nekrologs der Universität vom 3.1.1964. Siehe auch: ebd., Teusch an Rektor, Köln, 24.3.1948, Abschrift; Ernennungsurkunde, 24.2.1948, Abschrift.
219 UA Köln, 9/1425, Wiedergutmachung Krapf, 28.4.1961.
220 UA Köln, 571/856, Krapf an Bohne, 11.7.1951.
221 UA Köln, 317-II/953, Nachruf Schieders, 3.1.1964.
222 UA Köln, 67/1088.
223 UA Köln, 67/1088, Jäger/Wissenschaftsministerium an Meirowsky, 24.11.1933 und Dekan an Kanzler Wagner, 3.5.1960, Durchschlag; UA Köln 28/102, Dekan Bering an Rektor, 15.11.1933; UA Köln, 27/71, Dekan Bering an Rektor, 15.2.1934, Abschrift.
224 UA Köln, 67/1088, Dekan an Meirowsky, 21.12.1933, Durchschlag.
225 Vgl. Eduard Seidler: Jewish pediatricians: victims of persecution 1933–1945. Karger Medical and Scientific Publishers, 2007, S. 311; Elias H. Füllenbach OP, Pater Franziskus Maria Stratmann OP und die „Judenfrage", in: Laurentius Höhn/Thomas Nauerth/Egon Spiegel (Hg.), Frieden als katholische Aufgabe. Leben und Werk von Franziskus M. Stratmann OP, Freiburg i. Br. u.a. 2022 (= Dominikanische Quellen und Zeugnisse 26), S. 96–153, S. 143 f.
226 https://collections.library.vanderbilt.edu/repositories/4/resources/507, einges. 10.10.2022.
227 UA Köln, 67/1088, Meirowsky an Dekan, 3.5.1946. Vgl. hierzu ausführlich unten im Schluss.
228 Vgl. Hanns Ruffin, Guardini und die Mainzer „Juventus". Erinnerungen, in: Romano Guardini. Der Mensch, die Wirkung. Begegnung, Mainz 1979 (= Kleine Mainzer Bücherei XIII), S. 75 77.
229 Vgl. Adam Gottron, Die Mainzer Juventus 1890–1921, in: Mainzer Almanach. Beiträge aus Vergangenheit und Gegenwart, Mainz/Berlin 1967, S. 127–141, S. 138.
230 Vgl. Alfred Schüler, Mainz 1915–1920. Frühe Begegnungen mit Romano Guardini, in: Romano Guardini. Der Mensch, die Wirkung. Begegnung, Mainz 1979 (= Kleine Mainzer Bücherei XIII), S. 78–81.
231 Vgl. Verzeichnis der Professorinnen und Professoren der Universität Mainz. Eintrag Hanns Ruffin (http://gutenberg-biographics.ub.uni-mainz.de/id/eaf267bb-9cb1-4e48-9482-8070774664b9, einges. 24.8.2020).

232 UA Köln, 27/71, Dekan an Rektor, 7.3.1933.
233 UA Köln, 27/71, Aktennotiz, 9.6.1933, Durchschlag. In Köln war Ruffin offiziell ab Februar 1934 beurlaubt (UA Köln, 27/71, Dekan Bering an Rektor, 15.2.1934, Abschrift).
234 Vgl. auch Eduard Seidler/Karl-Heinz Leven, Die Medizinische Fakultät der Albert-Ludwigs-Universität Freiburg im Breisgau. Grundlagen und Entwicklungen, Freiburg/München 2007 (= Freiburger Beiträge zur Wissenschafts- und Universitätsgeschichte 2 N.F.), S. 523 u. S. 650.
235 Vgl. Hanns Ruffin, Kurt Beringer 1893–1949, in: Deutsche Zeitschrift für Nervenheilkunde 164 (1950), S. 199–208. Vgl. auch Seidler/Leven, Fakultät, S. 496. Zur Trauer um Beringer vgl. Seidler/Leven, Fakultät, S. 682 f.
236 UA Köln, 67/95, Bachér/REM an Dekan MF durch Rektor, 16.1.1936. Mit demselben Schreiben wurde die Lehrbefugnis folgenden Kölner Wissenschaftlern entzogen: Christof Wilhelm Ewig, Rudolf Leuchtenberger, Franz Schlumm, Eduard Krapf.
237 Zit. n. Michael Grüttner/Sven Kinas, Die Vertreibung von Wissenschaftlern aus den deutschen Universitäten 1933–1945, in: Vierteljahrshefte für Zeitgeschichte 55 (2007), S. 123–186, S. 135.
238 Vgl. Grüttner/Kinas, Vertreibung, S. 135.
239 UA Köln, 67/164e, Ruffin an Dekan MF Köln, 31.3.1946.
240 UA Köln, 27/71, Mitteilung an Pressestelle der Universität Köln, 5.6.1939, Durchschlag; vgl. Verzeichnis der Professorinnen und Professoren der Universität Mainz. Eintrag Hanns Ruffin (http://gutenberg-biographics.ub.uni-mainz.de/id/eaf267bb-9cb1-4e48-9482-8070774664b9, einges. 24.8.2020).
241 UA Köln, 67/650, Zschintzsch/REM an MF Köln durch Rektor, 25.5.1939.
242 Vgl. Verzeichnis der Professorinnen und Professoren der Universität Mainz. Eintrag Hanns Ruffin (http://gutenberg-biographics.ub.uni-mainz.de/id/eaf267bb-9cb1-4e48-9482-8070774664b9, einges. 24.8.2020).
243 Vgl. Verzeichnis der Professorinnen und Professoren der Universität Mainz. Eintrag Hanns Ruffin (http://gutenberg-biographics.ub.uni-mainz.de/id/eaf267bb-9cb1-4e48-9482-8070774664b9, einges. 24.8.2020).
244 Vgl. Verzeichnis der Professorinnen und Professoren der Universität Mainz. Eintrag Hanns Ruffin (http://gutenberg-biographics.ub.uni-mainz.de/id/eaf267bb-9cb1-4e48-9482-8070774664b9, einges. 24.8.2020) auf der Basis von BA Berlin, BDC-Dossier Hanns Ruffin (BArch R 9361-VIII-Kartei); UA Köln, 67/164e, Ruffin an Dekan MF Köln, 31.3.1946.
245 Vgl. Verzeichnis der Professorinnen und Professoren der Universität Mainz. Eintrag Hanns Ruffin (http://gutenberg-biographics.ub.uni-mainz.de/id/eaf267bb-9cb1-4e48-9482-8070774664b9, einges. 24.8.2020). UA Köln, 67/164e, Beschluss des Antifaschistischen Hauptausschusses der Stadt Magdeburg, 28.12.1945, Abschrift.
246 Vgl. Verzeichnis der Professorinnen und Professoren der Universität Mainz. Eintrag Hanns Ruffin (http://gutenberg-biographics.ub.uni-mainz.de/id/eaf267bb-9cb1-4e48-9482-8070774664b9, einges. 24.8.2020); WZ, Professor Hanns Ruffin 75 Jahre, in: Deutsches Ärzteblatt 74 (1977), S. A-903.
247 UA Köln, 67/164e, Ruffin an Dekan MF Köln, 31.3.1946.
248 Vgl. Seidler/Leven, Fakultät, S. 685.
249 UA Köln, 67/164e, Ruffin an Dekan MF Köln, 31.3.1946.
250 Seidler/Leven, Fakultät, S. 702; vgl. Verzeichnis der Professorinnen und Professoren der Universität Mainz. Eintrag Hanns Ruffin (http://gutenberg-biographics.ub.uni-mainz.de/id/eaf267bb-9cb1-4e48-9482-8070774664b9, einges. 24.8.2020). Vgl. Seidler/Leven, Fakultät, S. 686.
251 Vgl. Julia Noah Munier, Lebenswelten und Verfolgungsschicksale homosexueller Männer in Baden und Württemberg im 20. Jahrhundert, Stuttgart 2021, S. 365 f.
252 Vgl. Seidler/Leven, Fakultät, S. 686; Verzeichnis der Professorinnen und Professoren der Universität Mainz. Eintrag Hanns Ruffin (http://gutenberg-biographics.ub.uni-mainz.de/id/eaf267bb-9cb1-4e48-9482-8070774664b9, einges. 24.8.2020) auf der Basis von UA Mainz, Best. 110, Nr. 6 (PA Hanns Ruffin).
253 Hanns Ruffin, Rückblick auf die Geschichte der Wanderversammlung Südwestdeutscher [sic] Neurologen und Psychiater, in: Deutsche Zeitschrift für Nervenheilkunde 172 (1954), S. 111–127, S. 124. Zum Verhalten von Neurologen in der NS-Zeit und dem Umgang mit ihnen vgl. grundsätzlich u.a.: Michael Martin/Heiner Fangerau/Axel Karenberg, Historical review: the German Neurological Society and its honorary members (1952–1982), in: Neurolocigal Research and Practice 4, 26 (2022) (https://doi.org/10.1186/s42466-022-00190-z); Michael Martin/Heiner Fangerau/Axel Karenberg, Neurologen und Neurowissenschaftler in der NSZeit. Versuch einer Bewertung, in: Der Nervenarzt 91, Supplement 1 (2020), S. 514–519.
254 Vgl. Seidler/Leven, Fakultät, S. 651 f.
255 Seidler/Leven, Fakultät, S. 687; vgl. zu Ruffins Wirken in Freiburg ebd., S. 684 ff.
256 Vgl. Verzeichnis der Professorinnen und Professoren der Universität Mainz. Eintrag Hanns Ruffin (http://gutenberg-biographics.ub.uni-mainz.de/id/eaf267bb-9cb1-4e48-9482-8070774664b9, einges. 24.8.2020).

257 Vgl. Verzeichnis der Professorinnen und Professoren der Universität Mainz. Eintrag Hanns Ruffin (http://gutenberg-biographics.ub.uni-mainz.de/id/eaf267bb-9cb1-4e48-9482-8070774664b9, einges. 24.8.2020).
258 UA Köln, 67/95, Bachér/REM an Dekan MF durch Rektor, 16.1.1936. Mit demselben Schreiben wurde die Lehrbefugnis folgenden Kölner Wissenschaftlern entzogen: Hanns Ruffin, Rudolf Leuchtenberger, Franz Schlumm, Eduard Krapf.
259 UA Köln, 67/1018, Ewig an Dekan Kleinschmidt, 25.1.1936.
260 UA Köln, 17/1289, Dekan Güttich an Wissenschaftsministerium, 27.1.1931.
261 UA Köln, 17/1289, Einladungskarte, o.D.
262 UA Köln, 17/1289, Dekan Grashey an Kuratorium, 30.3.1932.
263 UA Köln 28/102, Dekan Bering an Rektor, 15.11.1933.
264 UA Köln, 67/1018, Bering an Külbs, 21.4.1933, Durchschlag.
265 UA Köln, 67/1933, Dekan Heidelberg an Dekan Köln, 2.10.1933.
266 Vgl. Gisela Tascher, Staat, Macht und ärztliche Berufsausübung 1920–1956. Gesundheitswesen und Politik: Das Beispiel Saarland, Paderborn/München/Wien/Zürich 2010, S. 142.
267 Vgl. Professor/innen-Katalog der Universität zu Köln, Christoph-Wilhelm Ewig.
268 UA Köln, 67/1038; vgl. Professor/innen-Katalog der Universität zu Köln, August Held.
269 UA Köln, 67/1129, Schriftenverzeichnis, o.D.
270 Franz Schlumm, Führer durch die Medizinische Fakultät, in: Hans Bitter (Hg.), Kölner Universitäts-Kalender 1924/1925, Köln 1924, S. 49–54.
271 UA Köln, 67/1129, Lebenslauf, 20.6.1932.
272 UA Köln, 67/1129, Einladungskarte, o.D.
273 UA Köln 28/102, Dekan Bering an Rektor, 15.11.1934; UA Köln, 67/1129, Dekan an Schlumm, 7.2.1934.
274 UA Köln, 67/1129, Dekan an Schlumm, 23.1.1936, Durchschlag.
275 UA Köln, 67/1129, Bachér/Wissenschaftsministerium an Schlumm, 16.1.1936, Durchschlag. UA Köln, 67/95, Bachér/REM an Dekan MF durch Rektor, 16.1.1936. Mit demselben Schreiben wurde die Lehrbefugnis folgenden Kölner Wissenschaftlern entzogen: Hanns Ruffin, Rudolf Leuchtenberger, Franz Schlumm, Eduard Krapf.
276 UA Köln, 67/1129, Dekan an Schlumm, 17.10.1938, Durchschlag.
277 Wenge, Kliniken, S. 548.
278 Zum Lebenslauf vgl. Siegfried Kuttner, Ernst Flatow, in: Joachim Conrad/Stefan Flesch/Thomas Martin Schneider (Hg.), Zwischen Bekenntnis und Ideologie. 100 Lebensbilder des rheinischen Protestantismus im 20. Jahrhundert, Leipzig 2018, S. 111–114.
279 Wenge, Kliniken, S. 548.

Die Institute und Kliniken

1 Vgl. Frank, Krankenbett, S. 94 f.
2 UA Köln, 17/III/4060, Dekan Külbs an Kuratorium, 29.10.1924, Abschrift.
3 Vgl. Edelmann, Adenauers, S. 196.
4 Zit. n. Heimbüchel, Universität, S. 434; vgl. Edelmann, Adenauers, S. 196.
5 UA Köln, 17/III/4060, Dekan Külbs an Kuratorium, 29.10.1924, Abschrift.
6 UA Köln, 17/III/4060, Dekan Külbs an Kuratorium, 29.10.1924, Abschrift.
7 UA Köln, 17/III/4060, Beschluss des Kuratoriums, 25.11.1924.
8 UA Köln, 17/III/4060, Dekan Bering an Wissenschaftsministerium, 17.9.1934, Durchschlag. Siehe zu den Bemühungen Veits auch mehrere Dokumente ebd., 67/17.
9 Vgl. u.a. Otto Veit, Neuere Auffassungen zur Theorie der Entwicklungsgeschichte. Die Bedeutung der Spemannschen Versuche für die vergleichende Anatomie, in: Naturwissenschaft 15 (1927), S. 134–138; Otto Veit, Zur Theorie der Entstehung der Nervenbahnen. Ein Versuch, in: Anatomischer Anzeiger 62 (927), S. 373–378; Otto Veit, Grundsätzliches zum Bau des Nervensystems der Wirbeltiere, in: Zeitschrift für wissenschaftliche Zoologie 132 (1928), S. 187–199; Otto Veit, Das Problem der Entstehung des squamosodentalen Kiefergelenkes der Säugetiere, in: Paradentinum 2 (1930), S. 1–13; Otto Veit, Zur Konservierung von Wachsplattenmodellen, in: Anatomischer Anzeiger 73 (1931/32), S. 416–417.
10 Vgl. Gepris historisch, Otto Veit (https://gepris-historisch.dfg.de/person/5112739#faelle, einges. 7.7.2022)
11 UA Köln, 67/16, Veit an Kuratorium, 27.4.1933.
12 Otto Veit, Christlich-jüdische Koexistenz, Frankfurt am Main 1965. Vgl. Heinz Solf, Otto Veit – ein Ordoliberaler, Würzburg 1988.
13 UA Köln, 67/16, Veit an Dekan, 11.3.1935; siehe auch zahlreiche Dokumente ebd., 9/239.
14 UA Köln, 9/239, Veit an Kuratorium, 13.1.1934; ebd., Lieselotte Viehbahn an Medizinische Fakultät, 15.4.1935.
15 UA Köln, 9/239, OB an Kuratorium, 17.8.1934.
16 UA Köln, 67/16, Veit an Kuratorium, 17.4.1937.
17 UA Köln, 67/16, Kuratorium an Veit, 8.6.1937.

18 UA Köln, 67/16, Veit an OB Riesen/Kuratorium, 31.10.1933; ebd., Kuratorium an Dekan Bering, 7.12.1933.
19 UA Köln, 67/16, Veit an Leupold, 6.4.1933.
20 UA Köln, 9/239, Veit an Kuratorium, 20.5.1935. Siehe ebd. zahlreiche weitere Dokumente zu Personalfragen.
21 UA Köln, 17/III/4060, Fragebogen, 26.2.1933.
22 UA Köln, 17/III/4060, Schreiben an Hering, 13.9.1934, Durchschlag.
23 UA Köln, 17/III/4060, Dekan Bering an Wissenschaftsminister, 17.9.1934, Durchschlag.
24 UA Köln, 17/III/4060, Dekan Bering an Wissenschaftsministerium, 17.9.1934, Durchschlag.
25 UA Köln, 17/III/4060, Dekan Bering an Wissenschaftsministerium, 17.9.1934, Durchschlag.
26 UA Köln, 17/III/4060, Vereidigungsnachweis, 12.11.1934.
27 UA Köln, 61/8, „Einige Bemerkungen und Überlegungen zu der Frage der Neueinrichtung der Erziehung und Unterweisung der Deutschen Jugend im Anschluß an die Besprechung in Köln am 2.V.1945. Geschrieben am 4.V. 45 und an Kroll weitergeleitet".
28 UA Köln, 67/185, Otto Veit, Einige Bemerkungen zum „Entwurf Mai 1937" des Herrn Dr. Coerper: Die Neugestaltung der ärztlichen Ausbildung, S. 10. Vgl. auch oben im Kapitel zu Carl Coerper.
29 UA Köln, 17/III/4060, OB Schmidt an Wissenschaftsminister, 11.10.1937 unter Bezug auf Verfügung des Wissenschaftsministeriums vom 6.10.1937; ebd., Haberer an Hess, 30.11.1937, Durchschlag.
30 UA Köln, 17/III/4060, Haberer an Hess, 30.11.1937, Durchschlag.
31 UA Köln, 17/III/4060, Zschintzsch/Wissenschaftsministerium an Universitätskuratorium, 14.3.1938.
32 UA Köln, 17/III/4060, Rektor von Haberer an Wissenschaftsminister, 16.3.1938, Durchschrift, mit Anmerkung Faßls, 17.3.1938; ebd., 67/673, Oberbürgermeister Schmidt an Dekan Naujoks, 24.9.1937. Vgl. Hans von Haberer, Verwaltungsbericht des scheidenden Rektors Hofrat Professor Dr. med. Dr. med. h.c. Hans von Haberer (Sommer-Semester 1935 bis Sommer-Semester 1938 einschl.) bei der feierlichen Übergabe des Rektorats vom 18. November 1938, Köln 1939 (= Kölner Universitätsreden, 36), S. 11. Zu Faßl vgl. Freitäger, K. und K., S. 90: Der 1892 in Remscheid geborene Faßl praktizierte seit 1920 in Euskirchen, wurde 1930 NSDAP-Mitglied und 1931 NS-Kreisleiter.
33 UA Köln, 17/III/4060, Zschintzsch/Wissenschaftsministerium an Oberbürgermeister Köln, 5.5.1938.
34 UA Köln, 17/III/4060, Zschintzsch/Wissenschaftsministerium an Oberbürgermeister Köln, 5.5.1938; ebd., Zschintzsch/Wissenschaftsministerium an Kuratoriumsvorsitzenden Köln, 5.5.1938
35 UA Köln, 17/III/4060, Rektor von Haberer an Wissenschaftsminister, 11.5.1938, Durchschrift, mit Anmerkung Faßls, 12.5.1938.
36 UA Köln, 17/III/4060, Groh/Wissenschaftsministerium an Rektor Köln, 12.7.1938, Abschrift.
37 UA Köln, 28/28, Faßl an Wissenschaftsminister, 8.12.1938, Durchschrift.
38 UA Köln, 9/239, Veit an Reichskulturkammer Köln durch Kuratorium, 13.6.1943 mit Bearbeitungsnotiz, 26.6.1943; ebd., Veit an Kuratorium, 17.5.1943.
39 Vgl. Ortmann, Veit, S. 164 f.
40 UA Köln, 27/151, Veit an RA Potthast, 11.12.1946.
41 UA Köln, 27/151, Veit an Vorsitzenden Entnazisierungsausschuss Köln, 10.10.1946.
42 UA Köln, 27/151, Gutachten Peter Rassow zu Schmölders, 16.1.1947. Vgl. zur Rolle Veits an der Universität nach dem Ende der NS-Zeit Leo Haupts, Die Universität zu Köln im Übergang vom Nationalsozialismus zur Bundesrepublik, Köln/Weimar/Wien 2007 (= Studien zur Geschichte der Universität zu Köln 18), S. 23 u.ö.
43 UA Köln, 17/III/4060, Bericht über Aufenthalt in Leiden, 26.7.1948.
44 UA Köln, 17II/1568, Dekan Scheid an Kultusminister NRW, 28.2.1952, Abschrift.
45 UA Köln, 17II/1568, Dekan Scheid an Kultusminister NRW, 28.2.1952, Abschrift.
46 UA Köln, 67/1073, Teusch an Dekan MF, 31.5.1952, Abschrift.
47 U.a. UA Köln, 17/III/4060, Heppe/Kultusministerium an Dekan MF, 31.3.1954, Abschrift; ebd., 571/197, Dekan an Kultusminister, 7.4.1955, Durchschlag.
48 Kurt Fleischhauer an Hans-Paul Höpfner, 18.3.1995 (dem Autor von Hans-Paul Höpfner übergeben).
49 UA Köln, 61/8, Veit an Köppler, 16.5.1970. Siehe auch: UA Köln, 61/8, Reform des vorklinischen Studiums.
50 UA Köln, 61/8, Veit an Redaktion Kölnische Rundschau, Konzept, o.D. [zu Artikel vom 19.12.1969].
51 UA Köln, 61/8, Otto Veit, Universitätsfeier. Bericht gibt ein falsches Bild [Leserbrief in der Kölnischen Rundschau, ca. 15.6.1969].
52 UA Köln, 61/8, Otto Veit, Typoskript, 12.1.1960.
53 UA Köln, 17/III/4060, Rektor von Haberer an Wissenschaftsminister, 16.3.1938, Durchschrift.
54 UA Köln, 17/III/4060, Rektor von Haberer an Wissenschaftsminister, 16.3.1938, Durchschrift.
55 UA Köln, 17/III/4060, Rektor von Haberer an Wissenschaftsminister, 16.3.1938, Durchschrift.

56 UA Köln, 17/III/4060, Rektor von Haberer an Wissenschaftsminister, 16.3.1938, Durchschrift.
57 UA Köln, 9/81, Wissenschaftsministerium an Kuratorium Köln, 6.10.1937, Abschrift; ebd., Wissenschaftsministerium an Rektor Köln, 9.11.1937 unter Bezug auf Telegramm vom 30.10.1937.
58 UA Köln, 9/81, Wissenschaftsministerium an Rektor Köln, 9.11.1937.
59 UA Köln, 67/16, Böker an Dekan Lullies, 23.9.1938.
60 UA Köln, 67/16, Dekan an Medizinische Fachschaft, 9.9.1938, Durchschlag; ebd., 67/16, Böker an Dekan Lullies, 12.9.1938.
61 UA Köln, 67/16, Böker an Dekan Lullies, 12.9.1938.
62 UA Köln, 67/16, Böker an Dekan Lullies, 12.9.1938.
63 UA Köln, 67/16, Böker an Dekan Lullies, 12.9.1938.
64 Zahlreiche Dokumente zu Verbesserungswünschen Bökers auch in UA Köln, 9/239.
65 UA Köln, 67/16, Böker an Dekan Lullies, 12.9.1938.
66 UA Köln, 67/16, Böker an Dekan Lullies, 12.9.1938.
67 UA Köln, 67/16, Böker an Dekan Lullies, 28.11.1938.
68 Robert Mertens, Böker, Hans, in: Neue Deutsche Biographie 2 (1955), S. 397 (http://www.deutsche-biographie.de/pnd116223359.html#ndbcontent, einges. 1.12.2022).
69 UA Köln, 67/16, Dekan an Rektor, 21.4.1939, Durchschlag.
70 Vgl. Ortmann, Geschichte, S. 19.
71 UA Köln, 67/698.
72 UA Köln, 67/16, Starck an Dekan Lullies, 10.5.1939.
73 UA Köln, 67/16, Starck an Dekan Lullies, 26.11.1938, Abschrift.
74 UA Köln, 67/16, Starck an Dekan Lullies, 10.5.1939.
75 UA Köln, 67/16, Dekan Lullies an Kuartiorium durch Rektor, 22.5.1939.
76 Vgl. Uwe Hoßfeld, Starck, Dietrich, in: Neue Deutsche Biographie 25 (2013), S. 63–64 (https://www.deutsche-biographie.de/search?_csrf=ac5a1e2b-a47f-44d4-bfd2-03c8fc435e64&name=Dietrich+Starck, einges. 1.12.2022); NS-Dokumentationszentrum der Stadt Köln, Interview Herbert Britz, geb. 17.12.1917 (https://eg.nsdok.de/default.asp?typ=interview&pid=101&aktion=erstes, einges. 1.12.2022).
77 Vgl. Hoßfeld, Starck.
78 UA Köln, 67/190; vgl. Ortmann, Geschichte, S. 19.
79 UA Köln, 67/673, „Bericht für Kuratoriums-Sitzung 12.4.40", o.D., Abschrift.
80 UA Köln, 67/673, Stadtmüller an Rektor durch Dekan, 12.4.1943; ebd., Stadtmüller an Dekan, 21.11.1942; ebd., Stadtmüller an Kuratorium, 13.2.1943.
81 UA Köln, 9/239, Stadtmüller an Rektor durch Dekan, 29.4.1943.
82 UA Köln, 9/239, Stadtmüller an Rektor durch Dekan, 12.4.1943.
83 UA Köln, 9/239, Stadtmüller an Rektor durch Dekan, 12.4.1943.
84 UA Köln, 9/239, Faßl an Stadtmüller, 3.10.1940, Durchschlag. Siehe ebd. (UA Köln, 9/239) zahlreiche weitere Hilfskräfte betreffende Personalia.
85 UA Köln, 9/239, Stadtmüller an Rektor durch Dekan, 11.8.1944 mit Anmerkungen und Anlagen.
86 UA Köln, 9/239, Stadtmüller an Kuratorium, 20.3.1944.
87 Siehe auch unten Kapitel im Kapitel „Krieg".
88 UA Köln, 9/239, Stadtmüller an Kuratorium, 3.12.1942.
89 Vgl. Ortmann, Geschichte, S. 20.
90 UA Köln, 9/239, Stadtmüller/Anatomisches Institut an Kuratorium, 22.5.1942.
91 UA Köln, 9/239, Stadtmüller/Anatomisches Institut an Kuratorium, 22.5.1942.
92 UA Köln, 9/239, Stadtmüller/Anatomisches Institut an Kuratorium, 22.5.1942.
93 UA Köln, 9/239, Stadtmüller/Göttingen an Kuratorium Köln durch Rektorat Göttingen, 7.11.1944.
94 UA Köln, 9/239, Stadtmüller/Göttingen an Kuratorium Köln durch Rektorat Göttingen, 7.12.1944.
95 Göttinger Tageblatt, 24.4.1933, zit. n. Anikó Szabó, Vertreibung, Rückkehr, Wiedergutmachung. Göttinger Hochschullehrer im Schatten des Nationalsozialismus, Göttingen 2000 (= Veröffentlichungen des Arbeitskreises Geschichte des Landes Niedersachsen [nach 1945]) 15, S. 48; vgl. ebd., S. 46 ff.
96 Vgl. Bekenntnis der Professoren an den deutschen Universitäten und Hochschulen zu Adolf Hitler und dem nationalsozialistischen Staat. Überreicht vom Nationalsozialistischen Lehrerbund Deutschland/Sachsen, Dresden-A. 1933.
97 Paul Glees an Hans-Paul Höpfner, 5.10.1994 (dem Autor von Hans-Paul Höpfner übergeben). – Vgl. zu den Straßburger Verbrechen unter der Verantwortung von August Hirt, die der Feststellung Glees' genau entsprechen, Hans-Joachim Lang, Die Namen der Nummern. Wie es gelang, die 86 Opfer eines NS-Verbrechens zu identifizieren, Hamburg 2004, S. 9 ff., S. 106 ff. und passim.
98 Vgl. Forsbach, Fakultät, S. 527 ff. (Die Passagen zum Umgang mit den Leichen Hingerichteter werden hier teilweise nur geringfügig verändert wiedergegeben).
99 Vgl. zum Rigorismus des NS-Regimes Hans Wüllenweber, Sondergerichte im Dritten Reich. Vergessene Verbrechen der Justiz, Frankfurt am Main 1990, S. 41 f. Belegt sind 5243 Todesurteile des Volksgerichtshofs. Hinzu kommen mindestens 11.000 Todesurteile der Sonderge-

richte. Etwa 12.000 Urteile dürften vollstreckt worden sein. Hinzuzurechnen sind die bislang nicht bezifferten sogenannten Urteile nach „NN-Verfahren", Verfahren nach Nacht- und Nebel-Aktionen, sowie etwa 25.000 von Kriegs- und Feldgerichten ausgesprochene Todesurteile gegen Wehrmachtssoldaten. Von 1907 bis 1932, also einschließlich der Zeit des Ersten Weltkriegs, sind lediglich 393 Hinrichtungen dokumentiert. Vgl. auch Ralph Angermund, Deutsche Richterschaft 1919–1945. Krisenerfahrung, Illusion, politische Rechtsprechung, Frankfurt am Main 1990, S. 210 ff.

100 Zum „Wandel traditioneller Quellen der Leichenbeschaffung während des Nationalsozialismus" vgl. Sabine Hildebrandt, Anatomie im Nationalsozialismus. Stufen einer ethischen Entgrenzung, in: Medizinhistorisches Journal 48 (2013), S. 153–185, S. 161 ff. (Zitat S. 162).

101 UA Köln, 9/238/1, Veit an Kuratorium, 12.7.1933.

102 UA Köln, 9/238/1, Veit an Kuratorium, 18.5.1934; ebd. mehrere weitere Dokumente zu diesem Sachverhalt.

103 Anatomisches Institut Bonn, Nr. 117, Erlass i.V. Stuckart/Wissenschaftsministerium, 6.10.1933 (auch in: BA Berlin, R 3001, Nr. 1478).

104 Anatomisches Institut Bonn, Nr. 117, Sobotta an Präsidenten des Strafvollzugsamtes Köln, 29.9.1925, Entwurf; ebd., Sobotta an Kurator der Universität, 13.7.1931, Entwurf sowie weitere Schriftstücke.

105 UA Köln, 9/238/1, Stuckart/Wissenschaftsministerium an Kuratorium, 6.10.1933.

106 Anatomisches Institut Bonn, Nr. 117, Erlass i.V. Stuckart/Wissenschaftsministerium, 6.10.1933 (auch in: BA Berlin, R 3001, Nr. 1478). Ebd. heißt es zum formalen Ablauf: „Die jeweilige Vollstreckungsbehörde wird dem zuständigen Anatomischen Universitätsinstitut von jeder bevorstehenden Hinrichtung rechtzeitig Mitteilung machen und seinem Beauftragten gestatten, bei der Vollstreckung des Todesurteils zugegen zu sein und den Leichnam, soweit er nicht den Angehörigen des Hingerichteten auf ihr Verlangen herauszugeben ist, unmittelbar nach der Hinrichtung zur Verwendung als Forschungs- und Unterrichtsmaterial in Empfang zu nehmen."

107 Anatomisches Institut Bonn, Nr. 117, Sobotta an Kurator, 21.10.1933.

108 Anatomisches Institut Bonn, Nr. 117, Sobotta an Kurator, 21.10.1933. Ebd. heißt es: „Die Zahl der Studierenden der Medizin an der Universität Bonn ist fast genau doppelt so gross wie die der Universität Köln; da von den Studierenden der Universität Bonn rund 2/3 im vorklinischen [,] rund 1/3 im klinischen Studium stehen, ist, wenn man die in Anatomie auszubildenden Studierenden der Medizin rechnet, das Verhältnis der Zahl der Medizinstudenten von Bonn und Köln noch wesentlich ungünstiger für Köln. Mit nahezu 1000 Praktikanten in den anatomischen Präparierübungen, mit vor kurzem noch 5–600 eingeschriebenen Zuhörern in der anatomischen Hauptvorlesung (jetzt rund 100 weniger) stand Bonn und steht es noch direkt hinter Berlin, in weitem Abstande vor den der Frequenz der genannten Vorlesungen nach etc. nächstfolgenden Universitäten Preussens (Breslau, Münster, Marburg). Selbst im gesammten [sic] Reiche wurde Bonn in dieser Hinsicht nur noch von München übertroffen, stand also z.B. wesentlich vor Leipzig (auch heute noch). Die Zahl von 600 Zuhörern im anatomischen Hauptkolleg wurde selbst von Berlin und München nicht wesentlich oder garnicht übertroffen!!!! Diesen Tatsachen ist bei der genannten Verteilung der preussischen Landgerichte absolut nicht Rechnung getragen; im gegenteil[:] Bonn ist dabei so schlecht weggekommen, als sei es die allerkleinste Fakultät!!!"

109 Anatomisches Institut Bonn, Nr. 117, Sobotta an Kurator, 21.10.1933.

110 Anatomisches Institut Bonn, Nr. 117, Erlass Breuer/Wissenschaftsministerium, 6.11.1933, Durchschrift.

111 UA Köln, 9/238/1, Veit an Kuratorium, 3.1.1934.

112 UA Köln, 67/16, Veit an Wissenschaftsminister, 28.11.1933, Durchschlag (auch ebd., 9/238/1).

113 UA Köln, 67/16, Veit an Kuratorium, 22.7.1934. Siehe auch ebd., Veit an Kuratorium, 26.7.1934.

114 UA Köln, 28/51, Leupold an Wissenschaftsminister durch Staatskommissar Winkelnkemper, 2.12.1933.

115 UA Köln, 67/16, Dekan an Kuratorium, 15.6.1935, Durchschlag.

116 UA Köln, 67/17, Otto Veit, Bericht über die Leichenversorgung des anatomischen Institutes in den ersten vier Monaten des Jahres 1936, 25.4.1936.

117 UA Köln, 67/17, Otto Veit, Bericht über die Leichenversorgung des anatomischen Institutes in den ersten vier Monaten des Jahres 1936, 25.4.1936.

118 UA Köln, 67/17, Otto Veit, Veit an Dekan Kleinschmidt, 16.11.1936. Im Gesamtjahr 1936 wurden schließlich 71 Leichen registriert. UA Köln, 67/17, Veit und Haberer an Kuratorium, 8.1.1937.

119 Vgl. Foto „Blick über den Klingelpütz" in: August Sander, Köln wie es war, Köln 1995, S. 489.

120 UA Köln, 67/16, Faßl an Wissenschaftsminister, 18.3.1939, Abschrift.

121 UA Köln, 67/16, Faßl an Wissenschaftsminister, 18.3.1939, Abschrift.

122 Stephanie Kaiser/Dominik Gross, Anatomy in Cologne – Institutional Development and Body Supply from the Weimar Republic to early post-war period, in: Annals of Anatomy 200 (2000), S. 15–23, S. 19.
123 UA Köln, 9/239, Aufstellung 1940, 16.1.1942.
124 Anatomisches Institut Bonn, Nr. 117, Mentzel/Wissenschaftsministerium an Universitätskurator Bonn, 18.2.1939, Abschrift (Durchschlag in: BA Berlin, R 22, Nr. 1478).
125 Anatomisches Institut Bonn, Nr. 117, Mettgenberg/Justizministerium an Oberreichsanwälte und Generalstaatsanwälte, 24.4.1944, auszugsweise Abschrift des Wissenschaftsministeriums an Kurator Bonn, 20.5.1944, Abschrift des Universitätskurators Bonn an Direktor des Anatomischen Instituts, 31.5.1944 (Durchschlag des Originals auch in BA Berlin, R 22, Nr. 1478): „Ich werde ferner davon absehen, in dem Vollstreckungsauftrag das anatomische Institut zu bezeichnen, dem der Leichnam überlassen ist. Befindet sich im Zuständigkeitsbereich des Vollstreckungsortes nur ein anatomisches Institut, so wird diesem der Leichnam zur Verfügung gestellt. Sind dort mehrere Institute, so werden die Leichen auf die verschiedenen Institute ihrem Bedarf entsprechend verteilt. Die Regelung im einzelnen trifft der Generalstaatsanwalt des Vollstreckungsortes für den gesamten Zuständigkeitsbereich; er nimmt vorher mit den Leitern der anatomischen Institute Stellung. Bis zu dieser Regelung überlasse ich den Vollstreckungsbehörden die Auswahl des Institutes. Ist in dem Bereich des Vollstreckungsortes kein anatomisches Institut, so werden die Leichen der am nächsten gelegenen Anstalt übergeben".
126 Anatomisches Institut Bonn, Nr. 117, Aufstellungen „Zuständigkeitsbereich der Vollstreckungsorte", „Scharfrichterbezirke", „Vollstreckung von Todesurteilen", Abschriften, eingeg. 2.6.1944 (auch in: BA Berlin, R 22, Nr. 1478).
127 Anatomisches Institut Bonn, Nr. 117, Generalstaatsanwalt Köln, gez. Rahmel an Direktor des Anatomischen Instituts Bonn, 4.5.1944.
128 Anatomisches Institut Bonn, Nr. 117, Stöhr an Generalstaatsanwalt Köln, 9.5.1944, Durchschrift.
129 Anatomisches Institut Bonn, Nr. 117, Stöhr an Generalstaatsanwalt Köln, 9.5.1944, Durchschrift.
130 Anatomisches Institut Bonn, Nr. 117, Oberstaatsanwalt Osterkamp/Generalstaatsanwalt an Stöhr, 24.5.1944.
131 Anatomisches Institut Bonn, Nr. 117, Oberstaatsanwalt Osterkamp/Generalstaatsanwalt an Stöhr, 24.5.1944.
132 UA Köln, 67/673, Stadtmüller an Kuratorium, 13.2.1943.
133 UA Köln, 67/16, Veit an Kuratorium, 27.4.1933.
134 UA Köln, 67/16, Göppert an Veit, 17.7.1934, Abschrift.

135 Für 1933: UA Köln, 9/238/1, Veit an Kuratorium, 3.1.1934; für 1939, 1941, 1942: UA Köln, 9/239. – Vgl. leicht abweichend auch Stephanie Kaiser/Jens Lohmeier, Aus der Geschichte des Anatomischen Institutes der Universität zu Köln – Die Nutzung Hingerichteter im „Dritten Reich", in: Geschichte in Köln 63 (2016), S. 159–193, S. 190. Danach gelangten in die Kölner Anatomie von 1939 bis 1942 insgesamt 85 Leichen Hingerichteter. Das entspricht 21 % der 404 ins Anatomische Institut gelangten Leichen. Vgl. auch Stephanie Kaiser, Körper für die Anatomie. Von der herrenlosen Leiche zur Körperspende, Diss. med. Aachen 2015, basierend auf: Kaiser/Gross, Anatomy und Stephanie Kaiser, Tradition or change? Sources of body procurement for the Anatomical Institute of the University of Cologne in the Third Reich, in: Journal of Anatomy 223 (2013), S. 410–418.
136 Vgl. Axel Karenberg/Martin Scaal, Anatomische Präparate aus mutmaßlich kolonialen Kontexten in der Sammlung des Zentrums Anatomie der Universität zu Köln. Dokumentation, Köln 2021, o.S. [unveröffentlicht].
137 UA Köln, Zug. 303/54, Anatomisches Instituts, Rechnung Reicherts, 10.1.1955; vgl. Karenberg/Scaal, Präparate, o.S.
138 Vgl. Karenberg/Scaal, Präparate, o.S.
139 HASt Köln, 690/273, Angelegenheiten der bei der MF angestellten Professoren, Zeitungsausschnitt Westdeutscher Beobachter, Anonymus, Feier in der Lindenburg, 4.7.1934.
140 HASt Köln, 690/273, Angelegenheiten der bei der MF angestellten Professoren, Vahlen/Wissenschaftsministerium an Hering, 6.6.1934, Abschrift von Abschrift.
141 HASt Köln, 690/273, Angelegenheiten der bei der MF angestellten Professoren, Achelis an Coerper, 19.10.1934, Abschrift.
142 HASt Köln, 690/273, Angelegenheiten der bei der MF angestellten Professoren, Achelis an Coerper, 19.10.1934, Abschrift.
143 HASt Köln, 690/273, Angelegenheiten der bei der MF angestellten Professoren, Achelis an Coerper, 19.10.1934, Abschrift.
144 HASt Köln, 690/273, Angelegenheiten der bei der MF angestellten Professoren, Coerper an Ludwig, 22.10.1934, vertraulich, Entwurf.
145 HASt Köln, 690/273, Angelegenheiten der bei der MF angestellten Professoren, Coerper an Ludwig, 2.11.1934, Entwurf. Siehe auch: ebd., Ludwig an Wissenschaftsministerium, 7.11.1934, Abschrift.
146 UA Köln, 564/1, Schreiben an Gauamtsleiter Gesundheit, 5.2.1935, Nachtrag, Abschrift.

147 HASt Köln, 690/273, Angelegenheiten der bei der MF angestellten Professoren, Coerper an Jansen/Wissenschaftsministerium, 28.12.1934, Abschrift.
148 HASt Köln, 690/273, Angelegenheiten der bei der MF angestellten Professoren, Dekan Bering an Wissenschaftsministerium, 29.1.1935, Abschrift; ebd., Coerper an OB Riesen, 26.2.1935, Konzept.
149 UA Köln, 28/10, Rektor Kuhn an Wissenschaftsminister, 11.11.1938, Durchschlag.
150 UA Köln, 62/674, Lullies an Rektor Kuhn, 27.9.1940.
151 UA Köln, 62/674, Kuhn an Lullies, 25.9.1940.
152 UA Köln, 28/102, Dekan Kleinschmidt an Rektor, 27.6.1936.
153 UA Köln, 28/102, Dekan Kleinschmidt an Rektor, 23.2.1937.
154 UA Köln, 28/51, Einladung zum 27. November, 20.11.1935.
155 Im Anschluss an Jacques Héran, La Medizinische Fakultät de la Reichsuniversität Straßburg (1941–1944), in: ders. (Hg.), Histoire de la médicine à Strasbourg, Strasbourg 1997, S. 585–599, S. 585 ff.; Rainer Möhler, Die Reichsuniversität Straßburg 1940–1944. Eine nationalsozialistische Musteruniversität zwischen Wissenschaft, Volkstumspolitik und Verbrechen, Stuttgart 2020 (= Veröffentlichungen der Kommission für Geschichtliche Landeskunde in Baden-Württemberg, Reihe B, Forschungen 227), S. 638. Vgl. Patrick Wechsler, La Faculté de Médecine de la „Reichsuniversität Straßburg" (1941–1945). A l'heure Nationale-socialiste, Diss. med. Strasbourg 1991, S. 154.
156 Vgl. Möhler, Reichsuniversität, S. 637 f.
157 Vgl. Möhler, Reichsuniversität, S. 638.
158 UA Köln, 27/151, Veit an Vorsitzenden Entnazisierungsausschuss Köln, 10.10.1946; in Szabó, Vertreibung wird Schneider nicht erwähnt.
159 UA Köln, 28/110, Niederhoff an Haberer, 3.5.1938 mit Anhang „Über die Bedeutung der ‚Trimester'-Einteilung für das Hochschulstudium".
160 UA Köln, 28, Nr. 110, Haberer an Niederhoff, 20.5.1938, Durchschlag.
161 Vgl. Bruno Kisch, Wanderungen und Wandlungen. Die Geschichte eines Arztes im 20. Jahrhundert, Köln 1966, S. 226.
162 Vgl. Kisch, Wanderungen, passim.
163 Vgl. Kisch, Wanderungen, S. 201 ff., 215 ff., 222, 225, 227 u.ö.
164 UA Köln, 317-III/Nr. 1014, Dekan Kleinschmidt an Wissenschaftsministerium, 8.12.1936, Abschrift. Vgl. Kisch, Wanderungen, S. 225 und für das Folgende sehr ähnlich Walter, Kisch.
165 Vgl. Bruno Kisch, Die Geschichte der Organisation der Kreislaufforschung in Deutschland, Darmstadt 1955, passim; Berndt Lüderitz/Günther Arnold (Hg.), 75 Jahre Deutsche Gesellschaft für Kardiologie – Herz- und Kreislaufforschung, Berlin/Heidelberg/New York 2002, S. 7 u.ö.
166 UA Köln, 28/4, Rektor Geldmacher an Frontkämpfer, 29.1.1935.
167 UA Köln, 28/4, Rektor Geldmacher an Frontkämpfer, 7.2.1935.
168 UA Köln, 28/4, Rektor Geldmacher an Frontkämpfer, 8.2.1935.
169 UA Köln, 17/III/4060, Schreiben an Hering, 13.9.1934, Durchschlag.
170 UA Köln, 564/27, Fragebogen über Bruno Kisch, 17.2.1935.
171 UA Köln, 564/27, Fragebogen über Bruno Kisch, 17.2.1935.
172 UA Köln, 28/102, Dekan Kleinschmidt an Rektor, 12.2.1936.
173 Vgl. Golczewski, Universitätslehrer, S. 126 f.
174 UA Köln, 67/1057, Dekan Kleinschmidt an Wissenschaftsministerium, 11.12.1934, zit. n. Golczewski, Universitätslehrer, S. 126.
175 UA Köln, 67/1057, Dekan Kleinschmidt an Wissenschaftsministerium, 11.12.1934, zit. n. Golczewski, Universitätslehrer, S. 126.
176 Vgl. Kisch, Wanderungen, S. 261; Golczewski, Universitätslehrer, S. 126.
177 Kisch, Wanderungen, S. 266.
178 Vgl. Kisch, Wanderungen, S. 268.
179 Vgl. Kisch, Wanderungen, S. 270.
180 Vgl. Kisch, Wanderungen, S. 279.
181 Vgl. Kisch, Wanderungen, S. 226 f.
182 Vgl. Kisch, Wanderungen, S. 289.
183 Vgl. Kisch, Wanderungen, S. 278.
184 Vgl. Kisch, Wanderungen, S. 320.
185 Vgl. Kisch, Wanderungen, S. 334 ff.
186 Vgl. Kisch, Wanderungen, S. 333 f.
187 Vgl. Lisch, Wanderungen, S. 333.
188 Bruno Kisch, Gewichte- und Waagemacher im alten Köln (16.–19. Jahrhundert), Köln 1960 (= Veröffentlichungen des Kölnischen Geschichtsvereins e.V. 23), S. 14.
189 Vgl. Kisch, Wanderungen, S. 348 ff.
190 UA Köln, 317-III/1014, Kuratorium an Wissenschaftsminister, 5.3.1936, Durchschlag.
191 UA Köln, 317-III/1014, Aktennotiz Kuratorium, 16.3.1936.
192 UA Köln, 317-III/1014, Wissenschaftsministerium an Klenk, 15.9.1936, Abschrift (auch in: HASt Köln, 690/273, Angelegenheiten der bei der MF angestellten Professoren).
193 Ernst Klenk, Hans Thierfelder, in: Hoppe-Seylers Zeitschrift für Physiologische Chemie 203 (1931), S. 1.
194 UA Köln, 571/110, Klenk an Rektor Köln, 26.4.1937.

195 UA Köln, 28/51, Schönhardt/Leiter Dozentenschaft Tübingen an Rektor Tübingen [sic], 9.3.1936, Abschrift; ebd., 317-III/1014, Fragebogen, 4.7.1936.
196 UA Köln, 571/110, Schönhardt an Rektor Tübingen, 9.3.1936, Abschrift.
197 UA Köln, 571/110, Rektor Tübingen an Rektor Köln, 14.3.1936, Abschrift. In dem Schreiben wird auch der Studentenschaftsleiter der Landwirtschaftlichen Hochschule in Hohenheim zitiert, wo Klenk im Wintersemester 1935/36 einen Lehrauftrag wahrnahm: „Politisch ist er nicht besonders hervorgetreten; ich glaube aber nicht, dass er eine politische Einstellung besitzt, die seine Berufung bedenklich erscheinen lassen würde."
198 UA Köln, 317-III/1014, Vereidigungsnachweis, 16.12.1936.
199 UA Köln, 317-III/1014, Klenk an Kuratorium, 24.11.1936.
200 UA Köln, 317-III/1014, Dekan Kleinschmidt an Wissenschaftsministerium, 8.12.1936, Abschrift.
201 UA Köln, 317-III/1014, Dekan Kleinschmidt an Wissenschaftsministerium, 8.12.1936, Abschrift.
202 UA Köln, 317-III/1014, Dekan Kleinschmidt an Wissenschaftsministerium, 8.12.1936, Abschrift, angefügte Aktennotiz.
203 UA Köln, 317-III/1014, Coerper/i.A. Der Oberbürgermeister an Kuratorium, 28.1.1937.
204 UA Köln, 317-III/1014, Jansen/Wissenschaftsministerium an Kuratorium, 15.2.1937, Abschrift (auch in: HASt Köln, 690/273, Angelegenheiten der bei der MF angestellten Professoren).
205 UA Köln, 192/108, Klenk an Naujoks, Garmisch, 25.7.1937.
206 UA Köln, 28/51, Lullies und Klenk an Oberbürgermeister Köln als Kurator, 3.12.1937.
207 UA Köln, 571/110, Pressemitteilung, entworfen von Lullies, o.D. [1.10.1936].
208 UA Köln, 317-III/1014, Klenk an Wissenschaftsministerium, 23.4.1937.
209 UA Köln, 67/673, „Bericht für Kuratoriums-Sitzung 12.4.40", o.D., Abschrift.
210 UA Köln, 571/110, Klenk an Rektor, 22.6.1942, Abschrift.
211 UA Köln, 571/110, Leupold am Rektor, 23.6.1942, Abschrift.
212 UA Köln, 571/110, Handloser an Rektor, 20.7.1942.
213 UA Köln, 571/110, Klenk an Rektor, 30.7.1942.
214 UA Köln, 571/110, Rektor an Handloser, 4.8.1942, Durchschrift.
215 Vortrag Gerrit Hohendorf/Annette Eberle/Jasmin Kindel, Brain Research. Euthanasia and the Holocaust auf der Konferenz „The Holocaust in Europe Research Trends, Pedagogical Approaches, and Political Challenge", München, 4.–7. November 2019.

216 Persönliche Mitteilung von Herwig Czech/Wien, 24.10.2022. Ein von der Max-Planck-Gesellschaft finanziertes Forschungsprojekt (eine Kooperation von MedUni Wien, TUM München, Charité Berlin, Oxford Brookes University und Leopoldina) ist derzeit damit befasst, die „wissenschaftliche Verwertung" von NS-Opfern im Kontext der Hirnforschung der Kaiser-Wilhelm- bzw. Max Planck-Gesellschaft aufzuklären. Vgl. Paul Weindling/Gerrit Hohendorf/Axel C. Hüntelmann/Jasmin Kindel/Annemarie Kinzelbach/Aleksandra Loewenau/Stephanie Neuner/Michał Adam Palacz/Marion Zingler/Herwig Czech, The problematic legacy of victim specimens from the Nazi era. Identifying the persons behind the specimens at the Max Planck Institutes for Brain Research and of Psychiatry, in: Journal of the History of the Neurosciences 31 (2021), S. 1–22. Bisher lässt sich nicht nachweisen, dass die von Hallervorden an Klenk weitergegebenen Präparate von NS-Opfern stammten; eine abschließende Aussage ist aber erst mit Abschluss des Projekts (geplant für Oktober 2024) möglich.
217 UA Köln, 571/110, Klenk an Rektor, 30.7.1942.
218 UA Köln, 571/110, Klenk an Rektor, 1.7.1946.
219 UA Köln, 317-III/1014, Klenk/z.Z. Marburg, Deutschhausstr. 2 am Kuratorium Köln, 11.12.1944.
220 UA Köln, 571/110, Dekan Schüller an Rektor Kroll, 9.4.1946.
221 UA Köln, 571/110, Klenk an Rektor durch Dekan, 26.4.1946.
222 UA Köln, 317-III/1014, Einreihungsbescheid der Militärregierung, 27.11.1947, Durchschlag für Arbeitgeber; LA NRW Duisburg, NW 1037-BIII 3576, Klenk, Ernst, Berufungsausschuss SK Köln, Arbeitsblatt, 28.12.1948.
223 UA Köln, 317-III/1014, Entlastungs-Zeugnis (Clearance Certificate), 28.12.1948.
224 UA Köln, PA Klenk, Zug 192, Nr. 108, H. Beckhoff T.O.1 University E.C.O. HQ Military Government an Rektor, 20.3.1947.
225 LA NRW Duisburg, NW 1037-BIII 3576, Klenk, Ernst, Berufungsausschuss SK Köln, Arbeitsblatt, 28.12.1948.
226 LA NRW Duisburg, NW 1037-BIII 3576, Klenk, Ernst, Berufungsausschuss SK Köln, Arbeitsblatt, 28.12.1948.
227 LA NRW Duisburg NW, 1037-BIII 3576, Klenk, Ernst, Berufungsausschuss SK Köln, Arbeitsblatt, 28.12.1948.
228 LA NRW Duisburg NW, 1037-BIII 3576, Klenk, Ernst, Berufungsausschuss SK Köln, Arbeitsblatt, 28.12.1948.
229 LA NRW Duisburg NW, 1037-BIII 3576, Klenk, Ernst, Berufungsausschuss SK Köln, Arbeitsblatt, 28.12.1948.
230 UA Köln, 571/110, Prodekan vom Hofe an Rektor, 14.10.1948.
231 UA Köln, PA Klenk, Zug 571, Nr. 110, Klenk an Rektor, 30.7.1942; ebd., Einladung Akademische Gedenkfeier, 4.1.1973.

232 UA Köln, PA Klenk, Zug 571, Nr. 110, Elizabeth Roboz Einstein an Wolf Isselhard, 1.5.1974.
233 UA Köln, PA Klenk, Zug 571, Nr. 110, Einladung zur Inauguration der Ernst-Klenk-Stiftung am 21.5.1976, o.D.
234 UA Köln, 17II/1568, Dekan Reiner Müller an Wissenschaftsminister, 1.12.1928.
235 UA Köln, 17II/1568, Niederschrift Besprechung Leupold/Eckert, 7.1.1930. Siehe auch: ebd., 67/1037, Leupold an Dekan, 30.4.1930.
236 UA Köln, 17II/1568, Protokoll der Konferenz vom 26.4.1930.
237 Vgl. u.a. Ernst Leupold, Das Verhalten des Bluts bei steriler Autolyse mit besonderer Berücksichtigung der Entstehung von Hämosiderinpigment, in: Beiträge zur pathologischen Anatomie und zur allgemeinen Pathologie, 59 (1914), S. 501–519; Ernst Leupold, Zur Kenntnis der Stauungsblutungen nach Rumpfkompression, in: Frankfurter Zeitschrift für Pathologie 21 (1918), S. 258–282; Ernst Leupold, Untersuchungen über die Mikrochemie und Genese des Amyloids, in: Beiträge zur pathologischen Anatomie und zur allgemeinen Pathologie, 64 (1918), S. 347–700; vgl. auch Ursula Krohn, Ernst Leupold, in: https://rektorenportraits.uni-koeln.de/rektoren/ernst_leupold/, einges. 25.9.2021.
238 Vgl. u.a. Ernst Leupold, Beziehungen zwischen Nebennieren und männlichen Keimdrüsen, Jena 1920; Ernst Leupold, Die Bedeutung des Thymus für die Entwicklung der männlichen Keimdrüsen, in: Beiträge zur pathologischen Anatomie und zur allgemeinen Pathologie 67 (1920), S. 472–491; Ernst Leupold, Die Bedeutung des Interrenalorgans für die Spermiogenese, in: Verhandlungen der Deutschen Pathologischen Gesellschaft 18 (1921), S. 206–212; Ernst Leupold, Cholesterinstoffwechsel und Spermiogenese, in: Beiträge zur pathologischen Anatomie und zur allgemeinen Pathologie 69 (1921), S. 206–212; Ernst Leupold, Die Bedeutung des Cholesterinstoffwechsels für die weiblichen Keimzellen, in: Verhandlungen der Deutschen Pathologischen Gesellschaft 19 (1923), S. 161–162; Ernst Leupold, Ueber das Blutcholesterin, in: Zentralblatt für allgemeine Pathologie 33, Sonderband 1923, S. 8–21; Ernst Leupold, Nebenniere, in: Enzyklopädie der mikroskopischen Technik, 3. Aufl., Wien/Berlin 1927, S. 1606–1613. Vgl. auch Ursula Krohn, Ernst Leupold, in: https://rektorenportraits.uni-koeln.de/rektoren/ernst_leupold/, einges. 25.9.2021.
239 Vgl. u.a. Ernst Leupold, Der Einfluß des örtlichen Stoffwechsels auf die reaktiven Vorgänge bei der Wundheilung und Regeneration, in: Beiträge für pathologische Anatomie 81 (1928), S. 45–100; Ernst Leupold, Örtlicher Stoffwechsel und Gewebsreaktion. Die Bedeutung der anorganischen Salze für Zellneubildungs- und Wachstumsvorgänge, in: Beiträge für pathologische Anatomie 83 (1929), S. 217–234; Örtlicher Stoffwechsel und Gewebsreaktion. Erzeugung tumorartiger Gewebeneubildungen durch anorganische Salze, in: Beiträge für pathologische Anatomie 89 (1932), S. 542–574; vgl. auch Ursula Krohn, Ernst Leupold, in: https://rektorenportraits.uni-koeln.de/rektoren/ernst_leupold/, einges. 25.9.2021.
240 UA Köln, 571/130, Einladung Krolls 7.1.1931.
241 UA Köln, 571/130, Pressenotiz des Rektors, 19.6.1944.
242 UA Köln, 571/130, Presseausschnitt, -er [Autorenkürzel], Ist Krebskrankheit heilbar? In: Volksstimme, 19.9.1948.
243 UA Köln, 571/130, Presseausschnitt, Dr. D. Bier, Ein Wort zu den neuen Krebsbehandlungsaussichten, in: Rheinische Zeitung, 25.9.1948.
244 UA Köln, 67, Aschaffenburg an Dekan MF, 22.3.1933. Siehe zu Aschaffenburgs Haltung auch unten.
245 UA Köln, 67/650, Dekan MF an Aschaffenburg, 23.3.1933, Durchschlag.
246 UA Köln, 67/650, Dekan MF an Aschaffenburg, 23.3.1933, Durchschlag.
247 UA Köln, 67/650, Dekan MF an Aschaffenburg, 23.3.1933, Durchschlag.
248 UA Köln, 67/650, Dekan MF an Aschaffenburg, 23.3.1933, Durchschlag.
249 UA Köln, 28/4, Rektor Leupold an Lehrkörper, 28.4.1933.
250 UA Köln, 28/4, Rektor Leupold an Lehrkörper, 28.4.1933.
251 Westdeutscher Beobachter, 12.4.1933, Titelseite (auch in: UA Köln, 571/130).
252 UA Köln, 571/9, Aktennotiz, 11.4.1933.
253 Westdeutscher Beobachter, 12.4.1933, Titelseite (auch in: UA Köln, 571/130).
254 UA Köln, 28/10, Wissenschaftsminister, „Vorläufige Massnahmen zur Vereinfachung der Hochschulverwaltung", 28.10.1933; ebd., Auszug aus dem Beschlussbuche des Senats, 8.11.1933.
255 UA Köln, 28/10, Auszug aus dem Beschlussbuche des Senats, 8.11.1933.
256 UA Köln, 17II/1568, Personalbogen, o.D. [um 1935].
257 UA Köln, 17II/1568, Personalbogen, o.D. [um 1935].
258 UA Köln, 28/10, Leupold an Wissenschaftsminister, 19.2.1934, Entwurf, Durchschrift,
259 UA Köln, 28/10, Leupold an Wissenschaftsminister, 19.2.1934, Entwurf, Durchschrift.
260 UA Köln, 28/10, Leupold an Wissenschaftsminister, 19.2.1934, Entwurf, Durchschrift.
261 Zit. n. UA Köln, 28/10, Joppich/Dozentschaft Köln an Führer der Preußischen Dozentschaft Walter Greite persönlich, 15.2.1934, Abschrift.

262 UA Köln, 28/10, Leupold an Wissenschaftsminister, 19.2.1934, Entwurf, Durchschrift. Abgesandt wurde eine etwas entschärfte Version: Ebd., 67/674, 20.2.1934, Abschrift.
263 Vgl. Anonymus, Ernst Leupold, Rektor 1933–1934, in: https://rektorenportraits.uni-koeln.de/rektoren/ernst_leupold/, einges. 1.6.2020.
264 Zit. n. UA Köln, 28/10, Joppich/Dozentenschaft Köln an Führer der Preußischen Dozentenschaft Walter Greite persönlich, 15.2.1934, Abschrift.
265 Zit. n. UA Köln, 28/10, Rust an Rektor Köln, 10.3.1934.
266 UA Köln, 67/1037, Protokoll Besprechung Kurator Winkelnkemper mit 4 Dekanen und Dozentenschaftsführer de Crinis am 13.2.1935, o.D.
267 UA Köln, 67/1037, Protokoll Besprechung Kurator Winkelnkemper mit 4 Dekanen und Dozentenschaftsführer de Crinis am 13.2.1935, o.D.
268 UA Köln, 67/1037, Notiz des Dekans, 14.2.1935.
269 UA Köln, 67/1037, Leupold an Dekan Bering, 11.2.1935.
270 UA Köln, 571/130, Leupold an Rektor, 27.5.1938
271 Vgl. oben; UA Köln, 16/433. Leupold an Hitler, 16.2.1934; Westdeutscher Beobachter, 12.4.1933; vgl. Liebermann, Minderwertigen, o.S. (nach S. 140).
272 UA Köln, 28/4, Rektor Leupold an Lehrkörper, 3.7.1933.
273 UA Köln, 28/109, Rede Leupolds, 3.11.1933.
274 UA Köln, 28/109, Rede Leupolds, 3.11.1933.
275 UA Köln, 28/12, Rektor Leupold an Dozentenschaft, 29.11.1933.
276 HASt Köln, 690/273, Angelegenheiten der bei der MF angestellten Professoren, Leupold an OB Köln, 18.9.1935.
277 Ernst Leupold, Der Zell- und Gewebsstoffwechsel als innere Krankheitsbedingung, Leipzig 1945, S. 5.
278 Leupold, Zell- und Gewebsstoffwechsel, S. 5.
279 UA Köln, 571/130, Eidesstattliche Versicherung von Dr. med. et iur. Elfriede Cohnen/Grevenbroich, 24.9.1947.
280 UA Köln, 17II/1568, Aktennotiz Kroll, 15.5.1946; ebd., 67/1037, Rektor Kroll an Leupold, 23.5.1946.
281 Vgl. Anonymus, Ernst Leupold, Rektor 1933–1934, in: https://rektorenportraits.uni-koeln.de/rektoren/ernst_leupold/, einges. 1.6.2020.
282 UA Köln, 67/1073, Einladung durch Dekan vom Hofe, 25.5.1954.
283 UA Köln, 27/149, Veit an Schüller, 4.9.1945.
284 UA Köln, 17II/1568, Dekan Scheid an Kultusminister NRW, 28.2.1952, Abschrift.
285 UA Köln, 17II/1568, Rektor Tönnis, Nachruf Leupold, 25.5.1961.
286 Vgl. den Schriftverkehr in: UA Köln, 67/1073 und 571/130. Letterers Gedenkrede erschien in der Reihe Kölner Universitätsreden 1963.
287 UA Köln, 67/697, Rundschreiben Dekan Berings an Mitglieder der Engeren Fakultät, 15.11.1934.
288 Professor/innen-Katalog der Universität zu Köln.
289 UA Köln, 67/171, Guillery an Dekan, 9.4.1946; vgl. Schmidt, Leben, S. 113.
290 UA Köln, 564/16, Fragebogen über Herbert Kolb, 8.2.1935.
291 Arifa Hesso/Markus A. Rothschild, Über die Anfänge der Rechtsmedizin an der Universität zu Köln. Zur Entstehungsgeschichte des Instituts für Rechtsmedizin am Kölner Melatengürtel, in: Rechtsmedizin 31 (2021), S. 520–525, S. 522 f.
292 UA Köln, 67/158, Protokoll der 215. Fakultätssitzung, 27.4.1933; zu Guillery vgl. oben S. 77 f.
293 Vgl. Hesso/Rothschild, Anfänge, S. 521.
294 HASt Köln, 690/273, Angelegenheiten der bei der MF angestellten Professoren, Medizinische Fakultät an Wissenschaftsministerium über Rektor, 29.1.1935, Duplikat.
295 HASt Köln, 690/273, Angelegenheiten der bei der MF angestellten Professoren, Medizinische Fakultät an Wissenschaftsministerium über Rektor, 29.1.1935, Duplikat.
296 HASt Köln, 690/273, Angelegenheiten der bei der MF angestellten Professoren, Medizinische Fakultät an Wissenschaftsministerium über Rektor, 29.1.1935, Duplikat.
297 HASt Köln, 690/273, Angelegenheiten der bei der MF angestellten Professoren, Klodt/Kuratorium an OB Riesen, 22.2.1935, Abschrift von Abschrift; ebd., Kuratoriumsvorsitzender an stv. Kuratoriumsvorsitzenden, 2.3.1935, Abschrift.
298 HASt Köln, 690/273, Angelegenheiten der bei der MF angestellten Professoren, Reichswissenschaftsminister an Frank, 4.4.1936; ebd., Aktennotiz i.V. Schaller, 2.5.1935.
299 UA Köln, 28/51, Kunisch/Wissenschaftsministerium an Medizinische Fakultät durch Rektor, 5.12.1934.
300 UA Köln, 28/102, Dekan Kleinschmidt an Rektor, 12.2.1936.
301 UA Köln, 67/158, Protokoll der 239. Fakultätssitzung, 5.11.1936.
302 Vgl. Hesso/Rothschild, Anfänge, S. 523.
303 Vgl. Hesso/Rothschild, Anfänge, S. 523.
304 Hesso/Rothschild, Anfänge, S. 523; vgl. Endres, Zwangssterilisation, S. 123.
305 Zit. n. Hesso/Rothschild, Anfänge, S. 523.
306 Vgl. Hesso/Rothschild, Anfänge, S. 523.
307 Vgl. Hesso/Rothschild, Anfänge, S. 523.
308 Personal- und Vorlesungsverzeichnis der Universität Köln für das Winter-Semester 1942/43, S. 117. Vgl. beispielsweise ebd. für das II. Trimester 1940, S. 103, wo unter „Gerichtliche Medizin und Versicherungsmedizin" nur die beiden Veranstaltungen von Schwellnuss und Coerper aufgeführt sind.
309 Vgl. Hesso/Rothschild, Anfänge, S. 523 f.

310 UA Köln, 67/17, Vereinbarung, 28.11.1932, Abschrift.
311 UA Köln, 67/17, Vereinbarung, 28.11.1932, Abschrift.
312 UA Köln, 27/25, Brandt an Zirkel, 15.7.1936, Abschrift.
313 Walter Brandt, Die biologischen Grundgesetze der Entwicklung. Rede gehalten bei der Befreiungs- und Verfassungsfeier der Universität am 12. Juli 1930, Köln 1931 (= Kölner Universitätsreden 26).
314 Brandt, Grundgesetze, S. 14.
315 Brandt, Grundgesetze, S. 14.
316 UA Köln, 67/650, Aschaffenburg an Dekan MF, 22.3.1933. Siehe zu Aschaffenburgs Haltung auch unten.
317 UA Köln, 67/650, Dekan MF an Aschaffenburg, 23.3.1933, Durchschlag.
318 UA Köln, 27/25, Brandt an Zirkel, 15.7.1936, Abschrift.
319 UA Köln, 67/158, Protokoll der 215. Fakultätssitzung, 27.4.1933.
320 UA Köln, 67/158, Protokoll der 215. Fakultätssitzung, 27.4.1933.
321 UA Köln, 67/16, Brandt an Dekan Bering, 30.1.1934.
322 UA Köln, 67/16, Brandt an Dekan Bering, 30.1.1934.
323 UA Köln, 67/16, Dekan Bering an Instituts- und Klinikdirektoren, 5.7.1934; siehe auch ebd., Brandt an Rektor und Dekan MF, 5.6.1934.
324 UA Köln, 27/25, Brandt an Zirkel, 15.7.1936, Abschrift.
325 UA Köln, 27/25, Brandt an Zirkel, 15.7.1936, Abschrift.
326 UA Köln, 27/25, Aktenvermerk zur Senatssitzung vom 27.1.1932.
327 UA Köln, 27/25, Brandt an Rektor Kuske, 1.7.1932.
328 UA Köln, 27/25, Brandt an Rektor Kuske, Anmerkung Rektor Kuskes.
329 UA Köln, 27/25, Leupold an Winkelnkemper, 18.11.1933.
330 UA Köln, 27/25, Leupold an Winkelnkemper, 18.11.1933.
331 UA Köln, 27/25, Brandt an Dekan Bering, 15.11.1933.
332 UA Köln, 27/25, Brandt an Dekan Bering, 15.11.1933.
333 UA Köln, 27/25, Zeitungsausschnitt, Anonymus, Erblehre und Vererbungslehre beim Menschen. Ein Vortrag von Prof. Dr. Brandt, in: Westdeutscher Beobachter, 1.(?)2.1935.
334 UA Köln, 27/25, Rust an Rektor Köln, 3.4.1935.
335 UA Köln, 27/25, Hartung an Winkelnkemper, 13.5.1935, Abschrift.
336 UA Köln, 27/25, Vahlen/Wissenschaftsministerium an Rektor Köln, 11.10.1935 und weitere Dokumente, auch ebd., 67/993.
337 UA Köln, 27/25, Bachér/Wissenschaftsministerium an Rektor Köln, 16.4.1936.
338 UA Köln, 27/25, Maximinian de Crinis, Gutachten Walter Brandt, 25. April 1936, Abschrift.
339 UA Köln, 27/25, Brandt an Rektor, 23.5.1936, Abschrift.
340 UA Köln, 27/25, Maximinian de Crinis, Gutachten Walter Brandt, 25. April 1936, Abschrift; ebd., Brandt an Universitätsrat Oberlandesgerichtsrat Zirkel, 15.7.1936, Abschrift.
341 UA Köln, 27/25, Brandt an Rektor, 23.5.1936, Abschrift.
342 UA Köln, 27/25, Brandt an Rektor, 23.5.1936, Abschrift.
343 UA Köln, 27/25, Brandt an Universitätsrat Oberlandesgerichtsrat Zirkel, 15.7.1936, Abschrift.
344 UA Köln, 27/25, Leupold an Wissenschaftsminister, 28.4.1936, Abschrift.
345 UA Köln, 27/25, Vahlen/Reichswissenschaftsministerium an Rektor Köln, 8.7.1936.
346 UA Köln, 27/25, Brandt an Zirkel, 15.7.1936, Abschrift.
347 UA Köln, 27/25, Brandt an Zirkel, 15.7.1936, Abschrift.
348 UA Köln, 27/25, Urkunde Rusts, 8.9.1936, Abschrift.
349 Mehrere Schriftstücke in UA Köln, 67/993, u.a. Faßl an Naujoks, 18.1.1938.
350 UA Köln 67/993, Veit an Kultusminister NRW, 1.3.1953, Durchschlag.
351 UA Köln, 9/81, Hartung/NSDAP-Gauleitung Köln-Aachen, Amt für Volksgesundheit an Kurator Winkelnkemper, 22.9.1936; ebd., Kuratorium an Hartung, 26.9.1936, Durchschlag.
352 Zu Heubner vgl. Forsbach/Hofer, Internisten, S. 209 ff. u.ö.
353 Vgl. Wolfgang Heubner/Josef Schüller (Hg.), Handbuch der Experimentellen Pharmakologie. Begründet von A. Heffter. Ergänzungswerk 5, Berlin 1937 u.a.
354 Vgl. Golczewski, Universitätslehrer, S. 384.
355 UA Köln, 67/1138, Lebenslauf, o.D. [wohl 1945]
356 UA Köln, 67/1138, Zirkel an Bering, 8.6.1934.
357 UA Köln, 67/1138, Bering an Zirkel, 9.6.1934.
358 HASt Köln, 690/273, Angelegenheiten der bei der MF angestellten Professoren, Müller an Oberbürgermeister Köln, 18.9.1934.
359 Vgl. Golczewski, Universitätslehrer, S. 384.
360 Reiner Müller, Deutschlands Abwehr chemischer oder bakteriologischer Angriffe. Rede gehalten bei der Reichs-Gründungsfeier der Universität am 18. Januar 1933, Köln 1933 (= Kölner Universitäts-Reden 31), S. 3 und 26.
361 Müller, Abwehr, S. 5.
362 Reiner Müller, Allgemeine Hygiene mit Wehr- und Gewerbehygiene. Luft, Boden, Wasser, Nahrung, Kleidung, Körperpflege, Wohnung, Rassenhygiene, 2., vermehrte Aufl., München/Berlin 1942 (= Lehrbuch der Hygiene, Teil I), S. 337.
363 Reiner Müller, Medizinische Mikrobiologie. Parasiten, Bakterien, Immunität, München/Berlin 1939 (= Lehrbuch der Hygiene für Ärzte und Biologen, Teil II), S. 321.
364 Müller, Mikrobiologie, S. 321.

365 Vgl. Müller, Mikrobiologie, S. 321f.; Müller, Hygiene, S. 337f.
366 Vgl. Müller, Mikrobiologie, S. 9.
367 Müller, Hygiene, S. 353.
368 Müller, Hygiene, S. 353.
369 Müller, Hygiene, S. 351f.
370 Reiner Müller, Hygiene. Luft, Boden, Wasser, Nahrung, Kleidung, Körperpflege, Wohnung, Gewerbe, Eugenik, 4., verbesserte Aufl., Berlin/München 1949, S. 435.
371 Vgl. Klein, „Euthanasie", S. 209.
372 Vgl. Müller, „Euthanasie", S. 227.
373 UA Köln, 27/71, Dekan Grashey an Sekretariat der Universität, 19.5.1932.
374 UA Köln, 27/71, Dekan Reiner Müller an Wissenschaftsminister, o.D. [Schriftstück beschädigt].
375 UA Köln, 27/71, Richter/Wissenschaftsministerium an Rektor und Senat der Universität Köln, 16.4.1930.
376 UA Köln, 27/71.
377 UA Köln, 27/71, Presseausschnitt, 22.5.1933.
378 UA Köln 28/102, Dekan Bering an Rektor, 30.7.1934.
379 UA Köln, 27/71, Nachrichten Universität Köln, 1.3.1935.
380 UA Köln, 27/71, Zeitungsausschnitt 1935.
381 UA Köln, 27/71, Jansen/Wissenschaftsministerium an Rektor Köln, 17.8.1935.
382 Vossen, Ausmerze, S. 281.
383 UA Köln, 67/95, E. Witteler an Dekan Güttich, 7.6.1935.
384 UA Köln, 67/95, E. Witteler an Dekan Kleinschmidt, 18.6.1935.
385 UA Köln, 27/71, Pesch an Rektor Haberer, 25.6.1936, Abschrift; ebd., Pesch an Wissenschaftsminister durch Rektor, 20.1.1937, Abschrift; ebd., Wacker/Reichswissenschaftsministerium an Rektor Haberer durch Staatskommissar, 4.11.1937.
386 UA Köln, 27/71, Bericht über die Studienreise einer Gruppe Kölner Studenten nach Ungarn, o.D.
387 ch. [Autorenkürzel], Bei den Deutschen in Bessarabien. Prof. Dr. Pesch sprach in der Anthropologischen Gesellschaft, in: Westdeutscher Beobachter, 15.2.1937.
388 Karl Pesch [irrtümlich: W. Pesch], Medizin – Weltanschauung – Lebensform, Neuerscheinungen, in: Westdeutscher Beobachter, 8.11.1935 über Ferdinand Sauerbruch/Hans Wenke, Wesen und Bedeutung des Schmerzes, Berlin 1935.
389 UA Köln, 27/71, Pesch an Rektor Haberer, 15.4.1937.
390 UA Köln, 67/660, Coerper an Kuratorium, 23.4.1937, Durchschlag.
391 UA Köln, 67/660, Coerper an Kuratorium, 23.4.1937, Durchschlag.
392 UA Köln, 67/660, Coerper an Kuratorium, 23.4.1937, Durchschlag.
393 UA Köln, 67/660, Coerper an Kuratorium, 23.4.1937, Anmerkung des Kuratoriums, 28.4.1937, Durchschlag; ebd., Dekan Naujoks an Kuratorium, 14.5.1937, Durchschlag.
394 UA Köln, 67/660, Dekan Naujoks an Pesch, 14.5.1937, Durchschlag.
395 UA Köln, 27/71, Pesch an Rektor Haberer, 5.2.1938.
396 UA Köln, 27/71, Reichswissenschaftsminister an Pesch, 6.9.1938.
397 Vgl. Petr Svobodný, Wanderungen und Wandlungen: Die medizinische Fakultät der Deutschen Universität Prag und ihre Beziehungen zu deutschen und österreichischen Universitäten in den Jahren 1882–1945, in: Walter Pape (Hg.), Zehn Jahre Universitätspartnerschaft. Univerzita Karlova v Praze – Universität zu Köln. Kolloquium zur Universitäts- und Fachgeschichte, Elektronische Schriftenreihe der Universitäts- und Stadtbibliothek Köln 3, Universitäts- und Stadtbibliothek Köln 2011; Michal Šimůnek, Ein neues Fach. Die Erb- und Rassenhygiene an der Medizinischen Fakultät der Deutschen Karls-Universität Prag 1939–1945, in: Antonín Kostlán (Hg.), Wissenschaft in den böhmischen Ländern 1939–1945, Prag 2004 (= Studies in History of Sciences and Humanities 9), S. 190–317.
398 UA Köln, 27/71, Todesanzeigen.
399 Vgl. Ernst Klee, Deutsche Medizin im Dritten Reich. Karieren vor und nach 1945, Frankfurt am Main 2001, S. 44.
400 HASt Köln, 690/273, Angelegenheiten der bei der MF angestellten Professoren, Müller an Oberbürgermeister Köln, 18.9.1934.
401 UA Köln, 564/17, Fragebogen über Georg Rose, 8.2.1935.
402 Vgl. Golczewski, Universitätslehrer, S. 363.
403 Vgl. Golczewski, Universitätslehrer, S. 364.
404 UA Köln, 67/697, 215. Fakultätssitzung, Protokoll, 27.4.1933. Vgl. Golczewski, Universitätslehrer, S. 364.
405 Siehe ausführlich das Kapitel „Anthropologisches Institut". Vgl. Golczewski, Universitätslehrer, S. 364.
406 Hans von Haberer, Verwaltungsbericht des scheidenden Rektors Hofrat Professor Dr. med. Dr. med. h.c. Hans von Haberer (Sommer-Semester 1935 bis Sommer-Semester 1938 einschl.) bei der feierlichen Übergabe des Rektorats vom 18. November 1938, Köln 1939 (= Kölner Universitätsreden 36), S. 10.
407 UA Köln, 67/20, Dekan über Rektor an Wissenschaftsminister, 21.12.1938, Durchschlag. Siehe auch: UA Köln, 67/158, Protokoll der 253. Fakultätssitzung, 15.12.1938.
408 UA Köln, 67/20, Dekan über Rektor an Wissenschaftsminister, 25.1.1939, Durchschlag.

409 UA Köln, 67/20, Kuhn an Kuratorium, 5.11.1940. Vgl. Foto „Universitätsgebäude" in: August Sander, Köln wie es war, Köln 1995, S. 421f.
410 UA Köln, 67/20, Dekan an Rektor, 15.4.1940, Durchschlag.
411 Vgl. Leo Haupts, Universität im nationalsozialistischen Fahrwasser. Der Fall [des] „Rheinischen Provinzialinstituts für Sippen- und Volkskörperforschung an der Universität Köln"/Alltagsmisere im Dritten Reich, in: Peter Hanau/Carl August Lückerath/Wolfgang Schmitz/Clemens Zintzen (Hg.), Engagierte Verwaltung für die Wissenschaft. Festschrift für Johannes Neyses Kanzler der Universität zu Köln zum 60. Geburtstag, Köln 2007, S. 149–170, passim.
412 Vgl. Haupts, Universität, S. 154.
413 UA Köln, 67/20, Claußen an Wissenschaftsminister über Dekan und Rektor, 10.7.1939, Abschrift.
414 UA Köln, 67/20, Claußen an Wissenschaftsminister über Dekan und Rektor, 12.8.1939, Durchschlag.
415 Ferdinand Claussen, Aufgaben und Ziele des Kölner Universitäts-Institutes für Erbbiologie und Rassenhygiene, in: Der Erbarzt 8 (1940), H. 4, S. 72–81, hier zit. n. Golczewski, Universitätslehrer, S. 367.
416 Vgl. Golczewski, Universitätslehrer, S. 366.
417 Vgl. Vgl. Golczewski, Universitätslehrer, S. 367. Vgl. Reinhard Spieler, Welten in der Schachtel. Mary Bauermeister und die experimentelle Kunst der 1960er Jahre, Bielefeld/Leipzig/Berlin 2010.
418 Wolf Bauermeister, Die Westküste Schleswig-Holsteins. Zur Rassengeschichte und Rassenverteilung in der Nordmark, Habil. med. Kiel 1938, S. 225, zit. n. Golczewski, Universitätslehrer, S. 367.
419 UA Köln, 192/143, Wissenschaftsministerium an Bauermeister, 9.4.1941. Vgl. Golczewski, Universitätslehrer, S. 367.
420 UA Köln, 67/171, Bauermeister an Dekan, 13.4.1946. Vgl. Klaus Schmidt, Das gefährdete Leben. Der Kölner Arzt und Gesundheitspolitiker Franz Vonessen (1892–1970), Köln 2004, S. 113.
421 Vgl. Golczewski, Universitätslehrer, S. 367.
422 HASt Köln, 690/273, Angelegenheiten der bei der MF angestellten Professoren, OB Köln an Wissenschaftsminister, 7.10.1933.
423 HASt Köln, 690/273, Angelegenheiten der bei der MF angestellten Professoren, OB Köln an Wissenschaftsminister, 7.10.1933.
424 HASt Köln, 690/273, Angelegenheiten der bei der MF angestellten Professoren, OB Köln an Wissenschaftsminister, 7.10.1933.
425 HASt Köln, 690/273, Angelegenheiten der bei der MF angestellten Professoren, OB Köln an Wissenschaftsminister, 7.10.1933.
426 HASt Köln, 690/273, Angelegenheiten der bei der MF angestellten Professoren, OB Köln an Wissenschaftsminister, 7.10.1933.
427 Vgl. Meuthen, Universität, S. 154 f.
428 Vgl. zur Biografie Eppingers ausführlich Forsbach/Hofer, Internisten, S. 136 ff. Passagen von dort werden hier teilweise kaum verändert wiedergegeben.
429 Heribert Thaler, Der blaue Papagei. Erlebte Medizin, erlebte Welt, Leipzig 1993, S. 40.
430 Thaler, Papagei, S. 40.
431 Prälat Johannes van Acken im Oktober 1927 nach Anonymus, Die Gründung des St. Elisabeth-Krankenhauses (https://www.hohenlind.de/ueber-uns/krankenhaus/geschichte/, einges. 20.1.2021). Vgl. Manfred Bopp, Das deutsche Caritasinstitut für Gesundheitsfürsorge und St. Elisabeth-Krankenhaus Köln-Hohenlind, in: Caritas 1970, S. 342–347.
432 Prälat Johannes van Acken im Oktober 1927 nach Anonymus, Gründung.
433 Vgl. Anonymus, Gründung.
434 HASt Köln, 690/273, Angelegenheiten der bei der MF angestellten Professoren, Aktennotiz, 25.3.1933.
435 Anonymus, Gründung.
436 HASt Köln, 690/273, Angelegenheiten der bei der MF angestellten Professoren, Aktennotiz, 25.3.1933.
437 HASt Köln, 690/273, Angelegenheiten der bei der MF angestellten Professoren, Lejeune an Coerper, 3.4.1933.
438 HASt Köln, 690/273, Angelegenheiten der bei der MF angestellten Professoren, Lejeune an Coerper, 3.4.1933.
439 HASt Köln, 690/273, Angelegenheiten der bei der MF angestellten Professoren, Lejeune an Coerper, 3.4.1933.
440 HASt Köln, 690/273, Angelegenheiten der bei der MF angestellten Professoren, Eppinger an Rust, 2.4.1933, Abschrift.
441 HASt Köln, 690/273, Angelegenheiten der bei der MF angestellten Professoren, Eppinger an Riesen, 3.4.1933.
442 Vgl. Thaler, Papagei, S. 40.
443 UA Köln, 67/1016, Eppinger an Dekan/MF Köln, 6.2.1933.
444 UA Köln, 67/1016, Adenauer an Dekan Leupold, 9.2.1933.
445 UA Köln, 17/1229 und HASt Köln, 690/273, Ausschnitt „Kölner Lokal-Anzeiger", 8.2.1933. Siehe auch: HASt Köln, 690/273, Angelegenheiten der bei der MF angestellten Professoren, Ausschnitt „Kölner Lokal-Anzeiger", 9.2.1933.
446 HASt Köln, 690/273, Angelegenheiten der bei der MF angestellten Professoren, Aktennotiz, 25.3.1933.

447 So jedenfalls Thaler, Papagei, S. 41. In den Universitätsakten findet sich dieser Vorfall nicht dokumentiert.
448 UA Köln, 67/1016, Riesen an Dekan Leupold, 4.4.1933: „Im Anschluss an unsere Besprechung bestätige ich Ihnen hiermit, dass ich Sie gebeten habe, mit Herrn Professor Eppinger Verhandlungen zu führen, dass er noch vor Beginn des Sommersemesters nach Wien übersiedeln möchte und mit allen Kräften den endgültigen Abschluß nach Wien fördern solle, da er aus verschiedenen Gründen fachlicher und personeller Natur mit seiner Beurlaubung zum 1. Mai rechnen müsse." Siehe auch: HASt Köln, 690/273, Angelegenheiten der bei der MF angestellten Professoren, Aktennotiz Coerpers, 31.3.1933 – Vgl. Frank, Forschung, in: Vorstand, Festschrift, S. 81.
449 UA Köln, 67/697, 213. Fakultätssitzung, 7.4.1933, Verlaufsprotokoll.
450 UA Köln, 67/1016, Coerper an Dekan Leupold, 8.4.1933.
451 UA Köln, 67/697, 213. Fakultätssitzung, 7.4.1933, Verlaufsprotokoll.
452 UA Köln, 67/159, Aufzeichnungen Leupolds, 18.4.1933.
453 HASt Köln, 690/273, Angelegenheiten der bei der MF angestellten Professoren, Aktennotiz Coerpers, 1.4.1933.
454 UA Köln, 67/159, Aufzeichnungen Leupolds, 18.4.1933.
455 HASt Köln, 690/273, Angelegenheiten der bei der MF angestellten Professoren, Aktennotiz Coerpers, 28.3.1933.
456 HASt Köln, 690/273, Angelegenheiten der bei der MF angestellten Professoren, Leupold an Reichskommissar des Preußischen Wissenschaftsministeriums, 8.4.1933.
457 HASt Köln, 690/273, Angelegenheiten der bei der MF angestellten Professoren, Aktennotiz, 10.5.1933.
458 UA Köln, 67/1016, Bering an „hochverehrte gnädige Frau" Eppinger, 29.4.1933.
459 UA Köln, 67/1016, Eppinger an Bering, 30.4.1933.
460 UA Köln, 67/1016, Eppinger an Bering, 30.4.1933.
461 Vgl. Forsbach/Hofer, Internisten, S. 141.
462 UA Köln 27/71, Dekan Bering an Rektor, 15.2.1934, Abschrift; ebd., 28/102, Dekan Bering an Rektor, 15.11.1933.
463 UA Köln, 67/1016, Preußischer Minister für Wissenschaft, Kunst und Volksbildung an Eppinger, 9.6.1933; UA Wien, MED PA 104, Egger/Unterrichtsministerium Wien an Dekanat MF Wien, 20.4.1933.
464 Zit. n. Frank, Forschung, S. 81.
465 Herwig Hamperl, Werdegang und Lebensweg eines Pathologen, Stuttgart/New York 1972, S. 152.
466 Zit. n. Julius Bauer, Medizinische Kulturgeschichte des 20. Jahrhunderts im Rahmen einer Autobiographie, Wien 1964, S. 73.
467 Vgl. Thaler, Papagei, S. 41. Zum Verhältnis Eppingers zu Popper vgl. auch Nico Biermanns/Dominik Groß, Pathologen als Verfolgte des Nationalsozialismus. 100 Portraits, Stuttgart 2022, S. 201 f.; zu Kaunitz vgl. ebd., S. 113 ff.
468 Thaler, Papagei, S. 43; Hans Eppinger/Hans Kaunitz/Hans Popper, Die seröse Entzündung. Eine Permeabilitäts-Pathologie, Wien 1935. Politische Äußerungen finden sich auch im Vorwort nicht.
469 Vgl. Thaler, Papagei, S. 43 ff., S. 47 f.
470 Hans Eppinger, Die Leberkrankheiten. Allgemeine und spezielle Pathologie und Therapie der Leber, Wien 1937.
471 UA Köln, 67/711, Naujoks an Wagner-Jauregg, 30.6.1938.
472 Vgl. Forsbach/Hofer, Internisten, S. 154 und S. 157 ff.
473 Vgl. Forsbach/Hofer, Internisten, S. 168.
474 UA Köln, 194/I/0966, Wissenschaftsministerium an MF Köln, 19.6.1933, Abschrift (auch in: HASt Köln, 690/273, Angelegenheiten der bei der MF angestellten Professoren).
475 UA Köln, 67/1069, Zeitungsausschnitt „Universitätsprofessor Dr. Külbs 60 Jahre alt. Leben und Wirken eines großen Arztes", o.O., 30.12.1935.
476 UA Köln, 194/I/0966, Personalbogen Külbs, 18.4.1933.
477 UA Köln, 194/I/0966, Dekan Bering an Wissenschaftsminister, 3.8.1933, Abschrift. Siehe auch: UA Köln, 67/158, Protokoll der ao. Fakultätssitzung, 28.7.1933.
478 UA Köln, 194/I/0966, Bl. 114 f., Dekan Bering an Wissenschaftsminister, 3.8.1933, Abschrift.
479 UA Köln, 67/1069, Dekan Bering an Ministerialrat Achelis/Wissenschaftsministerium, 31.7.1933, Durchschlag.
480 UA Köln, 67/1069, Dekan Bering an Ministerialrat Achelis/Wissenschaftsministerium, 31.7.1933, Durchschlag. Siehe auch ebd., Dekan an Külbs, 30.12.1935.
481 UA Köln, 67/1069, Dekan Hering an Ministerialrat Achelis/Wissenschaftsministerium, 31.7.1933, Durchschlag.
482 UA Köln, 67/1069, Dekan Hering an Ministerialrat Achelis/Wissenschaftsministerium, 31.7.1933, Durchschlag.
483 UA Köln, 67/1069, Achelis/Wissenschaftsministerium an Dekan Hering, 24.7.1933, Abschrift.
484 UA Köln, 194/I/0966, Dekan Hering an Wissenschaftsminister, 4.11.1933, Durchschlag; UA Köln, 67/1069, Dekan MF an Achelis, 30.10.1933, Durchschlag.
485 Vgl. ausführlich Forsbach/Hofer, Internisten, S. 203 ff.
486 UA Köln, 194/I/0966, Dekan Hering an Wissenschaftsminister, 4.11.1933, Durchschlag. Zu Bohnenkampp vgl. Forsbach/Hofer, Internisten, S. 72 f.; zu Ganter vgl. Diana Heß, Der Internist Georg Ganter – Kollision der eigenen Meinung mit politischen Restriktionen und ihre Folgen, in: Gisela Boeck/Hans-Uwe Lammel (Hg.), Die Universität Rostock in den Jahren 1933–1945. Referate der interdisziplinären Ringvorlesung des Arbeitskreises „Rostocker Universitäts- und Wissenschaftsgeschichte"

487 UA Köln, 194/I/0966, Wissenschaftsministerium an Külbs, 3.1.1934, Abschrift (auch in: HASt Köln, 690/273, Angelegenheiten der bei der MF angestellten Professoren).
488 UA Köln, 67/1069, Külbs an Dekan Hering, 2.11.1933.
489 UA Köln, 67/Nr. 1069, Lebenslauf, o.D.
490 UA Köln, 67/1069, Textauszug „Professor Franz Külbs zum 80. Geburtstag", 1956; ebd., Lebenslauf o.D.
491 Franz Külbs, Erkrankungen der Zirkulationsorgane, in: Gustav von Bergmann/Rudolf Staehelin (Hg.), Handbuch der inneren Medizin 2, Teil 1, 2. Aufl. Berlin 1928, S. 1–632.
492 UA Köln, 67/1069, Textauszug „Professor Franz Külbs zum 80. Geburtstag", 1956.
493 UA Köln, 67/1069, Textauszug „Professor Franz Külbs zum 80. Geburtstag", 1956.
494 UA Köln, 67/1069, Textauszug „Professor Franz Külbs zum 80. Geburtstag", 1956.
495 UA Köln, 67/1069, Textauszug „Professor Franz Külbs zum 80. Geburtstag", 1956.
496 UA Köln, 67/1069, Textauszug „Professor Franz Külbs zum 80. Geburtstag", 1956.
497 UA Köln, 67/Nr. 1069, Zeitungsausschnitt „Universitätsprofessor Dr. Külbs 60 Jahre alt. Leben und Wirken eines großen Arztes", o.O., 30.12.1935.
498 Franz Külbs, Gesundes Leben, Leipzig 1935, S. 45. In der Deutschen Zentralbibliothek für Medizin in Köln findet sich ein Exemplar aus der 1985 übernommenen „Bibliothek H. W. Knipping".
499 Vgl. Külbs, Leben, S. 45f.
500 UA Köln, 194/I Nr. 0966, Bl. 125, Faßl an Külbs, 19.11.1937, Durchschrift.
501 UA Köln, PA Külbs, Zug. 67/Nr. 1069, Bl. 32, Zeitungsausschnitt „Universitätsprofessor Dr. Külbs 60 Jahre alt. Leben und Wirken eines großen Arztes", o.O., 30.12.1935. – Siehe auch: Anonymus, Professor Dr. Franz Külbs 60 Jahre alt, in: Kölnische Zeitung, 1.1.1936.
502 UA Köln, PA Külbs, Zug. 194/I Nr. 0966, Bl. 130, Hartung an Dekan Naujoks, 12.5.1938, gf. Kurator Faßl zur Kenntnisnahme, Abschrift.
503 UA Köln, PA Külbs, Zug. 194/I Nr. 0966, Bl. 131, Külbs an Dekan Naujoks, 27.5.1938, Abschrift.
504 UA Köln, PA Külbs, Zug. 194/I Nr. 0966, Bl. 132, Hartung an Dekan Naujoks, 13.6.1938, Abschrift.
505 UA Köln, PA Külbs, Zug. 571/Nr. 116, Kuhn an Dekan, 28.11.1938.
506 UA Köln, PA Külbs, Zug. 571/Nr. 116, Kuhn an Dekan, 28.11.1938.
507 UA Köln, 571/116, Kuhn an Dekan, 28.11.1938.
508 UA Köln, 571/116, Kuhn an Dekan, 28.11.1938.
509 UA Köln, 194/I/0966, Faßl an REM, 5.10.1938, Durchschlag; ebd., Kuratorium Köln an Oberbürgermeister Schmidt, 21.9.1938, Durchschlag.
510 UA Köln, 194/I/0966, Külbs an Kurator Faßl, 24.3.1939; ebd., Mitteilung an Universitätskasse, 8.2.1939; ebd., 67/1069, Külbs an Dekan Lullies, 24.3.1939.
511 UA Köln, 194/I/0966, Lela Külbs an Quästur, 6.11.1939.
512 UA Köln, 571/116, Wissenschaftsministerium an Rektor, 1.9.1938.
513 UA Köln, 194/I/0966, Külbs an Kuratorium, 8.12.1949.
514 UA Köln, 194/I/0966, Külbs an Kuratorium, 8.12.1949; vgl. Universität zu Köln, Verzeichnis der Vorlesungen für das Winter-Semester 1946/47, Köln 1947, S. 20.
515 UA Köln, 67/1069, Lebenslauf o.D.
516 UA Köln, 67/1069, Külbs an Dekan MF, 25.3.1947.
517 UA Köln, 194/I/0966, Niederschrift über die Vereidigung, 6.11.1950.
518 UA Köln, 67/1069, Textauszug „Professor Franz Külbs zum 80. Geburtstag", 1956.
519 UA Köln, 67/1069, Zeitungsausschnitt „Zum Tode von Professor Dr. Külbs. Der Senior der rheinischen Internisten und ein Kliniker von hohem Rang", in: Kölnische Rundschau, 7.1.1964.
520 UA Köln, 194/I/0966; UA Köln, 67/1069.
521 UA Köln, 571/1272, Lebenslauf Strauss, o.D. [1941?]; ebd., Aktennotiz, 2.2.1938; ebd., Groh/Wissenschaftsministerium an Rektor Köln, 20.11.1939; UA Münster, Bestand 242/444, Karteikarte Strauss.
522 UA Köln, 571/1272, Notiz de Crinis', 17.12.1935.
523 UA Köln, 571/1272, Lebenslauf Strauss, o.D. [1941?].
524 UA Köln, 571/1272, Lebenslauf Strauss, o.D. [1941?]; UA Münster, Bestand 242/444, Karteikarte Strauss.
525 UA Köln, 571/1272, Dekan Lullies an Wissenschaftsminister durch Rektor, 12.8.1939, Durchschrift.
526 UA Köln, 571/1272, Dekan Güttich an Wissenschaftsminister durch Rektor, 8.8.1944, Durchschrift.
527 UA Münster, 52/407, Ernennungsurkunde Strauss.
528 Vgl. Curriculum Vitae Prof. Dr. H. W. Knipping (09.07.1895), in: Das Historische Archiv der Deutschen Gesellschaft für Kardiologie – Herz- und Kreislaufforschung (https://historischesarchiv.dgk.org/files/2015/04/Lebenslauf-von-Knipping.pdf).
529 Vgl. Curriculum Vitae Prof. Dr. H. W. Knipping (09.07.1895), in: Das Historische Archiv der Deutschen Gesellschaft für Kardiologie – Herz- und Kreislaufforschung (https://historischesarchiv.dgk.org/files/2015/04/Lebenslauf-von-Knipping.pdf); EH, 80 Jahre Hugo

Wilhelm Knipping, in: Deutsches Ärzteblatt 72 (1975), S. 2230.

530 Hugo Wilhelm Knipping, Untersuchung und Beurteilung des Herzkranken. Praktische Routineuntersuchung, präoperative Herzdiagnostik, Funktionsanalyse für die Herzprophylaxe und Sporttherapie, Cor pulmonale, Stuttgart 1955.

531 UA Köln, 67/673, „Bericht für Kuratoriums-Sitzung 12.4.40", o.D., Abschrift.

532 UA Köln, 67/673, „Bericht für Kuratoriums-Sitzung 12.4.40", o.D., Abschrift.

533 UA Köln, 67/673, „Bericht für Kuratoriums-Sitzung 12.4.40", o.D., Abschrift.

534 Vgl. Bekenntnis der Professoren an deutschen Universitäten und Hochschulen zu Adolf Hitler und den nationalsozialistischen Staat. Überreicht vom Nationalsozialistischen Lehrerbund, Dresden o.J., S. 130.

535 UA Köln, 671069, Zeitungsausschnitt „Zum Tode von Professor Dr. Külbs. Der Senior der rheinischen Internisten und ein Kliniker von hohem Rang", in: Kölnische Rundschau, 7.1.1964.

536 UA Köln, 67/1069, Dekan Bering an Staatskommissar der Universität Köln, 24.7.1933. Die in den Akten angegebenen Ausgangszahlen divergieren. Vgl. oben.

537 HASt Köln, 690/273, Angelegenheiten der bei der MF angestellten Professoren, Achelis/Wissenschaftsministerium an OB Riesen, 6.5.1933, Abschrift. Die in den Akten angegebenen Ausgangszahlen divergieren. Vgl. oben.

538 HASt Köln, 690/273, Angelegenheiten der bei der MF angestellten Professoren, Kuratorium an Oberbürgermeister, 16.3.1933.

539 HASt Köln, 690/273, Angelegenheiten der bei der MF angestellten Professoren, Leupold an Reichskommissar des Preußischen Wissenschaftsministeriums, 8.4.1933, Abschrift.

540 HASt Köln, 690/273, Angelegenheiten der bei der MF angestellten Professoren, Achelis/Wissenschaftsministerium an Dekan MF, 15.11.1933.

541 HASt Köln, 690/273, Angelegenheiten der bei der MF angestellten Professoren, Zeitungsausschnitt „Ehrenvolle Berufung Professor Wüllenwebers", Kölnische Zeitung, 29.8.1934; siehe auch ebd., Coerper an Ludwig, 26.5.1934, Abschrift.

542 HASt Köln, 690/273, Angelegenheiten der bei der MF angestellten Professoren, Wüllenweber an Coerper, 23.8.1934.

543 Zahlreiche Dokumente in: HASt Köln, 690/273, Angelegenheiten der bei der MF angestellten Professoren, u.a.: Aktennotiz Coerpers, 7.9.1934; Bardenheuer an Riesen, 9.9.1934.

544 HASt Köln, 690/273, Angelegenheiten der bei der MF angestellten Professoren, Coerper an OB Riesen, 11.9.1934. Siehe auch: ebd., Wüllenweber an OB Riesen, 17.9.1934, Abschrift.

545 HASt Köln, 690/273, Angelegenheiten der bei der MF angestellten Professoren, Vahlen/Wissenschaftsministerium an Wüllenweber, 9.10.1934, Abschrift; Gerhard Wüllenweber, Ärztliches Denken am Krankenbett, Leipzig 1941, S. 3.

546 UA Köln, 564/17, Fragebogen über Wüllenweber, 26.2.1935.

547 UA Köln, 564/17, Fragebogen über Wüllenweber, 26.2.1935.

548 Vgl. Klein, „Euthanasie", S. 205.

549 Wüllenweber, Denken, S. 9 und S. 12 ff. (unverändert auch in der posthum erschienenen Zweitauflage: Gerhard Wüllenweber, Ärztliches Denken am Krankenbett, 2. Aufl., Stuttgart 1947, S. 9 und S. 12 ff.).

550 Wüllenweber, Denken.

551 Vgl. Golczewski, Universitätslehrer, S. 288.

552 Vgl. ebd. und der Lindenthaler Pfarrer Wilhelm Schloßmacher im Vorwort in: Wüllenweber, Denken, 2. Aufl., S. 5.

553 Vgl. Hans-Georg Hofer, Entzauberung der Wunderzellen – Die klinischen Studien zur Zellulartherapie an der Kölner Universitätsklinik, in: Axel Karenberg/Dominik Groß/Matthias Schmidt (Hg.), Forschungen zur Medizingeschichte. Beiträge des „Rheinischen Kreises der Medizinhistoriker", Kassel 2013, S. 351–369, S. 353 f. – Zum nicht unproblematischen Wechsel Schultens von Rostock nach Köln siehe UA Köln, 571/174.

554 Vgl. Forsbach/Hofer, Internisten, S. 132.

555 Hans Schulten, Der Arzt, Stuttgart 1960, S. 204.

556 Vgl. Hans Schulten, Der Arzt, 2. Aufl., Stuttgart 1961, S. 179 u. S. 195; Hans Schulten, Der Medizinstudent. Briefe an einen angehenden Arzt zur Einführung in das Medizinstudium, S. 31.

557 Vgl. ähnlich bereits Forsbach/Hofer, Internisten, S. 299.

558 Vgl. ausführlich u.a. Ursula Krohn, Friedrich Moritz, Rektor 1920–1921, in: https://rektorenportraits.uni-koeln.de/rektoren/friedrich_moritz, einges. 22.3.2021; Andreas Freitäger, Prof. Dr. Friedrich Moritz (1861–1938). Arzt, Lehrer, Forscher 1861–1938. Begleitheft zur Ausstellung anläßlich des 100jährigen Gründungsjubiläums der Kölner Akademie für praktische Medizin, Köln 2004 (= Veröffentlichungen aus dem Universitätsarchiv 2), passim.

559 HASt Köln, 690/273, Angelegenheiten der bei der MF angestellten Professoren, Presseausschnitt, Dr. H., Goldenes Doktorjubiläum, in: Kölnische Zeitung, 27.7.1935.

560 HASt Köln, 690/273, Angelegenheiten der bei der MF angestellten Professoren, OB Köln an Wissenschaftsminister, 7.10.1933.
561 Vgl. Gebauer, Universitätskliniken, S. 29 ff. und 163.
562 HASt Köln, 690/273, Angelegenheiten der bei der MF angestellten Professoren, OB Köln an Wissenschaftsminister, 7.10.1933. Vgl. Gebauer, Universitätskliniken, S. 162 f.
563 HASt Köln, 690/273, Angelegenheiten der bei der MF angestellten Professoren, OB Köln an Wissenschaftsminister, 7.10.1933.
564 HASt Köln, 690/273, Angelegenheiten der bei der MF angestellten Professoren, OB Köln an Wissenschaftsminister, 7.10.1933.
565 Zu den Überlegungen zur Zukunft der Chirurgie im Augustahospital UA Köln, 67/1033, Memorandum Haberers, o.D. [wohl Ende 1930].
566 NS-Dokumentationszentrum der Stadt Köln, Interview Herbert Britz, geb. 17.12.1917 (https://eg.nsdok.de/default.asp?typ=interview&pid=101&aktion=erstes, einges. 6.12.2022).
567 UA Köln, 67/1033, Traueranzeige der Familie, o.D.
568 Anonymus, Professor von Haberer 60 Jahre alt, in: Westdeutscher Beobachter, 12.3.1935.
569 UA Köln, 571/240, Lebensbeschreibung, o.D. [1937].
570 H.[ans] v.[on] Haberer, Chirurgische Behandlung des Gallensteinleidens, in: Zeitschrift für ärztliche Fortbildung 34 (1937), S. 296–375, S. 375.
571 Anonymus, Professor von Haberer 60 Jahre alt, in: Westdeutscher Beobachter, 12.3.1935.
572 UA Köln, 28/10, Rust an Haberer, 29.3.1935, Abschrift.
573 UA Köln, 28/10, Haberer an Rust, 1.4.1935, Durchschlag.
574 UA Köln, 28/10, Haberer an Grohé, 1.4.1935, Durchschlag.
575 UA Köln, 28/10, Haberer an Grohé, 1.4.1935, Durchschlag.
576 UA Köln, 28/10, Anschlag, 1.4.1934; ebd., Kleinschmidt an Rektor, 2.4.1935.
577 UA Köln, 28/10, Aktennotiz, 2.4.1935.
578 Vgl. ro [Autorenkürzel], Der Rektoratswechsel in Köln. Feierliche Uebergabe des Rektorats in der Universität, in: Westdeutscher Beobachter, 2.4.1935 (auch in: UA Köln, 28/10; ebd. zahlreiche weitere Zeitungsausschnitte zur Rektoratsübergabe).
579 UA Köln, 28/10, Zeitungsausschnitt, Rektor und Arzt. Professor von Haberers Ansprache anläßlich der Rektoratsübergabe, in: Westdeutscher Beobachter, 3.4.1935.
580 UA, Köln, 28/13, Telegramm Haberers, o.D.
581 UA Köln, 28/10, Grohé an Haberer, 31.10.1938, Abschrift.
582 UA Köln, 67/1033, Haberer an Dekan Güttich, 14.3.1942 und 4.8.1942.
583 Zu Orator: UA Köln, 27/71, Dekan Bering an Rektor, 15.2.1934, Abschrift. Orator blieb nach seinem Weggang noch an der Kölner Lehre beteiligt (ebd.).
584 ro [Autorenkürzel], Kölns Universität ehrt ihren weltberühmten Chirurgen. Erhebende Feierstunde für Hofrat Professor von Haberer, in: Westdeutscher Beobachter, 13.3.1935.
585 UA Köln, 28/109, Rede Haberers, 5.11.1935.
586 Anonymus, Magnifizenz Hofrat Prof. Dr. v. Haberer verpflichtet die neuen Studierenden der Universität, in: Westdeutsche Akademische Rundschau, 30.6.1936 [sic]. Redetyposkript: UA Köln, 28/109, Ansprache des Rektors, 21.4.1936.
587 UA Köln, 564/17, Fragebogen zu Hans von Haberer, 26.2.1935.
588 UA Köln, 571/240, Wissenschaftsministerium an Haberer, Schnellbrief, 14.9.1936.
589 UA Köln, 571/240, Wissenschaftsministerium an Haberer, Schnellbrief, 14.9.1936.
590 UA Köln, 571/241, Wissenschaftsministerium an Haberer, Schnellbrief, 17.3.1938.
591 Anonymus, Rektor Hofrat von Haberer. Ehrendoktor der Universität Athen, in: Westdeutscher Beobachter, 24.4.1937.
592 Anonymus, Am Samstagvormittag (Zeitungsnotiz mit Bild), in: Kölner Stadt-Anzeiger, 1.8.1937 (auch in UA Köln, 571/240).
593 UA Köln, 571/240, Robert L. Lewin/Convention Director, American Academy of Orthopaedic Surgeons an Haberer, 2.10.1936.
594 UA Köln, 571/240, Haberer an REM z. Hdn. Staatskommissar für die Universität Köln, 16.10.1936, Durchschlag.
595 UA Köln, 571/240, i.A. Vahlen/REM an Haberer, 2.11.1936.
596 UA Köln, 571/240, gez. i.V. Tannenberg/Deutsches Generalkonsulat Chicago an Deutsche Botschaft Washington, 31.12.1936, Durchschlag; siehe auch: ebd., gez. Baer/Deutsches Generalkonsulat Chicago an Deutsche Botschaft Washington, 23.9.1937, Abschrift.
597 Anonymus, Englische Chirurgen beim Rektor unserer Universität. Hofrat Dr. v. Haberer zeigte schwierige Fälle, in: Westdeutscher Beobachter, 9.3.1937.
598 UA Köln, 571/240.
599 UA Köln, 571/240, Reisebericht Haberers, o.D., Durchschlag.
600 Exemplarisch: UA Köln, 571/241, Haberer an Reichsminister des Innern, 27.4.1938.
601 UA Köln, 571/240, Haberer an REM, 12.6.1937, Durchschlag; ebd., Haberer an REM, 30.7.1937; ebd., 571/241, Haberer an Reichsminister des Innern, 27.4.1938.

602 UA Köln, 28/110, Ansprache von Rektor Haberer anlässlich der feierlichen Immatrikulation am 13.4.1937 in der Aula der Universität Köln.
603 Anonymus, Der Festakt im Gürzenich, in: Westdeutscher Beobachter, 15.11.1937. Ähnlich: Anonymus, Die Reihe der Ehrengäste, in: Der Neue Tag, 14.11.1937.
604 Haberer, Hans von: Der Arzt als Hüter der Gesundheit. Der Hausarzt soll wieder zu Ehren kommen. In: Westdeutscher Beobachter, 17.10.1937.
605 Vgl. Endres, Zwangssterilisation, S. 202.
606 Zu den Zwangssterilisationen und von Ferstel vgl. unten.
607 UA Köln, 571/241, Alfred Rosenberg an Haberer, 19.8.1938, Abschrift; Wacker/REM an Rektoren, 31.8.1938, Schnellbrief.
608 UA Köln, 571/240, Pesch/Direktor Museum für Volkshygiene der Stadt Köln, Im Dau 5 an Rektor Haberer, 25.6.1936.
609 UA Köln, 571/240, Pesch/Direktor Museum für Volkshygiene der Stadt Köln, Im Dau 5 an Rektor Haberer, 25.6.1936, Notiz Haberers, 1.7.1936; ebd., Haberer an Pesch, 4.7.1935; zu Karl Pesch vgl. oben.
610 UA Köln, 571/240, Schulleiter Dr.-Robert-Ley-Schule Köln an Haberer, 31.8.1936.
611 Anonymus, Gottesglaube, Tapferkeit, Vaterlandstreue. Zum Gedenken der Kriegsgefangenen – Weihestunde im Kölner Dom, in: Kölnische Volkszeitung, 19.11.1936.
612 UA Köln, 571/240, Reichsluftschutzbund Bezirksgruppe Köln an Haberer, 23.11.1936.
613 UA Köln, 571/241, Jean Hürth/Chorführer NSV an Haberer, 29.7.1938.
614 UA Köln, 571/241, stellv. Gauleiter/Winter-Hilfswerk an Haberer, 7.10.1938.
615 UA Köln, 571/240, Presseausschnitte aus Kölnischer Zeitung/Abendblatt, 14.6.1937; Der Neue Tag, 14.6.1937.
616 Anonymus, Göring mit dem politischen und wissenschaftlichen Köln, in: Der Neue Tag, 9.6.1938.
617 fh, Fräulein Lotte hat's am Blinddarm. Das Orangweibchen des Kölner Zoos auf dem Operationstisch, in: Westdeutscher Beobachter/Kölner Beobachter, 17.2.1937.
618 fh, Fräulein Lotte hat's am Blinddarm. Das Orangweibchen des Kölner Zoos auf dem Operationstisch, in: Westdeutscher Beobachter/Kölner Beobachter, 17.2.1937.
619 Anonymus, Lott' ist tot, in: Westdeutscher Beobachter/Kölner Beobachter, 3.3.1937.
620 UA Köln, 67/650, Haberer an Dekan MF, 23.6.1937.
621 UA Köln, 67/650, Haberer an Dekan MF, 23.6.1937.
622 Rüdiger Hachtmann, Wissenschaftsmanagement im „Dritten Reich". Geschichte der Generalverwaltung der Kaiser-Wilhelm-Gesellschaft 1, Göttingen 2007, S. 533.

623 UA Köln, 571/240, Hugelmann an Haberer, 10.11.1936; Haberer an Hugelmann, 20.11.1936. Hugelmann nannte als Benachteiligte namentlich die Chirurgen Burghard Breitner/Innsbruck und Leopold Schönbauer/Wien.
624 UA Köln, 571/241, Adam an Rektorat, 13.9.1938; ebd., Ausstellungsleitung Berlin an Rektorat, 21.10.1938. Vgl. zu Luitpold Adam Ursula Krohn, Portraits der Rektoren der Universität zu Köln (https://rektorenportraits.uni-koeln.de/kuenstler_innen/luitpold_adam_dae/, einges. 23.10.2020).
625 So jedenfalls der Westdeutsche Beobachter (Anonymus, Rektoratsübergabe).
626 UA Köln, 67/1033, Klingelhöfer/REM an Kuratorium Köln, 7.2.1940.
627 UA Köln, 67/1033, Kuratorium [?] an Wissenschaftsminister durch Rektor, 20.1.1940, Durchschlag; ebd., Klingelhöfer/REM an Kuratorium Köln, 7.2.1940.
628 UA Köln, 67/1033, Haberer an Dekan Lullies, 12.3.1940.
629 UA Köln, 67/1033, Dekan an Haberer, 27.11.1940, Durchschlag.
630 UA Köln, 67/1033, Dekan an Weineck/Wehrkreisarzt VI, 7.1.1942, Durchschrift.
631 UA Köln, 67/1033, Generalarzt/Korpsarzt beim Stellv. Generalkommando VI A.K. an Dekan MF Köln, 7.2.1942.
632 UA Köln, 67/1033, Dekan an Korpsarzt beim Stellv. Generalkommando VI A.K., 27.1.1942, Durchschrift.
633 UA Köln, 67/1033, Haberer an Dekan Güttich, 4.8.1942.
634 UA Köln, 67/1033, Dekan Güttich an Rektor, 9.10.1941, Entwurf; ebd., Rektor Kuhn an Dekan Güttich, 10.10.1941.
635 UA Köln, 67/1033, REM an Med. Fak. Köln [?], 3.11.1941, Abschrift.
636 UA Köln, 67/1033, Entlastungs-Zeugnis, 11.11. 1947, Abschrift.
637 UA Köln, 67/1033, Dekan Klenk an Kultusminister/Düsseldorf, 4.10.1948, Durchschlag; ebd., Teusch/Kultusminister an Rektor/Köln, 8.12.1948, Abschrift.
638 UA Köln, 27/149, Veit an Schüller, 4.9.1945.
639 UA Köln, 67/1033, Haberer an Dekan, 10.5.1950.
640 Anonymus, Hofrat Prof. Dr. von Haberer 80 Jahre. Mehr als 50 Jahre im Dienst der Wissenschaft, in: Kölner Stadt-Anzeiger, 12.3.1955.
641 UA Köln, 67/1033, Traueranzeige der Familie, o.D.
642 UA Köln, 67/1033, Straaten an Dekan Seiferth, 8.5.1958.
643 UA Köln, 67/1033, Bauer an Dekan Seiferth, 29.5.1958.
644 UA Köln, 27/71, Dekan Bering an Rektor, 15.2.1934, Abschrift.
645 UA Köln, 28/51, Jansen/Wissenschaftsministerium an Rektor Köln, 29.10.1936.
646 UA Köln, 28/51, de Crinis an Dekan, 15.12.1936, Abschrift.

647 UA Köln, 67/158, Protokoll der 256. Fakultätssitzung, 4.5.1939.
648 UA Köln, 28/51, Dekan Kleinschmidt an Wissenschaftsminister, 16.12.1936.
649 Vgl. Lutz Dieter Behrendt/Daniel Schäfer, Ein medizinischer „Mitläufer"? Rudolf Grashey und die Röntgenologie im „Dritten Reich", in: Dominik Groß/Axel Karenberg/Stephanie Kaiser/Wolfgang Antweiler (Hg.), Medizingeschichte in Schlaglichtern. Beiträge des „Rheinischen Kreises der Medizinhistoriker", Kassel 2011 (= Schriften des Rheinischen Kreises der Medizinhistoriker, 2), S. 227–242, S. 228.
650 Vgl. Arthur Gütt/Ernst Rüdin/Falk Ruttke (Bearb.), Gesetz zur Verhütung erbkranken Nachwuchses vom 14. Juli 1933 nebst Ausführungsverordnungen, 2., neubearb. Aufl., München 1936, S. 377; vgl. Ralf Forsbach, „Euthanasie" und Zwangssterilisierungen im Rheinland (1933–1945), in: Portal Rheinische Geschichte (http://rheinische-geschichte.lvr.de/Epochen-und-Themen/Themen/euthanasie%22-und-zwangssterilisierungen-im-rheinland-1933%E2%80%931945/DE-2086/lido/57d1351705eaa2.40921674, einges. 25.5.2021).
651 Vgl. die Dokumentation der Gedenkstätte Buchenwald zu Grashey https://www.buchenwald.de/1606/, einges. 2.12.2021.
652 Vgl. Lutz-Dieter Behrendt, Ein Röntgenologe wird durchleuchtet. Über die Haltung Prof. Dr. Rudolf Grasheys zur Zeit des Nationalsozialismus, in: Deggendorfer Geschichtsblätter 30 (2008), S. 257–318, 306; Behrendt/Schäfer, Mitläufer, S. 231.
653 Vgl. Behrendt/Schäfer, Mitläufer.
654 UA Köln, 67/164 f, Kruchen an Schüller, 3.12.1945.
655 Vgl. Behrendt, Röntgenologe, passim.
656 UA Köln 9/2611.
657 UA Köln, 67/95, Grashey an Dekan Naukoks, 21.12.1937.
658 UA Köln, 67/95, Dekan an Wissenschaftsminister durch Rektor, 31.1.1938, Durchschlag
659 UA Köln, 67/673, Dekan an Rektor, 4.5.1937.
660 Manfred Stürzbecher, Kleinschmidt, Hans, in: Neue Deutsche Biographie 12 (1980), S. 126–127 (https://www.deutsche-biographie.de/pnd133649547.html#ndbcontent, einges. 31.8.2021).
661 Sammlung Eduard Seidler, Kleinschmidt an Hitler, 5.10.1933, Kopie. Vgl. Eduard Seidler, Jüdische Kinderärzte 1933–1945. Entrechtet/geflohen/ermordet. Erweit. Neuaufl., Basel u.a. 2007, S. 23. Vgl. Eduard Seidler, Die Kinderheilkunde und der Staat, in: Monatsschrift Kinderheilkunde 143 (1995), S. 1184–1191; Forsbach, Fakultät, S. 164.
662 Seidler, Kinderärzte, S. 66. Vgl. Forsbach, Fakultät, S. 164.
663 Vgl. Seidler, Kinderärzte, S. 52.
664 Zit. n. Seidler, Kinderärzte, S. 52.
665 Vgl. oben im Kapitel zu Bruno Kisch.
666 UA Köln, 28/17, Rektor Geldmacher an Wissenschaftsminister, 4.6.1934, Durchschlag.
667 UA Köln, 28/10, Kleinschmidt an Rektor, 2.4.1935.
668 UA Köln, 28/10, Rektor an Kleinschmidt, 10.11.1938.
669 UA Köln, 67/673, „Bericht für Kuratoriums-Sitzung 12.4.40", o.D., Abschrift.
670 UA Köln, 67/673, „Bericht für Kuratoriums-Sitzung 12.4.40", o.D., Abschrift.
671 UA Köln, 67/673, „Bericht für Kuratoriums-Sitzung 12.4.40", o.D., Abschrift.
672 NS-Dokumentationszentrum der Stadt Köln, Interview Liesel Schäfer-Strausfeld, Kinderpflegerin, geb. 14.2.1924 (https://eg.nsdok.de/personen/strau/strau074.mp4, einges. 12.12.2022). Zur auch in der Bundesrepublik sozial und politisch engagierten Schäfer-Strausfeld und zu ihrer Familie vgl. Liesel Schäfer-Strausfeld, Eine von Zehn. Ein Schwesternblick ins 20. Jahrhundert, Köln 2005, passim.
673 Vgl. Gebauer, Universitätskliniken. S. 166 f.; Rüther, Köln, S. 318.
674 UA Köln, 27/77, Naujoks an Wissenschaftsminister, 7.9.1938, Abschrift.
675 UA Köln, 27/77, Naujoks an Wissenschaftsminister, 7.9.1938, Abschrift.
676 UA Köln, 27/77, Dozentenführer i.V. W. Hermann an Wissenschaftsminister, 3.8.1939, Abschrift.
677 UA Köln, 27/77, Joppich an Dekan MF Köln, 29.1.1942.
678 Vgl. Seidler, Kinderärzte, S. 52 f.
679 Zu den pädiatrischen Berufungen nach 1945 vgl. Thomas Bessies, Pädiatrie nach 1945. Besetzung pädiatrischer Lehrstühle in den westlichen Besatzungszonen und in der Bundesrepublik nach dem Zweiten Weltkrieg, in: Monatsschrift Kinderheilkunde 164 (2016), Supplement 1, S. 21–26; zu Joppich vgl. ebd., S. 23.
680 Vgl. Ulrich Seiffert, Die Geschichte der Augenheilkunde in Köln im 19. Jahrhundert, Diss. med. Köln 1979, S. 57 und passim.
681 Vgl. Gebauer, Universitätskliniken, S. 163; Seiffert, Geschichte, S. 68 f.
682 UA Köln, 67/1015, Dekan an Oberbürgermeister, 29.12.1934, Durchschlag: „Die Augenklinik ist ein Pavillon, welcher der Chirurgischen Klinik abgenommen ist." Siehe auch ebd., Engelking an Dekan, 15.12.1934: „Die Augenklinik ist nur ein abgesprengter Pavillon der Chirurgischen Klinik". Vgl. Hans Joachim Küchle, Augenkliniken deutschsprachiger Hochschulen und ihre Lehr-

683 Vgl. Frank, Krankenbett, S. 89; Küchle, Augenkliniken, S. 284; Seiffert, Geschichte, S. 69; Putscher, Splitter, S. 53 und 57.
684 UA Köln, 17/6514, Wissenschaftsministerium an Engelking, 16.4.1930, Durchschlag. Die zu Engelkings Berufung führende Liste ist hier nicht erhalten.
685 UA Köln, 17/6514, gez. Lammers/Wissenschaftsministerium an Medizinische Fakultät Köln, 1.9.1927.
686 Die erste, dem Oberbürgermeister zugesandte Berufungsliste enthielt die Namen von Szily/Münster, Löhlein/Jena, Jess/Gießen, Neesmann/Berlin und Cords/Köln (UA Köln, 17/6514, Dekan an Oberbürgermeister, 13.12.1927, Durchschlag). Zu Szily, dem bald als Juden verfolgten Ungarn, vgl. Julius Virnyi, Zum Gedenken an Aurel von Szily, Münster 2014 (http://www.flurgespraeche.de/wp-content/uploads/2015/10/Gedenkblatt_Von-Szily_Aurel-1.pdf, einges. 18.2.2020). Zur Ablehnung des Rufs siehe UA Köln, 17/6514, gez. Becker/Wissenschaftsministerium an Kuratorium Köln, 20.6.1929, Abschrift.
687 UA Köln, 67/1015, Engelking an Dekan, 23.4.1930.
688 Vgl. Küchle, Augenkliniken, S. 284.
689 UA Köln, 17/6514, Coerper an Oberbürgermeister, 10.4.1930; ebd., Dekan MF an Oberbürgermeister, 13.12.1927, Durchschlag.
690 UA Köln, 17/6514, Coerper an Oberbürgermeister, 10.4.1930.
691 UA Köln, 17/6514, Coerper/Oberbürgermeister an Berndorff, 8.5.1930.
692 UA Köln, 17/6514, Dekan an Oberbürgermeister, 13.12.1927, Durchschlag
693 Vgl. Paul Junius, Richard Cords †, in: Zeitschrift für Augenheilkunde 73 (1931), S. 331–332 (https://www.karger.com/Article/PDF/297143, einges. 7.12.2023).
694 UA Köln, 17/6514, Coerper an Oberbürgermeister, 10.4.1930.
695 UA Köln, 17/6514, Coerper an Oberbürgermeister, 10.4.1930.
696 Vgl. Paul Junius, Richard Cords †, in: Zeitschrift für Augenheilkunde 73 (1931), S. 331–332 (https://www.karger.com/Article/PDF/297143).
697 UA Köln, 67/1015, Engelking an Rektor, „22. Februar 1933 (?)", Abschrift.
698 UA Köln, 67/1015, Engelking an Rektor, „22. Februar 1933 (?)", Abschrift; HASt Köln, 690/273, Angelegenheiten der bei der MF angestellten Professoren, Engelking an OB Köln, 11.3.1935.
699 UA Köln, 67/1015, Engelking an Rektor, „22. Februar 1933 (?)", Abschrift.
700 UA Köln, 28/17, Engelking an Geldmacher, 16.7.1934.
701 Vgl. Küchle, Augenkliniken, S. 129; Rohrbach, Augenheilkunde, S. 126.
702 Vgl. Putscher, Splitter, S. 55.
703 UA Köln, 17/6514, Engelking an Oberbürgermeister, 11.3.1935, Abschrift; HASt Köln, 690/273, Angelegenheiten der bei der MF angestellten Professoren, Engelking an Oberbürgermeister, 1.12.1934, Abschrift; ebd., Engelking an Oberbürgermeister, 11.3.1935, Abschrift.
704 UA Köln, 67/1043, Engelking an Dekan, 12.5.1934; HASt Köln, 690/273, Angelegenheiten der bei der MF angestellten Professoren, vom Hofe an OB Köln, 19.3.1935; ebd., Reichswissenschaftsministerium an vom Hofe, 22.3.1935, Abschrift.
705 UA Köln, 67/1015, Dekan an Oberbürgermeister, 29.12.1934, Durchschlag. Siehe auch ebd., Engelking an Dekan, 15.12.1934.
706 UA Köln, 67/1015, Engelking an Dekan, 15.12.1934.
707 UA Köln, 67/1015, Dekan an Ministerialrat/Wissenschaftsministerium, 6.3.1935, Durchschlag.
708 Vgl. Küchle, Augenkliniken, S. 283.
709 Vgl. Rohrbach, Augenheilkunde, S. 201.
710 UA Köln, 67/1015, PA Ernst Engelking, Dekan an Rektor, 16.3.1935, Durchschlag.
711 UA Köln, 67/1089, PA Wilhelm Meisner, REM an Meisner/Greifswald, 1.4.1935, Abschrift an Medizinische Fakultät Köln, 1.4.1935 (auch in: HASt Köln, 690/273, Angelegenheiten der bei der MF angestellten Professoren).
712 UA Köln, 28/51, Einladung zum 4. Dezember, 22.11.1935.
713 HASt Köln, 690/273, Angelegenheiten der bei der MF angestellten Professoren, Meisner an Kurator Köln durch Dekan Bering, 25.3.1925. Vgl. Stephan Töpel, Die Universitätsaugenklinik Greifswald im Nationalsozialismus unter besonderer Beachtung ihres ärztlichen Personals, Diss. med. Greifswald 2014 (https://epub.ub.uni-greifswald.de/frontdoor/index/index/year/2014/docId/1330, einges. 7.12.2022), S. 34 f.
714 Töpel, Universitätsaugenklinik, S. 35 und Tafel II (PDF Dok. 31). Vgl. Putscher, Splitter, S. 57.
715 Vgl. Putscher, Splitter, S. 57.
716 UA Köln, 27/71, Dekan Kleinschmidt an Rektor, 9.6.1936, Abschrift.
717 UA Köln, 27/71, Jansen/Reichswissenschaftsministerium an Rohrschneider, 30.9.1936, Abschrift. Vgl. Küchle, Augenkliniken, S. 216 ff.
718 Arthur Brückner/Wilhelm Meisner, Grundriss der Augenheilkunde für Studierende und praktische Ärzte, Leipzig 1920, 2. Aufl., Leipzig 1929.

719 Vgl. Louis Lange (Hg.), Kyffhäuser-Verband der Vereine Deutscher Studenten. Anschriftenbuch 1931, Berlin 1931, S. 142.
720 https://ns-zeit.uni-greifswald.de/projekt/personen/meisner-wilhelm/, einges. 29.6.2020.
721 Vgl. Rohrbach, Augenheilkunde, S. 73.
722 BA Berlin, BDC-Dossier Wilhelm Meisner; vgl. https://ns-zeit.uni-greifswald.de/projekt/personen/meisner-wilhelm/, einges. 29.6.2020. Nicht korrekt ist die Angabe bei Rohrbach, Meisner sei kein Parteimitglied gewesen (vgl. Rohrbach, Augenheilkunde, S. 69 f., S. 73).
723 UA Köln, 67/1089, PA Wilhelm Meisner, Meisner an OB Schmidt, 8.10.1937, Abschrift. Vgl. Putscher, Splitter, S. 57.
724 UA Köln, 17/3686, PA Wilhelm Meisner, Zschintzsch/REM an Meisner, 27.9.1937, Abschrift.
725 UA Köln, 17/3686, PA Wilhelm Meisner, Schmidt/OB Köln an REM, 7.10.1937, Abschrift; ebd., REM an Staatskommissar der Universität Köln, Schnellbrief, 23.10.1937; UA Köln, 67/1089, PA Wilhelm Meisner, Meisner an OB Schmidt, 8.10.1937, Abschrift.
726 Vgl. Putscher, Splitter, S. 58.
727 Küchle, Augenkliniken, S. 284.
728 UA Köln, 67/1089, Wissenschaftsministerium an Velhagen, Abschrift an Medizinische Fakultät Köln, 26.10.1937.
729 UA Köln, 27/71, Dekan Kleinschmidt an Rektor, 9.6.1936, Abschrift.
730 UA Köln, 27/71, Jansen/Reichswissenschaftsministerium an Rohrschneider, 30.9.1936, Abschrift.
731 Vgl. Küchle, Augenkliniken, S. 216 ff.; Töpel, Universitätsaugenklinik, S. 37.
732 Vgl. Töpel, Universitätsaugenklinik, S. 45.
733 Vgl. Töpel, Universitätsaugenklinik, S. 39.
734 Vgl. Töpel, Universitätsaugenklinik, S. 39.
735 Vgl. Töpel, Universitätsaugenklinik, S. 147; Anonymus, Karl Velhagen, in: Der Spiegel, 6.2.1960, Artikel 57 (online: https://www.spiegel.de/politik/karl-velhagen-a-8ac41766-0002-0001-0000-000043063359?context=issue).
736 UA Köln, 27/71, Wacker/Reichswissenschaftsministerium an Velhagen, 26.10.1937
737 Vgl. Henrik Eberle, Karl Velhagen, in: https://www.catalogus-professorum-halensis.de/velhagenkarl.html, einges. 3.7.2020.
738 Vgl. Rohrbach, Augenheilkunde, S. 71 f.
739 UA Köln, 27/71, Haberer an Knipping, 6.5.1938; ebd., Haberer an Reschke, 6.5.1938. Vgl. Töpel, Universitätsaugenklinik, S. 83.
740 Karl Velhagen, Sehorgan und Innere Sekretion, München/Berlin/Wien 1943 (=Augenheilkunde der Gegenwart 2), S. V.
741 Vgl. Velhagen, Sehorgan, S. V, 1, 157 u.ö.; Arthur Jores, Klinische Endokrinologie. Ein Lehrbuch für Ärzte und Studierende, 2., umgearb. u. erg. Aufl., Berlin 1941.
742 Vgl. Forsbach/Hofer, Internisten, S. 26.
743 Karl Velhagen, Ein Leben für die Augenheilkunde, in: Günter Albrecht/Wolfgang Hartwig (Hg.), Ärzte. Erinnerungen, Erlebnisse, Bekenntnisse, Berlin (Ost) 1973, S. 15–40, S. 26.
744 Töpel, Universitätsaugenklinik, passim.
745 UA Köln, 9/2485, Fragebogen, 14.5.1935.
746 UA Köln, 67/1043, Engelking an Dekan Aschaffenburg, 22.5.1930.
747 UA Köln, 317-III 0831, Dekan MF Köln an Wissenschaftsministerium.
748 UA Köln, 317-III 0831, Dekan MF Köln an Wissenschaftsministerium, 2.5.1932; ebd., Wissenschaftsministerium an MF Köln, 31.7.1930, Abschrift.
749 UA Köln, 317-III 0831, gez. Dekan Grashey an Wissenschaftsministerium, 26.7.1932, Abschrift.
750 UA Köln, 317-III 0831, Wissenschaftsministerium an vom Hofe, 14.8.1933, Abschrift.
751 UA Köln, 317-III 0831, Wissenschaftsminister an vom Hofe, 20.4.1935.
752 UA Köln, 317-III 0831, Dekan MF Greifswald an Wissenschaftsministerium, 22.3.1935.
753 UA Köln, 317-III 0831, Dekan Naujoks an Wissenschaftsministerium, 7.12.1937, Abschrift.
754 UA Köln, 317-III 0831, Wacker/Wissenschaftsministerium an vom Hofe, 26.2.1938, Abschrift; ebd., Rektor Karl Reschke/Greifswald an REM, 7.3.1938, Durchschrift; ebd., Rektor von Haberer an REM, 27.1.1938, Abschrift.
755 UA Köln, 317-III 0831, Zschintzsch/REM an Universitätskuratorium Köln 19.4.1938.
756 UA Köln, 317-III 0831, Personalbogen o.D. [1935].
757 UA Köln, 317-III 0831, Dr. Brinck/stv. Leiter der Dozentenschaft Universität Greifswald an Rektor Greifswald, 27.12.1937.
758 UA Köln, 317-III 0831, Dr. Brinck/stv. Leiter der Dozentenschaft Universität Greifswald an Rektor Greifswald, 27.12.1937.
759 UA Köln, 571/86, Kassenleiter Hein/NSDAP-Ortsgruppe Stadtwald an vom Hofe, 18.10.1939, Abschrift.
760 UA Köln, 571/86, vom Hofe an NSDAP-Ortsgruppe Stadtwald, 23.10.1939, Abschrift.
761 UA Köln, 571/86, Assmann an vom Hofe, 12.2.1941, Abschrift.
762 UA Köln, 317-III 0831, Aktennotiz Dr. E./H., 28.2.1941.

763 UA Köln, 317-III 0831, Mentzel/REM an vom Hofe, 27.5.1942, Abschrift.
764 UA Köln, 317-III 0831, Aktennotiz Kuratorium, 9.3.1943.
765 Karl vom Hofe, Einführung in die Augenheilkunde für Studenten, Berlin/Wien 1935.
766 Vom Hofe, Einführung, S. 120f.
767 Vom Hofe 1938, zit. n. Rohrbach, Augenheilkunde, S. 135.
768 UA Köln, 317-III 0831, Prorektor Veit an Goebel/Medizinische Akademie Düsseldorf, 27.8.1947, Durchschrift. Vgl. auch Putscher, Splitter, S. 59ff.
769 UA Köln, 317-III 0831, vom Hofe an OB Schwering, 28.4.1953; ebd., vom Hofe an Kanzler der Universität, 15.8.1957.
770 UA Köln, 317-III 0831, Personalbogen.
771 UA Köln, 571/86, Anlage zum Fragebogen, o.D.
772 UA Köln, 571/86, Anlage zum Fragebogen, o.D.
773 UA Köln, 67/171, vom Hofe an Dekan, 9.4.1946; vgl. Schmidt, Leben, S. 113.
774 UA Köln, 386/25.
775 Küchle, Augenkliniken, S. 285.
776 UA Köln, 1043/67, vom Hofe an Rektor, 19.11.1956.
777 Vgl. Andreas Freitäger, Ehrenbürger und Ehrensenatoren der Universität zu Köln 1925–2004 mit einem Verzeichnis der Träger der Universitätsmedaille, Köln 2005, S. 12.
778 UA Köln, 317-III 0831, Urteile vom 20.4.1956 und 25.11.1957.
779 UA Köln, 317-III 0831, Sterbeurkunde, 21.8.1969; ebd., 571/86, Nachruf auf vom Hofe, 22.8.1969.
780 UA Köln, 67/1043, Dekan Hirsch an Lore vom Hofe, 22.5.1970, Durchschlag; Lore vom Hofe an Dekan Hirsch, 27.5.1970.
781 UA Köln, 67/1043, Dekan Hirsch an Lore vom Hofe, 12.6.1970, Durchschlag.
782 Vgl. Professor/innen-Katalog der Universität zu Köln.
783 UA Köln, 564/16, Fragebogen zu Glees, 7.6.1935.
784 UA Köln, 28/102, Bericht über das WS 1932/33, 10.3.1933.
785 HASt Köln, 690/273, Angelegenheiten der bei der MF angestellten Professoren, Dekan Bering an Wissenschaftsministerium, 8.5.1933, Abschrift.
786 HASt Köln, 690/273, Angelegenheiten der bei der MF angestellten Professoren, OB Köln an Wissenschaftsminister, 7.10.1933, 8.12.1933 (Zitat), 12.4.1934 und 17.7.1934, Abschriften.
787 HASt Köln, 690/273, Angelegenheiten der bei der MF angestellten Professoren, Besprechung Coerper/Bering, Protokoll Coerpers, 16.10.1933; ebd., Dekan Bering über Kuratorium an Wissenschaftsministerium, 20.10.1933.
788 HASt Köln, 690/273, Angelegenheiten der bei der MF angestellten Professoren, Besprechung Coerper/Bering, Protokoll Coerpers, 16.10.1933.
789 HASt Köln, 690/273, Angelegenheiten der bei der MF angestellten Professoren, Dekan Bering über Kuratorium an Wissenschaftsministerium, 20.10.1933.
790 HASt Köln, 690/273, Angelegenheiten der bei der MF angestellten Professoren, Besprechung Coerper/Bering, Protokoll Coerpers, 16.10.1933.
791 HASt Köln, 690/273, Angelegenheiten der bei der MF angestellten Professoren, Dekan Bering über Kuratorium an Wissenschaftsministerium, 20.10.1933.
792 HASt Köln, 690/273, Angelegenheiten der bei der MF angestellten Professoren, Besprechung Coerper/Bering, Protokoll Coerpers, 16.10.1933.
793 HASt Köln, 690/273, Angelegenheiten der bei der MF angestellten Professoren, Besprechung Coerper/Bering, Protokoll Coerpers, 16.10.1933.
794 HASt Köln, 690/273, Angelegenheiten der bei der MF angestellten Professoren, Niederschrift Sitzung Ausschuss für Krankenanstalten und Gesundheitspflege, 10.2.1933.
795 HASt Köln, 690/273, Angelegenheiten der bei der MF angestellten Professoren, Niederschrift Sitzung Ausschuss für Krankenanstalten und Gesundheitspflege, 10.2.1933.
796 HASt Köln, 690/273, Angelegenheiten der bei der MF angestellten Professoren, Niederschrift Sitzung Ausschuss für Krankenanstalten und Gesundheitspflege, 10.2.1933.
797 HASt Köln, 690/273, Angelegenheiten der bei der MF angestellten Professoren, Schröder an Coerper, 12.7.1933, Telegramm; siehe auch UA Köln, 28/51, Schröder an Rektor Leupold, 13.7.1933.
798 HASt Köln, 690/273, Angelegenheiten der bei der MF angestellten Professoren, Niederschrift Besprechung mit Schröder und Rektor Leupold am 11.7.1933, 12.7.1933.
799 HASt Köln, 690/273, Angelegenheiten der bei der MF angestellten Professoren, Stadtbaurat Schulze-Gahmen, Aufzeichnung „Besichtigung der Frauenklinik am 15.11.1933", 17.11.1933.
800 HASt Köln, 690/273, Angelegenheiten der bei der MF angestellten Professoren, Dekan Bering an Wissenschaftsminister durch Rektor, 16.1.1934, Abschrift.
801 HASt Köln, 690/273, Angelegenheiten der bei der MF angestellten Professoren, Aktennotiz Riesens, 3.2.1934.
802 HASt Köln, 690/273, Angelegenheiten der bei der MF angestellten Professoren, OB Köln an Reichswissenschaftsministerium, 19.8.1934, Entwurf Coerpers; ebd., Wissenschaftsminister Rust an Naujoks, 3.10.1934, Abschrift; ebd., Kuratorium an Coerper, 20.10.1934.

803 HASt Köln, 690/273, Angelegenheiten der bei der MF angestellten Professoren, Zeitungsausschnitt, Kölnische Zeitung, 5.11.1934.
804 Vgl. unten.
805 UA Köln, 67/1097, Naujoks an Dekan, 22.1.1935; UA Köln, 571/230, Einladungskarte, 11.6.1935.
806 Ro., Die Wandlung der deutschen Frau. Einführungsvorlesung von Prof. Naujoks an der Universität Köln, in: Westdeutscher Beobachter, 21.6.1935. Zahlreiche weitere Zeitungsausschnitte in: UA Köln, 571/230.
807 Vgl. Becker, Gebäude, S. 193.
808 Hans Naujoks, Die Wandlung der deutschen Frau, 1935.
809 HASt Köln, 690/273, Angelegenheiten der bei der MF angestellten Professoren, Aktennotiz Coerpers, 26.2.1935; UA Köln, 67/1097, Dekan an Ministerialrat, 7.3.1935, Durchschlag.
810 UA Köln, 28/51, Janocha am Rektor von Haberer, 30.4.1935.
811 UA Köln, 28/51, Naujoks an Rektor von Haberer, 12.7.1937, Durchschlag.
812 UA Köln, 28/10, Dekan Naujoks an Rektor, 8.7.1938, Abschrift.
813 UA Köln, 67/1097, Dekan Naujoks an Rektor, 8.7.1938, Durchschlag.
814 Vgl. Franken, Varianten, S. 184.
815 Franken, Varianten, S. 184.
816 UA Köln 571/230, Rektor Kuhn an OB Schmidt, 13.1.1939.
817 UA Köln 571/230, Reichswissenschaftsministerium an Wagner/Berlin, 9.4.1938, Kopie.
818 UA Köln, 67/673, „Bericht für Kuratoriums-Sitzung 12.4.40", o.D., Abschrift.
819 UA Köln, 67/673, „Bericht für Kuratoriums-Sitzung 12.4.40", o.D., Abschrift.
820 UA Köln 571/230, Zeitungsausschnitt, H.M.H., Das 3000. Kind ist angekommen. Gespräch mit Professor Dr. Naujoks, dem Leiter der Städtischen Frauenklinik, in: Kölnische Zeitung, 12.12.1940. Ähnlich: ebd., Zeitungsausschnitt, Lo., Der 3000. Erdenbürger angekommen. Seltenes Geburtenjubiläum des Jahres 1940 in der Frauenklinik, in: Neuer Tag, 12.12.1940.
821 UA Köln, 67/711.
822 Franken/Schäfer, Handeln, S. 245.
823 NS-Dokumentationszentrum der Stadt Köln, Tk 1759, Interview Anneliese Pfeifer, geb. 18.4.1921, Zusammenfassung.
824 Vgl. Franken, Varianten, S. 186.
825 Franken, Varianten, S. 187.
826 Vgl. Franken, Varianten, S. 187.
827 Vgl. Franken, Varianten, S. 189.
828 Vgl. Gebauer, Universitätskliniken, S. 184.
829 UA Köln, 55/530, ab Nr. 2227.
830 UA Köln, 67/1097, Dekan Schüller an Rektor Kroll, 6.9.1945.
831 UA Köln, 67/1097, Dekan Klenk an Wolf/Hessisches Kultusministerium, 28.8.1947, vertraulich.
832 UA Köln, 67/171, Wahl am Dekan Schüller, 2.4.1946. Vgl. auch das Kapitel zu den Zwangssterilisationen.
833 F.[riedrich] A.[ugust] Wahl, Die Röntgenstrahlen in der Geburtshilfe, Leipzig 1943, S. 5.
834 Wahl, Röntgenstrahlen. S. 212.
835 Zit. n. Schmidt, Leben, S. 113.
836 Vgl. unten in den jeweiligen Kapiteln.
837 NS-Dokumentationszentrum der Stadt Köln, Interview Liesel Schäfer-Strausfeld, Kinderpflegerin, geb. 14.2.1924 (https://eg.nsdok.de/personen/strau/strau074.mp4, einges. 12.12.2022).
838 UA Köln, 67/660, Hackenbroch an Külbs, 17.3.1934.
839 UA Köln, 571/71, Kuratorium an Rektor, 16.7.1931.
840 UA Köln, 67/660, Hackenbroch an Dekan Kleinschmidt, 14.8.1935.
841 UA Köln, 571/71; Bertram/Kuratorium an Dekan Kleinschmidt, 18.3.1937, Abschrift.
842 UA Köln, 571/71, Nachruf der Universität, 30.10.1979.
843 UA Köln, 571/71, Matthias Hackenbroch, Bemerkungen zum Fragebogen, 15.5.1946.
844 UA Köln, 9/2485, Matthias Hackenbroch, Bemerkungen, o.D.
845 UA Köln, 571/71, Erklärung Helmut Braubach, 5.10.1945, Abschrift.
846 Zit. n. Schmidt, Leben, S. 114.
847 Zit. n. Schmidt, Leben, S. 114.
848 Vgl. Anonymus, Historie Kölner Dreigestirn (https://koelnerkarneval.de/koelner-dreigestirne/koelner-dreigestirne, einges. 12.7.2022).
849 Karl Winter, Prof. Dr. Dr. Karl Zilkens 85 Jahre, in: Rheinisches Zahnärzteblatt 4 (1961), S. 19; siehe auch: UA Köln, 924/68.
850 Vgl. Rudolf Weber (Hg.), Arbeit und Fortschritt. Festschrift zum 25jährigen Bestehen der Zahnklinik Köln und zu Ehren des 15jährigen Amtsjubiläums von Professor Dr. Karl Zilkens, Leipzig 1933 (= Deutsche Zahnheilkunde 86), S. 5 ff. – Siehe auch: UA Köln, 924/74.
851 HASt Köln, 690/273, Angelegenheiten der bei der MF angestellten Professoren, Presseartikel Zilkens.
852 Zahlreiche Dokumente in: UA Köln, 924, NL Karl Zilkens.
853 Vgl. Weber, Arbeit, S. 5.
854 HASt Köln, 690/273, Angelegenheiten der bei der MF angestellten Professoren, Presseartikel Zilkens. Vgl. Karl Zilkens, Das zahnärztliche Fortbildungsinstitut des „Ver-

eins Deutscher Zahnärzte in Rheinland und Westfalen" zu Köln am Rhein, in: Deutsche Zahnärztliche Wochenschrift 35 (1932), Sonderdruck 5.10.1932. Siehe auch: UA Köln, 924/64.
855 Vgl. Kraft, Zilkens, S. 57.
856 Weber, Arbeit. – Siehe auch: UA Köln, 924/74.
857 C.[arl] Coerper, Zahnheilkunde und Sozialhygiene, in: Weber, S. 8–11, S. 8 u. 9..
858 Hermann Euler, Lebenserinnerungen eines Lehrers der Zahnheilkunde, München 1949, S. 121.
859 Euler, Lebenserinnerungen, S. 97.
860 Zu Euler vgl. Dominik Groß, Hermann Euler – der enttarnte DGZMK-Präsident, in: Zahnärztliche Mitteilungen 108 (2018), Nr. 12, S. 92–93; Dominik Groß/Mathias Schmidt/Enno Schwanke, Zahnärztliche Standesvertreter im „Dritten Reich" und nach 1945 im Spiegel der Lebenserinnerungen von Hermann Euler (1878–1961) und Carl-Heinz Fischer (1909–1997), in: Matthis Krischel/Mathias Schmidt/Dominik Groß (Hg.), Medizinische Fachgesellschaften im Nationalsozialismus. Bestandsaufnahme und Perspektiven, Münster 2016, S. 129–171, insbesondere S. 140 ff.; Veit Wasserfuhr, Hermann Euler (1878–1961), Diss. med. Köln 1969, insbesondere S. 8.
861 Wasserfuhr, Euler, S. 53.
862 UA Köln, 27/71, Stuckart/Wissenschaftsministerium an Rektor Geldmacher, 19.3.1934; ebd., 67/697, Rundschreiben Dekan Berings an Mitglieder der Engeren Fakultät, 15.11.1934. Zu der Affäre, die in erster Linie Rudolf Weber betraf, vgl. unten.
863 UA Köln, Nr. 28/49, Dekan Bering an Rektor, 15.5.1934.
864 HASt Köln, 690/273, Angelegenheiten der bei der MF angestellten Professoren, Anonymus, Ein Fackelzug für Professor Dr. Zilkens, in: Kölnische Zeitung, 9.1.1936.
865 HASt Köln, 690/273, Angelegenheiten der bei der MF angestellten Professoren, Anonymus, Ein Fackelzug für Professor Dr. Zilkens, in: Kölnische Zeitung, 9.1.1936.
866 HASt Köln, 690/273, Angelegenheiten der bei der MF angestellten Professoren, Anonymus, Ein Fackelzug für Professor Dr. Zilkens, in: Kölnische Zeitung, 9.1.1936.
867 Anonymus, Abschiedsfeier für Prof. Dr. Zilkens, in: Kölnische Zeitung, 22.2.1937.
868 UA Köln, 924/68, Redemanuskript Hans van Thiel, 1948.
869 UA Köln, 27/71, Wissenschaftsministerium an Weber, 2.4.1929; ebd., Zilkens an Rektor Kroll, 29.4.1931.
870 UA Köln, 27/71, Dekan Lullies an Winkelnkemper, 22.7.1933, Durchschlag.
871 UA Köln, 27/71, Dekan Lullies an von Redwitz/Bonn, 21.7.1933, Durchschlag.
872 UA Köln, 27/71, Stuckart/Wissenschaftsministerium an Rektor Geldmacher, 19.3.1934.
873 UA Köln, 27/71, Zeitungsanzeige Der neue Tag, 8.7.1934.
874 UA Köln, 27/71, Zeitungsausschnitt, 27.11.1935.
875 UA Köln, 27/71, Rektor Geldmacher an Pieper/München, 12.3.1935; ebd., Aktennotiz Rektor Geldmacher, 21.2.1935.
876 UA Köln, 27/71, Rektor Geldmacher an Pieper/München, 12.3.1935; ebd., Coeders an Rektor, 11.3.1935, Abschrift.
877 UA Köln, 27/71, Rektor Geldmacher an Pieper/München, 12.3.1935; ebd., Coeders an Rektor, 11.3.1935, Abschrift.
878 UA Köln, 27/71, Coeders an Rektor, 11.3.1935, Abschrift.
879 UA Köln, 27/71, Zeitungsausschnitt, 24.2.1935.
880 UA Köln, 27/71, Zeitungsausschnitt, 27.11.1935. Aktenzeichen der Reichsgerichtsentscheidung: I D 359/35.
881 UA Köln, 27/71, Zeitungsausschnitt, 2.2.1936.
882 UA Köln, 27/71, Zeitungsausschnitt, Westdeutscher Beobachter, 13.6.1937.
883 UA Köln, 27/71, Birkenkamp/Leiter der Dozentenschaft an Wissenschaftsminister, 28.10.1938, Abschrift.
884 UA Köln, 27/71, Dekan an Wissenschaftsminister, 9.9.1939, Durchschlag.
885 UA Köln, 27/71, Dekan an Wissenschaftsminister, 9.9.1939, Durchschlag; ebd., Aktennotiz des Dozentenführers, 28.9.1939.
886 UA Köln, 27/71, Dekan an Wissenschaftsminister, 9.9.1939, Durchschlag.
887 UA Köln, 27/71, Zschintzsch/Reichswissenschaftsministerium an Weber, 17.1.1940, mit Anlagen.
888 UA Köln, 67/697, Rundschreiben Dekan Berings an Mitglieder der Engeren Fakultät, 15.11.1934; vgl. Haberer, Verwaltungsbericht, S. 42.
889 UA Köln, 28/51, Dekan an Wissenschaftsminister, 2.12.1936, Duplikat.
890 UA Köln, 28/51, Dekan an Wissenschaftsminister, 2.12.1936, Duplikat.
891 UA Köln, 28/51, Dekan an Wissenschaftsminister, 8.12.1936, Duplikat.
892 UA Köln, 28/51, Dekan an Wissenschaftsminister, 8.12.1936, Duplikat.
893 UA Köln, 571/240, Aktennotiz/Pressemitteilung, o.D.
894 HASt Köln, 690/273, Angelegenheiten der bei der MF angestellten Professoren, Kunisch/Wissenschaftsministerium an Gross, 13.9.1937, Abschrift.
895 UA Köln, 28/51, Türk/Stadt Köln an Kuratorium, 14.8.1939.
896 Kraft, Zilkens, S. 63.
897 Vgl. ausführlich Kraft, Zilkens, S. 60 ff.
898 UA Köln, 67/158, Protokoll der 214. Fakultätssitzung, 11.4.1933.
899 Friedrich Bering, Der Arzt als Erzieher, in: Westdeutscher Beobachter, 6.2.1934 (auch in UA Köln, 571/9).
900 Friedrich Bering, Nasen aus Gelatine, in: Westdeutscher Bobachter, 8.9.1936 (auch in UA Köln, 571/9).

901 UA Köln, 17/368, Ortsgruppenleiter Göbel an Kurator Winkelnkemper, 24.10.1936.
902 Auskünfte Dr. Ulrich Helbach/Historisches Archiv des Erzbistums Köln und Klaus Kaywan Münster/Gesellschaft für Rheinische Geschichtskunde, 29.7.2022.
903 UA Köln, 571/9.
904 UA Köln, 67/673, „Bericht für Kuratoriums-Sitzung 12.4.40", o.D., Abschrift.
905 UA Köln, 67/673, „Bericht für Kuratoriums-Sitzung 12.4.40", o.D., Abschrift. Siehe auch: ebd., 571/09, Anonymus, Röntgenstrahlen zur Behandlung der progressiven Paralyse, in: Westdeutscher Beobachter, 19.6.1940.
906 UA Köln, 28/17, Rektor an Wissenschaftsminister, 4.6.1934, Durchschlag.
907 Vgl. Gloczewski, Universitätslehrer, S. 293.
908 UA Köln, 571/9, Ansprache Rektor Berings anlässlich der feierlichen Immatrikulation, 19.1.1943.
909 UA Köln, 571/9, Ansprache Rektor Berings anlässlich der feierlichen Immatrikulation, 19.1.1943.
910 Vgl. Saskia van Dijk, ‚Entnazifizierungsklüngel' – die Personalpolitik der Universität zu Köln in der Nachkriegszeit, in: Jost Dülffer/Margit Szöllösi-Janze (Hg.), Schlagschatten auf das „braune Köln". Die NS-Zeit und danach, Köln 2010 (= Veröffentlichungen des Kölnischen Geschichtsvereins e.V. 49), S. 269–286, S. 269; Freitäger, K. und K., S. 95.
911 UA Köln, 17/368, Todesanzeige Günter Bering.
912 UA Köln, 17/368, Entlastungs-Zeugnis Bering, 15.10.1947.
913 UA Köln, 17/368, Kultusministerin Teusch an Kuratorium Köln, 25.2.1948 und weitere Dokumente.
914 UA Köln, 571/9, Entbindungsurkunde, 29.7.1949; ebd., Rektor an Bering, 28.10.1949.
915 UA Köln, 17/368, Todesanzeige Friedrich Bering.
916 UA Köln, 67/989, Einladungskarte und weitere Dokumente.
917 UA Köln, 67/1061, Bericht Kochs, 12.11.1938. Siehe auch: ebd., 17/2960, Bering an Rektor, 30.6.1938.
918 UA Köln 67/1061, Bering an Dekan, 12.5.1939.
919 UA Köln 571/258, de Crinis an Koch, 22.12.1937, Abschrift.
920 UA Köln, 571/258, Stellungnahme Berings, 10.1.1938, Abschrift.
921 UA Köln, 571/258, Bericht Kochs, 25.9.1942.
922 UA Köln, 571/258, Bering an de Crinis, 15.8.1944, Durchschlag; ebd, 17/2960, Ernennungsurkunde, 10.4.1944, Abschrift.
923 Vgl. Percy Lehmann, Die Klinik für Dermatologie, Allergologie und Umweltmedizin am Helios Klinikum Wuppertal GmbH, in: Aktuelle Dermatologie 29 (2003), S. 143–144, S. 144.

924 UA Köln, 17/3605, Stellungnahme Birkenkamps, 15.3.1939, Abschrift.
925 UA Köln 17/3605, Stellungnahme des Dozentenführers, 28.9.1939.
926 UA Köln, 17/3605, Notiz Lullies', 1.2.1939; ebd., Lullies an Wissenschaftsminister, 26.11.1940, Durchschlag. Vgl. Geldmacher-von Mallinckrodt, von Mallinckrodt-Haupt, S. 536f.
927 UA Köln, 17/3605, Ernennungsschreiben gez. Zschintzsch/Wissenschaftsministerium, 21.8.1941.
928 Institut für Geschichte und Ethik in der Medizin, Charité, Asta von Mallinckrodt-Haupt, in: https://geschichte.charite.de/aeik/biografie.php?ID=AEIK00811, einges. 19.9.2022.
929 Vgl. Geldmacher-von Mallinckrodt, von Mallinckrodt-Haupt, S. 534 u. S. 537.
930 Vgl. Geldmacher-von Mallinckrodt, von Mallinckrodt-Haupt, S. 537.
931 Vgl. Edelmann, Adenauers, S. 88f.
932 UA Köln, 571/231, Zinsser an Rektor Geldmacher, 12.2.1935.
933 UA Köln, 67/650, Aschaffenburg an OB Köln, 14.5.1928, Abschrift. Vgl. Zeidman, Brain Science, S. 185f.
934 UA Köln, 67/650, Aschaffenburg an Dekan MF, 25.7.1928, Abschrift.
935 Vgl. Busse, Aschaffenburg, S. 9.
936 Emil Kraepelin, Lebenserinnerungen.
937 Vgl. Volker Roelcke, Schneider, Kurt, in: Werner E. Gerabek/Bernhard D. Haage/Gundolf Keil/Wolfgang Wegner (Hg.): Enzyklopädie Medizingeschichte, Berlin/New York 2005, S. 1304.
938 UA Köln, 67/650, Wüllenweber an Dekan Lullies, 8.1.1940.
939 UA Köln 67/968, 2.7.1932, zit. n. Falk Busse, Gustav Aschaffenburg (1866–1944) – Leben und Werk, Diss. med. Leipzig 1991, S. 8.
940 Vgl. Busse, Aschaffenburg, S. 8.
941 UA Köln, 67/650, Aschaffenburg an Dekan MF, 22.3.1933.
942 UA Köln, 67/650, Dekan MF an Aschaffenburg, 23.3.1933, Durchschlag. Siehe zu Leupolds Haltung auch oben.
943 UA Köln, 17II/51b, Aschaffenburg an Wissenschaftsminister, 7.3.1934, Abschrift; vgl. Busse, Aschaffenburg, S. 9.
944 UA Köln, 17II/51b, Wissenschaftsminister an Aschaffenburg, 3.4.1934.
945 UA Köln, 17II/51b, Achelis an Winkelnkemper, 23.4.1934.
946 UA Köln, 17II/51b, Wissenschaftsminister an Aschaffenburg, 28.4.1934, Abschrift; vgl. Busse, Aschaffenburg, S. 9.
947 UA Köln. 17II/51b, Winkelnkemper an Aschaffenburg, 9.4.1936, Durchschrift.
948 Vgl. Busse, Aschaffenburg, S. 10.

949 Vgl. den Erinnerungen Hans Gruhles folgend Busse, Aschaffenburg, S. 10.
950 UA Köln, 17II/51b, Gerullis/Wissenschaftsminister an Kuratorium Köln, 28.9.1933.
951 Vgl. Busse, Aschaffenburg, S. 11.
952 Vgl. Busse, Aschaffenburg, S. 11.
953 Vgl. Busse, Aschaffenburg, S. 11.
954 Vgl. Busse, Aschaffenburg, S. 12.
955 UA Köln 17II/51; vgl. Busse, Aschaffenburg, S. 12.
956 UA Köln 17II/51b, Faßl an Universitätskasse, 7.7.1939, Durchschlag; ebd.; Faßl an Aschaffenburg, 12.9.1939.
957 Vgl. Busse, Aschaffenburg, S. 12 f.
958 UA Köln, 17II/51b, Aschaffenburg an Wissenschaftsminister, 6.9.1939; ebd., Scurla/Wissenschaftsministerium an Kuratorium Köln, 2.12.1939.
959 UA Köln, 17II/51b, Reinmöller an Wissenschaftsminister, 15.1.1942.
960 UA Köln, 17II/51; vgl. Busse, Aschaffenburg, S. 14.
961 UA Köln, 17II/51c, Brief von Natalie Freyberger; vgl. Busse, Aschaffenburg, S. 14.
962 UA Köln, 17II/51c, Todesurkunde, 3.9.1944; vgl. Busse, Aschaffenburg, S. 14.
963 Vgl. Prüter-Schwarte, Gustav Aschaffenburg, S. 483–502, S. 489.
964 UA Köln, 67/650, Dekan Bering an Wissenschaftsminister durch Rektor, 21.12.1933.
965 Vgl. zu Ruffin ausführlich oben.
966 HASt Köln, 690/273, Angelegenheiten der bei der MF angestellten Professoren, Aschaffenburg an Wissenschaftsministerium, 7.3.1934, Durchschlag.
967 HASt Köln, 690/273, Angelegenheiten der bei der MF angestellten Professoren, Aschaffenburg an Oberbürgermeister Köln, 7.3.1934.
968 HASt Köln, 690/273, Angelegenheiten der bei der MF angestellten Professoren, Stuckart/Wissenschaftsministerium an Aschaffenburg, 3.4.1934.
969 HASt Köln, 690/273, Angelegenheiten der bei der MF angestellten Professoren, Stuckart/Wissenschaftsministerium an Aschaffenburg, 28.4.1934, Abschrift.
970 HASt Köln, 690/273, Angelegenheiten der bei der MF angestellten Professoren, Achelis/Wissenschaftsministerium an Jahrreiß, 13.6.1934, Abschrift.
971 UA Köln, 67/650, Dekan an OB Köln, 16.5.1934, Durchschrift.
972 Vgl. Klein, „Euthanasie", S. 205.
973 Vgl. Klein, „Euthanasie", S. 292 f.
974 HASt Köln, 690/273, Angelegenheiten der bei der MF angestellten Professoren, OB Köln an Reichswissenschaftsminister, 17.7.1934, Entwurf, Abschrift.
975 Vgl. oben.
976 HASt Köln, 690/273, Angelegenheiten der bei der MF angestellten Professoren, Dekan Bering über Kuratorium an Reichswissenschaftsminister, 18.6.1934, Abschrift.
977 HASt Köln, 690/273, Angelegenheiten der bei der MF angestellten Professoren, Dekan Bering über Kuratorium an Reichswissenschaftsminister, 18.6.1934, Abschrift.
978 Archiv des Landschaftsverbands Rheinland, Nr. 17345; vgl. Hermann Daners/Josef Wißkirchen, Die Arbeitsanstalt Brauweiler bei Köln in nationalsozialistischer Zeit, Essen 2013 (= Rheinprovinz 22), S. 207. Zu den aus Brauweiler zur Zwangssterilisation eingewiesenen Menschen siehe ausführlich unten.
979 HASt Köln, 690/273, Angelegenheiten der bei der MF angestellten Professoren, Dekan Bering über Kuratorium an Reichswissenschaftsminister, 18.6.1934, Abschrift.
980 HASt Köln, 690/273, Angelegenheiten der bei der MF angestellten Professoren, Dekan Bering über Kuratorium an Reichswissenschaftsminister, 18.6.1934, Abschrift.
981 HASt Köln, 690/273, Angelegenheiten der bei der MF angestellten Professoren, Dekan Bering über Kuratorium an Reichswissenschaftsminister, 18.6.1934, Abschrift.
982 Bostroem an Karsten Jaspersen/Bethel, 8.8.1940, zit. n. Ernst Klee, Das Personenlexikon zum Dritten Reich. Wer war was vor und nach 1945, 4. Aufl., Frankfurt am Main 2013, S. 67.
983 Vgl. Ralf Forsbach, Die Medizinische Fakultät der Universität Bonn im „Dritten Reich", München 2006, S. 197 ff. u.ö.; Bernd Reichelt/Thomas Müller, Universitätspsychiatrie, Heilanstalt, Wehrmachtslazarett. Der Heidelberger Psychiater Hans W. Gruhle (1880–1958) in der württembergischen Anstaltspsychiatrie 1935–1945, in: Psychiatrische Praxis 45 (2018), S. 236–241.
984 HASt Köln, 690/273, Angelegenheiten der bei der MF angestellten Professoren, Dekan Bering über Kuratorium an Reichswissenschaftsminister, 18.6.1934, Abschrift.
985 HASt Köln, 690/273, Angelegenheiten der bei der MF angestellten Professoren, Dekan Bering über Kuratorium an Reichswissenschaftsminister, 18.6.1934, Abschrift.
986 HASt Köln, 690/273, Angelegenheiten der bei der MF angestellten Professoren, Dekan Bering über Kuratorium an Reichswissenschaftsminister, 18.6.1934, Abschrift.
987 HASt Köln, 690/273, Angelegenheiten der bei der MF angestellten Professoren, Riesen an Reichswissenschaftsminister, 10.9.1934, Abschrift.
988 HASt Köln, 690/273, Angelegenheiten der bei der MF angestellten Professoren, Vahlen/Reichswissenschaftsministerium an de Crinis, 9.10.1934, Abschrift (Original in: UA Köln, 17/6513).
989 HASt Köln, 690/273, Angelegenheiten der bei der MF angestellten Professoren, Aktennotiz Coerpers, 13.7.1934.

990 HASt Köln, 690/273, Angelegenheiten der bei der MF angestellten Professoren, Coerper an de Crinis, 11.8.1934, Durchschlag.
991 UA Köln, 67/158, Protokoll der 233. Fakultätssitzung, 21.11.1935.
992 UA Köln, 67/650, de Crinis am Dekan MF, 4.2.1937.
993 UA Köln, 67/650, Wissenschaftsministerium an Kaiserin-Friedrich-Stiftung für das ärztliche Fortbildungswesen/Berlin, 31.5.1937, Abschrift.
994 UA Köln, 67/650, de Crinis an Wissenschaftsministerium, 14.12.1936, Durchschlag.
995 UA Köln, 67/650, de Crinis an Wissenschaftsministerium, 14.12.1936, Durchschlag.
996 Vgl. Zeidman, Brain Science, S. 192; Eintrag Selbach, Helmut in: GEPRIS historisch 1920–1945 (https://gepris-historisch.dfg.de/person/5111463#faelle, einges. 25.10.2022).
997 Vgl. Eintrag Selbach, Helmut in: GEPRIS historisch 1920–1945 (https://gepris-historisch.dfg.de/person/5111463#faelle, einges. 25.10.2022).
998 UA Köln, 67/697, Rundschreiben Dekan Berings an Mitglieder der Engeren Fakultät, 15.11.1934.
999 UA Köln, 67/23, Zeitungsausschnitt Ro., Die Entwicklung des menschlichen Geistes. Der Einführungsvortrag von Prof. de Crinis, in: Westdeutscher Beobachter, 24.5.1935; ebd., Zeitungsausschnitt W. Janocha (Bearb.), „Die Entwicklung des menschlichen Geistes". Eine Antrittsvorlesung des Dozentenschaftsführers der Universität Köln, Prof. Dr. De Crinis, in: Der Vortrupp, 6.6.1935; Max de Crinis, Über die Entwicklung des menschlichen Geistes, in: Die Medizinische Welt, 28.9.1935, S. 1411–1415.
1000 De Crinis, Entwicklung, in: Vortrupp.
1001 De Crinis, Entwicklung, in: Vortrupp.
1002 UA Köln, 27/23 und 70/6513.
1003 UA Köln, 27/23, vom Dorp und Schiller an Wachmann, 20.5.1937, Abschrift.
1004 UA Köln, 27/23, vom Dorp und Schiller an Wachmann, 20.5.1937, Abschrift.
1005 UA Köln, 27/23, de Crinis an Rektor, 24.9.1937, Abschrift.
1006 UA Köln, 27/23, Wissenschaftsminister an NSDAP-Gauleitung Köln-Aachen, 8.10.1937; ebd., Auszug aus dem Beschlussbuch des Senats, Sitzung vom 25.1.1938.
1007 UA Köln, 67/650, Direktor Nervenklinik an Rektor von Haberer, 14.4.1936, Durchschlag.
1008 UA Köln, 67/650, Direktor Nervenklinik an Rektor von Haberer, 14.4.1936, Durchschlag.
1009 UA Köln, 67/650, Direktor Nervenklinik an Rektor von Haberer, 14.4.1936, Durchschlag.
1010 UA Köln, 67/650, Direktor Nervenklinik an Rektor von Haberer, 14.4.1936, Durchschlag.
1011 Schriftverkehr in UA Köln, 27/23.
1012 UA Köln, 67/1005, de Crinis an Naujoks, 1.10.1938.
1013 Vgl. Jasper, de Crinis.
1014 Zu Beringer, der trotz seiner NSDAP-Mitgliedschaft Patienten vor Verfolgung schützte, vgl. ausführlich Seidler/Leven, Fakultät, S. 496f. u.ö. sowie zu dessen wachsendem Einfluss, etwa auf die Zeitschriftenlandschaft, Steffen Dörre, Zwischen NS-„Euthanasie" und Reformaufbruch. Die psychiatrischen Fachgesellschaften im geteilten Deutschland, Berlin 2021, S. 197ff.; Zeidman, Brain Science, S. 118ff.
1015 UA Köln, 67/650, Beringer an Cörper, 25.10.1938, Duplikat.
1016 UA Köln, 67/650, Beringer an Cörper, 25.10.1938, Duplikat.
1017 UA Köln, 67/650, Beringer an Cörper, 25.10.1938, Duplikat.
1018 UA Köln, 67/650, Beringer an Cörper, 25.10.1938, Duplikat.
1019 UA Köln, 67/650, Beringer an Cörper, 25.10.1938, Duplikat; „Raupachhaus": ebd., Ernst Fünfgeld, Vorschläge zur Ausgestaltung der Nervenklinik der Universität Köln, 31.3.1939, Durchschlag.
1020 UA Köln, 67/650, Beringer an Cörper, 25.10.1938, Duplikat.
1021 UA Köln, 67/650, Beringer an Cörper, 25.10.1938, Duplikat.
1022 UA Köln, 67/650, Beringer an Cörper, 25.10.1938, Duplikat.
1023 UA Köln, 67/650, Beringer an Cörper, 25.10.1938, Duplikat.
1024 UA Köln, 67/650, Ernst Fünfgeld, Vorschläge zur Ausgestaltung der Nervenklinik der Universität Köln, 31.3.1939, Durchschlag.
1025 UA Köln, 67/650, Ernst Fünfgeld, Vorschläge zur Ausgestaltung der Nervenklinik der Universität Köln, 31.3.1939, Durchschlag.
1026 UA Köln, 28/51a, Hilpert an Kurator über Rektor, 18.11.1938: „Die psychiatrische und Nervenklinik genügt zweifellos nicht den Anforderungen, die man […] an eine Universitätsklinik stellen muss."
1027 UA Köln, 28/51a, Faßl an Hilpert, 15.3.1939.
1028 UA Köln, 28/51a; ebd., 67/197.
1029 UA Köln, 67/650, „Ergebnis und Besprechung über Ausbau und Umorganisation der Universitäts-Nervenklinik", 26.4.1939.

1030 UA Köln, 67/650, „Ergebnis und Besprechung über Ausbau und Umorganisation der Universitäts-Nervenklinik", 26.4.1939.
1031 UA Köln, 67/650, Aktennotiz, 26.4.1939.
1032 UA Köln, 67/650, Dekan MF [?] an Kuratorium, 10.2.1941.
1033 Vgl. Klein, Euthanasie, S. 205.
1034 UA Köln, 67/650, Fünfgeld an Zumtobel, 14.12.1939.
1035 UA Köln, 67/650, Fünfgeld an Zumtobel, 14.12.1939.
1036 UA Köln, 67/650, Fünfgeld an Zumtobel, 14.12.1939.
1037 UA Köln, 67/650, Schreiben Wüllenwebers, o.D.
1038 UA Köln, 67/650, Schreiben Wüllenwebers, o.D.
1039 UA Köln, 67/650, Wüllenweber an Dekan Lullies, 8.1.1940.
1040 UA Köln, 67/673, „Bericht für Kuratoriums-Sitzung 12.4.40", o.D., Abschrift.
1041 Vgl. zur Situation 1944/45 ausführlich unten im Kapitel „Krieg".
1042 UA Köln, 28/110, Zum 60. Geburtstag von Alfred Busch, o.D. (zum 1.10.1936).
1043 UA Köln, 28/110, Zum 60. Geburtstag von Alfred Busch, o.D. (zum 1.10.1936); BA Berlin, R 4901/13260, Karteikarte Alfred Werner Busch.
1044 BA Berlin, R 4901/13260, Karteikarte Alfred Werner Busch.
1045 Vgl. zu diesem Fall ausführlich Klein, „Euthanasie", S. 139 ff.
1046 Klein, „Euthanasie", S. 230; vgl. zum Fall Margarete K. ausführlich ebd., S. 227 ff.
1047 Vgl. Fleischer/Naumann, Lehrstätten, S. 187.
1048 UA Köln, 67/673, „Bericht für Kuratoriums-Sitzung 12.4.40", o.D., Abschrift.
1049 Vgl. Fleischer/Naumann, Lehrstätten, S. 187 f.
1050 Alfred Güttich, Neurologie des Ohrlabyrinthes, Leipzig 1944, S. 7.
1051 Güttich, Neurologie, S. 10.
1052 UA Köln, 564/17, Fragebogen zu Güttich, 10.2.1935.
1053 UA Köln, 28/17, Rektor an Wissenschaftsminister, 4.6.1934, Durchschlag.
1054 Alfred Güttich, Zur Geschichte der Fahnen und Flaggen. Festrede gehalten zur Feier des Tages der nationalen Erhebung verbunden mit Reichsgründungsfeier [sic] am 30. Januar 1939, Köln 1939 (= Kölner Universitätsreden 37), S. 15.
1055 UA Köln, 27/149, Veit an Schüller, 4.9.1945.
1056 UA Köln 28/102, Dekan Kleinschmidt an Rektor, 28.9.1935.
1057 UA Köln 67/1023, Frenzel an Rektor, 5.7.1935.
1058 UA Köln, 27/77.
1059 UA Köln, 27/77, Janocha an Haberer, 3.1.1938.
1060 UA Köln, Frenzel an Rektor, 5.7.1935.
1061 UA Köln, 27/77, Zschintzsch/Reichswissenschaftsministerium an Frenzel, 21.10.1942.

1062 UA Köln 67/1023, Aufzeichnung Güttichs, o.D. [Januar 1938].
1063 UA Köln 67/1023, Aufzeichnung Güttichs, o.D. [Januar 1938].
1064 UA Köln 564/17, Aufzeichnung über Frenzel, 10.2.1935.
1065 UA Köln, 408, Nr. 1713, Notiz Güttichs, 2.10.1928.
1066 UA Köln, 408, Nr. 1713. Vgl. Fleischer/Naumann, Lehrstätten, S. 188.
1067 UA Köln, 564/27, Fragebogen über Leonhard Seiferth, 10.2.1935.
1068 UA Köln, 67/95, Dekan MF an Kuratorium, 17.12.1926.
1069 Lejeune an Wagner, 11.1.1934, zit. n. Wilhelm Ackermann, Der ärztliche Nachwuchs zwischen Weltkrieg und nationalsozialistischer Erhebung, Greifswald 1940 (= Arbeiten der deutsch-nordischen Gesellschaft für Geschichte der Medizin, der Zahnheilkunde und der Naturwissenschaften 25) (zugleich Diss. med. Köln 1938), S. 140. Betreuer der Dissertation Ackermanns war Lejeune.
1070 Schmierer, Medizingeschichte, S. 117. Vgl. ebd., S. 76 f. und S. 89 ff. sowie die NS-freundliche Dissertation Ackermann, Nachwuchs, passim.
1071 Lejeune an Wagner, 11.1.1934, zit. n. Ackermann, Nachwuchs, S. 141.
1072 Vgl. Schmierer, Medizingeschichte, S. 46 ff.
1073 Zu den Schwierigkeiten, den Beginn von Lejeunes Parteimitgliedschaft zu bestimmen, vgl. ausführlich Schmierer, Medizingeschichte, S. 119 ff.
1074 Hans-Georg Hofer, [Rezension zu] Schmierer, Klaus, Medizingeschichte und Politik. Karrieren des Fritz Lejeune in der Weimarer Republik und im Nationalsozialismus, Husum 2002, in: Gesnerus 60 (2003), S. 302–303, S. 302. Vgl. Schmierer, Medizingeschichte, S. 21.
1075 Vgl. Schmierer, Medizingeschichte, S. 123.
1076 UA Köln, 564/21, Lejeune an de Crinis, 8.12.1934. Vgl. ausführlich Schmierer, Medizingeschichte, S. 129 ff., zur Auseinandersetzung mit Haberland S. 124 ff.; siehe zu Haberland ausführlich oben.
1077 UA Köln, 564/21, Lejeune an de Crinis, 8.12.1934.
1078 UA Köln, 67/993, Lejeune an Behring, 12.7.1933. Siehe zu Walter Brandt ausführlich oben.
1079 UA Köln, 28/128, Protokollauszug, 27.6.1933; vgl. Golczewski, Universitätslehrer, S. 100.
1080 UA Köln, 28/128, Lejeune an Rektor, 6.7.1933; vgl. Golczewski, Universitätslehrer, S. 101.
1081 Vgl. Schmierer, Medizingeschichte, S. 130 f.
1082 Vgl. Schmierer, Medizingeschichte, S. 130 f.
1083 Vgl. ausführlich Schmierer, Medizingeschichte, S. 119 ff., Zitat S. 123.

1084 UA Köln, 933/58, Antrag Dr. Krämer. Einstimmiger Beschluß des Altherrenconventes der K.D.St.V. Rheinland, Köln, 12. Juni 1933.
1085 Christoph Hübner, Die Rechtskatholiken, die Zentrumspartei und die katholische Kirche in Deutschland bis zum Reichskonkordat von 1933. Ein Beitrag zur Geschichte des Scheiterns der Weimarer Republik, Berlin 2014 (= Beiträge zu Theologie, Kirche und Gesellschaft im 20. Jahrhundert 24), S. 772.
1086 UA Köln, 67/673, „Bericht für Kuratoriums-Sitzung 12.4.40", o.D., Abschrift.; vgl. Biermanns/Groß, Pathologen, S. 102.
1087 UA Köln, 67/158, Protokoll der 211. Fakultätssitzung, 23.2.1933.
1088 UA Köln, 67/673, „Bericht für Kuratoriums-Sitzung 12.4.40", o.D., Abschrift.
1089 UA Köln, 67/158, Protokoll der 261. Fakultätssitzung, 23.5.1940.
1090 UA Köln, 67/158, Protokoll der 273. Fakultätssitzung, 21.4.1942.
1091 UA Köln, 564/17, Fragebogen zu Paul Uhlenbrock, 26.2.1935. Vgl. Foto „Caritas-Krankenhaus Hohenlind", in: August Sander, Köln wie es war, Köln 1995, S. 434.
1092 Vgl. Schmierer, Medizingeschichte, S. 7 ff.

Die Studierenden

1 Deutsches Studentenwerk/Deutsche Studentenschaft (Hg.), Der Deutsche Hochschulführer. Lebens- und Studienverhältnisse an den Hochschulen des deutschen Sprachgebiets. Studienjahr 1934 (16. Ausgabe), Dresden 1933, S. 32 f. (auch in UA Köln, 28/97). Vgl. auch die statistischen Angaben in UA Köln, 28/94.
2 UA Köln, 28/98, Aufstellung der Universität Köln, o.D.
3 UA Köln, 28/98, Aufstellung der Universität Köln, o.D.
4 UA Köln, 28/98.
5 Nach Meuthen, Universität, S. 293; vgl. Frank, Lehren, S. 73. Die in den Akten vorhandenen Aufstellungen divergieren teilweise um eine niedrige zweistellige Zahl, offenbar aufgrund unterschiedlicher Stichtage (UA Köln, 28/95 und 28/98).
6 UA Köln, 94/11.
7 Datenbasis in UA Köln, 28/95.
8 UA Köln, 67/64, Rektor Kuske an Mitglieder des Senats, 27.6.1932.
9 UA Köln, 28/17, Auszug aus dem Beschlussbuche des Senats, Sitzung vom 27.6.1933.
10 UA Köln, 28/10, Vahlen/Wissenschaftsministerium an Rektoren, 3.4.1935, Abschrift.
11 UA Köln, 28/17, Rektor Haberer an Kollegen, 27.4.1935.
12 UA Köln, 28/95, Zusammenstellung, o.D. [Juli 1939]; siehe auch das Begleitschreiben ebd., Rektor Kuhn an SS-Obersturmbannführer Kurt Ellersiek im Persönlichen Stab Reichsführer SS anlässlich dessen bevorstehendem Besuch in Köln, 29.7.1939, Durchschlag. – Etwaige Doppelmitgliedschaften bei den Gliederungen und Verbänden sind nicht ausgewiesen, so dass die Gesamtzahl der formal mit dem NS verbundenen Studierenden nur geschätzt werden kann.
13 NS-Dokumentationszentrum der Stadt Köln, Interview Herbert Britz, geb. 17.12.1917 (https://eg.nsdok.de/default.asp?typ=interview&pid=101&aktion=erstes, einges. 12.12.2022).
14 Vgl. grundsätzlich Volker Roelcke/Simon Duckheim, Medizinische Dissertationen aus der Zeit des Nationalsozialismus. Potential eines Quellenbestands und erste Ergebnisse zu „Alltag", Ethik und Mentalität der universitären medizinischen Forschung bis (und ab) 1945, in: Medizinhistorisches Journal 49 (2014), 260–271.
15 Adolf Gille, Die Entwicklung der Nervösenfürsorgestelle zu der Beratungsstelle für Erb- und Rassenpflege in der Hansestadt Köln, Diss. med. Köln 1940, S. 1. – Adolf Gille war am 4. September 1915 als viertes Kind des gleichnamigen Friseurs und dessen Ehefrau Barbara geb. Kron in Ehrenfeld geboren worden. Er besuchte die Ehrenfelder Evangelische Volksschule, dann das Gymnasium und Realgymnasium in der Kreuzgasse, wo er 1935 das Abitur bestand. Sofort, zum Sommersemester 1935, nahm er in Köln sein Medizinstudium auf, das er nur im Sommer 1936 für ein Semester beim Reicharbeitsdienst unterbrechen musste. Nur das erste Kriegstrimester studierte er außerhalb von Köln, in München. Am 8. Juli 1940 bestand er die ärztliche Prüfung, am 29. August 1940 wurde er promoviert.
16 Gille, Entwicklung, S. 21.
17 UA Köln, 28/95, Zusammenstellung, o.D. [Juli 1939]. Die Zusammenstellung berücksichtigt keine, aber möglicherweise vorhandene Doppelmitgliedschaften wie HJ+NSFK.
18 NS-Dokumentationszentrum der Stadt Köln; vgl. Birgit Hebbeler, Herbert Britz †. Erster Vorsitzender des

Marburger Bundes, in: Deutsches Ärzteblatt 108 [2011], S. A-851.
19 UA Köln, 28/102, Rektor an Statistisches Amt, 21.6.1933.
20 Vgl. oben.
21 Kisch, Wanderungen, S. 264.
22 UA Köln, 67/158, Protokoll der 220. Fakultätssitzung, 23.11.1933.
23 UA Köln, 67/158, Protokoll der 219. Fakultätssitzung, 24.10.1933.
24 UA Köln, 67/64, Dienstplan, o.D.
25 UA Köln, 67/64, Stuckart/Wissenschaftsministerium an Rektor Köln, 21.6.1934.
26 UA Köln, 67/64, Veit an Dekan, 1.7.1934.
27 UA Köln, 67/64, Veit an Dekan, 1.7.1934.
28 UA Köln, 67/64, Haberer an Dekan Bering, 3.7.1934.
29 UA Köln, 67/64, Schüller an Dekan Bering, 2.7.1934; ebd., Külbs an Dekan Bering, 4.7.1934.
30 UA Köln, 67/64, Bachér/Wissenschaftsministerium.
31 UA Köln, 67/185, Carl Coerper, Die Neugestaltung der ärztlichen Ausbildung, Entwurf Mai 1937, S. 4 f.
32 UA Köln, 67/185, Carl Coerper, Die Neugestaltung der ärztlichen Ausbildung, Entwurf Mai 1937, S. 5.
33 UA Köln, 67/185, Carl Coerper, Die Neugestaltung der ärztlichen Ausbildung, Entwurf Mai 1937, S. 17.
34 UA Köln, 67/185, Carl Coerper, Die Neugestaltung der ärztlichen Ausbildung, Entwurf Mai 1937, S. 1.
35 UA Köln, 67/185, Otto Veit, Einige Bemerkungen zum „Entwurf Mai 1937" des Herrn Dr. Coerper: Die Neugestaltung der ärztlichen Ausbildung, S. 3.
36 UA Köln, 28/49, Zschintzsch/Wissenschaftsministerium an Universitätsverwaltungen, WJ 850 a, 21.2.1939.
37 UA Köln, 28/49, Medizinische Studienordnung, 22.12.1938.
38 UA Köln, 28/49, Medizinische Studienordnung, 22.12.1938.
39 UA Köln, 28/49, Medizinische Studienordnung, 22.12.1938.
40 Vgl. Anonymus, Die Neugestaltung des Arztstudiums, in: Völkischer Beobachter, 23.7.1939.
41 UA Köln, 67/95, Wissenschaftsministerium an Hartung, 28.10.1940, Durchschlag; ebd., MF an Rektor, 25.5.1940, Durchschlag.
42 UA Köln, 67/95, MF an Rektor, 25.5.1940, Durchschlag.
43 UA Köln, 67/95, MF an Rektor, 25.5.1940, Durchschlag.
44 UA Köln, 28/49, Erlass des Justizministeriums, 11.1.1940 und 16.2.1940; vgl. bb [Autorenkürzel], Praktischer Dienst für Medizinstudenten, in: Kölnische Zeitung, 19.1.1940.
45 UA Köln, 28/51, Dekan Kleinschmidt an Wissenschaftsminister, 3.3.1936.
46 UA Köln, 28/109, Bekanntmachung des Instituts für Leibesübungen, 7.2.1935.
47 Kroll 1967 zit. n. Haupts, Universität, S. 86.
48 UA Köln, 67/64, Rust an Rektor Köln, 22.4.1933, Abschrift.
49 UA Köln, 67/64, Rust an Rektor Köln, 22.4.1933, Abschrift.
50 UA Köln, 28/4, Auszug aus dem Beschlussbuche des Senats, 6.2.1935.
51 UA Köln, 28/4, Rektor von Haberer an Gebührenerlass-Ausschuss, 23.5.1935.
52 UA Köln, „Liste der Herren, die bereit sind, alte Kämpfer der Partei auf das Examen vorzubereiten", 16.3.1934.
53 UA Köln, 67/64, Garben an Dekan Bering, 20.4.1934, Anhang.
54 UA Köln, 27/25, Brandt an Zirkel, 15.7.1936, Abschrift; Friedrich Potthoff, Die Anthropologie der Berker. Eine Anthropologische Untersuchung des Dorfes Berk im Kreise Schleiden in der Eifel. Diss. med. Köln 1939.
55 UA Köln 27/25, Brandt an Zirkel, 15.7.1936, Abschrift.
56 Potthoff, Anthropologie, S. 3.
57 Potthoff, Anthropologie, S. 10.
58 UA Köln, 67/158, Protokoll der 217. Fakultätssitzung, 30.6.1933.
59 UA Köln, 67/158, Protokoll der 219. Fakultätssitzung, 24.10.1933.
60 Kisch, Wanderungen, S. 264.
61 Falsch ist die bei Matzerath, Köln, S. 324 genannte Quote von 10 %. Vgl. ausführlich Golczewski, Universitätslehrer, S. 90 f.
62 UA Köln, 67/53, Universitätsstatistik, hier nach Golczewski, Universitätslehrer, S. 94 f.
63 UA Köln, 67/53, Universitätsstatistik, hier nach Golczewski, Universitätslehrer, S. 95.
64 Vgl. ausführlich Golczewski, Universitätslehrer, S. 61 f.
65 Die Aktenlage ist widersprüchlich, wie schon Golczewski, Universitätslehrer, S. 93 feststellt.
66 Vgl. Golczewski, Universitätslehrer, S. 97.
67 Vgl. Golczewski, Universitätslehrer, S. 95.
68 UA Köln, 28/555, hier nach Golczewski, Universitätslehrer, S. 96.
69 Zit. n. Golczewski, Universitätslehrer, S. 97.
70 Zit. n. Golczewski, Universitätslehrer, S. 97.
71 UA Köln, 67/64, Wacker/Wissenschaftsministerium an Rektor Köln, 20.10.1937.
72 UA Köln, 28/94, Dekan Bering an Rektorat der Universität, 15.3.1934.
73 UA Köln, 28/94, Dekan Bering an Rektorat der Universität, 15.3.1934.
74 UA Köln, 28/95, Pieper an „Sekretariat der Universität", 12.6.1939; ebd., „Das Universitäts-Sekretariat" an Poeper, 26.6.1939, Durchschlag.

75 UA Köln, 28/128, Protokollauszug, 27.6.1933; vgl. Golczewski, Universitätslehrer, S. 100.
76 UA Köln, 28/128, Erlass des Wissenschaftsministeriums, 9.8.1933.
77 UA Köln, 28/128, Liste „Frühere Vorstandsmitglieder", o.D.
78 Vgl. Golczewski, Universitätslehrer, S. 102.
79 UA Köln, 28/128, Liste, o.D.; vgl. Golczewski, Universitätslehrer, S. 102.
80 UA Köln, 28/371, Rektor von Haberer an Wissenschaftsminister, 5.2.1938, Doppel; gez. Heinrich/Wissenschaftsministerium an Rektor Köln, 2.3.1938. Vgl. Golczewski, Universitätslehrer, S. 103.
81 Runderlass des Reichsführers SS vom 20.6.1933, in: UA Köln, 28/371.
82 UA Köln, 28/371, Leupold an Wissenschaftsminister, 11.7.1933.
83 UA Köln, 28/371, Rundschreiben, o.D.
84 NS-Dokumentationszentrum der Stadt Köln, Interview Herbert Britz, geb. 17.12.1917 (https://eg.nsdok.de/default.asp?typ=interview&pid=101&aktion=erstes).
85 NS-Dokumentationszentrum der Stadt Köln, Interview Herbert Britz, geb. 17.12.1917 (https://eg.nsdok.de/default.asp?typ=interview&pid=101&aktion=erstes, einges. 12.12.2022).
86 UA Köln, 28/125, Rektor Haberer an alle deutschen Hochschulen, 25.1.1938.
87 Vgl. http://www.tenhumbergreinhard.de/1933-1945-taeter-und-mitlaeufer/1933-1945-biografien-w/wuesthoff-hans-joachim.html, einges. 15.1.2022. Wüsthoff hatte die SS-Mitgliedsnummer Nr. 267 933 und gehörte der sechsten SS-Standarte (1/R) an.
88 UA Köln, 28/125, Rektor Haberer an alle deutschen Hochschulen, 25.1.1938.
89 UA Köln, 67/185, Carl Coerper, Die Neugestaltung der ärztlichen Ausbildung, Entwurf Mai 1937, S. 7.
90 Ernst Leupold/Peter Winkelnkemper/Hermann Müller, Das neue Studentenrecht. Ansprachen, Köln 1933 (= Kölner Universitäts-Reden 32), S. 15.
91 Ernst Leupold/Peter Winkelnkemper/Hermann Müller, Das neue Studentenrecht. Ansprachen, Köln 1933 (= Kölner Universitäts-Reden 32), S. 16.
92 Vgl. Golczewski, Universitätslehrer, S. 252.
93 UA Köln, 67/158, Protokoll der 219. Fakultätssitzung, 24.10.1933.
94 UA Köln, 67/158, Protokoll der 219. Fakultätssitzung, 24.10.1933.
95 UA Köln, 571/1272, Janocha an Dekan Naujoks, 1.12.1937.
96 Walter Janocha, Zur Diagnostik der Ostitis fibrosa generalisata, Diss. med. Münster 1946, angefügter Lebenslauf.
97 UA Köln, 67/16, Böker an Dekan Lullies, 28.11.1938.
98 UA Köln, 67/16, Böker an Dekan Lullies, 28.11.1938.
99 UA Köln, 67/16, Böker an Dekan Lullies, 28.11.1938.
100 UA Köln, 67/674, Rektor Kuhn an Dekane, 21.2.1941.
101 UA Köln, 67/674, Dekan an Rektor, 5.3.1941, Durchschrift.
102 Vgl. ausführlich Martin Schumacher, Namensähnlichkeit als Ausschließungsgrund? Der Fall der Frankfurter Anwältin Elfriede Cohnen und die Säuberung der Anwaltschaft in Preußen 1933, in: Vierteljahrshefte für Zeitgeschichte 59 (2011), S. 19–51, insbes. S. 46. Vgl. mit einem anonymen Nachwort (S. 253–254) versehen auch Elfriede Cohnen, Ein Leben wie andere. Ein autobiographischer Roman, Heilbronn 1979.
103 UA Köln, 571/130, Eidesstattliche Versicherung von Dr. med. et iur. Elfriede Cohnen/Grevenbroich, 24.9.1947.

Unrecht und Verbrechen

1 Vgl. Heike Zbick, ‚Euthanasie'-Verbrechen in Köln im Zweiten Weltkrieg im Rahmen der T4-Aktion, in: Jost Dülffer/Margit Szöllösi-Janze (Hg.), Schlagschatten auf das „braune Köln". Die NS-Zeit und danach, Köln 2010 (= Veröffentlichungen des Kölnischen Geschichtsvereins e.V. 49), S. 157–177, S. 159.
2 Vgl. oben das Kapitel zum Anatomischen Institut.
3 Vgl. oben die Kapitel zu den einzelnen Instituten und Kliniken.
4 Vossen, Ausmerze, S. 273; zu den Anfängen vgl. auch Gille, Entwicklung, S. 6 ff. Vgl. zudem Endres, Zwangssterilisation, S. 86 ff.
5 Vgl. Vossen, Ausmerze, S. 273; Endres, Zwangssterilisation, S. 65.
6 Gille, Entwicklung, S. 11 f.: „Bis zum 1.4.1935 konnten durch die Nervösenfürsorge nur Anzeigen auf Unfruchtbarmachung an den Kreisarzt gerichtet werden. So wurden in den Jahren 1933/34 und 1934/35 93 und 302 Anzeigen erstattet. […] Folgende Zahlen von Anträgen auf Unfruchtbarmachung wurden von der Nervösenfürsor-

gestelle eingereicht: 1935/36 184 Anträge 1936/37 165 Anträge 1937/38 229 Anträge 1938/39 286 Anträge". Vgl. Deres, Entwicklung, S. 17f. Deres hat für 1941 weitere „19 Sterilisationsverfahren" (Verwaltungsbericht 1941, S. 31) und für 1943 „47 Unfruchtbarmachungen" (LA NRW, Reg. Köln, Nr. 12740, S. 39) nachweisen können. Für 1940 und die Zeit ab 1942 liegen keine Zahlen vor. Vgl. auch Endres, Zwangssterilisationen, S. 75, wo aufgrund der Verwaltungsberichte für 1933/34 von „über 100 Fälle[n]" die Rede ist. – Endres konnte noch den „kleinen Restbestand von 248 Einzelfallakten der ‚Beratungsstelle für Erb- und Rassenpflege'" (HASt Köln, Bestand 688) einsehen (Endres, Zwangssterilisation, S. 75), den sie statistisch auswertete (vgl. ebd., S. 76ff.). Direkt mit der Medizinischen Fakultät standen nur die wenigsten Anzeigensteller in Verbindung. So lag der Anteil der namentlich nicht genannten anzeigenden „Krankenhausärzte", darunter möglicherweise auch Ärzte an Universitätskliniken, bei 6,8 % (Endres, Zwangssterilisationen, S. 77).

7 Vgl. Gille, Entwicklung, S. 14.
8 Vgl. Vossen, Ausmerze, S. 273f.; Endres, Zwangssterilisation, S. 69ff.
9 Vgl. Vossen, Ausmerze, S. 274.
10 Vgl. Vossen, Ausmerze, S. 274.
11 Zit. n. Thomas Deres, Die Entwicklung der „Fürsorgestelle für Nervöse" von 1922 bis 1945, in: Stadt Köln (Hg.), Fachtagung „75 Jahre Sozialpsychiatrischer Dienst der Stadt Köln – ein Dienst im Wandel der Zeit". 20. Oktober 1997. Dokumentation, Köln o.J., S. 10–20, S. 16 (Walther Auer, Zu dem „Aufruf an die deutsche Ärzteschaft" des Herrn Reg. Med. Rat. Dr. Boeters in Nr. 1297, in: Ärztliches Vereins-Blatt 1924, Sp. 27–28).
12 Vgl. Deres, Entwicklung, S. 16f.
13 Vgl. Vossen, Ausmerze, S. 279 und ebd., S. 281; vgl. zudem Thomas Deres, Die Entwicklung der „Fürsorgestelle für Nervöse" von 1922 bis 1945, in: Stadt Köln (Hg.), Fachtagung „75 Jahre Sozialpsychiatrischer Dienst der Stadt Köln – ein Dienst im Wandel der Zeit". 20. Oktober 1997. Dokumentation, Köln o.J., S. 10–20, S. 17; Endres, Zwangssterilisation, S. 73.
14 Zit. n. Deres, Entwicklung, S. 17.
15 Vgl. Vossen, Ausmerze, S. 279; Deres, Entwicklung, S. 17.
16 Vgl. Vossen, Ausmerze, S. 279; Deres, Entwicklung, S. 17.
17 Vgl. Vossen, Ausmerze, S. 283f.
18 Vgl. Endres, Zwangssterilisation, S. 75.
19 Vgl. Deres, Entwicklung, S. 17f.
20 Vgl. Endres, Zwangssterilisation, S. 77.
21 Vgl. Vossen, Ausmerze, S. 281.
22 Vgl. Vossen, Ausmerze, S. 281.
23 Vossen, Ausmerze, S. 281.
24 Vgl. Vossen, Ausmerze, S. 281 nach Auswertung von HASt Köln, Nest. 690. 452, Bl. 216, Coerper an Fürsorgerinnen, 19.2.1934.
25 Vossen, Ausmerze, S. 282.
26 Vgl. Vossen, Ausmerze, S. 282.
27 Vgl. Vossen, Ausmerze, S. 282.
28 Vgl. Vossen, Ausmerze, S. 282.
29 Vgl. Ralf Forsbach, „Euthanasie" und Zwangssterilisierungen im Rheinland (1933–1945), in: Internetportal Rheinische Geschichte (http://www.rheinische-geschichte.lvr.de/Epochen-und-Themen/Themen/euthanasie%2522-und-zwangssterilisierungen-im-rheinland-1933%25E2%2580%25931945/DE-2086/lido/57d1351705eaa2.40921674), einges. 12.10.2020.
30 Vgl. Vossen, Ausmerze, S. 282.
31 Vossen, Ausmerze, S. 282.
32 Vgl. Vossen, Ausmerze, S. 282.
33 Vgl. Vossen, Ausmerze, S. 283.
34 Vgl. Vossen, Ausmerze, S. 283.
35 Vgl. Klein, „Euthanasie", S. 204f.
36 Vgl. Hermann Daners, Die Arbeitsanstalt Brauweiler vor der deutschen Reichsgründung (1815–1871) Arbeitsanstalt – LVR-Kulturzentrum Abtei Brauweiler (https://abteibrauweiler.lvr.de/de/geschichte/arbeitsanstalt_und_ns_zeit/arbeitsanstalt/inhaltsseite_65.html#top, einges. 29.7.2022).
37 Vgl. Daners/Wißkirchen, Arbeitsanstalt, S. 205.
38 Vgl. ausführlich Daners/Wißkirchen, Arbeitsanstalt, S. 207f.
39 Vgl. Daners/Wißkirchen, Arbeitsanstalt, S. 204.
40 Vgl. Daners/Wißkirchen, Arbeitsanstalt, S. 204.
41 Vgl. Monika Frank, „Dä jehört op de Lindenburg" – Von „armen Irren" zu „kranken Bürgern", in: Vorstand der Uniklinik Köln (Hg.), 100 Jahre Klinik „auf der Lindenburg. Festschrift des Universitätsklinikums Köln, Köln 2008, S. 9–18, S. 17.
42 Vgl. Zbick, ‚Euthanasie'-Verbrechen, S. 169.
43 UA Köln, 55/530ff., Aufnahmealben der Frauenheilkundlichen Abteilung der Universitätsfrauenklinik Köln. Ein anderer Ort der Unfruchtbarmachung waren die Städtischen Krankenanstalten Wuppertal-Barmen. Vgl. Matthias Leipert/Rudolf Styrnal/Winfried Schwarzer, Verlegt nach unbekannt. Sterilisation und Euthanasie in Galkhausen 1933–1945, Köln 1987 (= Rheinprovinz, 1), S. 130.
44 Vgl. Zbick, ‚Euthanasie'-Verbrechen, S. 170; Leipert/Styrnal/Schwarzer, Verlegt, S. 217.
45 Vgl. Zbick, ‚Euthanasie'-Verbrechen, S. 170.
46 Vgl. Endres, Zwangssterilisation, S. 24.

47 Vgl. Endres, Zwangssterilisation, S. 10 (Geleitwort von Werner Jung). Vgl. Dalicho, Sterilisationen, S. 13.
48 Vgl. Daners/Wißkirchen, Arbeitsanstalt, S. 206.
49 UA Köln, 55/530; Franken, Varianten, S. 183. Vgl. Daners/Wißkirchen, Arbeitsanstalt, S. 206.
50 Vgl. Dalicho, Sterilisationen, S. 139 und S. 146.
51 Vgl. Dalicho, Sterilisationen, S. 47.
52 Vgl. Dalicho, Sterilisationen, S. 13.
53 Zahlenmaterial überwiegend nach Dalicho, Sterilisationen, S. 139.
54 Außerhalb von Köln und nicht zur Universität Bonn gehörig.
55 UA Köln, 28/51, Fricke/Reichsinnenministerium an Universitätskuratorium, 16.9.1936, Abschrift.
56 UA Köln, 28/51, Fricke/Reichsinnenministerium an Staatskommissar Köln, 16.9.1936, Abschrift.
57 Vgl. Arthur Hübner (Hg.), Chirurgenverzeichnis, 4. Aufl., Berlin/Heidelberg/New York 1954, S. 197.
58 Dalicho, Sterilisationen, S. 140.
59 Vgl. Dalicho, Sterilisationen, S. 146.
60 Vgl. Dalicho, Sterilisationen, S. 147.
61 Vgl. Dalicho, Sterilisationen, S. 146 f.
62 NS- Dokumentationszentrum der Stadt Köln, Tk 11, Tonaufzeichnung Paul Ludwig Quetting.
63 Vgl. Dalicho, Sterilisationen, S. 141.
64 Vgl. Dalicho, Sterilisationen, S. 146 f.; Franken, Varianten, S. 185.
65 Vgl. Dalicho, Sterilisationen, S. 146.
66 Vgl. Dalicho, Sterilisationen, S. 146.
67 Vgl. Dalicho, Sterilisationen, S. 146 f.
68 Franken, Varianten, S. 185.
69 Vgl. Dalicho, Sterilisationen, S. 149.
70 Vgl. Franken, Varianten, S. 183; Daners/Wißkirchen, Arbeitsanstalt, S. 206 und S. 215.
71 Vgl. Franken, Varianten, S. 183.
72 Vgl. Franken, Varianten, S. 189; NS-Dokumentationszentrum der Stadt Köln, Die jüdischen Opfer des Nationalsozialismus aus Köln (https://museenkoeln.de/ns-dokumentationszentrum/default.aspx?sfrom=1214&s=2460&id=1511&buchstabe=S, einges. 11.9.2022).
73 Vgl. Franken, Varianten, S. 189; NS-Dokumentationszentrum der Stadt Köln, Die jüdischen Opfer des Nationalsozialismus aus Köln (https://museenkoeln.de/NS-dokumentationszentrum/default.aspx?sfrom=1214&s=2460&id=10296&buchstabe=S, einges. 11.9.2022).
74 Vgl. Franken, Varianten, S. 189.
75 Vgl. Franken, Varianten, S. 189.
76 Vgl. Gütt/Rüdin/Ruttke, Gesetz 1936, S. 377.
77 Vgl. Franken, Varianten, S. 182; Daners/Wißkirchen, Arbeitsanstalt, S. 206.
78 UA Köln, 564/16, Fragebogen über Naujoks, 14.2.1935.
79 UA Köln, 564/16, Fragebogen über Wahl, 14.2.1935.
80 UA Köln, 564/16, Fragebogen über Holtermann, 14.2.1935.
81 UA Köln, 564/16, Fragebogen über Kaboth, 14.2.1935.
82 Dalicho, Sterilisationen, S. 142.
83 Vgl. zu einer ähnlichen Problematik um den Saarbrücker Internisten Hans Dietlen Forsbach/Hofer, Internisten, S. 131.
84 Vgl. Dalicho, Sterilisationen, S. 142.
85 UA Köln, 55/530, Nr. 1887.
86 Franken, Varianten, S. 185 nach UA Köln, 551/987/1939.
87 Franken, Varianten, S. 185.
88 UA Köln, 67/171, Schetter an Dekan, 19.3.1946; ebd., Dekan an Schetter, o.D., Entwurf.
89 UA Köln, 67/171, Schetter an Dekan, 19.3.1946; ebd., Dekan an Schetter, o.D., Entwurf.
90 UA Köln, 67/171, Dekan an Schetter, o.D., Entwurf.
91 UA Köln, 67/171, Beyel an Dekan Schüller, 2.4.1946; vgl. Schmidt, Leben, S. 113.
92 UA Köln, 67/158, Protokoll der 220. Fakultätssitzung, 23.11.1933.
93 UA Köln, 28/49, „Anlage zum Rundschreiben Nr. 192/3", o.D.; ebd., Erlass Wla Nr. 500 des Wissenschaftsministeriums, 13.3.1935, Abschrift.
94 UA Köln, 67/697, Rundschreiben Dekan Berings an Mitglieder der Engeren Fakultät, 15.11.1934.
95 Promotionsordnung der Medizinischen Fakultät der Universität Köln für den Doktor der Medizin, Köln 1938 (Broschüre, auch in: UA Köln, 67/146).
96 Promotionsordnung der Medizinischen Fakultät der Universität Köln für den Doktor der Medizin, Köln 1938, S. 3 (Broschüre, auch in: UA Köln, 67/146).
97 Promotionsordnung der Medizinischen Fakultät der Universität Köln für den Doktor der Medizin, Köln 1938, S. 5 (Broschüre, auch in: UA Köln, 67/146).
98 Promotionsordnung der Medizinischen Fakultät der Universität Köln für den Doktor der Medizin, Köln 1938, S. 6 (Broschüre, auch in: UA Köln, 67/146).
99 Promotionsordnung der Medizinischen Fakultät der Universität Köln für den Doktor der Medizin, Köln 1938, S. 6 (Broschüre, auch in: UA Köln, 67/146).
100 Promotionsordnung der Medizinischen Fakultät der Universität Köln für den Doktor der Medizin, Köln 1938. S.15 (Broschüre, auch in: UA Köln, 67/146).
101 UA Köln, 67/146, Reichs-Habilitations-Ordnung, 17.2.1939, S. 5.
102 UA Köln, 67/158, Protokoll der 215. Fakultätssitzung, 27.4.1933.
103 UA Köln, 28/49, „Anlage zum Rundschreiben Nr. 192/3", o.D.

104 Die erweiterte Darstellung folgt der grundlegenden Studie Szöllösi-Janze/Freitäger, Doktorgrad aus dem Jahre 2005. Sie basiert u.a. auf Forschungen von Teilnehmerinnen und Teilnehmern eines geschichtswissenschaftlichen Hauptseminars und führte zu einer Erklärung von Rektor Axel Freimuth sowie einer Ausstellung im Hauptgebäude der Universität. Ergänzt wurden die Dissertationstitel und biografische Details.
105 Die in Szöllösi-Janze/Freitäger, Doktorgrad, S. 45 abgedruckte Tabelle ist hier auf der Basis zwischenzeitlich gewonnener Erkenntnisse von Universitätsarchivar Dr. Andreas Freitäger modifiziert.
106 Vgl. Szöllösi-Janze/Freitäger, Doktorgrad, S. 8.
107 Szöllösi-Janze/Freitäger, Doktorgrad, S. 8.
108 Petition of Naturaliziation Maria Elisabeth Cramer, 5.10.1948, in: Naturalization Records. National Archives at Riverside, Peris, California, online bei ancestry.com: https://www.ancestry.de/imageviewer/collections/3998/images/005197754_01523?treeid=&personid=&rc=&usePUB=true&_phsrc=JsE134&_phstart=successSource&pId=4052603; vgl. Szöllösi-Janze/Freitäger, Doktorgrad, S. 8.
109 Sächsisches Staatsarchiv Chemnitz, 30071/2548; vgl. Szöllösi-Janze/Freitäger, Doktorgrad, S. 8.
110 Vgl. Szöllösi-Janze/Freitäger, Doktorgrad, S. 8.
111 Fritz Dubbel in: Ancestry.com https://www.ancestry.de/family-tree/person/tree/182631679/person/432375142805/story?_phsrc=JsE146&_phstart=successSource.
112 Vgl. Szöllösi-Janze/Freitäger, Doktorgrad, S. 9.
113 Zu Elkan, der auch als Sänger auftrat, vgl. ausführlich Matthis Krischel/Thorsten Halling, Josef Elkan – Kieferchirurg im „Grossen" Krieg, Sänger, Zahnarzt in London, in: Zahnmedizinische Mitteilungen 110 (2020), S. 836–838 (auch in: https://www.zm-online.de/archiv/2020/08/gesellschaft/josef-elkan-kieferchirurg-im-grossen-krieg-saenger-zahnarzt-in-london/, einges. 12.12.2022).
114 UA Köln, 886/317, Oberstaatsanwalt Bielefeld an Universität Köln, 16.12.1935.
115 UA Köln, 386/320, Urteil vom 21.10.1952, Durchschlag. Vgl. Szöllösi-Janze/Freitäger, Doktorgrad, S. 9.
116 UA Köln, 386/320, Dr. Busch/Kultusministerium an Fink, 7.1.1956, Abschrift.
117 Unklar belegte Angabe auf Ancestry.com.
118 Vgl. Szöllösi-Janze/Freitäger, Doktorgrad, S. 9.
119 Vgl. Fritz D. Schroers, Lexikon deutschsprachiger Homöopathen, Stuttgart 2006, S. 34; Albrecht Kautzsch, Dr. Wilhelm Folkert – 75 Jahre, in: Allgemeine Homöopathische Zeitung 214 (1969), S. 25.
120 Vgl. Schroers, Lexikon, S. 34.
121 Ancestry, Geburtsregister Halle/Saale (https://www.ancestry.de/discoveryui-content/view/87812:61125?tid=&pid=&queryId=799bf445a806dcd49cc52427320d40c2&_phsrc=JsE142&_phstart=successSource). Vgl. Szöllösi-Janze/Freitäger, Doktorgrad, S. 9.
122 Vgl. Szöllösi-Janze/Freitäger, Doktorgrad, S. 9.
123 UA Köln, 386/318, Dekan Lullies an Rektor, 16.5.1940.
124 Vgl. Szöllösi-Janze/Freitäger, Doktorgrad, S. 9.
125 Greven's Adreßbuch Köln 1965, S. 315.
126 Zu den nicht sicheren Angaben zum Tod vgl. Ancestry, Sammlung USA, Sozialversicherungsindex, 1936–2007 (https://www.ancestry.de/discoveryui-content/view/7997918:60901). Diese ancestry-Links sind alle kostenpflichtig, d.h., wenn man sie anklickt, kommt man erstmal nicht an die Quelle. Zudem fehlt überall das Zugriffsdatum. Ich kann das tagesaktuelle nicht anfügen, weil ich ja nicht auf die Daten zugreifen kann.
127 Vgl. Szöllösi-Janze/Freitäger, Doktorgrad, S. 9. Zum möglichen Todesdatum vgl. Ancestry, Sammlung USA, Sozialversicherungsindex, 1936–2007 (https://www.ancestry.de/discoveryui-content/view/7997918:60901).
128 Ancestry, Index to Naturalization in the US-District Court For the Northern District of California, 1852 – ca. 1989 (M1744) (https://www.ancestry.de/discoveryui-content/view/5503779:1629) und Petition for Naturalization, 28.10.1950 (https://www.ancestry.de/discoveryui-content/view/3359390:3998).
129 Vgl. Szöllösi-Janze/Freitäger, Doktorgrad, S. 9.
130 Ancestry, Deutschland, Index von Juden, deren deutsche Staatsbürgerschaft vom Nazi-Regime annulliert wurde, 1935–1944 (ehem. BDC) (https://www.ancestry.de/discoveryui-content/view/23244:2027?tid=&pid=&queryId=1665da2490d72dca76693a98f9575e0b&_phsrc=JsE167&_phstart=successSource).
131 Vgl. Szöllösi-Janze/Freitäger, Doktorgrad, S. 10; Umzug: Stadtarchiv Grevenbroich, Auskunft Cornelia Schulte M.A., 5.7.2022.
132 Deutscher Reichsanzeiger und Preußischer Staatsanzeiger 121 (30.5.1939), Liste 114.
133 Ancestry, Deutschland, Index von Juden, deren deutsche Staatsbürgerschaft vom Nazi-Regime annulliert wurde, 1935–1944 (ehem. BDC) (https://www.ancestry.de/discoveryui-content/view/23104:2027?tid=&pid=&queryId=5277c63f1461c9c4838cfc3c72dc109a&_phsrc=JsE173&_phstart=successSource). Vgl. Ulrich Herlitz, Grevenbroicher Gesichter. Jüdisches Leben in Grevenbroich, Grevenbroich 2008, S. 30.
134 National Archives, Kew, England HO 396 WW2 Internees (Aliens) Index Cards 1939–1947, Karte Kaldenbach via https://www.ancestry.de/discoveryui-content/

135 view/63950:61665?tid=&pid=&queryId=5277c63f1461c9c4838cfc3c72dc109a&_phsrc=JsE174&_phstart=successSource.
135 Jens Martin Rohrbach/U. Hennighausen/P. Gass, Jüdische Augenärzte im Nationalsozialismus. Aktualisierung der „Gedenkliste", in: Klinische Blätter für Augenheilkunde 229 (2012), S. 1235–1237, S. 1236.
136 Vgl. Szöllösi-Janze/Freitäger, Doktorgrad, S. 10.
137 UA Köln, 386/318, Rektor an Staatsanwaltschaft beim Landgericht Köln, 15.2.1939.
138 UA Köln, 386/318, Urteil vom 29.6.1939, Durchschlag.
139 Vgl. Szöllösi-Janze/Freitäger, Doktorgrad, S. 10.
140 Greven's Adreßbuch Köln 1950.
141 UA Köln, 386/319.
142 National Archives at Washington, D.C. Passenger Lists of Vessels Arriving at New York, New York, 1820–1897. Microfilm Publication M237, 675 rolls. NAI: 6256867. Records of the U.S. Customs Service, Record Group 36. National Archives at Washington, D.C. via Ancestry (https://www.ancestry.de/imageviewer/collections/7488/images/NYT715_6555-0462?treeid=&personid=&hintid=&usePUB=true&usePUBJs=true&pId=1006421834).
143 National Archives and Records Administration. United States, Selective Service System. Selective Service Registration Cards, World War II: Fourth Registration. Records of the Selective Service System, Record Group Number 147 via Ancestry (https://www.ancestry.de/discoveryui-content/view/9463931:1002?_phcmd=u(%27https://www.ancestry.de/search/?name=josef_Lazarus&event=_Trier&birth=1894&birth_x=0-0-0&count=50&name_x=ps_1&successSource=Search&queryId=d123433d12047bdc9b1e6653f9be8a55%27,%27successSource%27).
144 Vgl. Szöllösi-Janze/Freitäger, Doktorgrad, S. 10.
145 Namensindex von Juden, deren deutsche Staatsbürgerschaft vom Nazi-Regime annulliert wurde (Berlin Document Center) via ancestry (https://www.ancestry.de/imageviewer/collections/2027/images/32323_063848-03106?treeid=&personid=&rc=&usePUB=true&_phsrc=JsE214&_phstart=successSource&pId=9117).
146 The National Archives at Washington, D.C. Passenger Lists of Vessels Arriving at New York, New York, 1820–1897. Microfilm Publication M237, 675 rolls. NAI: 6256867. Records of the U.S. Customs Service, Record Group 36 via ancestry.com (https://www.ancestry.de/imageviewer/collections/7488/images/NYT715_5978-0244?treeid=&personid=&rc=&usePUB=true&_phsrc=JsE217&_phstart=successSource&pId=23318506).
147 The National Archives and Records Administration, United States, Selective Service System, Selective Service Registration Cards, World War II: Fourth Registration, Records of the Selective Service System, Record Group Number 147 via ancestry.com (https://www.ancestry.de/discoveryui-content/view/2493213:1002?tid=&pid=&queryId=8ce3f53060a69eafbbfca779b7f198e7&_phsrc=JsE220&_phstart=successSource).
148 The National Archives at Washington, D.C., Selected Passenger and Crew Lists and Manifests via ancestry.com (https://www.ancestry.de/imageviewer/collections/1277/images/42804_336589-02200?treeid=&personid=&rc=&usePUB=true&_phsrc=JsE216&_phstart=successSource&pId=12507178).
149 Vgl. Stadtarchiv Mülheim an der Ruhr, Jüdische Schicksale in Mülheim an der Ruhr. Stand: 8. November 2013, o.O., S. 26.
150 Namensindex von Juden, deren deutsche Staatsbürgerschaft vom Nazi-Regime annulliert wurde (Berlin Document Center) via ancestry. (https://www.ancestry.de/discoveryui-content/view/9524:2027?tid=&pid=&queryId=225e25f3a0ccf34b26c43c11e8076199&_phsrc=JsE227&_phstart=successSource).
151 General Register Office. England and Wales Civil Registration Indexes. London, England via ancestry (https://www.ancestry.de/imageviewer/collections/7579/images/ons_d19803az-0790?treeid=&personid=&rc=&usePUB=true&_phsrc=JsE229&_phstart=successSource&pId=45712555).
152 Vgl. Szöllösi-Janze/Freitäger, Doktorgrad, S. 11.
153 Vgl. Szöllösi-Janze/Freitäger, Doktorgrad, S. 11.
154 Vgl. Szöllösi-Janze/Freitäger, Doktorgrad, S. 11.
155 Vgl. https://www.geni.com/people/Berthold-Sch%C3%BCler/6000000083112162040, einges. 19.9.2022.
156 Index von Juden, deren deutsche Staatsbürgerschaft vom Nazi-Regime annulliert wurde, 1935–1944 (ehem. BDC) via ancestry.com (https://www.ancestry.de/imageviewer/collections/2027/images/32323_063851-01758?treeid=&personid=&rc=&usePUB=true&_phsrc=JsE253&_phstart=successSource&pId=17899).
157 National Archives at Washington, D.C., Passenger Lists of Vessels Arriving at New York, New York, 1820–1897. Microfilm Publication M237, 675 rolls. NAI: 6256867. Records of the U.S. Customs Service, Record Group 36 via ancestry.com.
158 United States of America, Bureau of the Census; Washington, D.C.; Seventeenth Census of the United States, 1950 via https://www.ancestry.de/discoveryui-content/view/203627430:62308?tid=&pid=&queryId=2e54e9a4268e56fb26890032c9666967&_phsrc=JsE255&_phstart=successSource.
159 United States of America, Bureau of the Census; Washington, D.C.; Seventeenth Census of the United States,

1950 via https://www.ancestry.de/discoveryui-content/view/203627430:62308?tid=&pid=&queryId=2e54e9a4268e56fb26890032c9666967&_phsrc=JsE255&_phstart=successSource.

160 Index von Juden, deren deutsche Staatsbürgerschaft vom Nazi-Regime annulliert wurde, 1935–1944 (ehem. BDC) via ancestry.com (https://www.ancestry.de/imageviewer/collections/2027/images/32323_063851-03325?treeid=&personid=&rc=&usePUB=true&_phsrc=JsE268&_phstart=successSource&pId=19459).

161 NS-Dokumentationszentrum der Stadt Köln, Tk 1757, Tk 2440, Tk 2441, Interviews Marielies Herrmann, Zusammenfassung.

Krieg

1 UA Köln, 28/8, Kleinschmidt an Wissenschaftsminister, 4.9.1939, Durchschlag; ebd., Kleinschmidt an OB Schmidt, 11.9.1939, Durchschlag.
2 UA Köln, 28/8, Kleinschmidt an Wissenschaftsminister, 4.9.1939, Durchschlag.
3 UA Köln, 28/8, Kleinschmidt an Wissenschaftsminister, 4.9.1939, Durchschlag.
4 UA Köln, 28/8, Kleinschmidt an Wissenschaftsminister, 4.9.1939, Durchschlag.
5 UA Köln, 28/8, Kleinschmidt an Wissenschaftsminister, 4.9.1939, Durchschlag.
6 UA Köln, 28/8, Kleinschmidt an OB Schmidt, 11.9.1939, Durchschlag.
7 UA Köln, 28/8, Schnellbrief i.A. Mentzel/Wissenschaftsminister, 5.9.1939.
8 UA Köln, 28/8, Kleinschmidt an OB Schmidt, 11.9.1939, Durchschlag.
9 UA Köln, 28/8, Presseausschnitt „Die Kölner Universität geschlossen. Medizinstudenten sollen sich in der Lindenburg melden", Kölnische Zeitung, 8.9.1939.
10 UA Köln, 28/8, Kleinschmidt an Dozenten, 11.9.1939.
11 NS-Dokumentationszentrum der Stadt Köln, Interview Herbert Britz, geb. 17.12.1917 (https://eg.nsdok.de/default.asp?typ=interview&pid=101&aktion=erstes, einges. 12.12.2022).
12 UA Köln, 28/8, Kleinschmidt an Malsch, 23.9.1939.
13 UA Köln, 28/8, Zeitungsausschnitt „Einführung von Trimestern", in: Kölnische Zeitung, 29.9.1939. Vgl. Golczewski, Universitätslehrer, S. 287 ff.
14 UA Köln, 28/8, Kleinschmidt an Oberstarzt Schmidt/Heeressanitäts-Inspektion Berlin, 17.10.1939.
15 UA Köln, 28/8, Generaloberstabsarzt Waldmann an Rektor Köln, 3.11.1939.
16 UA Köln, 28/8, Rektorat an OB Schmidt, 6.11.1939, Durchschlag, mit Anhang Liste 1.
17 UA Köln, 28/8, Rektorat an OB Schmidt, 6.11.1939, Durchschlag, mit Anhang Liste 1.
18 UA Köln, 28/8, Rektorat an OB Schmidt, 6.11.1939, Durchschlag, mit Anhang Liste 2.
19 UA Köln, 28/8, Rektorat an OB Schmidt, 6.11.1939, Durchschlag, mit Anhang, Liste o. Nr.
20 UA Köln, 28/8, Dekan Lullies an Rektor, 20.11.1939.
21 UA Köln, 28/8, Dekan Lullies an Rektor, 20.11.1939.
22 UA Köln, 28/8, Liste, o.D.
23 UA Köln, 28/8, Zschintzsch/Wissenschaftsministerium
24 UA Köln, 28/8, Mentzel an Otto Kuhn, 29.12.1939, Schnellbrief; ebd., Kuhn an Wissenschaftsministerium, 11.1.1940, Durchschrift; ebd., Immatrikulationen 1. Trimester 1940, o.D.
25 UA Köln, 28/8, Immatrikulationen 1. Trimester 1940, o.D.
26 UA Köln, 67/175, Kurator Faßl an Dienststellenleiter, 22.5.1940.
27 UA Köln, 67/175, Rektor Kuhn an Ordinarien u.a., 4.6.1940.
28 UA Köln, 28/28, Aufstellung HNO, 21.1.1941.
29 UA Köln, 28/28, Müller/Hygiene-Institut an Dekan MF, 17.2.1941.
30 UA Köln, 28/28, Klenk/Physiologisch-Chemisches Institut an Dekan MF, 18.2.1941.
31 UA Köln, 28/28, Pharmakologisches Institut an Dekan MF, 18.2.1941.
32 UA Köln, 28/28, Zahnärztliche Klinik an Dekan MF, 21.2.1941.
33 UA Köln, 28/28, Leupold an Dekan MF, 18.2.1941.
34 UA Köln, 28/28, Grashey an Dekan MF, 19.2.1941.
35 UA Köln, 28/28, Auflistung der Chirurgischen Kliniken, o.D.
36 UA Köln, 28/28, Medizinische Klinik an Dekan MF, 18.2.1941, Durchschlag.
37 UA Köln, 28/28, Fünfgeld an Dekan MF, 21.2.1941, Abschrift.
38 UA Köln, 28/28, Physiologisches Institut an Dekan MF, 18.2.1941, Durchschlag.

39 UA Köln, 67/158, Protokoll der 219. Fakultätssitzung, 24.10.1933.
40 UA Köln, 67/158, Protokoll der 219. Fakultätssitzung, 24.10.1933.
41 UA Köln, 67/158, Protokoll der 220. Fakultätssitzung, 23.11.1933.
42 UA Köln, 9/239, Stadtmüller/Anatomisches Institut an Kuratorium, 16.7.1941.
43 UA Köln, 9/239, Stadtmüller/Anatomisches Institut an Kuratorium, 16.7.1941.
44 UA Köln, 9/239, Koulen an Stadtmüller, Kostenvoranschlag, 28.7.1941 mit Anlage.
45 UA Köln, 9/239, Stadtmüller an Kuratorium, 10.12.1942 mit handschriftlicher Anmerkung.
46 UA Köln, 67/635, Fakultät an Kuratorium, 22.6.1941.
47 UA Köln, 67/635.
48 UA Köln, 67/235, Medizinische Abteilung der USB Köln an Dekan Güttich, 10.2.1943.
49 UA Köln, 9/239, Coerper an Kuratorium, 20.5.1943, Abschrift; ebd., gez. Coerper an Kuratorium, 29.7.1943.
50 UA Köln, 67/235, Dekan an über Rektor an Oberbürgermeister, 30.3.1943. Vgl. Philipp Erbslöh, Luftangriffe auf Köln. Vorbereitung und Bewältigung der Folgen in der Stadt, in: Jost Dülffer/Margit Szöllösi-Janze (Hg.), Schlagschatten auf das „braune Köln". Die NS-Zeit und danach, Köln 2010 (= Veröffentlichungen des Kölnischen Geschichtsvereins e.V., 49), S. 205–225, S. 209.
51 UA Köln, 67/235, Dekan an über Rektor an Oberbürgermeister, 30.3.1943.
52 HAStK, 687/10, Haberer an Oberbürgermeister, 16.9.1943, hier zit. n. Martin Rüther, Köln im Zweiten Weltkrieg, Alltag und Erfahrungen zwischen 1939 und 1945. Darstellungen – Bilder – Quellen, Köln 2005 (= Schriften des NS-Dokumentationszentrums der Stadt Köln, 12), S. 323.
53 HAStK, 687/10, Haberer an Oberbürgermeister, 16.9.1943, hier zit. n. Rüther, Köln, S. 323.
54 UA Köln, 9/239, Stadtmüller/Anatomisches Institut an Kuratorium, 2.12.1943.
55 Rüther; Köln, S. 324.
56 Rüther, Köln, S. 323 f.
57 Vgl. sehr grob Heinrich Seufert, Junge Stadt am alten Strom. Rund um die Godesburg, 2., verbess. Aufl., Bonn 1962, S. 145 f.
58 NS-Dokumentationszentrum der Stadt Köln, Interview Christel Weber, geb. 2.1.1922 (https://eg.nsdok.de/personen/weber/weber041.mp4, einges. 12.12.2022). Vgl oben zu den einzelnen Kliniken, insbesondere zur Frauen- und Kinderklinik, sowie Wenge, Kliniken.
59 Vgl. ausführlich Rüther, Köln, S. 319.
60 HAStK, 687/10, Rundschreiben Coerpers an Chefärzte, 41[14.?].11.1943 und 20.1.1944, hier zit. n. Rüther Köln, S. 320.
61 Vgl. Rüther, Köln, S. 320.
62 Vgl. Rüther, Köln, S. 320 f; Süß, Volkskörper, S. 330.
63 Süß, Volkskörper, S. 310 nach Archiv des Landschaftsverbands Rheinland Brauweiler, 14295-I, Bl. 2, Sterbeliste des Provinzialverbands Rheinland.
64 NS-Dokumentationszentrum der Stadt Köln, Interview Liesel Schäfer-Strausfeld, Kinderpflegerin, geb. 14.2.1924 (https://eg.nsdok.de/personen/strau/strau048.mp4, einges. 13.12.2022); NS-Dokumentationszentrum der Stadt Köln, Interview Marta Senkowitsch.
65 NS-Dokumentationszentrum der Stadt Köln, Z 10605, Interview Marta Arsentjewna Senkowitsch,19.9.1994 (Transkript Zk 440).
66 NS-Dokumentationszentrum der Stadt Köln, Z 10605, Interview Marta Arsentjewna Senkowitsch, 19.9.1994 (Transkript Zk 440).
67 Vgl. Franken, Varianten, S. 191.
68 Anonymus, Lager der Zwangsarbeiterinnen und Zwangsarbeiter, Kriegsgefangenen und der KZ-Häftlinge in Köln, in: NS-Dokumentationszentrum der Stadt Köln online (https://museenkoeln.de/ns-dokumentationszentrum/default.aspx?s=2505&sfrom=1228&id=128&stt=K%C3%B6ln-Ehrenfeld, einges. 13.12.2022).
69 Vgl. Anonymus, Lager der Zwangsarbeiterinnen und Zwangsarbeiter, Kriegsgefangenen und der KZ-Häftlinge in Köln, in: NS-Dokumentationszentrum der Stadt Köln online (https://museenkoeln.de/ns-dokumentationszentrum/default.aspx?s=2505&sfrom=1228&id=128&stt=K%C3%B6ln-Ehrenfeld, einges. 13.12.2022).
70 Vgl. oben im Kapitel zur Frauenklinik und ausführlich Franken, Varianten, S. 192 ff.
71 Franken, Varianten, S. 194.
72 Franken, Varianten, S. 196.
73 Franken, Varianten, S. 197 nach UA Köln, 551/702/1943.
74 Zit. n. Franken, Varianten, S. 197.
75 Vgl. Franken, Varianten, S. 197.
76 UA Köln, 9/239, Stadtmüller an Kuratorium, 14.6.1944.
77 Bericht des Rektors zit. n. Golczewski, Universitätslehrer, S. 295.
78 UA Köln, 9/239, Stadtmüller an Rektor durch Dekan, 4.2.1944.
79 UA Köln, 571/130, Leupold an Bering, 19.6.1944.
80 Anonymus, Ergebnis einer 20jährigen Forschungsarbeit. Prof. Dr. med. Leupold berichtet über neue Untersuchungen, in: Neuer Tag, 12.3.1943 (auch in: UA Köln, 571/130).
81 UA Köln, 67/635, Rektor Kuhn an Dekane, 19.1.1942.

82 UA Köln, 67/635, Rektor Kuhn an Dekan MF, 13.12.1941.
83 UA Köln, 67/158, Protokoll der 283. Fakultätssitzung, 24.7.1944.
84 UA Köln, 67/158, Protokoll der 284. Fakultätssitzung, 5.11.1945.
85 Vgl. Barbara Manthe, Tod im Bombenkrieg. Ziviles Sterben im Zweiten Weltkrieg und die Berichterstattung in Kölner Zeitungen, in: Jost Dülffer/Margit Szöllösi-Janze (Hg.), Schlagschatten auf das „braune Köln". Die NS-Zeit und danach, Köln 2010 (= Veröffentlichungen des Kölnischen Geschichtsvereins e.V., 49), S. 227–248, S. 243.
86 Vgl. van Dijk, Entnazifizierungsklüngel, S. 269; Golczewski, Universitätslehrer, S. 296 f.
87 Vgl. Freitäger, K. und K., S. 93.
88 UA Köln, 67/171, Mitteilung des kommissarischen Rektors, 26.10.1945.
89 UA Köln, 67/171, Mitteilung des kommissarischen Rektors, 26.10.1945
90 Zum Alltag in Köln während des Kriegs vgl. Reinhard Matz/Wolfgang Vollmer, Köln und der Krieg. Leben, Kultur, Stadt 1940–1950, Köln 2016, passim.
91 UA Köln, 571/258, Bering an de Crinis, 15.8.1944, Durchschlag.
92 UA Köln, 571/258, Bering an Mentzel, 28.9.1944, Durchschlag.
93 BA Berlin, R 4901/13299, Ernst Fünfgeld, Fünfgeld an de Crinis, 23.11.1944.
94 BA Berlin, R 4901/13299, Ernst Fünfgeld, Fünfgeld an Wissenschaftsministerium, 7.11.1944.
95 BA Berlin, R 4901/13299, Ernst Fünfgeld, Fünfgeld an Coerper, 7.11.1944.
96 BA Berlin, R 4901/13299, Ernst Fünfgeld, Unbekannt an Fünfgeld, 8.12.1944 und weitere Dokumente.
97 BA Berlin, R 4901/13299, Ernst Fünfgeld, Ernst Fünfgeld, „Niederschrift über die Zerstörung der Nervenklinik und das Verhalten der Stadtverwaltung bei dem Abbau und Wiederaufbau der Klinik", 1.12.1944.
98 BA Berlin, R 4901/13299, Ernst Fünfgeld, Ernst Fünfgeld, „Niederschrift über die Zerstörung der Nervenklinik und das Verhalten der Stadtverwaltung bei dem Abbau und Wiederaufbau der Klinik", 1.12.1944.
99 BA Berlin, R 4901/13299, Ernst Fünfgeld, Ernst Fünfgeld, „Niederschrift über die Zerstörung der Nervenklinik und das Verhalten der Stadtverwaltung bei dem Abbau und Wiederaufbau der Klinik", 1.12.1944.
100 UA Köln, 67/644, Backe/Ernährungsministerium an Landesregierungen u.a., 15.2.1940.
101 UA Köln, 9/239, Stadtmüller an Kuratorium, 10.12.1941.
102 UA Köln, 9/239, Wirtschaftsamt Köln/Stelle für Treibstoffe und Reifen an Kuratorium, 19.12.1941.
103 UA Köln, 9/239, Stadtmüller/Anatomisches Institut an Kuratorium, 22.5.1942.
104 UA Köln, 9/239, Stadtmüller/Anatomisches Institut an Kuratorium, 22.5.1942.
105 UA Köln, 67/673, „Bericht für Kuratoriums-Sitzung 12.4.40", o.D., Abschrift.
106 UA Köln, 67/673, „Bericht für Kuratoriums-Sitzung 12.4.40", o.D., Abschrift.
107 Zum Luftkrieg in Köln vgl. zusammenfassend Reinhard Matz/Wolfgang Vollmer, Köln und der Krieg. Leben, Kultur, Stadt 1940–1950, Köln 2016, S. 17 ff.
108 Vgl. Golczewski, Universitätslehrer, S. 289 u. S. 291.
109 UA Köln, 9/239, Stadtmüller an Rektor durch Dekan, 29.4.1943.
110 UA Köln, 9/239, Stadtmüller an Rektor durch Dekan, 12.4.1943.
111 UA Köln, 9/239, Veit an Reichskulturkammer Köln durch Kuratorium, 13.6.1943.
112 UA Köln, 9/239, Stadtmüller an Rektor durch Dekan, 11.5.1943.
113 Vgl. Golczewski, Universitätslehrer, S. 291.
114 Zit. n. Golczewski, Universitätslehrer, S. 291 f.
115 Vgl. Golczewski, Universitätslehrer, S. 292.
116 Zit. n. Golczewski, Universitätslehrer, S. 295.
117 Vgl. Golczewski, Universitätslehrer, S. 295.
118 UA Köln, 9/239, Coerper an Brandes, 2.5.1944, Abschrift.
119 Zit. n. Golczewski, Universitätslehrer, S. 296.
120 Vgl. Gebauer, Universitätskliniken, S. 163.
121 Vgl. Gebauer, Universitätskliniken, S. 167 und Seiffert, Geschichte, S. 69.

Schlussbemerkungen

1   Franken, Varianten, S. 201.
2   Vgl. Franken, Varianten, S. 201.
3   UA Köln, 67/1088, Meirowsky an Dekan, 3.5.1946. Die Übersetzung lautet: „Ich bedaure, Ihr Angebot nicht annehmen zu können. Die Gräueltaten, die begangen wurden, nachdem Hitler Ihr Führer geworden war, waren in erster Linie auf den mangelnden Widerstand derer zurückzuführen, die „Professoren" genannt werden, das heißt ‚Bekenner' von Wahrheit und Anstand. Sie standen für die Freiheit von Wissenschaft und Forschung, aber Sie haben nicht gezögert, Ihr Privileg, eine Gemeinschaft von ‚Bekennern' zu sein, aufzugeben und die Ideale zu verraten, die Deutschland einst zu einer der fortschrittlichen Festungen der Wissenschaft gemacht haben. Sie haben nicht gegen die Entfernung Ihrer Kollegen jüdischer Abstammung protestiert, die so sehr zu den herausragenden Erfolgen der deutschen Wissenschaft in der Vorhitlerzeit beigetragen haben. Sie haben sogar stillschweigend und widerspruchslos die Tatsache hingenommen, dass Mitglieder Ihrer Fakultäten zusammen mit Millionen unschuldiger Männer, Frauen und Kinder in Konzentrationslagern ermordet wurden. Aus all diesen Gründen haben Sie Ihren Ruf als Professoren im Sinne von ‚Bekennern' oder Ihren Ruf als Ärzte als Akteure der Menschlichkeit ohne Rücksicht auf Rasse, Glauben und Hautfarbe eingebüßt. Ich berufe mich auf mein Gewissen, wenn ich Sie bitte, meinen Namen aus dem Archiv Ihrer Fakultät zu streichen." – Eine ähnlich begründete Ablehnung ist von dem aus Freiburg vertriebenen Internisten Siegfried Thannhauser bekannt. Vgl. Forsbach/Hofer, Internisten, S. 186.

Abkürzungsverzeichnis

a.D.	außer Dienst	ff.	(mehrere) folgende
ao.	außerordentliche/r	FM	Förderndes Mitglied
apl.	außerplanmäßige/r	Fr	Freitag
Aufl.	Auflage	FU	Freie Universität
BA	Bundesarchiv	GDFP	Großdeutsche Freiheitspartei
BDC	Berlin Document Center	h.c.	honoris causa, ehrenhalber
Bde.	Bände	HASt	Historisches Archiv der Stadt
BDM	Bund Deutscher Mädel	Hg.	Herausgeber
Bl.	Blatt	HJ	Hitlerjugend
ca.	circa	HNO	Hals-Nasen-Ohren
CDU	Christlich Demokratische Union Deutschlands	i.A.	im Auftrag
		i.V.	in Vertretung
DAF	Deutsche Arbeitsfront	iur.	juristisch/e/r/s
DAK	Deutsche Angestellten-Krankenkasse	Jg.	Jahrgang
DDP	Deutsche Demokratische Partei	jun.	Junior
DDR	Deutsche Demokratische Republik	K.D.St.V.	Katholische Deutsche Studentenverbindung
ders.	derselbe		
Di	Dienstag	k.u.k.	kaiserlich/e/r/s und königlich/e/r/s
dies.	dieselbe	Kat.	Kategorie
Diss. med. dent.	zahnmedizinische Dissertation	Kl.	Klasse
		KVK	Kriegsverdienstkreuz
Diss. med.	medizinische Dissertation	KZ	Konzentrationslager
Diss. phil.	Dissertation an der Philosophischen Fakultät	LA	Landesarchiv
		m	männlich
DLV	Deutscher Luftsportverband	Med.-Rat	Medizinalrat
DNVP	Deutschnationale Volkspartei	MF	Medizinische Fakultät
Do	Donnerstag	Mi	Mittwoch
Dr.	Doktor	Mk.	Mark
d.R.	der Reserve	Mo	Montag
DVP	Deutsche Volkspartei	nb.	nichtbeamtete/r
ebd.	ebenda	NDP	Nationaldemokratische Partei
einges.	eingesehen	neubearb.	neubearbeitet/e/r/s
EK	Eisernes Kreuz	Nr.	Nummer
erg.	ergänzt/e/r/s	NRW	Nordrhein-Westfalen
erw.	erweitert/e/r/s	NS	Nationalsozialistisch/e/r/s
ev.	evangelisch	NSDÄB	Nationalsozialistischer Deutscher Ärztebund
f.	(eine) folgende		
FAD	Freiwilliger Arbeitsdienst	NSDAP	Nationalsozialistische Deutsche Arbeiterpartei
FDP	Freie Demokratische Partei		

NSDDB	Nationalsozialistischer Deutscher Dozentenbund; NSD Dozentenbund	Uk	Unabkömmlich
NSDJB	Nationalsozialistischer Deutscher Juristenbund	usw.	und so weiter
		VDA	Volksbund für das Deutschtum im Ausland
NS-DOK	NS-Dokumentationszentrum der Stadt Köln	vgl.	vergleiche
		VHS	Volkshochschule
NSDStB	Nationalsozialistischer Deutscher Studentenbund; NSD Studentenbund	w	weiblich
		WHO	Word Health Organisation
NSFK	Nationalsozialistisches Fliegerkorps	WiSe	Wintersemester
NSKK	Nationalsozialistisches Kraftfahrkorps	Wiso	Wirtschafts- und Sozialwissenschaften
NSLB	Nationalsozialistischer Lehrerbund	z.Z.	zur Zeit
NSV	Nationalsozialistische Volkswohlfahrt	zit. n.	zitiert nach
NW	Nordrhein-Westfalen		
o.	ordentliche/r		
o.D.	ohne Datum(sangabe)		
o.O.	ohne Ort(sangabe)		
OB	Oberbürgermeister		
PA	Personalakte		
PD	Privatdozent/in		
Pg.	Parteigenosse		
Ph.D.	Doctor of Philosophy		
Priv.-Doz.	Privatdozent/in		
Prof.	Professor		
RAD	Reichsarbeitsdienst		
RDB	Reichsbund der Deutschen Beamten		
RDF	Reichsbund Deutsche Familie		
RdK	Reichsbund der Kinderreichen Deutschlands zum Schutze der Familie		
REM	Reichserziehungsministerium		
RHO	Reichshabilitationsordnung		
RLB	Reichsluftschutzbund		
RNG	Reichsnotgemeinschaft Deutscher Ärzte		
S.	Seite		
s.	siehe		
Sa	Samstag		
SA	Sturmabteilung		
So	Sonntag		
SoSe	Sommersemester		
SPD	Sozialdemokratische Partei Deutschlands		
SS	Schutzstaffel		
Tbc.	Tuberkulose		
u.	unten		
u.ö.	und öfter		
UA	Universitätsarchiv		

Quellen- und Literaturverzeichnis

Archivalische Quellen

Universitätsarchiv Köln
Zugänge 9, 17, 20, 27, 28, 61, 67, 192, 194, 261, 303, 317, 564, 571, 624, 924

Historisches Archiv der Stadt Köln
Bestände 688, 690

Archiv des Landschaftsverbands Rheinland, Pulheim-Brauweiler
Nr. 17345

Landesarchiv NRW Duisburg
Bestände NW 1018, NW 1037, NW 1048, NW 1049, NW 1057, NW 1081; Reg. Köln 12740

Anatomisches Institut der Universität Bonn
Bestand Nr. 117

Universitätsarchiv Greifswald
Med. Fak. I, Bd. 62
(https://ns-zeit.uni-greifswald.de/projekt/personen/meisner-wilhelm/, einges. 29.6.2020)

Universitätsarchiv Wien
Personalakt MED PA 104

Leopoldina-Archiv, Halle (Saale)
M1, MNr. 4601 E

Archiv Vogelsang-Institut Wien
Nachlass Gustav Steinbauer

Bundesarchiv Berlin
Bestände R 22, R 3001, R 4901, BDC-Dossiers

Dr. Senckenbergisches Institut für Geschichte und Ethik der Medizin, Goethe-Universität Frankfurt am Main
Nachlass Alfons Fischer, Korrespondenz Coerper

NS-Dokumentationszentrum der Stadt Köln
Bildbestände; Interviews Herbert Britz, Liesel Schäfer-Strausfeld; Tonaufzeichnung Paul Ludwig Quetting

Zeitzeugengespräch
Hans Dieter Klenk, Februar 2020

Literatur

Ackermann, Wilhelm: Der ärztliche Nachwuchs zwischen Weltkrieg und nationalsozialistischer Erhebung, Greifswald 1940 (= Arbeiten der deutsch-nordischen Gesellschaft für Geschichte der Medizin, der Zahnheilkunde und der Naturwissenschaften 25) (zugleich Diss. med. Köln 1938).

Adenauer, Konrad/Volker Gröbe: Lindenthal. Die Entwicklung eines Kölner Vororts, Köln 1987.

Angermund, Ralph: Deutsche Richterschaft 1919–1945. Krisenerfahrung, Illusion, politische Rechtsprechung, Frankfurt am Main 1990.

Anonymus: Englische Chirurgen beim Rektor unserer Universität. Hofrat Dr. v. Haberer zeigte schwierige Fälle, in: Westdeutscher Beobachter, 9.3.1937.

Anonymus: Curriculum Vitae Prof. Dr. H. W. Knipping (9.7.1895), in: Das Historische Archiv der Deutschen Gesellschaft für Kardiologie – Herz- und Kreislaufforschung (https://historischesarchiv.dgk.org/files/2015/04/Lebenslauf-von-Knipping.pdf).

Anonymus: „Dankopfer der Nation" – Führer-Schulungstagung der SA-Gruppe Franken in Rothenburg ob der Tauber, in: Oliver Gußmann/Wolf Stegemann (Hg.), Rothenburg unterm Hakenkreuz und die Jahre danach, Rothenburg ob der Tauber 2014 (http://www.rothenburg-unterm-hakenkreuz.de/dankopfer-der-nation-fuehrer-schulungstagung-der-sa-gruppe-franken-in-rothenburg-ob-der-tauber/, einges. 10.10.2020).

Anonymus: Ehrenringträger. Opladener Urgestein gestorben, in: Kölner Stadt-Anzeiger online, 27.8.2010, einges. 27.10.2022.

Anonymus: Facharztfortbildungskurs in Köln. Auszeichnung der Universität. Ausländische Beteiligung, in: Der Neue Tag, 5.8.1938.

Anonymus: Der internationale Facharztfortbildungskursus in Köln, in: Westdeutscher Beobachter, 9.8.1938.

Anonymus: Internationaler Facharztfortbildungskurs in Köln, in: Kölnische Zeitung, 5.8.1938.

Anonymus: Der Festakt im Gürzenich, in: Westdeutscher Beobachter, 15.11.1937.

Anonymus: Göring mit dem politischen und wissenschaftlichen Köln, in: Der Neue Tag, 9.6.1938.

Anonymus: Gottesglaube, Tapferkeit, Vaterlandstreue. Zum Gedenken der Kriegsgefangenen – Weihestunde im Kölner Dom, in: Kölnische Volkszeitung, 19.11.1936.

Anonymus: Die Gründung des St. Elisabeth-Krankenhauses (https://www.hohenlind.de/ueber-uns/krankenhaus/geschichte/, einges. 20.1.2021).

Anonymus: Vom Gutshof zur Krankenstadt. 25 Jahre Krankenanstalt Lindenburg, in: Kölnische Zeitung, 15.11.1933.

Anonymus: Historie Kölner Dreigestirn (https://koelnerkarneval.de/koelner-dreigestirne/koelner-dreigestirne, einges. 12.7.2022).

Anonymus: Lott' ist tot, in: Westdeutscher Beobachter/Kölner Beobachter, 3.3.1937.

Anonymus: Magnifizenz Hofrat Prof. Dr. v. Haberer verpflichtet die neuen Studierenden der Universität, in: Westdeutsche Akademische Rundschau, 30.6.1936.

Anonymus: Professor von Haberer 60 Jahre alt, in: Westdeutscher Beobachter, 12.3.1935.

Anonymus: Hofrat Prof. Dr. von Haberer 80 Jahre. Mehr als 50 Jahre im Dienst der Wissenschaft, in: Kölner Stadt-Anzeiger, 12.3.1955.

Anonymus: Die Reihe der Ehrengäste, in: Der Neue Tag, 14.11.1937.

Anonymus: Helmut Selbach, in: GEPRIS historisch 1920–1945 (https://gepris-historisch.dfg.de/person/5111463#faelle, einges. 25.10.2022).

Anonymus: Otto Veit, in: GEPRIS historisch 1920–1945 (https://gepris-historisch.dfg.de/person/5112739#faelle, einges. 13.12.2022).

Anonymus: Wunder der Hormone. Tierexperimente, die Professor Brandt im Anthropologischen Institut der Kölner Universität durchführt, in: Kölnische Illustrierte, 7.5.1936, S. 612–613.

Aschaffenburg, Gustav: Über die Symptomatologie des Delirium tremens, Diss. med. Straßburg 1890.

Bauer, Julius: Medizinische Kulturgeschichte des 20. Jahrhunderts im Rahmen einer Autobiographie, Wien 1964.

Bauermeister, Wolf: Die Westküste Schleswig-Holsteins. Zur Rassengeschichte und Rassenverteilung in der Nordmark, Habil. med. Kiel 1938.

bb [Autorenkürzel]: Praktischer Dienst für Medizinstudenten, in: Kölnische Zeitung, 19.1.1940.

Becker, Hans Jürgen: Die neue Kölner Rechtswissenschaftliche Fakultät von 1919 bis 1950, Tübingen 2021 (= Beiträge zur Rechtsgeschichte des 20. Jahrhunderts 118).

Becker, Kristin: Öffentliche Gebäude des 20. Jahrhunderts in Köln – mit Ausnahme der Schulbauten, Diss. phil. Bonn 1996.

Beddies, Thomas: Die deutsche Kinderheilkunde im Nationalsozialismus, in: Matthis Krischel/Mathias Schmidt/Dominik Groß (Hg.), Medizinische Fachgesellschaften im Nationalsozialismus. Bestandsaufnahme und Perspektiven, Münster 2016, S. 219–232.

Beddies, Thomas: Pädiatrie nach 1945. Besetzung pädiatrischer Lehrstühle in den westlichen Besatzungszonen und in der Bundesrepublik nach dem Zweiten Weltkrieg, in: Monatsschrift Kinderheilkunde 164 (2016), Supplement 1, S. 21–26.

Behrendt, Lutz-Dieter: Ein Röntgenologe wird durchleuchtet. Über die Haltung Prof. Dr. Rudolf Grasheys zur Zeit des Nationalsozialismus, in: Deggendorfer Geschichtsblätter 30 (2008), S. 257–318.

Behrendt, Lutz Dieter/Daniel Schäfer: Ein medizinischer „Mitläufer"? Rudolf Grashey und die Röntgenologie im „Dritten Reich", in: Dominik Groß/Axel Karenberg/Stephanie Kaiser/Wolfgang Antweiler (Hg.): Medizingeschichte in Schlaglichtern. Beiträge des „Rheinischen Kreises der Medizinhistoriker", Kassel 2011 (= Schriften des Rheinischen Kreises der Medizinhistoriker 2), S. 227–242.

Bekenntnis der Professoren an den deutschen Universitäten und Hochschulen zu Adolf Hitler und dem nationalsozialistischen Staat. Überreicht vom Nationalsozialistischen Lehrerbund Deutschland/Sachsen, Dresden-A. 1933.

Benz, Wolfgang: Vom Freiwilligen Arbeitsdienst zur Arbeitsdienstpflicht, in: Vierteljahrshefte für Zeitgeschichte 16 (1968), S. 517–546.

Bergerhoff, Walter: Beiträge zur experimentellen Erzeugung von Epithelgeschwülsten durch verschiedene Teesorten, Winterberg 1923.

Bergerhoff, Walther: Die Silicose der Bergischen Metallschleifer, in: Archiv für Gewerbepathologie und Gewerbehygiene 8 (1937), S. 339– 411.

Bergerhoff, Walter: Das Röntgenbild der Lungen von Pliestern und Trockenschleifern der Remscheider Werkzeugindustrie, in: Archiv für Gewerbepathologie und Gewerbehygiene 9 (1938). S. 167–178.

Bering, Friedrich: Der Arzt als Erzieher, in: Westdeutscher Beobachter, 6.2.1934.

Bering, Friedrich: Nasen aus Gelatine, in: Westdeutscher Bobachter, 8.9.1936.

Bernard, Birgit: Peter Winkelnkemper, in: Internetportal Rheinische Geschichte (https://www.rheinische-geschichte.lvr.de/Persoenlichkeiten/peter-winkelnkemper/DE-2086/lido/57c932053b9326.79453837, einges. 10.8.2022.

Bernard, Birgit/Jürgen Müller: Oberbürgermeister der Stadt Köln 1941–1944 – biographische Annäherungen an einen NS-Funktionär, in: Geschichte in Köln 64 (2017), S. 155–189.

Biermanns, Nico/Dominik Groß: Pathologen als Verfolgte des Nationalsozialismus. 100 Portraits, Stuttgart 2022.

Bitter, Hans (Hg.): Kölner Universitäts-Kalender 1924/1925, Köln 1924.

Bloch, Werner: Über Mikrosporie-Epidemien in Köln und Umgebung, Diss. med. Köln 1923.

Boeck, Gisela/Hans-Uwe Lammel (Hg.): Die Universität Rostock in den Jahren 1933–1945. Referate der interdisziplinären Ringvorlesung des Arbeitskreises „Rostocker Universitäts- und Wissenschaftsgeschichte" im Sommersemester 2011, Rostock 2012 (= Rostocker Studien zur Universitätsgeschichte 21).

Böhmer, Christian: Über die durch Zahnerkrankungen bedingten Augenleiden, Diss. med. Köln 1923.

Böker, Hans Heinrich: Der Schädel von Salmo salar. Ein Beitrag zur Entwickelung des Teleostierschädels, Wiesbaden 1913.

Bopp, Manfred: Das deutsche Caritasinstitut für Gesundheitsfürsorge und St. Elisabeth-Krankenhaus Köln-Hohenlind, in: Caritas 1970, S. 342–347.

Bosmia, Anand N./Emanuela Binello/Christopher J. Griessenauer/R. Shane Tubbs/Mohammadali M. Shoja: Karl Ewald Konstantin Hering (1834–1918), Heinrich Ewald Hering (1866–1948), and the namesake for the Hering-Breuer reflex, in: Child's Nervous System 32 (2016), S. 1561–1565.

Böthig, Gunter: Herbert Greth 1898-1943. Ein Lehrer der klassischen Zahnerhaltungskunde, Diss. med. Leipzig 1967.

Brandt, Walter: Die biologischen Grundgesetze der Entwicklung. Rede gehalten bei der Befreiungs- und Verfassungsfeier der Universität am 12. Juli 1930, Köln 1931 (= Kölner Universitätsreden 26).

Brückner, Arthur/Wilhelm Meisner: Grundriss der Augenheilkunde für Studierende und praktische Ärzte, Leipzig 1920, 2. Aufl., Leipzig 1929.

Bürger, Klaus: Lullies, Hans, in: Kulturstiftung der deutschen Vertriebenen (https://kulturstiftung.org/biographien/lullies-hans-2, einges. 1.10.2022).

Busse, Falk: Gustav Aschaffenburg (1866–1944) – Leben und Werk, Diss. med. Leipzig 1991.

ch. [Autorenkürzel]: Bei den Deutschen in Bessarabien. Prof. Dr. Pesch sprach in der Anthropologischen Gesellschaft, in: Westdeutscher Beobachter, 15.2.1937.

Claußen, Ferdinand: Aufgaben und Ziele des Kölner Universitäts-Institutes für Erbbiologie und Rassenhygiene, in: Der Erbarzt 8 (1940), H. 4, S. 72–81.

Claußen, Ferdinand: Über eine klinisch brauchbare Methode zur Quellungsdruckmessung im Blut, Diss. med. Kiel 1924.

Coerper, Carl: Über zuckerspaltende Fermente in der Faeces des gesunden und kranken Säuglings, Diss. med. Heidelberg 1913.

Coerper, [Carl]: Die Grenzen der Fürsorge, in: Sozialhygienische Mitteilungen 15 (1931), S. 65–73.

Coerper, Carl: Zum 25jährigen Jubiläum der Anstalt Lindenburg an der Universität Köln, in: Zeitschrift für das gesamte Krankenhauswesen 1943, Heft 3, S. 57–59.

Coerper, C.[arl]: Zahnheilkunde und Sozialhygiene, in: Rudolf Weber (Hg.), Arbeit und Fortschritt. Festschrift zum 25jährigen Bestehen der Zahnklinik Köln und zu Ehren des 15jährigen Amtsjubiläums von Professor Dr. Karl Zilkens, Leipzig 1933 (= Deutsche Zahnheilkunde 86), S. 8–11.

Coerper, Karl [sic]: Die sozialen Aufgaben des Arztes, in: Deutsche Medizinische Wochenschrift 31 (1932), S. 1214–1216.

Cohnen, Elfriede: Ein Leben wie andere. Ein autobiographischer Roman, Heilbronn 1979.

Conrad, Joachim/Stefan Flesch/Thomas Martin Schneider (Hg.): Zwischen Bekenntnis und Ideologie. 100 Lebensbilder des rheinischen Protestantismus im 20. Jahrhundert, Leipzig 2018.

Cornely, Manuel E.: Friedrich Moritz, Arzt und Lehrer. Der Nachlaß in Halle, Köln 1995 (= Kölner medizinhistorische Beiträge 71).

Cramer, Albert: Über die Frakturen der Scapula, Diss. med. Köln 1922.

Czaplewski, Eugen: Untersuchungen über die Immunität der Tauben gegen Milzbrand, Diss. med. Königsberg 1889.

Dahr, Peter Josef: Fettleibigkeit und Zuckerkrankheit, Diss. med. Köln 1930.

Dalicho, Wilfent: Sterilisationen in Köln auf Grund des Gesetzes zur Verhütung erbkranken Nachwuchses vom 14. Juli 1933 nach den Akten des Erbgesundheitsgerichts von 1934 bis 1943. Ein systematischer Beitrag zur gerichtsmedizinischen, sozialen und soziologischen Problematik, – erstellt mit Hilfe der elektronischen Datenverarbeitung durch den Siemens-Computer 4004/55, Diss. med. Köln 1971.

Daners, Hermann: Die Arbeitsanstalt Brauweiler vor der deutschen Reichsgründung (1815–1871) Arbeitsanstalt – LVR-Kulturzentrum Abtei Brauweiler (https://abteibrauweiler.lvr.de/de/geschichte/arbeitsanstalt_und_ns_zeit/arbeitsanstalt/inhaltsseite_65.html#top, einges. 29.7.2022).

Daners, Hermann/Josef Wißkirchen: Die Arbeitsanstalt Brauweiler bei Köln in nationalsozialistischer Zeit, Essen 2013 (= Rheinprovinz 22).

Deres, Thomas: Die Entwicklung der „Fürsorgestelle für Nervöse" von 1922 bis 1945, in: Stadt Köln (Hg.), Fachtagung „75 Jahre Sozialpsychiatrischer Dienst der Stadt Köln – ein Dienst im Wandel der Zeit". 20. Oktober 1997. Dokumentation, Köln o.J., S. 10–20.

Deres, Thomas (Hg.): krank/gesund. 2000 Jahre Krankheit und Gesundheit in Köln, Köln 2005.

Deutsche Wissenschaft, Erziehung und Volksbildung. Amtsblatt des Reichsministeriums für Wissenschaft, Erziehung und Volksbildung und der Unterrichtsverwaltungen der Länder, 5. Jg. (1939).

Dietlen, Hans: Friedrich Moritz. Ein großer Kliniker, Köln 1950.

Dijk, Saskia van: ‚Entnazifizierungsklüngel' – die Personalpolitik der Universität zu Köln in der Nachkriegszeit, in: Jost Dülffer/Margit Szöllösi-Janze (Hg.), Schlagschatten auf das „braune Köln". Die NS-Zeit und danach, Köln 2010 (= Veröffentlichungen des Kölnischen Geschichtsvereins e.V. 49), S. 269–286.

Dörre, Steffen: Zwischen NS-„Euthanasie" und Reformaufbruch. Die psychiatrischen Fachgesellschaften im geteilten Deutschland, Berlin 2021.

Drull, Dagmar: Heidelberger Gelehrtenlexikon 1933–1986, Heidelberg/Berlin 2009.

Dubbel, Fritz: Ueber einen Fall von Perniciöser Anämie mit spinaler Erkrankung und einem schizophrenen Syndrom, Diss. med. Köln 1935.

Dülffer, Jost/Margit Szöllösi-Janze (Hg.): Schlagschatten auf das „braune Köln". Die NS-Zeit und danach, Köln 2010 (= Veröffentlichungen des Kölnischen Geschichtsvereins e.V. 49).

Eberle, Henrik: Robert Mark, in: Catalogus Professorum Halensis (https://www.catalogus-professorum-halensis.de/markrobert.html, einges. 19.10.2022).

Eberle, Henrick: Karl Velhagen, in: Catalogus Professorum Halensis (https://www.catalogus-professorum-halensis.de/velhagenkarl.html, einges. 3.12.2021).

EH [Autorenkürzel]: 80 Jahre Hugo Wilhelm Knipping, in: Deutsches Ärzteblatt 72 (1975), S. 2230.

Elkan, Josef: Ueber die Häufigkeit des Zungencarcinoms auf luetischer Grundlage, Diss. med. dent. Köln 1921.

Eichler, Sabine: Das Abraham von Oppenheim'sche Kinderhospital im Vringsveedel in: Jahrbuch des Kölnischen Geschichtsvereins 83 (2019), S. 191–216.

Edelmann, Heidrun: Die Adenauers und die Universität zu Köln, Wien/Köln/Weimar 2019.

Endres, Sonja: Zwangssterilisation in Köln 1934–1945, Köln 2010 (= Schriftenreihe des NS-Dokumentationszentrums der Stadt Köln 16).

Eppinger, Hans: Die Leberkrankheiten. Allgemeine und spezielle Pathologie und Therapie der Leber, Wien 1937.

Erbslöh, Philipp: Luftangriffe auf Köln. Vorbereitung und Bewältigung der Folgen in der Stadt, in: Jost Dülffer/Margit Szöllösi-Janze (Hg.), Schlagschatten auf das „braune Köln". Die NS-Zeit und danach, Köln 2010 (= Veröffentlichungen des Kölnischen Geschichtsvereins e.V. 49), S. 205–225.

Euler, Hermann: Lebenserinnerungen eines Lehrers der Zahnheilkunde, München 1949.

Fh [Autorenkürzel]: Fräulein Lotte hat's am Blinddarm. Das Orangweibchen des Kölner Zoos auf dem Operationstisch, in: Westdeutscher Beobachter/Kölner Beobachter, 17.2.1937.

Fink, Hermann: Ueber Carcinome und Sarkome des Hodens, Diss. med. Köln 1924.

Fischer, Wencke: Der Zahnheilkundler Prof. Dr. Dr. Gerhard Steinhardt (1904–1995). Leben und Werk, Diss. med. Würzburg 2004.

Fleischer, Konrad/Hans Heinz Naumann: Akademische Lehrstätten und Lehrer der Oto-Rhino-Laryngologie in Deutschland im 20. Jahrhundert, Berlin u.a. 1996.

Folkert, Wilhelm: Über operative Behandlung der Uterusmyome mit besonderer Berücksichtigung der Enukleation, Diss. med. Köln 1920.

Forsbach, Ralf: [Rezension zu] Endres, Sonja, Zwangssterilisation in Köln 1934–1945, Köln 2010, in: Geschichte in Köln 58 (2011), S. 285–287.

Forsbach, Ralf: „Euthanasie" und Zwangssterilisierungen im Rheinland (1933–1945), in: Portal Rheinische Geschichte (http://rheinische-geschichte.lvr.de/Epochen-und-Themen/Themen/euthanasie%22-und-zwangssterilisierungen-im-rheinland-1933%E2%80%931945/DE-2086/lido/57d1351705eaa2.40921674, einges. 25.5.2021).

Forsbach, Ralf/Hans-Georg Hofer: Die Deutsche Gesellschaft für Innere Medizin in der NS-Zeit. Ausstellung aus Anlass des 121. Kongresses der Deutschen Gesellschaft für Innere Medizin 18.–21. April 2015 in Mannheim, Wiesbaden 2015.

Forsbach, Ralf/Hans-Georg Hofer: Internisten in Diktatur und junger Demokratie. Die Deutsche Gesellschaft für Innere Medizin 1933–1970, Berlin 2018.

Frank, Anshelm Wolfgang: Herzfehler und Schwangerschaft, Diss. med. Köln 1925.

Frank, Anton: Lehre von den Schädelsarkomen, Diss. med. Rostock 1908.

Frank, Monika: „Dä jehört op de Lindenburg" – Von „armen Irren" zu „kranken Bürgern", in: Vorstand der Uniklinik Köln (Hg.), 100 Jahre Klinik „auf der Lindenburg". Festschrift des Universitätsklinikums Köln, Köln 2008, S. 9–18.

Frank, Monika: Medizinische Forschung in Köln bis zum Zweiten Weltkrieg. Zwischen Krankenbett und Laboratorium, in: Vorstand der Uniklinik Köln (Hg.), 100 Jahre Klinik „auf der Lindenburg". Festschrift des Universitätsklinikums Köln, Köln 2008, S. 75–98.

Frank, Monika: Medizinisches Lehren und Lernen in Köln. Von Missionaren, Bahnärzten und Gesundheitsökonomen, in: Vorstand der Uniklinik Köln (Hg.), 100 Jahre Klinik „auf der Lindenburg". Festschrift des Universitätsklinikums Köln, Köln 2008, S. 57–74.

Frank, Monika/Fritz Moll (Hg.): Kölner Krankenhausgeschichten. Festschrift zum 200-jährigen Gründungsjubiläum der Kliniken der Stadt Köln, Köln 2006, S. 546–569.

Franken, Irene: „dass ich kein rabiater Nationalsozialist gewesen bin." NS-Medizin an Kölner Unikliniken am Beispiel von Hans C. Naujoks (1892–1959), Direktor der Universitäts-Frauenklinik, in: Vorstand der Uniklinik Köln (Hg.), 100 Jahre Klinik „auf der Lindenburg". Festschrift des Universitätsklinikums Köln, Köln 2008, S. 99–134.

Franken, Irene: Varianten des Rassismus – Zwangssterilisierte, Jüdinnen und Zwangsarbeiterinnen als Patientinnen der Kölner Universitäts-Frauenklinik 1934 bis 1945, in: Jost Dülffer/Margit Szöllösi-Janze (Hg.), Schlagschatten auf das „braune Köln". Die NS-Zeit und danach, Köln 2010 (= Veröffentlichungen des Kölnischen Geschichtsvereins e.V. 49), S. 179–201.

Freitäger, Andreas: Prof. Dr. Friedrich Moritz. Arzt, Lehrer, Forscher. Begleitheft zur Ausstellung anlässlich der Gründung der Kölner Akademie für praktische Medizin vor 100 Jahren, Köln 2004.

Freitäger, Andreas: Ehrenbürger und Ehrensenatoren der Universität zu Köln 1925–2004 mit einem Verzeichnis der Träger der Universitätsmedaille, Köln 2005.

Freitäger, Andreas: „K. und K. op kölsch" – Vom Geschäftsführenden Vorsitzenden des Kuratoriums zum Kanzler der Universität. Prolegomena zu einer Verwaltungsgeschichte der Universität zu Köln, in: Peter Hanau/Carl August Lückerath/Wolfgang Schmitz/Clemens Zintzen (Hg.), Engagierte Verwaltung für die Wissenschaft. Festschrift für Johannes Neyses Kanzler der Universität zu Köln zum 60. Geburtstag, Köln 2007, S. 81–102.

Freitäger, Andreas: 100 Jahre Neue Universität zu Köln 1919–2019. Begleitband zur Ausstellung des Historischen Archivs der Universität und der Universitäts- und Stadtbibliothek 8. Mai – 31. Oktober 2019, Köln 2019.

Freitäger, Andreas: Der Name der Universität in: https://uniarchiv.uni-koeln.de/geschichtsort-benutzung-und-forschung/forschung-im-archiv/symbole-und-insignien-der-universitaet, einges. 25.8.2021.

Frenzel, Walter: Die Prüfung auf Simulation einseitiger Taubheit in der Universitäts-Ohrenklinik zu Greifswald, Diss. med. Greifswald 1920.

Fuchs, Heinrich: Ein Beitrag zur Kasuistik des primären Lungenkarzinoms, Diss. med. Köln 1921.

Füllenbach OP, Elias H.: Pater Franziskus Maria Stratmann OP und die „Judenfrage", in: Laurentius Höhn/Thomas Nauerth/Egon Spiegel (Hg.), Frieden als katholische Aufgabe. Leben und Werk von Franziskus M. Stratmann OP, Freiburg i. Br. u.a. 2022 (= Dominikanische Quellen und Zeugnisse 26), S. 96–153.

Fünfgeld, Ernst: Über myotone Dystrophie, ein Beitrag zur Kasuistik, Diss. med. Freiburg im Breisgau 1920.

Füth, Heinrich: Über das Verhalten des Harns nach großen Thymoldosen, Diss. med. Bonn 1891.

Gaul, Karl: Versuche über die Wirkung von abgebauten Organextrakten auf den arteigenen Organismus, Diss. med. Köln 1934.

Gebauer, Christian: Die Universitätskliniken Köln. Die Baugeschichte der Lindenburg von 1848 bis 1965, Diss. med. dent. Köln 1980 (= Kölner medizinhistorische Beiträge 11).

Gedenkstätte Buchenwald: Rolf Grashey, https://www.buchenwald.de/1606/, einges. 2.12.2021.

Geldmacher-von Mallinckrodt, M.[arika]/W.[olf] Meinhof: Asta von Mallinckrodt-Haupt, 1896–1960. Zum Gedenken anlässlich ihres 50. Todestages, in: Hautarzt 61 (2010), S. 534–537.

Gerabek, Werner E./Bernhard D. Haage/Gundolf Keil/Wolfgang Wegner (Hg.): Enzyklopädie Medizingeschichte, Berlin/New York 2005.

Gerhard, Jonas: Alltagsforschung in der NS-Zeit. Zahnmedizinische Dissertationen an der Universität Bonn von 1933 bis 1945, Diss. med. Bonn 2020.

Gille, Adolf: Die Entwicklung der Nervösenfürsorgestelle zu der Beratungsstelle für Erb- und Rassenpflege in der Hansestadt Köln, Diss. med. Köln 1940.

Glees, Paul: Über die Wirkungen des Pantocains auf das Auge, Diss. med. Köln 1932.

Golczewski, Frank: Kölner Universitätslehrer und der Nationalsozialismus, Köln 1988 (= Studien zur Geschichte der Universität zu Köln 8).

Gottron, Adam: Die Mainzer Juventus 1890–1921, in: Mainzer Almanach. Beiträge aus Vergangenheit und Gegenwart, Mainz/Berlin 1967, S. 127–141.

Grashey, Rudolf: Ueber Verbrennungen, Diss. med. München 1900 (publ. 1901).

Greth, Herbert: Einfluss von Zahn- und Mundkrankheiten auf Erwerbsfähigkeit, Diss. med. dent. Breslau 1924.

Groß, Dominik: Hermann Euler – der enttarnte DGZMK-Präsident, in: Zahnärztliche Mitteilungen 108 (2018), Nr. 12, S. 92–93.

Groß, Dominik/Axel Karenberg/Stephanie Kaiser/Wolfgang Antweiler (Hg.): Medizingeschichte in Schlaglichtern. Beiträge des „Rheinischen Kreises der Medizinhistoriker", Kassel 2011 (= Schriften des Rheinischen Kreises der Medizinhistoriker 2).

Groß, Dominik/Mathias Schmidt/Enno Schwanke: Zahnärztliche Standesvertreter im „Dritten Reich" und nach 1945 im Spiegel der Lebenserinnerungen von Hermann Euler (1878–1961) und Carl-Heinz Fischer (1909–1997), in: Matthis Krischel/Mathias Schmidt/Dominik Groß (Hg.), Medizinische Fachgesellschaften im Nationalsozialismus. Bestandsaufnahme und Perspektiven, Münster 2016, S. 129–171.

Gross, Hermann: Zur Pathologie der Lymphogranulomatosis, Diss. med. München 1924.

Grüttner, Michael/Sven Kinas: Die Vertreibung von Wissenschaftlern aus den deutschen Universitäten 1933–1945, in: Vierteljahrshefte für Zeitgeschichte 55 (2007), S. 123–186.

Guillery, Hermann: Entwicklungsgeschichtliche Untersuchungen als Beitrag zur Frage der Encephalitis interstitialis neonatorum, Diss. med. Köln 1922.

Gütt, Arthur/Ernst Rüdin/Falk Ruttke (Bearb.): Gesetz zur Verhütung erbkranken Nachwuchses vom 14. Juli 1933 nebst Ausführungsverordnungen, 2., neubearb. Aufl., München 1936.

Güttich, Alfred: Zur Geschichte der Fahnen und Flaggen. Festrede gehalten zur Feier des Tages der nationalen Erhebung verbunden mit Reichsgründungsfeier [sic] am 30. Januar 1939, Köln 1939 (= Kölner Universitätsreden 37).

Güttich, Alfred: Ein Fall von Magen- und Leber-Krebs im Kindesalter, Diss. med. Halle an der Saale 1908.

Haberer, Hans von: Der Arzt als Hüter der Gesundheit. Der Hausarzt soll wieder zu Ehren kommen, in: Westdeutscher Beobachter, 17.10.1937.

Haberer, H.[ans] v.[on]: Chirurgische Behandlung des Gallensteinleidens, in: Zeitschrift für ärztliche Fortbildung 34 (1937), S. 296–375.

Haberer, Hans von: Verwaltungsbericht des scheidenden Rektors Hofrat Professor Dr. med. Dr. med. h.c. Hans von Haberer (Sommer-Semester 1935 bis Sommer-Semester 1938 einschl.) bei der feierlichen Übergabe des Rektorats vom 18. November 1938, Köln 1939 (= Kölner Universitätsreden 36).

Haberland, Hermann: Über Muskeltransplantation und das Verhältnis des Muskels zum Nerven, Diss. med. Berlin 1913.

Haberland, Hermann: Zahnerkrankungen als Ursache und Folge anderer Erkrankungen, München 1927 (= Der Arzt als Erzieher 55).

Hachtmann, Rüdiger: Wissenschaftsmanagement im „Dritten Reich". Geschichte der Generalverwaltung der Kaiser-Wilhelm-Gesellschaft 1, Göttingen 2007.

Hackenbroch, Matthias: Über das klinische Bild der Progressiven Paralyse, Diss. med. Köln 1920.

Hamperl, Herwig: Werdegang und Lebensweg eines Pathologen, Stuttgart/New York 1972.

Hanau, Peter/Carl August Lückerath/Wolfgang Schmitz/Clemens Zintzen (Hg.): Engagierte Verwaltung für die Wissenschaft. Festschrift für Johannes Neyses Kanzler der Universität zu Köln zum 60. Geburtstag, Köln 2007.

Haupts, Leo: Universität im nationalsozialistischen Fahrwasser. Der Fall [des] „Rheinischen Provinzialinstituts für Sippen- und Volkskörperforschung an der Universität Köln"/Alltagsmisere im Dritten Reich, in: Peter Hanau/Carl August Lückerath/Wolfgang Schmitz/Clemens Zintzen (Hg.), Engagierte Verwaltung für die Wissenschaft. Festschrift für Johannes Neyses Kanzler der Universität zu Köln zum 60. Geburtstag, Köln 2007, S. 149–170.

Haupts, Leo: Die Universität zu Köln im Übergang vom Nationalsozialismus zur Bundesrepublik, Köln/Weimar/Wien 2007 (= Studien zur Geschichte der Universität zu Köln, 18).

Hebbeler, Birgit: Herbert Britz †. Erster Vorsitzender des Marburger Bundes, in: Deutsches Ärzteblatt 108 (2011), S. A-851.

Held, August: Ueber die Möglichkeit, durch Lokalinjektion in Verbindung mit Kataphorese im Unterkiefer in der Gegend vom foramen [sic] mandibulare bis foramen [sic] mentale Anaesthesie zu erzeugen, Diss. med. Kiel 1923.

Héran, Jacques: La Medizinische Fakultät de la Reichsuniversität Straßburg (1941–1944), in: ders. (Hg.), Histoire de las médicine à Strasbourg, Strasbourg 1997, S. 585–599.

Heß, Diana: Der Internist Georg Ganter – Kollision der eigenen Meinung mit politischen Restriktionen und ihre Folgen, in: Gisela Boeck/Hans-Uwe Lammel (Hg.), Die Universität Rostock in den Jahren 1933–1945. Referate der interdisziplinären Ringvorlesung des Arbeitskreises „Rostocker Universitäts- und Wissenschaftsgeschichte" im Sommersemester 2011, Rostock 2012 (= Rostocker Studien zur Universitätsgeschichte, 21), S. 61–69.

Heimbüchel, Bernd: Die neue Universität. Selbstverständnis – Idee und Verwirklichung, in: ders./Klaus Pabst,

Das 19. und 20. Jahrhundert, Köln 1988 (= Kölner Universitätsgeschichte, 2), S. 101–692.

Heimbüchel, Bernd/Klaus Pabst: Das 19. und 20. Jahrhundert, Köln 1988 (= Kölner Universitätsgeschichte 2).

Herlitz, Ulrich: Grevenbroicher Gesichter. Jüdisches Leben in Grevenbroich, Grevenbroich 2008.

Hesso, Arifa/Markus A. Rothschild: Über die Anfänge der Rechtsmedizin an der Universität zu Köln. Zur Entstehungsgeschichte des Instituts für Rechtsmedizin am Kölner Melatengürtel, in: Rechtsmedizin 31 (2021), S. 520–525.

Hildebrandt, Sabine: Anatomie im Nationalsozialismus. Stufen einer ethischen Entgrenzung, in: Medizinhistorisches Journal 48 (2013), S. 153–185.

Hilgenfeldt, Otto: Beitrag zur Kenntnis der Zungengeschwülste, Diss. med. Leipzig 1925.

Höhn, Laurentius/Thomas Nauerth/Egon Spiegel (Hg.): Frieden als katholische Aufgabe. Leben und Werk von Franziskus M. Stratmann OP, Freiburg i. Br. u.a. 2022 (= Dominikanische Quellen und Zeugnisse, 26),

Hoeter, Irma: Beitrag zur Klinik des otitischen Kleinhirnabscesses, Diss. med. Köln 1921.

Hofe, Karl vom: Ueber Kampfersol. (Merck) Hochkonzentrierte kolloidale Kampferlösung, Diss. med. Bonn 1923.

Hofe, Karl vom: Einführung in die Augenheilkunde für Studenten, Berlin/Wien 1935.

Hofer, Hans-Georg: [Rezension zu] Schmierer, Klaus, Medizingeschichte und Politik. Karrieren des Fritz Lejeune in der Weimarer Republik und im Nationalsozialismus, Husum 2002, in: Gesnerus 60 (2003), S. 302–303.

Hofer, Hans-Georg: Entzauberung der Wunderzellen – Die klinischen Studien zur Zellulartherapie an der Kölner Universitätsklinik, in: Axel Karenberg/Dominik Groß/Matthias Schmidt (Hg.), Forschungen zur Medizingeschichte. Beiträge des „Rheinischen Kreises der Medizinhistoriker", Kassel 2013, S. 351–369.

Hoffman, Leopold: Ueber die Sarcome der Mundhöhle, Diss. med. dent. Köln 1921.

Hoffmann, Victor: Ein Beitrag zur Kenntnis der Osteoarthropathie hypertrophiante pneumique (P. Marie), in: Deutsches Archiv für Klinische Medizin 130 (1919), S. 201.

Hohendorf, Gerrit/Annette Eberle/Jasmin Kindel: Brain Research. Euthanasia and the Holocaust auf der Konferenz „The Holocaust in Europe Research Trends, Pedagogical Approaches, and Political Challenge", München, 4.–7. November 2019, Vortrag.

Holtermann, Carl Wilhelm: Über die Bedeutung des vorzeitigen Blasensprungs, Diss. med. Freiburg im Breisgau 1922.

Hopmann, Rudolf: Spätzustände nach Encephalitis lethargica, Diss. med. Heidelberg 1921.

Hoßfeld, Uwe: Starck, Dietrich, in: Neue Deutsche Biographie 25 (2013), S. 63–64.

Hübner, Arthur (Hg.): Chirurgenverzeichnis, 4. Aufl., Berlin/Heidelberg/New York 1954.

Hübner, Christoph: Die Rechtskatholiken, die Zentrumspartei und die katholische Kirche in Deutschland bis zum Reichskonkordat von 1933. Ein Beitrag zur Geschichte des Scheiterns der Weimarer Republik, Berlin 2014 (= Beiträge zu Theologie, Kirche und Gesellschaft im 20. Jahrhundert, 24).

Institut für Geschichte und Ethik in der Medizin, Charité: Asta von Mallinckrodt-Haupt, in: https://geschichte.charite.de/aeik/biografie.php?ID=AEIK00811, einges. 19.9.2022.

Janocha, Walter: Zur Diagnostik der Ostitis fibrosa generalisata, Diss. med. Münster 1946.

Jasper, Hinrich: Maximinian de Crinis (1889–1945). Eine Studie zur Psychiatrie im Nationalsozialismus, Husum 1991 (= Abhandlungen zur Geschichte der Medizin und der Naturwissenschaft 63).

Joppich, Gerhard: Über retrograde Inhaltsverschiebungen im menschlichen Dickdarm, Diss. med. Breslau 1931.

Jores, Arthur: Klinische Endokrinologie. Ein Lehrbuch für Ärzte und Studierende, 2., umgearb. u. erg. Aufl., Berlin 1941.

Junius, Paul: Richard Cords †, in: Zeitschrift für Augenheilkunde, 73 (1931), S. 331–332 (https://www.karger.com/Article/PDF/297143, einges. 13.12.2022).

Kaboth, Georg: Über die Entstehung von Verwachsungen und Verschmelzungen der Aortenklappe und ihre Beziehungen zur ulcerösen Endocarditis bei Feldzugsteilnehmern, Diss. med. Halle an der Saale/Berlin 1919.

Kahle, Hubert: Über Psoriasis mit besonderer Berücksichtigung der von Munro und Haslund beschriebenen Mikroabszesse, Diss. med. Bonn 1915.

Kahn, Julius: Vergleichende Untersuchungen über die narkotische Wirksamkeit einiger Phenetidinderivate, Diss. med. Köln 1922.

Kaiser, Stephanie/Dominik Gross: Anatomy in Cologne – Institutional Development and Body Supply from the Weimar Republic to early post-war period, in: Annals of Anatomy 200 (2000), S. 15–23.

Kaiser, Stephanie/Jens Lohmeier: Aus der Geschichte des Anatomischen Institutes der Universität zu Köln – Die Nutzung Hingerichteter im „Dritten Reich", in: Geschichte in Köln 63 (2016), S. 159–193.

Kaiser, Stephanie: Tradition or change? Sources of body procurement for the Anatomical Institute of the University of Cologne in the Third Reich, in: Journal of Anatomy 223 (2013), S. 410–418.

Kaiser, Stephanie: Körper für die Anatomie. Von der herrenlosen Leiche zur Körperspende, Diss. med. Aachen 2015.

Kaldenbach, Gustav: Die Erfolge der chirurgischen Behandlung der Magen- und Zwölffingerdarmgeschwüre. Ergebnisse von 100 Fällen aus dem Augusta-Krankenhaus Düsseldorf-Rath, Diss. med. Köln 1922.

Karenberg, Axel/Heiner Fangerau/Michael Martin: Neurologen und Neurowissenschaftler in der NS-Zeit. Versuch einer Bewertung, in: Der Nervenarzt 91, Supplement 1 (2020), S. 514–519.

Karenberg, Axel/Martin Scaal: Anatomische Präparate aus mutmaßlich kolonialen Kontexten in der Sammlung des Zentrums Anatomie der Universität zu Köln. Dokumentation, Köln 2021, unpubliziert.

Kautzsch, Albrecht: Dr. Wilhelm Folkert – 75 Jahre, in: Allgemeine Homöopathische Zeitung 214 (1969), S. 25.

Kayser, Fritz: Ueber recidivirende Oculomotoriuslähmung, Diss. med. Berlin 1892.

Kempermann, Carl Theodor: Über die parentale Milchinjektion in der Augenheilkunde mit besonderer Berücksichtigung der Gonoblennorrhoe, Rostock 1924.

Kindler, Werner: Die chirurgische Behandlung der Lebercirrhose. Talma'sche Operation, Diss. med. Köln 1921.

Kisch, Bruno: Die Geschichte der Organisation der Kreislaufforschung in Deutschland, Darmstadt 1955.

Kisch, Bruno: Gewichte- und Waagemacher im alten Köln (16.–19. Jahrhundert), Köln 1960 (= Veröffentlichungen des Kölnischen Geschichtsvereins e.V. 23).

Kisch, Bruno: Wanderungen und Wandlungen. Die Geschichte eines Arztes im 20. Jahrhundert, Köln 1966.

Klarzyk, Birte: Vom NSDAP-Gauleiter zum bundesdeutschen Biedermann: der Fall Josef Grohé, in: Jost Dülffer/Margit Szöllösi-Janze (Hg.), Schlagschatten auf das „braune Köln". Die NS-Zeit und danach, Köln 2010 (= Veröffentlichungen des Kölnischen Geschichtsvereins e.V. 49), S. 307–326.

Klee, Ernst: Deutsche Medizin im Dritten Reich. Karieren vor und nach 1945, Frankfurt am Main 2001.

Klein, Ansgar Sebastian: „Euthanasie", Zwangssterilisation, Humanexperimente. NS-Medizinverbrechen an Rhein und Sieg 1933–1945, Wien/Köln/Weimar 2020 (= Stadt und Gesellschaft 8).

Kleinschmidt, Hans: Über das Verhalten des Knochens gegenüber Kälteeinwirkung, in: Virchows Archiv für pathologische Anatomie und Physiologie und für klinische Medizin 197 (1909), S. 308–313.

Klenk, Ernst: Hans Thierfelder, in: Hoppe-Seylers Zeitschrift für Physiologische Chemie 203 (1931), S. 1.

Knipping, Hugo Wilhelm: Untersuchung und Beurteilung des Herzkranken. Praktische Routineuntersuchung, präoperative Herzdiagnostik, Funktionsanalyse für die Herzprophylaxe und Sporttherapie, Cor pulmonale, Stuttgart 1955.

Köln, Stadt (Hg.): Fachtagung „75 Jahre Sozialpsychiatrischer Dienst der Stadt Köln – ein Dienst im Wandel der Zeit". 20. Oktober 1997. Dokumentation, Köln o.J.

Kostlán, Antonín (Hg.): Wissenschaft in den böhmischen Ländern 1939–1945, Prag 2004 (= Studies in History of Sciences and Humanities 9).

Kraepelin, Emil: Lebenserinnerungen, Heidelberg 1983.

Kraft, Rudolf: Über multiple Ulcera duodeni, Diss. med. Innsbruck 1922, publiziert 1924.

Kraft, Horst: Karl Zilkens (1876–1967) und die Kölner Zahnklinik, Diss. med. dent. Köln 1982.

Krämer, Günter: Eduard Heinrich Krapf (1901–1963). Ein vergessener deutscher Nervenarzt, der der Epileptologie 1933 verloren ging, in: Zeitschrift für Epileptologie 34 (2001), S. 229–231.

Krantz, Walther: Sieben Todesfälle nach Salvarsanbehandlung, Diss. med. Leipzig 1920.

Krapf, Eduard: Über katatone Symptome beim manisch-depressiven Irresein unter besonderer Berücksichtigung der Depressionen, Diss. med. Leipzig 1923.

Krapf, Eduard: Die Seelenstörungen der Blutdruckkranken. Beiträge zur psychiatrischen Alterspathologie und zu einer Psychiatrie auf pathophysiologischer Grundlage, Leipzig/Wien 1936.

Kresse, Alwin: Ueber einen Fall von follikulärer Keratose mit Haarausfall, Diss. med. Köln 1921.

Krischel, Matthis/Mathias Schmidt/Dominik Groß (Hg.): Medizinische Fachgesellschaften im Nationalsozialismus. Bestandsaufnahme und Perspektiven, Münster 2016.

Krischel, Matthis/Thorsten Halling: Josef Elkan – Kieferchirurg im „Grossen" Krieg, Sänger, Zahnarzt in London, in: Zahnmedizinische Mitteilungen 110 (2020), S. 836–838 (auch in: https://www.zm-online.de/archiv/2020/08/gesellschaft/josef-elkan-kieferchirurg-im-grossen-krieg-saenger-zahnarzt-in-london/, einges. 13.12.2022).

Krohn, Ursula: Ernst Leupold, Rektor 1933–1934, in: https://rektorenportraits.uni-koeln.de/rektoren/ernst_leupold/, einges. 1.6.2020.

Krohn, Ursula: Friedrich Moritz, Rektor 1920–1921, in: https://rektorenportraits.uni-koeln.de/rektoren/friedrich_moritz, einges. 22.3.2021.

Küchle, Hans Joachim: Augenkliniken deutschsprachiger Hochschulen und ihre Lehrstuhlinhaber im 19. und 20. Jahrhundert, Köln 2005.

Külbs, Franz: Beitrag zur Lehre vom Ileus, Diss. med. Kiel 1901.

Külbs, Franz: Erkrankungen der Zirkulationsorgane, in: Gustav von Bergmann/Rudolf Staehelin (Hg.), Handbuch der inneren Medizin, 2, Teil 1, 2. Aufl. 1928, S. 1–632.

Külbs, Franz: Gesundes Leben, Leipzig 1935.

Kuttner, Siegfried: Ernst Flatow, in: Joachim Conrad/Stefan Flesch/Thomas Martin Schneider (Hg.), Zwischen Bekenntnis und Ideologie. 100 Lebensbilder des rheinischen Protestantismus im 20. Jahrhundert, Leipzig 2018, S. 111–114.

Lang, Hans-Joachim: Die Namen der Nummern. Wie es gelang, die 86 Opfer eines NS-Verbrechens zu identifizieren, Hamburg 2004.

Lang, Jochen von: Der Hitlerjunge. Baldur von Schirach. Der Mann, der Deutschlands Jugend erzog, Neuaufl., München 1991.

Lange, Louis (Hg.): Kyffhäuser-Verband der Vereine Deutscher Studenten. Anschriftenbuch 1931, Berlin 1931.

Lazarus, Joseph: Temperatursteigerungen nach Lumbalpunktion, Diss. med. Köln 1920.

Lehmann, Percy: Die Klinik für Dermatologie, Allergologie und Umweltmedizin am Helios Klinikum Wuppertal GmbH, in: Aktuelle Dermatologie 29 (2003), S. 143–144.

Leipert, Matthias/Rudolf Styrnal/Winfried Schwarzer: Verlegt nach unbekannt. Sterilisation und Euthanasie in Galkhausen 1933–1945, Köln 1987 (= Rheinprovinz 1).

Leuchtenberger, Rudolf: Shock (Kollaps) und natürliche Immunität, Heidelberg 1933.

Leupold, Ernst: Ein Fall von Polyneuritis alcoholica im Lichte der Edinger'schen Funktions- und Aufbruchstheorie, Diss. med. München 1910.

Leupold, Ernst: Das Verhalten des Bluts bei steriler Autolyse mit besonderer Berücksichtigung der Entstehung von Hämosiderinpigment, in: Beiträge zur pathologischen Anatomie und zur allgemeinen Pathologie 59 (1914), S. 501–519.

Leupold, Ernst: Zur Kenntnis der Stauungsblutungen nach Rumpfkompression, in: Frankfurter Zeitschrift für Pathologie 21 (1918), S. 258–282.

Leupold, Ernst: Untersuchungen über die Mikrochemie und Genese des Amyloids, in: Beiträge zur pathologischen Anatomie und zur allgemeinen Pathologie 64 (1918), S. 347–700.

Leupold, Ernst: Die Bedeutung des Thymus für die Entwicklung der männlichen Keimdrüsen, in: Beiträge zur pathologischen Anatomie und zur allgemeinen Pathologie 67 (1920), S. 472–491.

Leupold, Ernst: Beziehungen zwischen Nebennieren und männlichen Keimdrüsen, Jena 1920.

Leupold, Ernst: Die Bedeutung des Interrenalorgans für die Spermiogenese, in: Verhandlungen der Deutschen Pathologischen Gesellschaft 18 (1921), S. 206–212.

Leupold, Ernst: Cholesterinstoffwechsel und Spermiogenese, in: Beiträge zur pathologischen Anatomie und zur allgemeinen Pathologie 69 (1921), S. 206–212.

Leupold, Ernst: Die Bedeutung des Cholesterinstoffwechsels für die weiblichen Keimzellen, in: Verhandlungen der Deutschen Pathologischen Gesellschaft 19 (1923), S. 161–162.

Leupold, Ernst: Ueber das Blutcholesterin, in: Zentralblatt für allgemeine Pathologie 33, Sonderband 1923, S. 8–21.

Leupold, Ernst: Nebenniere, in: Enzyklopädie der mikroskopischen Technik, 3. Aufl., Wien/Berlin 1927, S. 1606–1613.

Leupold, Ernst: Der Einfluß des örtlichen Stoffwechsels auf die reaktiven Vorgänge bei der Wundheilung und Regeneration, in: Beiträge für pathologische Anatomie 81 (1928), S. 45–100.

Leupold, Ernst: Örtlicher Stoffwechsel und Gewebsreaktion. Die Bedeutung der anorganischen Salze für Zellneubildungs- und Wachstumsvorgänge, in: Beiträge für pathologische Anatomie 83 (1929), S. 217–234.

Leupold, Ernst: Örtlicher Stoffwechsel und Gewebsreaktion. Erzeugung tumorartiger Gewebeneubildungen durch anorganische Salze, in: Beiträge für pathologische Anatomie 89 (1932), S. 542–574.

Leupold, Ernst/Peter Winkelnkemper/Hermann Müller: Das neue Studentenrecht. Ansprachen, Köln 1933 (= Kölner Universitäts-Reden 32).

Levy, Kurt: Die Genese der Konkremente in den Harnwegen, Diss. med. Köln 1923.

Liebermann, Peter: Carl Coerper (1886–1960), in: Thomas Deres (Hg.), krank/gesund. 2000 Jahre Krankheit und Gesundheit in Köln, Köln 2005, S. 294–295.

Liebermann, Peter: „Die Minderwertigen müssen ausgemerzt werden". Beispiele aus der medizinischen Fakultät, in: Heilen und Vernichten im Nationalsozialismus. Ausstellung im VHS-Forum, Köln 1985.

Lobbenberg, Anna Therese: Ueber das weitere Schicksal operativ behandelter Magenkranker. Diss. med. Köln 1922.

Loeschke, Adalbert: Aneurysma dissecans auf luetischer Grundlage, Diss. med. Berlin 1928.

Lüderitz, Berndt/Günther Arnold (Hg.): 75 Jahre Deutsche Gesellschaft für Kardiologie – Herz- und Kreislaufforschung, Berlin/Heidelberg/New York 2002.

Lullies, Hans Friedrich: Die Zirkulation in den Venen des Auges, Diss. med. Berlin 1922.

Mallinckrodt-Haupt, Asta von (Augusta Stephanie von Haupt): Beitrag zur Frage der Immunitätserscheinungen bei Hyphomycetenerkrankungen, Diss. med. Berlin 1922.

Manthe, Barbara: Tod im Bombenkrieg. Ziviles Sterben im Zweiten Weltkrieg und die Berichterstattung in Kölner Zeitungen, in: Jost Dülffer/Margit Szöllösi-Janze (Hg.), Schlagschatten auf das „braune Köln". Die NS-Zeit und danach, Köln 2010 (= Veröffentlichungen des Kölnischen Geschichtsvereins e.V., 49), S. 227–248.

Martin, Michael/Heiner Fangerau/Axel Karenberg: Der Ausschluss „nichtarischer" Wissenschaftler: Universitäten, Kliniken, Standesorganisationen, in: Nervenarzt 93 (2022), Supplement 1, S. S16-S23.

Martin, Michael/Heiner Fangerau/Axel Karenberg: Historical review: the German Neurological Society and its honorary members (1952–1982), in: Neurolocigal Research and Practice 4, 26 (2022).

Martin, Michael/Heiner Fangerau/Axel Karenberg: „Weder menschlich noch beruflich, noch wissenschaftlich würdige Lebensmöglichkeiten". Vertriebene Neurologen außerhalb der Zentren der deutschsprachigen Neurowissenschaft, in: Der Nervenarzt 93 (2022), Supplement 1, S. 112–123.

Marquardt, Friedrich: Der Wert der röntgenologisch diagnostizierten Spina bifida, Diss. med. Greifswald 1925.

Matz, Reinhard/Wolfgang Vollmer: Köln und der Krieg. Leben, Kultur, Stadt 1940–1950, Köln 2016.

Matzerath, Horst: Köln in der Zeit des Nationalsozialismus 1933–1945, Köln 2009 (= Geschichte der Stadt Köln 12).

Meier, Wolfgang F./Werner Schäfke: Kölns Weg in die Gegenwart. Vom Ende des Kaiserreichs bis ins 21. Jahrhundert, Wien/Köln/Weimar 2020.

Meis, Daniel: Josef Grohé (1902–1987). Ein politisches Leben? Berlin 2020.

Meisner, Wilhelm: Über Endocarditis im Kindesalter, Diss. med. Straßburg 1906.

Meyer, Fritz: Untersuchung an Rennruderern im Training, Diss. med. Köln 1925.

Meyer zum Gottesberge, Johann Alf: Zwei Fälle von Orbitaltumoren, Diss. med. Freiburg im Breisgau 1932.

Mertens, Robert: Böker, Hans, in: Neue Deutsche Biographie 2 (1955), S. 397.

Meuthen, Erich (Hg.): Kölner Universitätsgeschichte III. Die neue Universität. Daten und Fakten, Köln/Wien 1988.

Mies, Heinz: Ueber die Wirkung des Strychnins bei Kröten und ihre Beeinflussung durch Urethan, Diss. med. Köln 1925.

Möhler, Rainer: Die Reichsuniversität Straßburg 1940–1944. Eine nationalsozialistische Musteruniversität zwischen Wissenschaft, Volkstumspolitik und Verbrechen, Stuttgart 2020 (= Veröffentlichungen der Kommission für Geschichtliche Landeskunde in Baden-Württemberg, Reihe B, Forschungen 227).

Moritz, Friedrich: Beiträge zur Lehre von den Exsudaten und Transsudaten, Diss. med. München 1885.

Moses, Otto: Über psychische Störungen bei Schilddrüsenausfall, Diss. med. Köln 1923.

Müller, Reiner: Ueber subnormale Körpertemperaturen, ihr Vorkommen und ihre Behandlung, Diss. med. Kiel 1903.

Müller, Reiner: Deutschlands Abwehr chemischer oder bakteriologischer Angriffe. Rede gehalten bei der Reichs-Gründungsfeier der Universität am 18. Januar 1933, Köln 1933 (= Kölner Universitäts-Reden 31).

Müller, Reiner: Medizinische Mikrobiologie. Parasiten, Bakterien, Immunität, München/Berlin 1939 (= Lehrbuch der Hygiene für Ärzte und Biologen, Teil II).

Müller, Reiner: Allgemeine Hygiene mit Wehr- und Gewerbehygiene. Luft, Boden, Wasser, Nahrung, Kleidung, Körperpflege, Wohnung, Rassenhygiene, 2., vermehrte Aufl., München/Berlin 1942 (= Lehrbuch der Hygiene, Teil I).

Müller, Reiner: Hygiene. Luft, Boden, Wasser, Nahrung, Kleidung, Körperpflege, Wohnung, Gewerbe, Eugenik, 4., verbesserte Aufl., Berlin/München 1949.

Munier, Julia Noah: Lebenswelten und Verfolgungsschicksale homosexueller Männer in Baden und Württemberg im 20. Jahrhundert, Stuttgart 2021.

Murken, Axel Hinrich: Vom Armenhospital zum Großklinikum. Die Geschichte des Krankenhauses vom 18. Jahrhundert bis zur Gegenwart, Köln 1988.

Niederhoff, Paul: Über den Desinfektionswert der Haut vor Bauchschnitten, Diss. med. Berlin 1914.

NS-Dokumentationszentrum der Stadt Köln, Die jüdischen Opfer des Nationalsozialismus aus Köln (https://museenkoeln.de/ns-dokumentationszentrum/default.aspx?sfrom=1214&s=2460&id=1511&buchstabe=S, einges. 11.9.2022).

Opgenoorth, Kim: Gemeinschaft und Gegner in der HJ-Zeitung „Die Fanfare", in: Geschichte in Köln 65 (2018), S. 111–144.

Ortmann, R.[olf]: Prof. Dr. Otto Veit. Ein Nachruf und ein Stück Geschichte der Kölner Anatomie, in: Acta anatomica 94 (1976), S. 162–168.

Paas, Hermann: Beiträge zur Kenntnis der Beckenbrüche, Diss. med. Köln 1925.

Panzer, Otto: Ueber die Zwerchfellfurchen der Leber, Diss. med. Köln 1922.

Pape, Walter (Hg.): Zehn Jahre Universitätspartnerschaft. Univerzita Karlova v Praze – Universität zu Köln. Kolloquium zur Universitäts- und Fachgeschichte, Elektronische Schriftenreihe der Universität- und Stadtbibliothek Köln 3, Köln 2011.

Pelzer, Lorenz: Über multiple cartilaginäre Exostosen an Hand eines Falles von cartilaginärer Exostose der Wirbelsäule, Diss. med. Köln 1924.

Personal- und Vorlesungsverzeichnis der Universität Köln für das Wintersemester 1939/40 ff.

Pesch, Karl Ludwig: Bakteriologische Untersuchungen über Influenza, Diss. med. Greifswald 1919.

Pesch, [Karl; irrtümlich: W.]: Medizin – Weltanschauung – Lebensform, Neuerscheinungen, in: Westdeutscher Beobachter, 8.11.1935 über Ferdinand Sauerbruch/Hans Wenke, Wesen und Bedeutung des Schmerzes, Berlin 1935.

Potthoff, Friedrich: Die Anthropologie der Berker. Eine Anthropologische Untersuchung des Dorfes Berk im Kreise Schleiden in der Eifel. Diss. med. Köln 1939.

Professor/innen-Katalog der Universität zu Köln online.

Promotionsordnung der Medizinischen Fakultät der Universität Köln für den Doktor der Medizin, Köln 1938.

Prüter-Schwarte, Christian: Gustav Aschaffenburg und die Frage der verminderten Zurechnungsfähigkeit, in: Axel Karenberg/Kathleen Haack (Hg.), Schriftenreihe der Deutschen Gesellschaft für Geschichte der Nervenheilkunde 25, Würzburg 2019, S. 483–502.

Prüter-Schwarte, Christian: Das Verbrechen und seine Bekämpfung. Gustav Aschaffenburg und die psychiatrische Kriminalanthropologie, in: Thomas Müller/Christian Prüter-Schwarte (Hg.). Schriftenreihe der Deutschen Gesellschaft für Geschichte der Nervenheilkunde 28, Würzburg 2022, S. 329–344.

Prüter-Schwarte, Christian: Das Verbrechen und seine Bekämpfung. Gustav Aschaffenburg und die Rolle des Psychiaters in der Gestaltung des Strafrechts, in: Matthias Lammel/Steffen Lau/Sabine Rückert/Tatjana Voß (Hg.), Forensische Psychiatrie. Erfahrungswissenschaft und Menschenkunde. Festschrift für Hans-Ludwig Kröber, Berlin 2022, S. 49–61.

Putscher, Marielene (Hg.): Rheinische Splitter und Augenblicke, Köln 1976.

Reichelt, Bernd/Thomas Müller: Universitätspsychiatrie, Heilanstalt, Wehrmachtslazarett. Der Heidelberger Psychiater Hans W. Gruhle (1880–1958) in der württembergischen Anstaltspsychiatrie 1935–1945, in: Psychiatrische Praxis 45 (2018), S. 236–241.

Rissel, Ernest: Eppinger, Hans, Internist, in: Neue Deutsche Biographie 4 (1959), S. 551–552.

ro [Autorenkürzel]: Kölns Universität ehrt ihren weltberühmten Chirurgen. Erhebende Feierstunde für Hofrat Professor von Haberer, in: Westdeutscher Beobachter, 13.3.1935.

ro [Autorenkürzel]: Der Rektoratswechsel in Köln. Feierliche Uebergabe des Rektorats in der Universität, in: Westdeutscher Beobachter, 2.4.1935.

Ro. [Autorenkürzel]: Die Wandlung der deutschen Frau. Einführungsvorlesung von Prof. Naujoks an der Universität Köln, in: Westdeutscher Beobachter, 21.6.1935.

Roelcke, Volker: Schneider, Kurt, in: Werner E. Gerabek/Bernhard D. Haage/Gundolf Keil/Wolfgang Wegner (Hg.): Enzyklopädie Medizingeschichte, Berlin/New York 2005, S. 1304.

Roelcke, Volker/Simon Duckheim: Medizinische Dissertationen aus der Zeit des Nationalsozialismus. Potential eines Quellenbestands und erste Ergebnisse zu „Alltag", Ethik und Mentalität der universitären medizinischen Forschung bis (und ab) 1945, in: Medizinhistorisches Journal 49 (2014), 260–271.

Rohrbach, Jens Martin: Augenheilkunde im Nationalsozialismus, Stuttgart 2007.

Rohrbach, Jens Martin/U. Hennighausen/P. Gass: Jüdische Augenärzte im Nationalsozialismus. Aktualisierung der „Gedenkliste", in: Klinische Blätter für Augenheilkunde 229 (2012), S. 1235–1237.

Rohrschneider, Wilhelm: Ein Fall von primärem Sarkom der Iris mit ringförmiger Ausbreitung, Diss. med. Berlin 1922.

Ruffin, Hanns: Kurt Beringer 1893–1949, in: Deutsche Zeitschrift für Nervenheilkunde 164 (1950), S. 199–208.

Ruffin, Hanns: Rückblick auf die Geschichte der Wanderversammlung Südwestdeutscher [sic] Neurologen und Psychiater, in: Deutsche Zeitschrift für Nervenheilkunde 172 (1954), S. 111–127, S. 124.

Ruffin, Hanns: Guardini und die Mainzer „Juventus". Erinnerungen, in: Romano Guardini. Der Mensch, die Wirkung. Begegnung, Mainz 1979 (= Kleine Mainzer Bücherei XIII), S. 75–77.

Rüther, Martin: Köln im Zweiten Weltkrieg, Alltag und Erfahrungen zwischen 1939 und 1945. Darstellungen – Bilder – Quellen, Köln 2005 (Schriften des NS-Dokumentationszentrums der Stadt Köln 12).

Sander, August: Köln wie es war, Köln 1995.

Schäfer, Daniel/Peter Mallmann: Gynäkologischer Alltag im „Dritten Reich". Das Beispiel der Kölner Universitätsfrauenklinik, in: Geburtshilfe und Frauenheilkunde 65 (2005), S. 862–867.

Schäfer-Strausfeld, Liesel: Eine von Zehn. Ein Schwesternblick ins 20. Jahrhundert, Köln 2005.

Schlumm, Franz: Beobachtungen bei Anwendungen der Allgemeindiathermie, Diss. med. Köln 1924.

Schlumm, Franz: Führer durch die Medizinische Fakultät, in: Hans Bitter (Hg.), Kölner Universitäts-Kalender 1924/1925, Köln 1924, S. 49–54.

Schmid, Magnus: Aschaffenburg, Gustav, in: Neue Deutsche Biographie 1 (1953), S. 410.

Schmidt, Klaus: Das gefährdete Leben. Der Kölner Arzt und Gesundheitspolitiker Franz Vonessen (1892–1970), Köln 2004.

Schmidt, Klaus: Franz Vonessen, in: Internetportal Rheinische Geschichte (http://www.rheinische-geschichte.lvr.de/Persoenlichkeiten/franz-vonessen/DE-2086/lido/57c9389eda8a84.52218603, einges. 21.9.2020).

Schmierer, Klaus: Medizingeschichte und Politik. Karrieren des Fritz Lejeune in der Weimarer Republik und im Nationalsozialismus, Husum 2002 (=Abhandlungen zur Geschichte der Medizin und der Naturwissenschaften 96).

Schretzenmayr, Albert: Die neueren Auffassungen über die Lymphogranulomatose, Diss. med. Rostock 1930.

Schroers, Fritz D.: Lexikon deutschsprachiger Homöopathen, Stuttgart 2006, S. 34.

Schuh, Hans-Georg: Hans von Haberer (1875–1958) und die Chirurgie in Köln, Diss. med. Köln 1986.

Schüler, Alfred: Mainz 1915–1920. Frühe Begegnungen mir Romano Guardini, in: Romano Guardini. Der Mensch, die Wirkung. Begegnung, Mainz 1979 (= Kleine Mainzer Bücherei, XIII), S. 78–81.

Schüler, Berthold: Über zahnärztlich-orthopädische Hilfsmaßnahmen zur Wiederherstellung normaler Formen bei großen Weichteilverletzungen des Gesichtes: unter besonderer Berücksichtigung von Unterlagen bei Weichteilplastiken, Diss. med. dent. Köln 1922.

Schüller, Joseph: Über Abspaltung von Kohlesäureester bei kernsynthetischen, der Acetessigesterbildung analogen Reaktionen, Diss. phil. Bonn 1912.

Schüller, Joseph: Ein Hypophysisadenom mit Dystrophia adiposo-genitalis, Diss. med. 1914.

Schulten, Hans: Der Arzt, Stuttgart 1960 (2. Aufl., Stuttgart 1961).

Schulten, Hans: Der Medizinstudent. Briefe an einen angehenden Arzt zur Einführung in das Medizinstudium, Köln 1963.

Schulten, Hans Joachim: Über neutrophile Leukozyten mit veränderten Granulis bei Infektionskrankheiten im Kindesalter, Diss. med. Erlangen 1923.

Schumacher, Martin: Namensähnlichkeit als Ausschließungsgrund? Der Fall der Frankfurter Anwältin Elfriede Cohnen und die Säuberung der Anwaltschaft in Preußen 1933, in: Vierteljahrshefte für Zeitgeschichte 59 (2011), S. 19–51.

Schürmeyer, Albert Franz: Das Verhalten der Mastzellen und des elastischen Gewebes beim Teercarcinom, Diss. med. Köln 1924.

Schütz, Horst: Gesundheitsfürsorge zwischen humanitärem Anspruch und eugenischer Verpflichtung. Entwicklung und Kontinuität sozialhygienischer Anschauungen zwischen 1920 und 1960 am Beispiel von Prof. Dr. Carl Coerper, Husum 2004 (= Abhandlungen zur Geschichte der Medizin und der Naturwissenschaften, 98).

Seckel, Helmut: Beobachtungen über heredofamiliäre und konstitutionelle Häufung von Stoffwechselleiden beim Diabetes mellitus, Diss. med. Berlin 1925.

Seidler, Eduard: Jüdische Kinderärzte 1933–1945. Entrechtet/geflohen/ermordet. Erweit. Neuaufl. Basel u.a. 2007.

Seidler, Eduard: Die Kinderheilkunde und der Staat, in: Monatsschrift Kinderheilkunde 143 (1995), S. 1184–1191.

Seidler, Eduard/Karl-Heinz Leven: Die Medizinische Fakultät der Albert-Ludwigs-Universität Freiburg im Breisgau. Grundlagen und Entwicklungen, Freiburg/München 2007 (= Freiburger Beiträge zur Wissenschafts- und Universitätsgeschichte 2 N.F.).

Seifert, Dorothea: Gustav Aschaffenburg als Kriminologe, Freiburg 1981.

Seiferth, Leonhard: Das respiratorische Verhalten von Kaiserschnittskindern während der ersten Minuten ihres extrauterinen Lebens, Diss. med. Würzburg 1923.

Seiffert, Ulrich: Die Geschichte der Augenheilkunde in Köln im 19. Jahrhundert, Diss. med. Köln 1979.

Selo, Herbert: Ueber einen Fall von Zwangslachen und Zwangsweinen, Diss. med. Köln 1923.

Seufert, Heinrich: Junge Stadt am alten Strom. Rund um die Godesburg, 2., verbess. Aufl., Bonn 1962.

Šimůnek, Michael: Ein neues Fach. Die Erb- und Rassenhygiene an der Medizinischen Fakultät der Deutschen Karls-Universität Prag 1939–1945, in: Antonín Kostlán (Hg.), Wissenschaft in den böhmischen Ländern 1939–1945, Prag 2004 (= Studies in History of Sciences and Humanities 9), S. 190–317.

Spieler, Reinhard: Welten in der Schachtel. Mary Bauermeister und die experimentelle Kunst der 1960er Jahre, Bielefeld/Leipzig/Berlin 2010.

Stadtmüller, Franz Georg: Ein Beitrag zur Kenntnis des Vorkommens und der Bedeutung hyalinknorpeliger Elemente in der Sclera der Urodelen, Diss. med. Freiburg im Breisgau 1914.

Starck, Dietrich: Die Kaumuskulatur der Platyrrhinen, in: Morphologisches Jahrbuch 72 (1931), S. 212–285.

Steinhardt, Gerhard: Zur Pathogenese der zirkulären Karies am Milchgebiß, Diss. med. dent. Heidelberg 1928.

Steinhardt, Gerhard: Pathologisch-anatomische Untersuchungen zur Heilung von Zahnextraktionswunden und ihrer Komplikationen beim Menschen, Diss. med. 1932.

Strauss, Leo Heinrich: Der Rectus abdominis, Diss. med. Bonn 1928.

Studentenwerk, Deutsches/Deutsche Studentenschaft (Hg.): Der Deutsche Hochschulführer. Lebens- und Studienverhältnisse an den Hochschulen des deutschen Sprachgebiets. Studienjahr 1934 (16. Ausgabe), Dresden 1933.

Stürzbecher, Manfred: Kleinschmidt, Hans, in: Neue Deutsche Biographie 12 (1980), S. 126–127.

Svobodný, Petr: Wanderungen und Wandlungen: Die medizinische Fakultät der Deutschen Universität Prag und ihre Beziehungen zu deutschen und österreichischen Universitäten in den Jahren 1882–1945, in: Walter Pape (Hg.): Zehn Jahre Universitätspartnerschaft. Univerzita Karlova v Praze – Universität zu Köln. Kolloquium zur Universitäts- und Fachgeschichte, Elektronische Schriftenreihe der Universität- und Stadtbibliothek Köln 3, Köln 2011.

Szabó, Anikó: Vertreibung, Rückkehr, Wiedergutmachung. Göttinger Hochschullehrer im Schatten des Nationalsozialismus, Göttingen 2000 (= Veröffentlichungen des Arbeitskreises Geschichte des Landes Niedersachsen [nach 1945] 15).

Szöllösi-Janze, Margit/Andreas Freitäger: „Doktorgrad entzogen!" Aberkennungen akademischer Titel an der Universität Köln 1933 bis 1945, Köln 2005.

Tascher, Gisela: Staat, Macht und ärztliche Berufsausübung 1920–1956. Gesundheitswesen und Politik: Das Beispiel Saarland, Paderborn/München/Wien/Zürich 2010.

Thaler, Heribert: Der blaue Papagei. Erlebte Medizin, erlebte Welt, Leipzig 1993.

Thoenes, Fritz: Kasuistischer Beitrag zur Kenntnis der Strangentartungen des Rückenmarks bei perniziöser Anämie, Diss. med. Jena 1920.

Töpel, Stephan: Die Universitätsaugenklinik Greifswald im Nationalsozialismus unter besonderer Beachtung ihres ärztlichen Personals, Diss. Greifswald 2014.

Uhlenbruck, Paul: Über die Ätiologie der Herzklappenfehler, Diss. med. Köln 1922.

Unshelm, Egon: Ein klinisch bemerkenswerter Fall von Pseudohermaphroditismus masculinus completus, Diss. med. Berlin 1927.

Veit, Otto: Neuere Auffassungen zur Theorie der Entwicklungsgeschichte. Die Bedeutung der Spemannschen Versuche für die vergleichende Anatomie, in: Naturwissenschaft 15 (1927), S. 134–138.

Veit, Otto: Zur Theorie der Entstehung der Nervenbahnen. Ein Versuch, in: Anatomischer Anzeiger 62 (1927), S. 373–378.

Veit, Otto: Grundsätzliches zum Bau des Nervensystems der Wirbeltiere, in: Zeitschrift für wissenschaftliche Zoologie 132 (1928), S. 187–199.

Veit, Otto: Das Problem der Entstehung des squamosodentalen Kiefergelenkes der Säugetiere, in: Paradentinum 2 (1930), S. 1–13.

Veit, Otto: Zur Konservierung von Wachsplattenmodellen, in: Anatomischer Anzeiger 73 (1931/32), S. 416–417.

Velhagen, Karl: Sehorgan und Innere Sekretion, München/Berlin/Wien 1943 (= Augenheilkunde der Gegenwart 2).

Velhagen, Karl: Ein Leben für die Augenheilkunde, in: Günter Albrecht/Wolfgang Hartwig (Hg.), Ärzte. Erinnerungen, Erlebnisse, Bekenntnisse, Berlin (Ost) 1973, S. 15–40.

Verhandlungen der Deutschen Gesellschaft für Innere Medizin, 45 ff., Berlin/Heidelberg 1933 ff.

Verzeichnis der Vorlesungen der Universität Köln im Sommer-Semester 1933 ff.

Verzeichnis der Professorinnen und Professoren der Universität Mainz (online).

Virnyi, Julius: Zum Gedenken an Aurel von Szily, Münster 2014 (http://www.flurgespraeche.de/wp-content/uploads/2015/10/Gedenkblatt_Von-Szily_Aurel-1.pdf, einges. 18.2.2020).

Voit, Kurt: Zur Frage der quantitativen Bestimmung des Formaldehyds im Harn nach Zuführung von Urotropin, Kritisch-analytische Untersuchungen, Diss. med. Gießen 1922.

Vorstand der Uniklinik Köln (Hg.): 100 Jahre Klinik „auf der Lindenburg". Festschrift des Universitätsklinikums Köln, Köln 2008.

Vossen, Johannes: „Ausmerze und Auslese". Das Kölner Gesundheitsamt im Nationalsozialismus, in: Thomas Deres (Hg.): krank/gesund. 2000 Jahre Krankheit und Gesundheit in Köln, Köln 2005, S. 270–293.

Wahl, Friedrich August: Die Oberflächenspannung des Serums während der Gestationsperiode, Diss. med. Frankfurt am Main 1928.

Wahl, F.[riedrich] A.[ugust]: Die Röntgenstrahlen in der Geburtshilfe, Leipzig 1943.

Walter, Heinz: Kisch, Bruno, in: Neue Deutsche Biographie 11 (1977), S. 680–682.

Wasserfuhr, Veit: Hermann Euler (1878–1961), Diss. med. Köln 1969.

Weber, Rudolf: Bericht über die Zwillingsgeburten an der Universitäts-Frauenklinik Würzburg 1909/1918. Diss. med. Würzburg 1919.

Weber, Rudolf (Hg.): Arbeit und Fortschritt. Festschrift zum 25jährigen Bestehen der Zahnklinik Köln und zu Ehren des 15jährigen Amtsjubiläums von Professor Dr. Karl Zilkens, Leipzig 1933 (= Deutsche Zahnheilkunde 86), S. 8–11.

Wechsler, Patrick: La Faculté de Medecine de la „Reichsuniversität Straßburg" (1941–1945). A l'heure nationale-socialiste, Diss. med. Strasbourg 1991.

Wedekind, Theodor: Nephelometrische Bestimmung der Erythrocytenzahl, Diss. med. Münster 1924.

Weikart, Paul: Erfüllt das Randolfmetall in der Zahnheilkunde die Forderungen, die an ein brauchbares Goldersatzmetall zu stellen sind? Diss. med. Berlin 1920.

Weindling, Paul/Gerrit Hohendorf/Axel C. Hüntelmann/Jasmin Kindel/Annemarie Kinzelbach/Aleksandra Loewenau/Stephanie Neuner/Michał Adam Palacz/Marion Zingler/Herwig Czech: The problematic legacy of victim specimens from the Nazi era. Identifying the persons behind the specimens at the Max Planck Institutes for Brain Research and of Psychiatry, in: Journal of the History of the Neurosciences 31 (2021), S. 1–22.

Weikart, Paul: Erfüllt das Randolfmetall in der Zahnheilkunde die Forderungen, die an ein brauchbares Goldersatzmetall zu stellen sind? Diss. med. Berlin 1921.

Weissberg, Harry Wilhelm: Beiträge zur Kenntnis der Pankreasentwicklung bei der Ente, Diss. med. Königsberg 1927.

Wenge, Nicola: Kölner Kliniken im Nationalsozialismus. Zur tödlichen Dynamik im lokalen Gesundheitswesen 1933–1945, in: Monika Frank/Fritz Moll (Hg.): Kölner Krankenhausgeschichten. Festschrift zum 200-jährigen Gründungsjubiläum der Kliniken der Stadt Köln, Köln 2006, S. 546–569.

Winter, Karl: Prof. Dr. Dr. Karl Zilkens 85 Jahre, in: Rheinisches Zahnärzteblatt 4 (1961), S. 19.

Wirz, Paul: Ein Beitrag zur Wirkungsweise des Hypophysins auf den Wasserhaushalt und Chlorstoffwechsel des Organismus, Diss. med. Bonn 1924.

Wolf-Heidegger, Gerhard: Walter Brandt. Zum 75. Geburtstag, in: Acta anatomica 57 (1964), S. 1–4.

Wüllenweber, Gerhard: Zur Kenntnis der durch Myome des Darmes verursachten Invagination desselben, Diss. med. Köln 1920.

Wüllenweber, Gerhard: Ärztliches Denken am Krankenbett, Leipzig 1941.

Wüllenweber, Gerhard: Ärztliches Denken am Krankenbett, 2. Aufl., Stuttgart 1947.

Wüllenweber, Hans: Sondergerichte im Dritten Reich. Vergessene Verbrechen der Justiz, Frankfurt am Main 1990.

WZ [Autorenkürzel]: Professor Hanns Ruffin 75 Jahre, in: Deutsches Ärzteblatt 74 (1977), S. A-903.

Zbick, Heike: ‚Euthanasie'-Verbrechen in Köln im Zweiten Weltkrieg im Rahmen der T4-Aktion", in: Jost Dülffer/Margit Szöllösi-Janze (Hg.), Schlagschatten auf das „braune Köln". Die NS-Zeit und danach, Köln 2010 (= Veröffentlichungen des Kölnischen Geschichtsvereins e.V., 49), S. 157–177.

Zeidman, Lawrence A.: Brain Science under the Swastika. Ethical Violations, Resistance, and Victimization of Neurosientists in Nazi Europe, Oxford 2020.

Zilkens, Karl: Das zahnärztliche Fortbildungsinstitut des „Vereins Deutscher Zahnärzte in Rheinland und Westfalen" zu Köln am Rhein, in: Deutsche Zahnärztliche Wochenschrift 35 (1932), Sonderdruck 5.10.1932.

Zilkens, Karl: Zur Prognose des Mundhöhlenkrebses, Diss. med. dent. Bonn 1900.

Personenregister

A

Abb, Max 237
Achelis, Johann Daniel 22, 26, 34, 59, 61, 99, 100, 110, 161, 178
Ackermann, W. 211
Adam, Luitpold 75, 119, 122
Adenauer, Konrad 20-22, 28, 94, 95, 153, 175, 176, 190
Albers-Schönberg, Heinrich Ernst 128
Angerer, Ottmar von 129
Anschütz, Richard 85
Arnold, Willibald 203
Arzt, Leopold 37
Aschaffenburg, Eva 179
Aschaffenburg, Gertrud 179
Aschaffenburg, Gustav 11, 24, 26, 34, 25, 39, 40, 73, 177-181, 183, 185, 188, 219, 248, 249
Aschaffenburg, Hans Georg 179
Aschaffenburg, Helga Emma 179
Aschaffenburg, Ines Julia 179
Aschaffenburg, Louis 179
Aschaffenburg, Maria Thekla 179
Assmann, Eberhard 149
Auer, Walter 220
Axenfeld, Theodor 142

B

B., Valeria 188
Bach, Ernst 156
Bäcker, Hermann R. 22
Baeyer, Adolf von 113
Baruch, Bernhard 65
Bauer, Julius 98
Bauer, Karl Heinrich 124
Bauermeister, Laura 93
Bauermeister, Mary 93
Bauermeister, Wolf 91-93
Becker, H. J. 237
Béclère, Antoine 155
Behr, Karl Heinz 101-103, 237
Beiglböck, Wilhelm 99
Bendix, Gerhard 213
Benedetti, Gaetano 41

Bergerhoff, Walther 130
Berger, Hans 110
Bergmann (Sekretärin) 52
Bergmann, Gustav von 95
Bering, Friedrich 15, 22, 24-27, 32, 33, 36, 37, 40, 42, 47, 59, 69, 73-75, 79, 99, 100, 117, 133, 143, 144, 152, 161, 170-174, 180-183, 196, 235, 236, 240, 241, 243, 247, 249
Bering, Friedrich sen. 171
Bering, Friedrich-Ernst 171
Bering, Günter 171
Bering, Hertha 171
Bering, Sophie 171
Beringer, Kurt 171
Berten (Zahnarzt) 161
Bessau, Georg 137
Beyel, Wilhelm 228
Beyer, Hermann 190
Bidder, Günther 203
Birch-Hirschfeld, Arthur 144, 146
Birkenkamp (Dozentenführer) 174
Bismarck, Otto von 144
Blaschko, Alfred 139
Blaschko, Margarete 139
Bleuler, Eugen 180
Bloch, Werner 229
Blömer-Frerker, Helga 67
Blumenthal, Franz 176
Bluntschli, Hans 58
Böhmer, Christian jun. 229
Bohne, Gotthold 39
Bohnenkamp, Helmuth 100
Bökemann, Hugo 204
Böker, Gerda 50
Böker, Hans 49-51, 54, 217, 247, 249
Böker, Heinrich 50
Böker, Luise 50
Böker, Maria Juliane 50
Bonaparte, Napoleon 103
Bonhoeffer, Karl 185
Bönner, Eberhard 21
Bostroem, August 182
Bragt, Walther van 204

Brandes (Vortragender) 24
Brandt, Elisabeth 82
Brandt, Hildegard 82
Brandt, Ingeborg 82
Brandt, Otto 82
Brandt, Walter 24, 35, 47, 49, 73, 81-84, 91, 92, 133, 182, 190, 196, 211, 216, 247, 249
Brans, Hans 237
Braubach, Helmut 29, 159
Brauchle, Alfred 111
Brauer, Ludolf 105, 133
Braun, Werner 144-146
Braune, Gerhard 43
Breuer (Arzt) 117
Breuer, Emil 34
Brewig, August 218
Britz, Herbert 206, 207, 210, 215, 236
Brückner, Arthur 144
Brusis, Josef 204
Budde, Ottilie 139, 220, 247
Bumke, Oswald 38, 39
Bumm (Geheimrat) 125
Bungartz, Jakob 47, 52, 217
Bürger, Max 111
Busch, Alfred 188, 189, 221, 235
Busch, Hans 150
Busch, Heinrich August 189
Busch, Johanna 189
Buschhoff, Hilde 225
Butenandt, Adolf 68, 70, 71
Bützler (Arzt) 237
Byns, E. G. 237

C

Calomon (Arzt) 34, 35
Campbell (Vortragender) 24
Cantus, Elisabeth 204
Ceelen, Wilhelm 72
Chantraine, Heinrich 130
Clairmont, Paul 116
Claußen, Ferdinand 24, 29, 91, 92, 236, 249
Coenders, Albert 164

Coerper, Carl 18, 21, 26-34, 36, 47, 59, 60, 69, 76, 80, 81, 89, 91, 94, 97, 100, 110, 111, 117, 143, 145, 152, 153, 156, 161, 164, 167, 183, 185, 186, 206, 207, 209, 212, 216, 218, 220, 221, 238, 239, 242, 243, 246
Cohnen, Elfriede 218
Comberg, Wilhelm 148
Cords, Richard 141
Cramer, Albert 229
Cramer, Karl 159
Creutz (Arzt) 199
Crinis, Lily de 182
Crinis, Maximinian de 15, 18, 23-26, 40, 60, 61, 75, 76, 83, 102, 104, 128, 173, 174, 180-187, 191, 196, 216, 221, 241, 242, 247-249
Curtius, Friedrich 91
Czaplewski, Carl 87, 90
Czaplewski, Clara 90
Czaplewski, Emil Hermann Eugen 90
Czaplewski, Lisa 90

D

Dahm (Arzt) 24
Dahmann, H. 237
Dahr, Franz Josef 90
Dahr, Maria 90
Dalicho, Wilfent 17
Daners, Hermann 221
Darapsky (Chemiker) 235
Dargatz, Albert 105
Davies, Helene 184
Dengel, Josef 204
Deppe, Joseph 203
Diehm, Lothar 181
Dienst, Cornelius 102, 103, 108
Dietlen, Hans 109
Dietrich, Albrecht 45, 72
Dietrich, Bernhard 188
Dirscherl, Wilhelm 67, 68
Dischler, Olga 204
Dollfuß, Engelbert 37
Dönges (Assistent) 91
Dorp, Rolf vom 184
Dresel, Ernst Gerhard 29
Dreyer, Klaus 213
Dubbel, Fritz 230

E

Ebers, Godehard 19
Eckert, Christian 81
Eckstein, Albert 137
Edelmann, Heidrun 15
Einstein, Albert 71
Einstein, Elizabeth Roboz 71
Eiselsberg, Anton von 116
Elfgen, Hans 21
Elkan, Josef 230
Emich, Friedrich 193
Endres, Sonja 17, 220
Engel, Richard 230
Engelking, Carl 142
Engelking, Emilie 142
Engelking, Ernst 141-145, 147, 150, 151, 248, 249
Engels, H. 237
Engering (Arzt) 220
Epp, Franz Ritter von 23, 72, 72, 72, 251
Eppinger, Anna 95
Eppinger, Georgine 95
Eppinger, Hans 36, 42, 73, 94-101, 110, 111, 247, 249
Eppinger, Hans sen. 95, 116
Eppinger, Maria 95
Esmarch, Erwin von 90
Esper, Anneleise [sic] 52
Esser, Albert 199
Euler, Hermann 161, 230
Evers, Hedwig 204
Ewig, Christoph Wilhelm 41, 42
Exner, Franz 180

F

Falkenberg, Konrad 184
Faßl, Erwin 48, 54, 62, 76, 101., 103, 186, 236
Fastenrath, Johannes 197
Feinen (Student) 89
Ferstel, Karl Freiherr von 121, 223
Fink, Hermann 230
Fischer, Alfons 29
Fischer, Eugen 84, 88, 101
Fischer, Karl 125
Flaschenträger, Bonifaz 67, 68
Flatow, Ernst 43
Folkert, Wilhelm 230
Franck, James 52

Frangenheim, Paul 22, 115, 127
Frank, Anshelm Wolfgang 230
Frank, Anton 79
Frank, Hermann 203
Frank, Monika 17, 201
Franken, Irene 17, 155, 156, 222, 224, 225, 240, 247
Freisler, Roland 218
Freitäger, Andreas 18
Frenzel, Hermann 191, 192
Frenzel, Hermann sen. 191
Frieboes, Walther 171
Fuchs, Heinrich 231
Fünfgeld, Ernst 186-188, 221, 235, 236, 242, 243, 248, 250
Füth, Heinrich 152, 157

G

Ganter, Georg 100, 109
Garben, Manfried [sic] 211, 216
Gasser, Ernst 45
Gaul, Karl 231
Gaupp, Ernst 51
Gebauer, Christian 18
Geiger (Dozent) 84
Geldmacher, Erwin 25, 74, 75, 143, 164, 171, 175, 191
Gerdes, Hertha 204
Gerecht, Kurt 211
Gerhartz, Heinrich 100
Geuer (Ärztin) 102, 103
Gickler (Vortragender) 24
Gille, Adolf 206
Glauner (Arzt) 30, 236
Glees, Maria 151
Glees, Mathias 203
Glees, Matthias 150, 151
Gniedowski, Iwan 239
Goebbels, Joseph 122
Goebel, Fritz 24
Golczewski, Frank 18, 92
Göppert, Ernst 55
Göppert, Hans 41
Göring, Hermann 20, 27, 122, 123
Gött, Theodor 132
Graf, Willi 215
Grashey, Alex 129
Grashey, Anna 129
Grashey, Erika 129
Grashey, Hubert von 129

Grashey, Lisa 129
Grashey, Rolf 129
Grashey, Rudolf 24, 128-131, 143, 144, 147, 218, 225, 235, 236, 250
Grashey, Wilhelmine 129
Gräßner, Rudolf 128
Greth, Dietrich 169
Greth, Helga 169
Greth, Herbert 165, 169, 211
Greth, Ida Gertrud 169
Gretzmacher (Arzt) 187
Greven, Therese Josefa 230
Gripp, Franz-Wilhelm 237
Groedel, Franz 65
Grohé, Josef 20, 21, 27, 48, 74, 75, 77, 115, 117, 122, 123, 149
Groll, Hermann 72
Gröschel, Wilhelm 16, 167
Groß, Dominik 54
Gross, Hermann 24, 165-167
Groß, Walter 88
Grote, Louis 111
Gruhle, Hans 182
Guardini, Romano 40
Gudden, Bernhard von 129
Guillery, Hermann 72, 77-79, 237, 238, 250
Gundel, Max 24
Guntermann, Adolf 237
Günther, Benno 35
Günther, Max 34-36
Günther, Paula 35
Günther-Horstmann, Ilse 35, 36
Gusserow (Geheimrat) 125
Gütt, Arthur 88
Güttich, Adelgunde 190
Güttich, Alfred 15, 22, 24, 76, 145, 190-192, 235, 236, 247, 250
Güttich, Elfriede Johanna 190
Güttich, Ferdinand 190
Güttich, Hartmut 190

H

Haake, Heinrich 120
Haas, Magdalene 204
Haberer, Elisabeth 116
Haberer, Hans von 15, 18, 21, 24, 32-36, 48, 60, 62, 75, 88, 91, 115-124, 127, 133, 146, 149, 209, 212, 214, 223, 235, 236, 238, 242, 250

Haberer, Hermine 116
Haberer, Johanna von 116, 126
Haberer, Theodor von 116
Haberland, Hermann 19, 20, 22-24, 35, 196, 216, 248
Häbisch, Horst 237
Hackenbroch, Cornelia 159
Hackenbroch, Eva 159
Hackenbroch, Ida 159
Hackenbroch, Ida Carola 159
Hackenbroch, Matthias 159
Hackenbroch, Matthias Heinrich 24, 159, 236, 250
Hackenbroch, Matthias Josef 159
Hackenbroch, Michael 159
Hackenbroch, Rüdiger 159
Hackenbroch, Wolfgang 159
Haeckel, Ernst 184
Hallervorden, Julius 70
Hampe (Nervenarzt) 237
Hamperl, Herwig 98
Handloser, Siegfried 69
Hannemüller (HNO-Arzt) 237
Hartje, R. 237
Hartung, Rudolf 21, 22, 83, 102, 143, 144, 209, 239
Hasebroek, Hildegard 81, 82
Hasebroek, Johannes 81, 82
Haselhorst, Gustav 153
Haslund, Alexander 27
Haupt, Stefan von 175
Hegel, Georg Wilhelm Friedrich 184
Heider, Walter 20
Heimsoeth, Heinz 74
Heinlein, Heinrich 77
Held, August 34, 42, 99
Held, Ruth 99
Hering, Ewald 59
Hering, Heinrich Ewald 22, 59, 61, 65, 66, 250
Herrich-Schäffer (Arzt) 143
Hertwig, Günther 26, 49
Herz, Karl 213
Herzogenrath (Gehilfe) 52
Heß, Rudolf 48, 215
Hesse (Pathologe) 236
Heubner, Wolfgang 85
Hilgenfeldt, Anneliese 127
Hilgenfeldt, Otto 24, 127
Hilgers, Hubert 204

Hilpert, Paul 182, 183, 186
Hinsberg (Chemiker) 24
Hinschius, Paula 139
Hirsch, Margarita 38
Hirschfeldt, Erika 47
His, Wilhelm 95
Hitler, Adolf 19, 48, 51, 52, 68, 75, 76, 96, 103, 104, 111, 112, 116, 117, 121, 139, 149, 152, 156, 157, 184, 191, 216, 235, 248, 249
Höber, Rudolf 61
Hochhaus, Heinrich 99, 100
Hoen, E. 237
Hofe, Friedrich Wilhelm vom 148
Hofe, Ida vom 148
Hofe, Karl vom 143, 147-151, 211, 235, 248, 250
Hofe, Leonore Martha Luise vom 148
Hoffmann, Erich 175
Hoffmann, Hans 203
Hoffmann, Hedwig 231
Hoffmann, Heinrich 96
Hoffmann, Leopold 231, 232
Hoffmann, Manfred 203
Hoffmann, Margarethe 126
Hoffmann, Paul 60
Hoffmann, Victor August 126
Hofmann, Franz Bruno 66
Hohmann (Vortragender) 24
Holfelder, Hans 128
Holland, Adolf 114
Holland, Georg 114, 211, 236
Holland, Georg Walter 114
Holland, Maria Luise 114
Holland, Otty 114
Holtermann, Anna Maria Elisabeth 158
Holtermann, Carl Wilhelm 158
Holtermann, Martha Luise 158
Holzlöhner, Ernst 61
Höpke, Hermann 82
Hopmann, Maria Emilia 106
Hopmann, Rudolf 106, 235
Horstmann, Ilse 35, 36
Hubert, Victor 45, 52
Hugelmann, Karl 122
Hülsemann, Otto 219, 220

J

Jahrreiß, Walther 35, 180, 181, 211, 221, 248, 250
Jaksch, Rudolf von 95
Jancke, Gerhard 144-146
Janocha, Walter 31, 89, 154, 184, 191, 211, 216
Janson, Charlotte 203
Jellinek, Stefan 199
Jentgens, C. H. 87
Jentgens, Heinrich 211
Joesten, Viktor 172
Jolly, Friedrich 179
Joppich, Gerhard Paul 75, 132, 134, 135, 139, 237
Joppich, Mile 134
Jores, Arthur 146
Jost, Hans 67, 68
Jung, Werner 222
Jütten, Josef 204

K

K., Margarete 188
Kaboth, Georg 152, 158, 225, 250
Kaboth, Resi 158
Kaldenbach, Gustav 232
Kahle, Hubert 27
Kahn, Julius 231
Kaiser, Stephanie 54
Kalthoff, Friedrich Paul 204
Kantorowicz, Alfred 29
Kaunitz, Hans 98
Kayser, Fritz 125
Kehrer, Ferdinand 182, 183
Keller, Walter 24
Kempermann, Carl Theodor 46, 58
Kerckel, Karl 203
Kihn, Berthold 182, 183
Kindler, Frieda 193
Kindler, Fritz 193
Kindler, Fritzi 193
Kindler, Ruth 193
Kindler, Werner 193
Kirchner (Physiker) 236
Kisch, Alexander 66
Kisch, Arnold I. 66
Kisch, Bruno 24, 35, 59, 65-67, 90, 133, 208, 212, 248, 250
Kisch, Charlotte 65
Kisch, Egon Erwin 65
Kisch, Guido 65
Kisch, Ruth 65
Kleijn, Adriaan de 155
Klein, Ansgar Sebastian 17
Kleinhaus, Emil 35
Kleinschmidt, Eduard jun. 133
Kleinschmidt, Eduard sen. 133
Kleinschmidt, Hans 15, 24, 65, 69, 115, 128, 132-134, 139, 154, 162, 168, 170, 187, 210, 235, 236, 247, 250
Kleinschmidt, Marie 133
Kleinschmidt, Mathilde 133
Klenk, Else Margarete 68
Klenk, Ernst 67-71
Klenk, Friedrich Ernst 68
Klenk, Hans Dieter 68
Klenk, Katharina 68
Klenk, Wolfgang Helmut 68
Klodt, Wilhelm 25, 30
Knauer, Hans 24
Knipping, Hugo Wilhelm 28, 94, 101, 103-105, 130, 131, 218, 235, 236, 251
Knoll, Philipp 59
Koch, Amalie 174
Koch, Dieter 174
Koch, Eberhard 59
Koch, Franz 171, 173, 174, 241
Koch, Franz Georg 174
Koch, Fritz 174
Koch, Maria 174
Kokott (Arzt) 143
Kolb, Herbert 77, 211, 237
Korkhaus, Gustav 161
Kortenhaus, Friedrich 30
Koulen, Peter 237
Kraepelin, Emil 177
Kraft, Rudolf 126, 211
Krantz, Walther 176
Krapf, Heinrich Eduard 34, 35, 38-40
Kraus, Friedrich 95, 184
Krause-Wichmann (Stadtärztin) 30, 220
Kraut, Heinrich 67, 68
Krautwig, Peter 27
Krehl, Ludolf 41
Kresse, Alwin 232
Kresse, Hans 232
Kretschmer, Ernst 41
Kreuz (Vortragender) 24
Kries, Johannes von 142

Kroll, Joseph 16, 172, 210
Küchle, Hans Joachim 145, 150
Kuckelkorn, Leo 50
Kufferath, W. 237
Kuhn, Otto 61, 102, 133, 213, 217
Külbs, Christian 100
Külbs, Ernst 100
Külbs, Franz 25, 26, 28, 32, 42, 94, 99-104, 110, 170, 197, 209, 237, 251
Külbs, Gerda 100
Külbs, Gertrud 100
Külbs, Lela 100
Külbs, Renate 100
Külbs, Ute 100
Külbs, Ute Emmi Lela 100
Kümmel, Hermann 125
Kuske, Bruno 206
Kusserow, Hans-Jochen von 236
Kutzleb, Hans-Joachim 237

L

Lampert, J. 237
Landwehr (Stadtarzt) 30
Lange, Johannes 180
Lanser (Student) 89
Laszlo, Daniel 34-37
Laszlo, Edith 37
Laszlo, John 37
Lazarus, Johanna 232
Lazarus, Joseph 232
Lejeune, Fritz 18, 22, 24, 94, 195-199, 214, 248, 251
Lejeune, Fritz sen. 197
Lejeune, Helga 197
Lejeune, Ingeborg 197
Lejeune, Maria (Ehefrau) 197
Lejeune, Maria (Mutter) 197
Lembach, Karl 237
Lenz, Fritz 88
Letterer, Erich 77
Leuchtenberger, Cäcilie 38
Leuchtenberger, Rudolf 34, 35, 37, 38
Leupold, Albin Rigard 72
Leupold, Elisabeth Klara Luise 72
Leupold, Erika 72
Leupold, Ernst Albin 15, 19, 20, 22, 23, 27, 31, 32, 34, 53, 69, 72-77, 81-83, 97, 100, 115, 119, 142, 145, 171, 178, 196, 212, 214, 216, 229, 235, 236, 240, 247, 251

Leupold, Friedrich Herbert 72
Leupold, Hedwig 72
Leupold, Wolfgang Klaus 72
Levison, Wilhelm 213
Levy, Gertrud 232
Levy, Kurt 230, 232
Lichtwitz, Leopold 146
Liebermann, Peter 17
Liese, Erich 130, 131
Liese, Fritz 131
Liese, Käthe 131
Loeschke, Adalbert 139, 140, 237
Loeschke, Ilse 139
Loewy, Erna 34, 35
Löhlein, Walther 148
Lohmann, Karl 67, 68
Lohmer (Arzt) 220
Lohmüller, Max 148
Löhr, Katharina 175
Longrée, K. 237
Loos, Otto 166, 167
Lorenz, Heinrich 95
Lubarsch, Otto 78
Lücke, Hans 209
Ludwig II. 129
Ludwig, Julius 29
Lullies, Hans 61
Lullies, Hans Friedrich 50, 54, 60-62, 69, 124, 128, 163, 174, 186, 217, 236, 251
Lullies, Helene 61
Lullies, Susanne 61
Luyken (Arzt) 242

M

Maier, Hans Wolfgang 180
Maksemenko, Nikolai 239
Mallinckrodt, Barbara von 175
Mallinckrodt, Dietrich von 175
Mallinckrodt, Hans-Dietrich von 175
Mallinckrodt, Hermann von 175
Mallinckrodt, Joseph von 175
Mallinckrodt, Maria-Katharina von 175
Mallinckrodt-Haupt, Asta von 174, 175
Mark, Robert Emil 34, 63
Marquardt, Bernhard 176
Marquardt, Friedrich 176, 211
Marquardt, Johanna 176
Martius, Heinrich 24, 95, 153

Matzerath, Horst 18, 67
May, Anna 186
Mayer, August 153
Meerwein, Hans 85
Meingast, Rudolf 70
Meirowsky, Clara 40
Meirowsky, Emil 35, 39, 40, 248
Meirowsky, Lisamaria 40
Meisner, Ella 144
Meisner, Paul 144
Meisner, Wilhelm 144-148, 150, 251
Mette, Caroline Charlotte 23
Meyer zum Gottesberge, Ella Maria 193
Meyer zum Gottesberge, Johann Alf 193
Meyer, Adolf 11
Meyer, Fritz 108, 237
Meyer, Fritz 108, 237
Meyer, Robert 82
Meyer, Wilhelm 166
Meyerheim, Edgar 35
Mies, Heinz 64, 235
Mies, Trudel 64
Mikulicz-Radecki, Felix von 153
Molitor (Fachabteilungsleiter) 162
Molisch, Hans 66
Mollweide (Arzt) 243
Morawitz, Paul 142
Moritz, Friedrich 28, 65, 94, 110-113, 177
Moritz, Helene 112
Moritz, Johann Baptist 112
Moritz, Maria 112
Moritz, Marie Sophie 112
Moses, Otto 233
Muehl, Otto 49
Müller (Arzt) 211
Müller, Hermann 23, 196, 214, 216
Müller, Reiner 81, 85-87, 89, 124, 211, 236, 237, 251
Müller, Therese 181
Mulzer, Paul 171
Munro, William John 27

N

Nägeli, Otto 100
Nathan, Rosa 225

Naujoks, Hans 17, 26, 31, 32, 69, 89, 102, 130, 133, 134, 145, 152-157, 185, 225, 236, 247, 251
Naujoks, Hans-Dieter 152
Naujoks, Heino 152
Naujoks, Horst 152
Naujoks, Jürgen 152
Naujoks, Marie-Luise 152
Nebelthau, Eberhard 133
Neisser, Albert 40
Netzer, Hanns 203
Neubauer, Otto 100
Neuburger, Max 199
Niederhoff, Paul 62, 235
Niessen, Mathias 211
Niessen, Rudolf 38
Nipperdey, Hans Carl 212
Nitsch, Hermann 49
Nonne, Max 110
Noorden, Carl Harko von 95
Nover, Arno 150
Nussenow, Cäcilie 38

O

Oertel, Ernst Otto 45
Olivecrona, Herbert 190
Orator, Victor 117, 120
Ortmann, Rolf 18, 50
Oster, Hans 34, 35

P

Paas, Hermann 127, 248
Panse, Friedrich 219
Panzer, Otto 228, 233
Papen, Franz von 19
Paracelsus 197
Partsch, Carl 161
Pauli, Hubert 214
Peil, Friedrich 203
Pellenda (Gehilfe) 52
Pels-Leusden, Friedrich 197
Pelzer, Lorenz 233
Pesch, Christine 88
Pesch, Karl Ludwig 87, 88
Pesch, Maria 88, 89, 91, 121, 220, 251
Petermann, Heinz 162, 237
Pette, Heinrich 41
Pieper, Karl 164, 213
Pincus, Ludwig 213
Pitzen, Peter 24

Platthaus, Friedrich 61
Plempel, Friedrich 79
Pohlisch, Kurt 219
Popken (Arzt) 237
Popper, Hans 98
Potthoff, Friedrich 211, 212
Preusse, Karl Heinz 204
Pröbsting, August 141
Putscher, Marielene 18

Q
Quincke, Heinrich 100

R
Rado, Michael 67
Rasche, Hermine 204
Rauschke, Gerhard 203
Rebel, Hans-Hermann 166
Redwitz, Erich von 163
Reichert, Kurt 57
Rein, Hermann 60, 62
Rennen, Jakob 188
Richter, Rudolf 237
Richter, Werner 98
Riehm, Wolfgang 147
Riesen, Günter 20-22. 26, 32, 34, 95, 97, 111, 153, 154
Riethmüller, K. 237
Rinkel (Physiker) 235
Ritter, Robert 91
Ritter, Willi 203
Rocholl (Assistentin) 52
Roeren (Obermedizinalrat) 24
Rogge (Pathologe) 237
Rohling, Hedwig 30
Rolly, Friedrich 100
Romberg, Ernst 92
Römer, Paul 148, 197
Rose, Georg 89
Roskothen, Hermann 203
Rössle, Robert 72, 142
Rotmann (Zoologe) 235
Rüdin, Ernst 87, 227
Rudolph, Gerhard 61
Ruffin, Hanns 39-41. 180, 186
Rühl, Arthur 95, 98
Runge, Hans 153
Rupp, Hans 181
Ruffin, Hanns 39–41

Rust, Bernhard 20, 47, 73, 75, 83, 94, 115, 119, 123, 181, 211
Rüther, Martin 135

S
Sakai, Ryozi 69
Salomon, Anna Therese 233
Sander, August 146
Sasse, Kurt 204
Sauerbruch, Ferdinand 119, 129
Schäfer, Wilhelm 120
Schäfer-Strausfeld, Liesel 134, 157
Scheer, Paul 237
Scheid, Werner 48, 77
Schepers, Hermann 204
Scherb (Vortragender) 24
Schetter, Rudolf 228
Schiller, W. 184
Schilling, Victor 63
Schimmel, W. 211
Schimmelpfeng (Nervenarzt) 237
Schittenhelm, Alfred 95
Schlags, Karl 204
Schloss, Anneliese 35
Schlumm, Franz 34, 42
Schmidt (Volksschullehrer) 112
Schmidt (HNO-Arzt) 237
Schmidt, Hans 69
Schmidt, Irma 233
Schmidt, Karl Georg 26, 47, 120, 123, 145
Schmidt, Martin Benno 72
Schmitt, Daniel 203
Schmitz, Herbert 237
Schneider, Alice 213
Schneider, Kurt 177, 183
Schneider, Max 48, 62, 251
Schönfeld, Walther 171
Schönhardt, Erich 68, 174
Schorre (Arzt) 211
Schreiber, Hans 58
Schretzenmayr, Albert 24, 109
Schreus, Hans Theo 175
Schröder, Robert 153
Schroeder, Fritz 237
Schu (Stadtschulrat) 81
Schubert, Gustav 59, 60
Schubert, Ludwig 162, 167
Schüler (Nervenarzt) 237
Schüler, Berthold 233

Schüller, Joseph 24, 85, 86, 133, 156, 170, 209, 235-237, 251
Schulte, Karl Joseph 170
Schulten, Hans 94, 103, 111-112, 252
Schulten, Ilse 112
Schulten, Margerete 112
Schulz, Vitalis 203
Schürmeyer, Albert Franz 107
Schütt, Eduard 79
Schütz, Erich 60
Schuwirth, Karl 61, 235
Schwamborn, Käthe 204
Schweers, Adolf 237
Schweitzer, Alfred 213
Schwellnus, Max 79, 80, 235
Seckel, Emil 139
Seckel, Helmut 35, 139, 247
Seckel, Paula 139
Seiferth, Brigitte 192
Seiferth, Eva 192
Seiferth, Heinrich 192
Seiferth, Josefine 192
Seiferth, Jürgen 192
Seiferth, Leonhard 124, 192, 211, 236
Seiferth, Margot 192
Selbach, Helmut 183, 184
Selbach, Julie 183
Selbach, Paul 183
Selo, Alice Ellen 233
Selo, Herbert Louis 233
Senkowitsch, Marta Arsentjewna 239
Siebeck, Richard 91
Siebert, August 203
Siegert (Arzt) 24
Siegmund, Herbert 72
Sieverts, Rudolf 180
Simchowitz, Hermann 35
Sinnecker, Hans 164, 165
Slauck (Vortragender) 24
Sobotta, Johannes 52, 53, 55
Stadtmüller, Elisabeth Israel 51
Stadtmüller, Franz 51, 52, 55, 82, 237, 238, 240, 244, 246, 247, 252
Starck, Dietrich 49, 50, 58, 235
Starck, Else 58
Starck, Irma 58
Starck, J. Matthias 58
Starck, Julius 58
Starck, Maria-Pia 58
Starck, Michaela 58

Stefan, G. 237
Stefan, Hermann 184, 189
Stein, Edith 40
Steindler, Arthur 159
Steinhardt, Gerhard 24, 162, 169
Steinsch, Robert 203
Stepp, Wilhelm 63
Stern, Friedrich Siegfried 233
Stier-Somlo, Fritz 16
Sierp (Botaniker) 235
Stöhr, Philipp 48, 52, 55
Storch, Alfred 184
Storck (Stadtärztin) 30
Straaten, Theodor 24, 124, 235
Straub, Hermann 100
Strauss, Dorette 109
Strauss, Hedwig 225
Strauss, Leo Heinrich 104, 109
Strauss, Maria 109
Strauß, Walter 52
Strauss, Wilhelm 109
Streicher, Julius 216
Strümpell, Adolf von 95
Stühmer, Alfred 171
Sudhoff, Karl 195
Szily, Aurel von 141, 143, 144
Szöllesi-Janze, Margit 18

T

Terwey, Leo 203
Teschendorf, Werner 24, 128
Teufel (Arzt) 237
Teusch, Christine 48
Thiel, Hans van 163
Thiel, Rudolf 147, 148
Thierfelder, Hans 68
Thoenes, Fritz Gustav Theodor 137, 211
Tiemann, Friedrich 111
Tilmann, Otto 115
Tönnis, Wilhelm 41
Tschermak, Armin 59
Tyer, Ananthanishna 81

U

Uebel, P. 196, 237
Uhlenbruck, Paul Otto Friedrich 107, 124, 199
Uhlenbruck, Theodor 107
Uhrmacher, Franz 203

Ullrich (Medizinalrat) 24
Unshelm, Egon 132, 137

V

Vaahsen, Karl 237
Vahlen, Theodor 110, 119
Veit, Gertrud Johanna Friederike 46
Veit, Johann Friedrich Otto 46
Veit, Johann Siegfried 46
Veit, Klaus Karl 46
Veit, Marie 46
Veit, Marie Friederike 46
Veit, Otto 24, 26, 31, 35, 45-50, 52-55, 57, 62, 72, 76, 81, 84-86, 91, 124, 191, 208, 209, 247, 252
Velhagen, Carl 145-147, 252
Velhagen, Erica Leonie 147
Velhagen, Hermine 147
Velhagen, Karl Adolf 147
Verschuer, Otmar von 50, 88, 91, 92
Verse, Max 72
Voelcker, Friedrich 223
Voit, Kurt 113
Volhard, Franz 63, 100
Volland (Pathologe) 237
Vonessen, Franz 29, 97, 129
Vorwerk, Wolfgang 237
Vossen, Johannes 88, 220

W

Wachmann (Studentenführer) 184
Wagenmann, August 142, 144
Wagner, Gerhard 21, 22, 135, 195
Wagner, Richard 60
Wagner-Jauregg, Julius von 99, 155
Wahl, Friedrich-August 156, 157, 225, 235
Watterott, Adolf 237
Weber, Christel 238
Weber, E. 237
Weber, Elisabeth 168
Weber, Georg Max 168
Weber, Gerda 168
Weber, Margarete 168
Weber, Max Rudolf Anton 161, 163-165, 168
Wedekind, Theodor 108
Wedemeyer, H. E. 237
Weese, Hellmut 24
Weichselbaum, Anton 100

Weikart, Paul 168
Weiß, Otto 61
Weissberg, Anna Maria Johanna 57
Weissberg, Harry Wilhelm 49, 57, 211
Weizsäcker, Viktor von 40
Wenckebach, Karel Frederik 94, 95
Wessely, Carl 145, 146
Wiedersheim, Robert 51
Wiedmann-Schwermer, Therese 203
Wiethold, Ferdinand 79
Winkelnkemper, Peter 20-22, 25, 48, 75, 76, 82, 83, 117, 163, 185, 216, 223
Winkelnkemper, Toni 25
Winter, Georg 152, 153
Wirz, Paul 157, 211
Wissberg (Arzt) 47
Wißkirchen, Josef 221
Witteler, E. 88, 237
Wolff, Henriette 225
Wolf-Geusgen, Sybilla 52
Worms, Elisabeth 43
Wülfrath, Karl 91
Wüllenweber, Elisabeth 110
Wüllenweber, Gerhard 24, 94, 99, 110, 111, 131, 177, 187, 221, 236, 252
Wüllenweber, Heinz 110
Wüllenweber, Hildegard Thekla 110
Wüllenweber, Klaus 110
Wüllenweber, Walter 110
Wundt, Wilhelm 189
Wüsthoff, Hans Joachim 215
Wustrow, Paul 166

Z

Zaeper, Günther 237
Ziemssen, Hugo von 113
Zilkens, Hilde 166
Zilkens, Karl 18, 70, 161-167, 230, 248, 252
Zinsser, Auguste 175
Zinsser, Ernst 175
Zinsser, Ferdinand 170, 175, 176
Zinsser, Fritz 175
Zinsser, Lotte 175
Zinsser, Minnes 175
Zirkel (Universitätsrat) 85
Zschintzsch, Werner 48, 145
Zschokke, Oskar 132
Zschucke, Johannes 24, 106
Zumtobel (Arzt) 187